奈特妇产科彩色图谱

NETTER'S OBSTETRICS & GYNECOLOGY

（第3版）

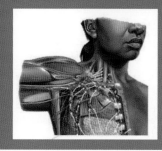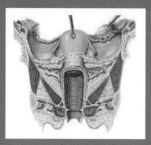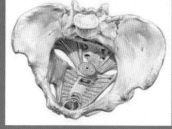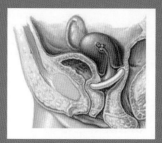

原　著　Roger P. Smith

绘　图　Frank H. Netter

Carlos A. G. Machado　John A. Craig　Kristen Wienandt Marzejon

Joe Chovan　James A. Perkins　Tiffany S. DaVanzo

主　译　乔　杰　李　蓉

副主译　梁华茂　王　妍　雷玉涛　宋雪凌

北京大学医学出版社

NAITE FUCHANKE CAISE TUPU（DI 3 BAN）

图书在版编目（CIP）数据

奈特妇产科彩色图谱：第 3 版 /（美）罗杰·P. 史密斯（Roger P. Smith）等原著；乔杰，李蓉主译 . — 北京：北京大学医学出版社，2023.1
书名原文：NETTER'S OBSTETRICS & GYNECOLOGY, 3rd Edition
ISBN 978-7-5659-2652-5

Ⅰ. ①奈… Ⅱ. ①罗… ②乔… ③李… Ⅲ. ①妇产科病 – 图谱 Ⅳ. ① R71-64

中国版本图书馆 CIP 数据核字（2022）第 155397 号

北京市版权局著作权合同登记号：图字：01-2022-4532

Elsevier (Singapore) Pte Ltd.
3 Killiney Road, #08–01 Winsland House I, Singapore 239519
Tel: (65) 6349–0200; Fax: (65) 6733–1817

奈特妇产科彩色图谱（第 3 版）

主　　译：乔 杰 李 蓉
出版发行：北京大学医学出版社
地　　址：（100191）北京市海淀区学院路 38 号　北京大学医学部院内
电　　话：发行部 010-82802230；图书邮购 010-82802495
网　　址：http://www.pumpress.com.cn
E - m a i l：booksale@bjmu.edu.cn
印　　刷：北京信彩瑞禾印刷厂
经　　销：新华书店
责任编辑：冯智勇　　责任校对：靳新强　　责任印制：李 啸
开　　本：889 mm×1194 mm　1/16　印张：36.25　字数：1148 千字
版　　次：2023 年 1 月第 1 版　2023 年 1 月第 1 次印刷
书　　号：ISBN 978-7-5659-2652-5
定　　价：350.00 元

版权所有，违者必究

（凡属质量问题请与本社发行部联系退换）

译审校者名单

（按姓名汉语拼音排序）

邓　凤	杜欣欣	范燕宏	何艺磊	贺豪杰	黄　铄	雷玉涛
李　华	李　嘉	李　莉	李璐瑶	李　萌	梁华茂	林明媚
刘娜娜	龙晓宇	牛子儒	潘宁宁	彭　颖	任　昀	宋雪凌
宋　颖	王丁然	王广涵	王琳琳	王　楠	王　威	王晓晔
王　妍	王　洋	吴　郁	徐晓楠	杨　蕊	杨　硕	杨　纨
杨　艳	姚　颖	游　珂	张春梅	张红霞	张佳佳	张　坤
张　文	赵　捷	赵连明	智　旭	朱馥丽		

插图作者简介

Frank H. Netter, MD

奈特博士于 1906 年生于美国纽约市。他曾在学生艺术联合会和美国国家设计院学习绘画艺术，后进入纽约大学医学院学习医学，于 1931 年获得医学博士学位。在学习期间，他的素描就引起了医学界的注意，并纷纷聘请他为一些文章和著作绘制插图。在 1933 年成为职业外科医生后，奈特继续在业余时间从事绘画工作，但他最终放弃了医生的职业，全身心地投入到钟爱的绘画艺术中。在第二次世界大战期间，他在美国军队服役，退役后便开始了与 CIBA 制药公司（现为 Novartis 制药公司）的长期合作。长达 45 年的合作使他积累了宝贵的医学艺术财富，成为世界各国的医生和其他医务工作者十分熟悉的医学绘画艺术家。

2005 年，Elsevier 公司从 Icon 公司购买了奈特博士的图集和所有出版物。目前已有超过 50 种奈特博士的艺术作品出版物可以通过 Elsevier 公司获得（美国境内：www.us.elsevierhealth.com/Netter；美国境外：www.elsevierhealth.com）。

奈特博士的作品是用图画形象地传授医学知识的典范。13 卷《奈特图解医学全集》收入了奈特博士创作的 2 万多幅插图中的大部分，是世界著名的医学巨著之一。《奈特人体解剖学彩色图谱》于 1989 年首次出版，现已被译为 16 种语言，成为全世界医学及相关学科学生在学习中首选的解剖学图谱。

奈特博士的作品之所以受到人们的青睐，不仅由于其超常的美学水平，更重要的是其丰富的知识内涵。正如奈特博士于 1949 年所说："……阐明主题是插图的根本目的和最高目标。作为医学插图，无论绘制得多么精美，渲染得多么细腻，如果不能阐明其医学观点，就将失去价值。"奈特博士的绘画设计、对艺术的理解构想、观察和处理问题的方式，以及对事业的追求，全部淋漓尽致地表现在他的绘画作品中，使他的作品达到了艺术性和科学性的完美结合。

奈特博士，这位杰出的医学工作者和艺术家，于 1991 年与世长辞。

了解更多关于医学艺术家奈特博士的信息，可登录网站 http://www.netterimages.com/artist-frank-h-netter.html。

Carlos A. G. Machado, MD

Novartis 公司选择卡洛斯·马查多作为奈特医生的接班人。他也是奈特医学图集的主要贡献者。

心脏病专家卡洛斯·马查多自学医学插图绘画，他对奈特博士的一些原版图片进行了细致的更新，并创作了许多奈特风格的画作，作为奈特系列的延伸。马查多博士现实主义的画作风格和他对医患关系的敏锐洞察力塑造了其作品生动而难忘的视觉风格。他致力于研究他所画的每一个主题，这使他成为当今最优秀的医学插图画家之一。

了解更多关于他的背景和艺术，可登录网站 http://www.netterimages.com/artist-carlos-a-g-machado.html。

《奈特妇产科彩色图谱》是一部经典的医学艺术作品，在阐明医学观点的同时配以绘制精美的插图，为妇产科临床工作中的常见疾病提供了快速简洁的诊断和治疗方案。

我们很荣幸承担了这本医学经典著作第3版的翻译工作，其中有一部分译者参与了本书第2版的翻译工作。当年的这些年轻的主治医师已经成长为各专业组的骨干力量。《奈特妇产科彩色图谱》作为妇产科重要的教学参考书之一，陪伴着大家十余年的医、教、研工作，书中的图片也反复在各种讲课中被引用。全书通过形象生动的示意图以及手术步骤分解演示图，将复杂的临床概念简单化，便于理解记忆，即便是没有接触过手术操作的读者，也可以通过图文并茂的内容了解手术方法。

第3版《奈特妇产科彩色图谱》根据近年来的学科进展，对内容和图片进行了更新。这一版共包括4个部分、14篇，新增加了"胚胎学与解剖学"和"操作技术"两个部分。妇科、产科、乳腺篇章也增加并更新了疾病的种类及诊疗进展，其中妇科部分增加了女性健康维护与咨询的内容；产科部分增加了产科总则，包括了产前咨询、孕期保健、产后康复与哺乳等内容。乳腺疾病中则增了 BRCA1 和 BRCA2 突变型乳腺癌的内容。疾病种类的扩展与诊疗内容的更新使得第3版的内容更加丰富。

希望这本优秀的妇产科图谱能引领年轻医生深入妇产科医、教、研各个领域。开卷有益，祝大家不断进步！

乔 杰 李 蓉

原著前言

没有一位医学生，不管是过去还是现在，不知道 Frank Netter 博士创作的一系列非凡的医学插图。自从 Frank Netter 去世后，Carlos Machado 博士和 John Craig 博士进一步创作完成了这些精美的作品。年长的医生非常遗憾在他们学习的时候没有看到这些图片；已经有所建树的医生把它当成可靠的信息资料来源；而年轻的医生可以从中获得大量的信息，以帮助他们将复杂的临床概念简单化。这也是本书创作的前提。

本书第 3 版在呈现主题时保持了与以往相同的格式，以便于快速查询——相同的信息在相同的位置——这在第 1 版和第 2 版中非常受欢迎。本书给为女性患者提供医疗服务的从业人员在常见疾病的诊断和治疗方面，提供一个快速、简明的查阅资源。第 3 版增加了超过 25 个新的章节，包括胚胎学和解剖学部分，使得全书具有更系统的主题结构，同时增加了新的具有艺术性的常见操作技术部分，并对整本书进行了细致的改进 (例如提供参考文献证据水平的提示)。

我们希望本书将是一个有用的资源，也是对临床医学艺术丰富性的颂扬。

Roger P. Smith，MD

原著者简介

史密斯博士（Roger P. Smith, MD）在普渡大学接受本科教育，并在芝加哥西北大学接受医学教育、实习（普外科）和住院医师学习。然后，他在伊利诺伊州乌尔班纳的卡尔诊所（Carle Clinic）从事了近 10 年的多学科团体工作，之后于 1985 年进入佐治亚医学院，担任妇产科主任。1999 年，史密斯博士加入密苏里大学堪萨斯城分校，在那里他一直担任副主任和住院医师项目主任（直到 2008 年）。2011 年，他成为了临床妇产科 Robert A. Munsick 教授和印第安纳大学妇产科系主任。自 2016 年以来，他一直担任佛罗里达州博卡拉顿市佛罗里达大西洋大学查尔斯·施密特医学院研究生医学教育助理院长和临床生物科学教授。他目前是妇产科教授协会（Association of Professors of Gynecology and Obstetrics, APGO）和妇产科医生核心协会（Central Association of Obstetricians and Gynecologists, CAOG）的主席。

目　　录

目　录

胚胎学

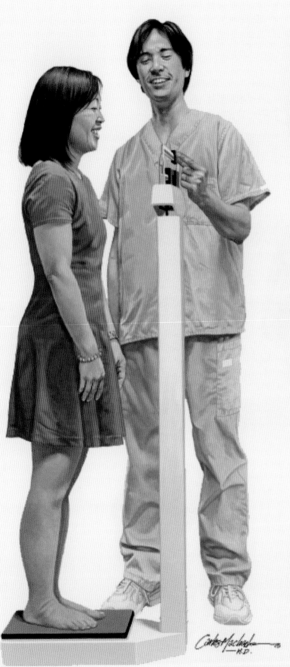

性别分化

遗传学性别由受孕时出现的性染色体（X 和 Y 染色体）的功能和互补性所决定。携带特定基因的一条 Y 染色体对于睾丸的发育必不可少。睾丸负责生殖腔道系统向男性表型发育，并且抑制将会发育成女性生殖系统的副中肾管（Müllerian 管）。如果不存在 Y 染色体、特定的性别决定基因或者有功能的性腺，胚胎最终将向女性表型分化。尽管在这个非常复杂的过程中需要新的证据，女性的一般表型发育被视为默认事件。

性别决定基因位于 Y 染色体上，主要是 *SRY* 基因，也称为睾丸决定因子。*SRY* 基因位于 Y 染色体短臂上，影响支持细胞分化、中肾管细胞发育以及

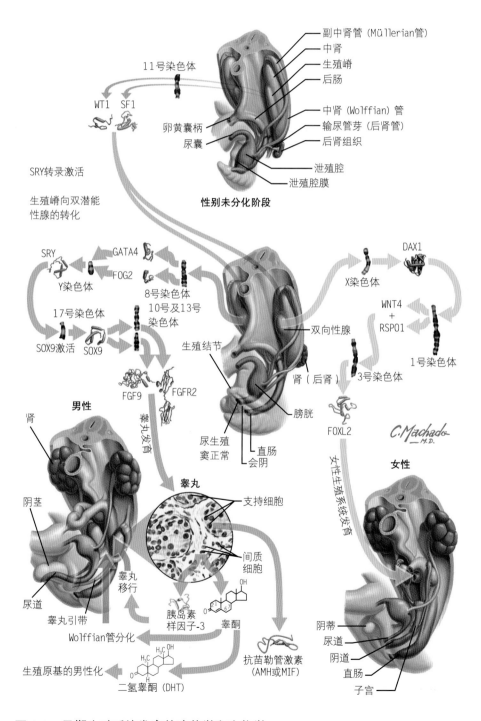

图 1.1　早期生殖系统发育的遗传学和生物学

男性性腺结构（包括睾丸的血管及其他结构）的发育。其他包括位于其他染色体上表达类固醇生成因子-1、WT1以及DAX1的基因，在睾丸的正常发育过程中也是必需的。迄今为止，文献已报道SRY基因的多种突变，并且均与性别逆转（出现女性表型）有关。

如前所述，位于其他位置的一些基因对于男性性别完全分化非常重要。DAX1是一种核激素受体，可以通过抑制SRY下游基因（通常会诱导睾丸分化）来改变发育过程中的SRY活性。第二个基因，WNT4主要局限于成年卵巢，也可作为"抗睾丸"基因。在非常罕见的男性个体中，可能不存在Y染色体，但SRY基因可能存在于另一条染色体上（最常见的是X染色体）从而导致男性表型分化。越来越多证据显示即使存在SRY基因，WNT4及DAX1等基因也可能主动诱导女性性腺发育，从而使得整个事件更加复杂。这可能解释了正常男性、女性以外的特殊个体（例如，有子宫的男性或染色体核型为XY的女性）以及表现出男女两性的生物学和（或）行为特征的个体的出现。

男性性腺发育先于女性发育，睾酮和抗苗勒管激素（anti-Müllerian hormone，AMH）的早期分泌操纵生殖道发育背离默认的女性表型。在关键时刻，Sertoli细胞产生的AMH和Leydig细胞分泌的睾酮必须足量。AMH起局部作用抑制副中肾管的发育。睾酮具有全身性作用，引起中肾管系统分化、尿生殖结节、尿生殖窦和尿生殖褶皱的男性表型发育。参与睾酮生物合成和向二氢睾酮转化的酶受到常染色体上基因的调控。分泌AMH的能力是一种编码在常染色体或X染色体上的隐性基因，而雄激素细胞质受体发育的基因似乎在X染色体上编码。

尽管原始生殖细胞在数周前就已经迁移到生殖嵴，卵巢的发育大约在妊娠的第11周或第12周才开始。两条具有功能的X染色体对于卵巢的正常发育是必要的。因此，在染色体核型为45,X和46,XY的女性中，卵巢内几乎没有卵母细胞。相反，仅存在一条X染色体时，睾丸中的生殖细胞发育良好。它们很少能在XX或XXY条件下发育。

当不携带Y染色体的卵母细胞进入分化的性腺时，初级性索断裂并逐步环绕性腺皮质中的卵母细胞（与携带XY染色体的性腺结构相反）。这一过程发生在妊娠约16周时，形成的细胞簇称为原始卵泡。出生后再无新的卵原细胞生成，而许多卵母细胞在出生前就退化了。剩余的卵泡将在青春期后生长并发育为初级卵泡。

上生殖系统发育　2

表观学性别由复杂的组织分化过程决定，该过程始于生殖器内侧增厚或胚胎体腔后表面的嵴部。一旦性腺性别分化开始，一些重要事件必须发生以产生正常的男性或女性表型。在受孕后的第5周内，结肠上皮（后称为生发上皮）在中肾内侧区域增厚。随着生发上皮细胞的增殖，它们侵入底层间充质内，形成生殖嵴。受孕后大约第4周形成原始生殖细胞，在第6周时，将从卵黄囊壁向上逐步迁移到后肠的背面系膜中，并进入未分化的性腺内。这些细胞将按照第1章"性别分化"中所阐述的基因功能分化为睾丸或卵巢。

在受精后第5周，原始生殖细胞的出现发出信号，形成两套成对的生殖器导管，即中肾或肾管（Wolffian管）和副中肾管（Müllerian管）。中肾管是男性生殖系统的前体，副中肾管将发育成女性生殖系统。中肾是一个突出的排泄结构，由一系列中肾小管组成。小管与中肾管（Wolffian管）相连，后者延伸至胚胎尾端，终止于中线两侧的尿生殖窦。副中肾管源于体腔上皮的外翻，在每个中肾管的侧面发育。这些导管的头端直接通向腹膜腔，而远端向尾部生长，与下中线融合，形成子宫阴道原基。它们与尿生殖窦融合形成一个隆突称为苗勒结节，将泌尿生殖器区域与后肠后区分开。在原睾丸中SRY基因的影响下，中肾管（Wolffian管）的发育得以维持。男性的 Sertoli 细胞在 SRY 的影响下开始分化，并分泌一种糖蛋白激素，称为苗勒管抑制物质（MIS）或抗苗勒管激素（AMH），将会导致副中肾管（Müllerian 管）在第 8~10 周之间快速消退。如果没有睾酮及 AMH，中肾管将会退化并消失，而副中肾管会发育成子宫、输卵管和阴道上部。睾丸间质细胞合成的胰岛素样因子 -3（由 INSL3 基因编码）具有促进腹部睾丸下降进入阴囊的作用。该基因的突变可能导致隐睾症。女性腹股沟管内有一个类似于睾丸引带的结构，在成年后形成悬挂子宫的圆韧带。

初级性索聚集并延伸至发育中的睾丸髓质中。它们形成分支并合并组成网状睾丸。因此，睾丸主要是一个髓质器官。最终，睾丸网与中肾小管融合，连接发育中的附睾管。男性 Müllerian 管残留的结构包括附睾（睾丸附件）和前列腺囊。女性没有 MIS，因此，在没有雄激素的情况下，苗勒管存在而中肾管退化。这通常会形成卵巢系膜内残留卵巢冠和卵巢旁体囊性结构，以及阴道前外侧壁内的 Gartner（加特纳）囊肿。这些结构具有临床上的重要性，因为它们可能会发育成大且有症状的囊肿（请参阅第 105 章，阴道囊肿）。

Müllerian 以及 Wolffian 系统的发育和退化自受孕后第 6 周开始，并以从头到尾的方式进行。副中肾管的头侧直接开口于腹膜腔，形成输卵管。融合部分称为子宫阴道原基，将发育成子宫和宫颈的上皮及腺体。子宫内膜间质和肌层来源于邻近的间质。副中肾管发育异常会导致子宫及宫颈发育不良。双侧副中肾管尾端融合失败可能会导致多种子宫畸形，包括子宫和子宫颈的完全重复或多种类型的部分重复（请参阅第六篇，第 136 章，子宫畸形：双角、纵隔及单角子宫）。两侧副中肾管融合处附近的腹膜反折会发育为阔韧带，此处间质发育为宫旁组织。

女性中肾管遗迹形成泡状附件或阔韧带中的一些盲管（卵巢冠）以及子宫周围的小盲管（统称为卵巢旁体）。中肾管遗迹通常存在于阔韧带内，也可能以 Gartner 囊肿的形式出现在子宫及阴道旁。卵巢冠或卵巢旁体可发展为囊肿，卵巢冠形成的囊肿称为卵巢旁囊肿。

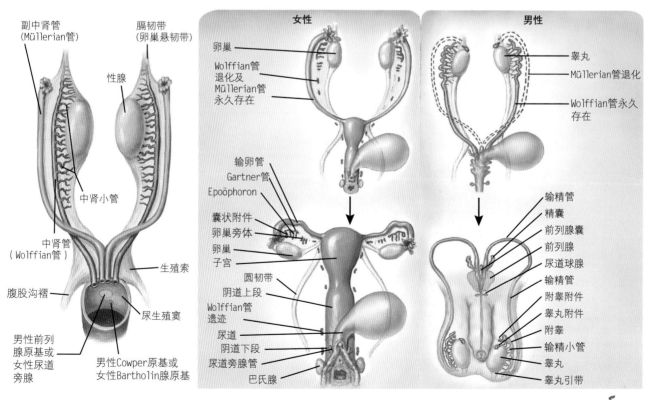

图 2.1　内生殖器同源物

阴道是由尿生殖窦成对的实心内胚层（窦阴道球）发育而来的。它们靠近子宫原基尾端，形成实心核，继而发育成阴道的纤维肌肉部分。阴道远端在苗勒结节附近发育为尿生殖窦憩室，与苗勒管远端相连。然后窦阴道球导管化成为阴道。阴道的 4/5 来源于尿生殖窦，1/5 源自于苗勒管。在这个过程中出现异常可能会导致阴道横隔发生。窦阴道球和尿生殖窦的交界处组成阴道板，最终形成处女膜。直到胚胎发育后期才出现孔隙。然而，偶尔会发生孔

化不完全，即处女膜闭锁。窦阴道球形成异常将导致阴道发育不全。副中肾管和尿生殖窦之间的精确界限尚未确定。

从受孕后的第 4 周开始，生殖结节在泄殖腔膜的腹侧末端开始发育，紧接着在泄殖腔两侧出现阴唇阴囊隆起及尿生殖褶。在两性中，生殖结节随后伸长形成阴茎或阴蒂。到第 6 周末时，泄殖腔膜与尿直肠隔相连。尿直肠隔将泄殖腔分为腹侧的尿生殖窦和背侧的肛管及直肠。泄殖腔膜上的一个点即

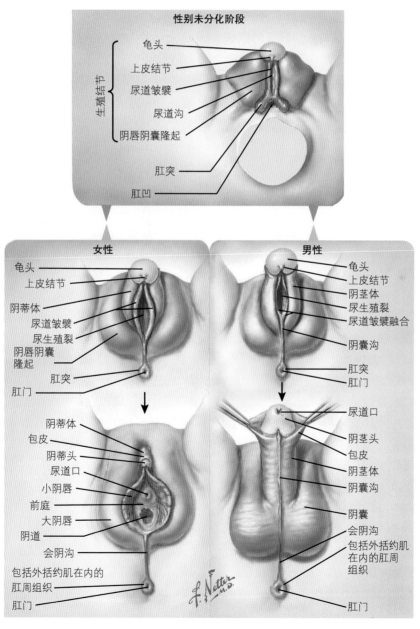

图 3.1　外生殖器的同系物

尿道中隔融合处将是会阴体的位置。泄殖腔膜分为两部分，之后破裂形成外阴及肛管。肛门膜的破裂失败将导致肛门闭锁。随着尿生殖器膜的开放，在阴茎/阴蒂的下方表面形成尿道沟，完成外生殖器发育的未分化部分。男性和女性胚胎的差异最早在第9周就可以观察到，但直到妊娠第12周才能观察到不同的最终形态。

在缺乏雄激素刺激的情况下，未分化的外生殖器将向女性化发育。胚胎期的阳具沉寂形成阴蒂。除了肛门前面，尿生殖褶保持未融合状态，形成后阴蒂系带。未融合的尿生殖褶形成小阴唇，阴唇皱襞形成大阴唇。阴唇皱襞向前融合形成阴阜。处女膜和阴唇之间的尿生殖窦部分发育成阴道前庭、尿道、阴道以及进入其中的巴氏腺导管。妊娠12周

后，即使暴露于雄激素，阴唇将不再融合，但可能出现其他男性化特征。

长期以来一直认为，女性生殖系统的发育是在没有雄激素刺激下被动发生的，然而与之相反的观点认为，在生殖器组织中发现了大量雌激素受体，表明母体雌激素在女性外生殖器发育中起作用。女性外生殖器组织中也存在雄激素受体，分布与男性相似，这解释了为什么妊娠早期女性生殖器在高水平雄激素的暴露下会产生男性化。

女性生殖器附属腺体来源于尿道。这些组织来源于周围的间质，逐步形成尿道及尿道旁腺（Skene腺），对应于男性的前列腺。尿生殖窦的衍生物形成前庭大腺（Bartholin腺，巴氏腺），与男性尿道腺同源。

4　乳腺发育

乳腺发育始于胚胎早期，在成年女性产后哺乳期间完成。早期乳腺发育是非激素依赖性的，因此在两性中以相同方式发生，而激素和调节因子对于妊娠中期的发育非常重要。

在妊娠第4周，双侧外胚层增厚，在胚胎腹面形成乳突或乳线，以曲线的方式自腋窝延伸到大腿内侧。除了胸前壁第4肋间水平部分，乳腺在此发育，其他部分嵴线最终消失。

在妊娠第5周，残存的乳腺嵴外胚层开始增殖，形成初级乳腺芽。随后开始向下生长，形成坚实的憩室并进入真皮下层。第10周初级芽开始分支，第12周产生次级芽，最终形成乳腺小叶。中胚层的脂肪组织可能产生激素及生长因子，促进和调节乳腺的生长及发育。

在接下来的妊娠期，乳腺芽继续延伸并分支。到第20周时，乳腺芽内会形成细小管腔，管腔逐步延长、生长、汇合形成乳腺导管。乳腺芽的导管化是由孕激素、生长激素、胰岛素样生长因子、雌激素、催乳素、肾上腺皮质激素和甲状腺激素等诱导发生。足月时，大约可形成15~20个乳腺小叶，每个含有一个乳腺导管。导管汇入乳晕后的壶腹，汇合到被

覆皮肤的凹陷结构。受外胚层向内生长的刺激，这个区域周围的中胚层增生，形成具有圆形和纵向平滑肌纤维的乳头。在妊娠第5个月时由外胚层形成乳晕，同样包含有其他表皮腺体，如Montgomery腺体（润滑乳晕的皮脂腺）。新生儿出生时，两性的乳腺已充分发育，出现明显的半球状隆起，可触及到可移动的软肿块。对于足月新生儿尤为突出。组织学上，可以看到多分支导管，其末端衬有细胞层及基底细胞栓（分别是未来的输乳管和腺小叶）。在许多婴儿中可以观察到乳头外翻，大约有10%的乳头可以被触及。这种情况可被称作新生儿乳腺炎，尽管没有炎症的迹象。这些早期腺体结构在出生2~3天时可能产生一种乳汁状分泌物，称为"新生儿乳"。所有这些新生儿乳腺发生的现象都是由于在宫内最后阶段母体雌激素刺激所导致的。因此这些变化将会在出生2~3周内消退。在此时期，乳腺发育经历明显的退化，进入静止期，这也是婴儿及儿童时期乳腺的特征。在这期间，男性和女性的乳腺腺体由一些未发育的分支乳管组成，其内被覆扁平上皮，周围为胶原结缔组织。

对于大多数女孩来说，进入青春期的第一个迹

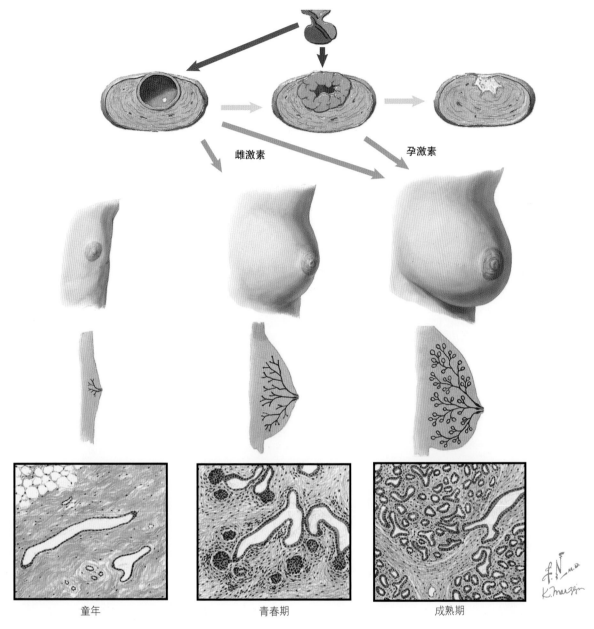

童年　　　　　　　青春期　　　　　　成熟期

乳腺发育的Tanner分期

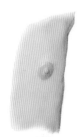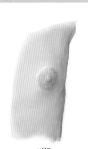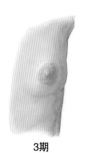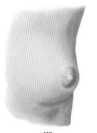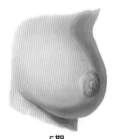

1期
仅有乳腺突出

2期
乳腺隆起：乳腺和乳晕呈单个小丘状隆起，伴乳晕增大

3期
乳腺和乳晕进一步扩大，二者在同一个丘状水平面上

4期
乳晕和乳头从乳腺表面突出形成次级丘

5期
成熟期，乳腺增大，乳腺和乳晕又在同一个丘面上

图 4.1　乳腺发育分期

象为乳腺发育。在美国，早期乳腺变化的平均年龄为 10.8 ± 1.1 岁。在青春期开始后，卵巢内卵泡对垂体前叶分泌的卵泡刺激素（FSH）产生反应，发育成熟，并使得雌激素分泌增多。进而，乳腺导管延长，其内被覆的上皮在乳腺小管末端重叠增殖，形成乳腺小叶的前体。导管上皮的增长以及周围纤维组织增生很大程度上导致了青春期女性乳腺的增大以及坚挺。与此同时，乳晕和乳头也会生长并色素沉着。

当进入性成熟期，即排卵发生和分泌孕激素的黄体形成时，乳腺发育进入第二阶段。这主要与乳腺小叶以及滤泡结构的形成有关。虽然在成年女性中，当同时存在雌激素时，孕激素始终发挥其作用，但大量实验证据表明，乳腺小叶的初期发育是孕激素的一种特定作用，使得乳腺具有生育期特有的小叶结构。大约在初次月经来潮后 1~1.5 年，乳腺完成小叶腺的结构分化，但接下来的每个月经周期，尤其在孕期，腺泡将进一步发育，并且与激素的刺激强度成正比。此外，脂肪堆积以及纤维基质增生对于青春期乳腺的增大具有一定作用。

（宋颖 译　赵捷 审校）

解剖学

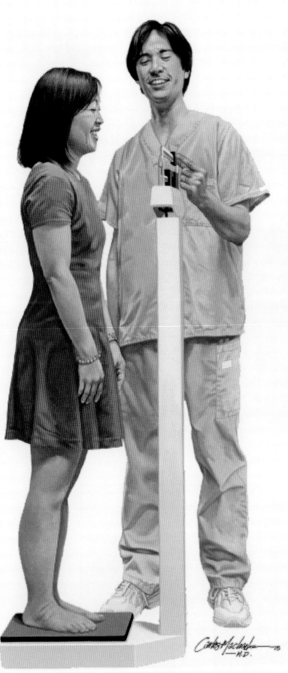

5　外生殖器

会阴前方是阴阜，后方为臀部，两侧为大腿。其深部为耻骨联合和弓状韧带、坐骨神经干、坐骨结节、骶骨结节韧带、骶骨和尾骨共同组成的骨盆出口。外阴包括在会阴区可见的女性生殖道部分。

阴阜为覆盖在耻骨联合上方的脂肪组织，被卷曲的阴毛所覆盖，在性交过程中起到干燥润滑剂的作用。从阴唇开始，大阴唇以椭圆形的方式延伸到外阴口，含有丰富的脂肪组织、皮脂腺和汗腺，其表面被毛发覆盖。其后方有一个稍隆起的连接，称为后联合或阴唇系带。在后联合和阴道口之间有一个浅的舟状凹陷称为舟状窝。小阴唇是一种质地薄、

坚硬、色素沉着、多余的皮肤皱褶，它向前裂开包围阴蒂，向侧面束缚了前庭，向后延伸并逐渐减小。小阴唇的皮肤没有毛囊，缺乏汗腺，皮脂腺丰富。

阴蒂是一个小的圆柱形勃起器官，位于联合体的下缘，由两个脚、一个体部和一个头部组成。阴蒂脚与坐骨支的骨膜紧密贴附，连接形成阴蒂体，阴蒂向下延伸到松散的阴蒂包皮下，由橡子状的头部覆盖。一般来说，在小阴唇分叉形成的两个皱襞之间，只有阴蒂的头部可见。

前庭在阴唇分离时变得明显。其中的结构包括处女膜、阴道口、尿道口，以及尿道旁腺开口和前

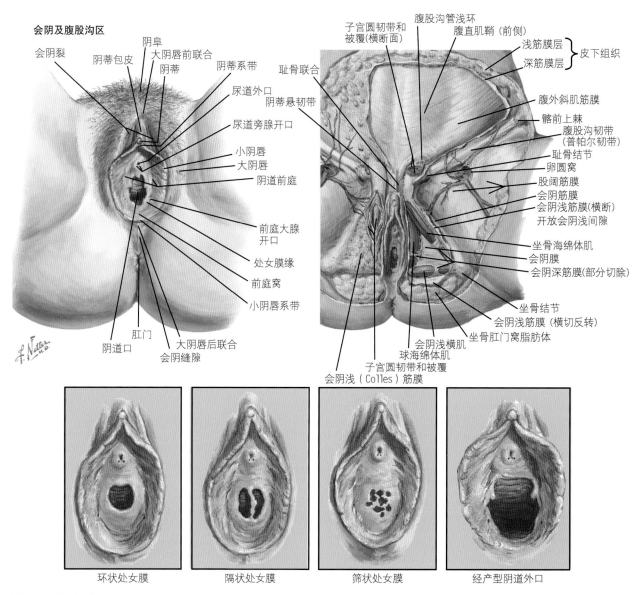

图 5.1　外生殖器

庭大腺开口。尿道外口位于阴蒂下方约 2 cm 处，呈乳头状隆起。在尿道口的后外侧，有尿道旁腺开口。它们位于尿道下方平行于尿道的 1~1.5 cm 处。

前庭两侧可见前庭大腺（巴氏腺）管开口，位于处女膜和小阴唇之间的凹槽内，大约在阴道口外侧边界的中后 1/3 交界处。每个导管，大约 1.5 cm 长，从内部和侧面穿过深部。

处女膜是一层菲薄、有血管的膜状残余物（处女膜环），它将阴道与前庭分开。两侧被层状鳞状上皮覆盖。通常情况下，处女膜开口的厚度、大小和形状都有很大的变化（环状、隔状、筛状、新月状、膜状等）。在使用卫生棉条、性交和分娩后，处女膜皱缩的残余物被称为处女膜痕。处女膜的存在与否不足以判断过去是否有性行为。

会阴 6

会阴底由皮肤和两层浅筋膜组成，一层是浅层脂肪层，另一层较深。前方与腹部浅表脂肪层（Camper 筋膜）连续，后方与坐骨直肠脂肪层相连。会阴浅筋膜（Colles 筋膜）较深的层局限于会阴的前半部分，侧面附着于坐骨支，后方与尿生殖膈的基底融合，前方与腹浅筋膜（Scarpa 筋膜）深层连续。

尿生殖膈是一个坚固的肌性分隔，在坐骨神经分支之间的骨盆出口的前半部分伸展。尿生殖膈由上、下筋膜层组成，筋膜层之间有会阴深肌层、尿道括约肌、阴部血管和神经。其中穿过尿道和阴道。

淋巴丛引流了来自外生殖器、阴道下 1/3 和会阴的淋巴液。双侧或交叉扩张和引流是常见的。股骨上的淋巴结是通过阴部外淋巴管到达的，也可通过上腹部外淋巴管到达。较深的淋巴管可从阴蒂区直接通过股深淋巴结，尤其是股管内的 Cloquet 淋巴结，或经腹股沟管至髂外淋巴结。这种复杂的淋巴丛结构在临床上是很重要的，这些淋巴结可以引流来自皮肤、外阴、阴道的恶性肿瘤。当外阴出现明显的炎症时，腹股沟的淋巴结也可能肿大（例如，巴氏腺感染）。

会阴和外阴有丰富血供，这些血管在分娩和手术过程中具有重要的临床意义。男女的阴部内动脉走行大致相同，但女性的阴部内动脉比男性细小得多。阴部内动脉的分支包括通向臀部的小动脉、痔下动脉、会阴动脉和阴蒂动脉。阴部动脉（和静脉）穿过尾骨肌自背侧骶棘韧带插入附近的坐骨棘，与阴部神经密切相关。因此在进行骶韧带悬吊术时，阴部动脉（和静脉）损伤风险高。痔下动脉穿入 Alcock 管（阴部管）壁，通过坐骨直肠脂肪，供应肛管、肛门和会阴区。会阴动脉穿过尿生殖膈的底部进入会阴上腔，供应坐骨神经、球海绵体肌和会阴横肌。会阴横支沿着会阴上横肌一直延伸到会阴的中心点。会阴动脉的末端分支，即唇后动脉，贯穿会阴浅筋膜（Colles 筋膜）的深层，直达阴唇。

会阴的肌肉组织和表皮主要受阴部神经支配。阴部神经分为三支：①下痔神经穿过 Alcock 管的内侧壁，供应肛门外括约肌和肛周皮肤。②会阴神经在 Alcock 管内短距离地走行，分为深支和浅支。深支向肛门外括约肌和肛提肌、会阴上肌和深会阴肌、坐骨海绵体肌和球海绵体肌以及膜状尿道括约肌延伸。浅支支配大阴唇。③阴蒂背神经通过尿生殖膈膜到达阴蒂头。

髂腹股沟神经（L1）的前唇支从腹股沟外环伸出，分布于性腺及大阴唇上部。生殖股神经的精索外支（L1、L2）伴随圆韧带穿过腹股沟管，并有分支到阴唇。股后皮神经（S1、S2、S3）的会阴支在坐骨结节前向前、向中间走行至会阴、大阴唇外侧缘。会阴神经（S2、S3、S4）的分支包括阴蒂背神经和至大阴唇的阴唇后内侧、外侧支。阴部神经的痔下支（S2、S3、S4）支配肛周皮肤，是肛门反射的感觉部分。第二和第三骶神经的穿皮支穿入骶结节韧带，并绕臀大肌下缘支配臀部和邻近会阴。肛尾神经（S4、S5 和尾骨神经）沿着尾骨联合经骶结节韧带支配肛门尾骨区。

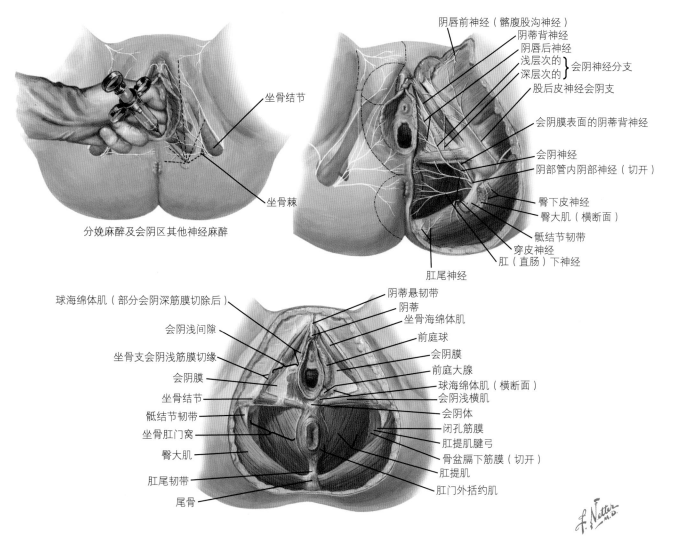

分娩麻醉及会阴区其他神经麻醉

图6.1　外生殖器和会阴的神经支配

7　阴道

　　阴道（来自拉丁语，字面意思是"鞘"）是女性内部生殖器的入口，也是胎儿在分娩过程中的一个出口。女性盆腔内脏器包括盆腔结肠、膀胱、尿道、子宫、输卵管、卵巢和阴道。这些结构围绕着阴道，在临床上与之相互作用。

　　阴道壁薄，且具有可扩张性，是由特殊上皮覆盖的纤维肌性管道，从外阴向内延伸到宫颈和子宫。在正常情况下，阴道在中上1/3处是一个较大的潜在空间，其矢状面会呈现出倒梨形或T形。阴道前后

壁通常展平，使其横截面呈现出H形。

　　阴道由鳞状上皮构成，在支撑肌肉和勃起组织的作用下能够扩张和收缩。阴道壁主要分为3个层。上皮表面由层状鳞状上皮组成，分为基底细胞层、移行细胞层和棘细胞层，也分别称为基底层、上皮内层和功能层。表层细胞含有角蛋白，但育龄妇女中通常无明显角化。其上皮比宫颈相应的结构稍厚，并有更多更大的乳头深入下层结缔组织，使基底膜呈现出起伏的轮廓。这些乳头在后壁和阴道口附近

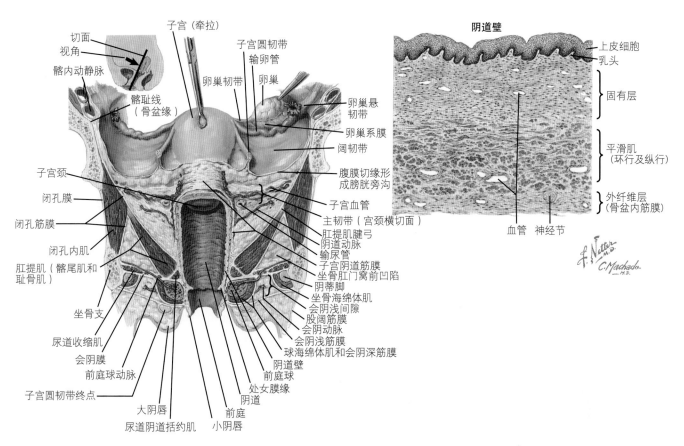

图 7.1　盆腔脏器支撑

数量更多。在厚度为 150~200 μm 的上皮层下方，存在着一层致密的结缔组织层，称为固有层，其由上皮层到下层肌肉的弹性纤维支撑。这些弹性纤维对盆腔的支撑和功能起到至关重要的作用。固有层在接近肌肉时密度变小，在这个区域，它包含着一个大而薄壁的静脉网，类似勃起组织。其下方的平滑肌分为内部环行和外部纵行两组，后者更厚、更强壮，并与子宫浅肌层相连。两组肌层交错，其间并没有分隔或筋膜相隔。阴道的外层是一层薄而坚实的纤维层，由内脏或盆腔内筋膜形成。而在筋膜与筋膜、筋膜与肌肉之间的结缔组织中，还含有一个庞大的静脉网和丰富的神经供应。

阴道远端在处女膜环处，在外阴末端开口，位于尿道口后方。当人体直立时，阴道指向后上方向，阴道上部的轴线近水平面，并随骶骨凹陷弯曲。大多数妇女的阴道和子宫之间形成至少 90° 的夹角。宫颈向下和向后贴近阴道后壁。子宫颈和阴道壁之间的间隙称为穹窿，后穹窿空间较前穹窿明显增大。阴道的长度沿前壁测量约为 6~9 cm，沿后壁测量长

度约为 8~12 cm，个体差异较大。性兴奋时，阴道上端会因为子宫和宫颈的相对向上运动而拉长和变宽，有助于捕获和保留精子，提高受孕机会。

阴道的大部分长度均位于降直肠的上方，由直肠阴道隔隔开。阴道的上 1/4 通过直肠子宫陷凹（后陷凹）与直肠分离。尿道和膀胱底部位于阴道前壁上方，由盆腔薄层筋膜分隔。尿道进入膀胱时，输尿管向前向中央走行，靠近侧穹窿。

阴道由周围的盆腔内筋膜和韧带固定。阴道下 1/3 由泌尿生殖器官和盆膈包围和支撑。肛提肌和主韧带的下部支撑着阴道的中 1/3，而主韧带的大部和宫旁组织支撑着阴道上 1/3。

阴道周围有广泛的血管吻合网。阴道动脉直接起源于子宫动脉，或作为髂内动脉的一个分支，起源于子宫动脉和膀胱下动脉的起点之后。阴道动脉与子宫动脉宫颈降支吻合形成奇动脉。阴部内动脉、膀胱下动脉和痔中动脉的分支也参与形成血管网。这都是产科撕裂伤出血的重要来源。也有助于在性兴奋时阴道分泌润滑液有助于性交。

虽然上提肌为盆腔内脏器提供底部支撑，但骨盆各器官亦有其自身的支撑机制。当这两个支持系统中的任何一个或两者全部失效时，会导致临床功能障碍，包括尿失禁、便秘和性交困难。女性盆腔内脏器包括盆腔结肠、膀胱和尿道、子宫、输卵管、卵巢和阴道。

骨盆内筋膜（实际上是假筋膜）是指盆膈上筋膜在盆腔脏器上的反折。在这些空腔脏器进入盆底的地方，管状纤维组织沿筋膜向上延伸并收紧，与外层肌肉紧密融合。因此，尿道、膀胱、阴道和子宫下段被三束管状筋膜包围着。这些带交织的肌纤维的筋膜环有助于修复膀胱膨出和直肠前后壁脱垂。也正是在这根连接子宫下段的纤维管内，进行所谓的筋膜内子宫切除术，以保护阴道剩余部分的支撑。膀胱、子宫和直肠层的筋膜与盆膈上筋膜、闭孔筋膜、髂筋膜和横筋膜连续。

子宫的支撑直接或间接地由腹膜、韧带、纤维和纤维肌性结构维持。其中最重要的是主韧带和盆膈及其内筋膜的延伸。膀胱腹膜反折被称为子宫前

韧带，直肠腹膜反折被称为后韧带。这些并不是真正的韧带，只提供有限的辅助支撑。圆韧带是一种由肌肉组织组成的带状组织，其内有内脏腹膜，沿子宫的角度向下、向两侧和向前延伸，穿过腹股沟管，止于大阴唇。这类似于男性的睾丸韧带。

子宫骶韧带由肌肉筋膜组织构成，从宫颈上方一直延伸到骶骨两侧，在子宫下端与相邻的主韧带后部、盆腔内筋膜管融合。阔韧带由从子宫侧壁向盆腔侧壁反折的翼状腹膜组成。其上缘包绕着输卵管和圆韧带。继而向两侧和上方延伸成为骨盆漏斗韧带。子宫血管和主韧带均有包膜包绕。在两层腹膜内存在疏松结缔组织、脂肪、输卵管、圆韧带、卵巢韧带、宫旁组织、卵巢冠、卵巢旁体和卵巢冠纵管、子宫和卵巢血管、淋巴管和神经。

主韧带（Mackenrodt 韧带）由致密的纤维组织和一些平滑肌纤维组成。它们从子宫峡部两侧以帆状的方式向盆壁延伸，形成扇形进入闭孔和盆膈上筋膜。这种由致密纤维组织构成的三角形隔膜包裹着子宫血管。主韧带向内向下与子宫、阴道和膀胱的

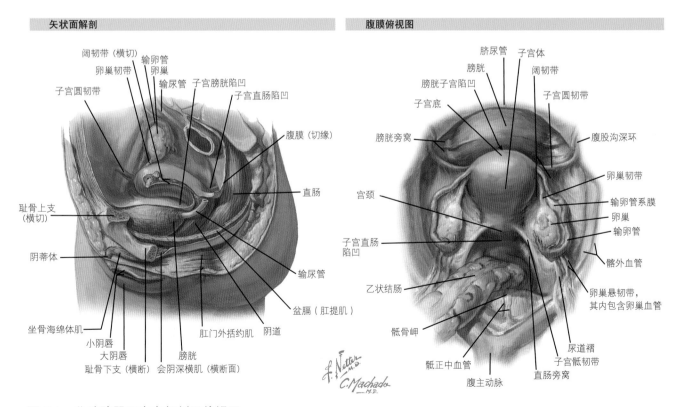

矢状面解剖

阔韧带（横切）
卵巢韧带
输卵管
卵巢
子宫圆韧带
输尿管
子宫膀胱陷凹
子宫直肠陷凹
腹膜（切缘）
直肠
耻骨上支（横切）
阴蒂体
输尿管
盆膈（肛提肌）
坐骨海绵体肌
小阴唇
大阴唇
耻骨下支（横断）
会阴深横肌（横断面）
膀胱
阴道
肛门外括约肌

腹膜俯视图

脐尿管
子宫体
膀胱
阔韧带
子宫底
子宫圆韧带
膀胱子宫陷凹
膀胱旁窝
腹股沟深环
卵巢韧带
宫颈
输卵管系膜
卵巢
输卵管
子宫直肠陷凹
髂外血管
乙状结肠
卵巢悬韧带，其内包含卵巢血管
骶骨岬
尿道褶
子宫骶韧带
骶正中血管
直肠旁窝
腹主动脉

图 8.1　盆腔脏器正中旁解剖及俯视图

盆腔内筋膜包膜融合。在后方，它们与子宫骶韧带结合。

盆腔内膀胱和直肠筋膜主要维持膀胱和直肠的支撑。

除了卵巢动脉、痔上动脉和骶正中动脉外，髂总动脉的下腹部分支供应盆腔脏器。子宫动脉起源于下腹部的腹主动脉的前方，与痔中动脉或阴道动脉一样，在肛提肌上筋膜上，向前、向中间延伸至阔韧带下缘，并在距离子宫约 2 cm 的输尿管上方走行。在子宫峡部水平，子宫动脉发出一个宫颈下行支，环绕宫颈，并与阴道动脉分支吻合。子宫的主要血管沿着子宫的侧缘向上延伸，向子宫的前后壁发出螺旋状的分支。子宫动脉终止于输卵管系膜内的输卵管支和卵巢支，在输卵管系膜内与卵巢动脉吻合。

宫颈、子宫、附件

9

子宫是一个梨形、厚壁、中空的肌性器官，位于膀胱和直肠之间。子宫底部是输卵管入口上方的圆顶状部分。子宫体部位于子宫底下方，轻度内聚与宫颈分离的部分，称为峡部。子宫腔是一个三角形的倾斜的潜在腔隙。输卵管以一定角度在子宫底部与宫腔相通。子宫腔在子宫颈内口水平与宫颈管连续。子宫壁由外层浆膜层（腹膜）、坚固而厚实的平滑肌（肌层）和内层黏膜（子宫内膜）组成。

子宫底部通常外突且向前倾斜。子宫前壁呈扁平状，向下向前覆盖于膀胱上方。它表面覆盖的腹膜在峡部水平反折到膀胱上方，形成膀胱子宫陷凹。子宫后壁外突，并与盆腔结肠和直肠相邻。后壁腹膜覆盖子宫体和子宫颈，然后越过阴道后穹隆延伸至直肠，形成子宫直肠陷凹，也称为道格拉斯（Douglas）窝。两侧的脏腹膜则延伸为阔韧带的前、后叶。

宫颈呈圆柱状，中段稍膨大，长约 2.5 cm。宫颈管呈梭形，通过宫颈外口与阴道相通。在宫颈前壁和后壁，宫颈管内黏膜呈一系列掌状皱襞隆起。宫颈纤维组织多于宫体。阴道与宫颈连接处的斜线将宫颈分为上段和下段两部分。宫颈前壁 1/3 和宫颈后壁 1/2 构成宫颈阴道部。宫颈向下、向后依附于阴道后壁。只有宫颈上半部分的后壁表面有腹膜覆盖。宫颈外口位于坐骨棘平面的耻骨联合上缘水平。

腹膜覆盖宫底和宫体的前后壁，在颈体交界处反折，向前延伸至膀胱覆盖膀胱子宫陷凹，向后延伸至直肠覆盖子宫直肠陷凹（道格拉斯窝）。腹膜的最低部分覆盖着主韧带，主韧带向两侧穿过盆底，一直延伸到两侧盆壁。

覆盖宫底和宫体的腹膜在子宫两侧联合形成阔韧带，将膀胱子宫陷凹和子宫直肠陷凹分开。阔韧带的上缘是前叶延伸成后叶时形成的腹膜皱襞。这些褶皱内包裹着输卵管。阔韧带从输卵管的下缘向下扩张，同时具有肠系膜及输卵管系膜的功能，输卵管系膜内有血管进出，也存在着残留的中肾管组织。

输卵管最外侧部分的漏斗部和壶腹部，无阔韧带包围，但阔韧带在此区域移行成一条带状结构，称为骨盆漏斗韧带，它将输卵管远端连接到骨盆外侧壁。另一条腹膜皱襞——卵巢悬韧带，穿过髂血管并向内侧延伸到输卵管的游离端。其内包含卵巢血管并为卵巢两侧提供附着点。但不要将其与卵巢固有韧带混淆，卵巢固有韧带经过阔韧带，从宫角一直延伸到输卵管正下方直到卵巢。卵巢不被阔韧带包裹。只有外侧面位于盆腔腹膜壁上，髂外血管、闭塞的脐动脉和输尿管形成一种称为卵巢窝的浅凹陷。卵巢的前缘通过一个短皱襞与阔韧带的后叶相连，其内有血管通过并到达卵巢门。因此，该腹膜皱襞被命名为卵巢系膜。

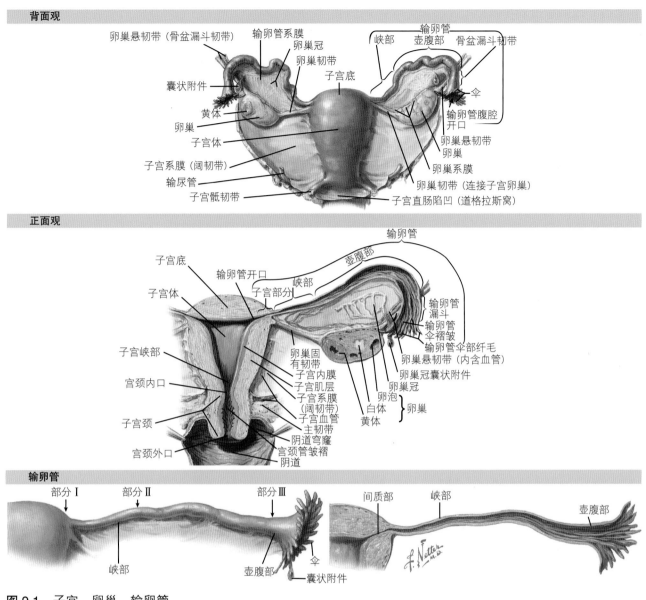

背面观

卵巢悬韧带（骨盆漏斗韧带）
输卵管系膜
卵巢冠
卵巢韧带
子宫底
峡部
输卵管
壶腹部
骨盆漏斗韧带
囊状附件
黄体
卵巢
子宫体
伞
输卵管腹腔开口
卵巢悬韧带
卵巢
子宫系膜（阔韧带）
卵巢系膜
输尿管
卵巢韧带（连接子宫卵巢）
子宫骶韧带
子宫直肠陷凹（道格拉斯窝）

正面观

子宫底
输卵管开口
峡部
壶腹部
输卵管
子宫体
子宫部分
输卵管漏斗
输卵管伞褶皱
输卵管伞部纤毛
子宫峡部
卵巢固有韧带
卵巢冠囊状附件
宫颈内口
子宫内膜
子宫肌层
子宫系膜（阔韧带）
卵巢冠
子宫颈
子宫血管
主韧带
卵泡
白体
黄体
卵巢
阴道穹窿
宫颈外口
宫颈管皱褶
阴道

输卵管

部分Ⅰ
部分Ⅱ
部分Ⅲ
间质部
峡部
壶腹部
峡部
壶腹部
伞
囊状附件

图 9.1　子宫、卵巢、输卵管

10　卵巢

　　在胎儿发育至第 6 周时，卵巢从细胞增殖发育而来，这些细胞在苗勒体和沃尔弗（Wolffian）体（中肾）内侧形成嵴。初级卵母细胞，起源于原始肠道的后壁，迁移至这些胚胎的性腺，使婴儿出生时卵巢内拥有大量的卵子。

　　在怀孕的第 3 个月，卵巢降入骨盆内。腹壁皱襞（比胎儿其他部位生长缓慢）对性腺嵴施加向下的牵引力。这些皱襞的中间部分与苗勒管部分融合发育成为子宫底部。皱襞的外部和内部分别形成卵巢的圆韧带和悬韧带。

　　婴儿期的卵巢呈香肠状结构，表面色白光滑，在出生后的十年中会逐渐变厚和变短。卵巢体积和重量的增加主要发生在月经初潮后和青春期。青春期前卵巢的表面由生发上皮和白膜两层构成。其中充满原始卵子，卵子周围可以被深色染色的细胞包围，这些细胞日后会发育成为颗粒细胞。

随着原始卵泡的发育，它会随着单层上皮细胞向卵巢中心下沉，伴随细胞增殖形成一层颗粒细胞层。卵泡内形成偏心如新月形的体腔，其内富含卵泡液。卵泡膜细胞呈囊状，是从周围的卵巢基质中分化而来的。内膜层富含毛细血管，颗粒细胞膜无血管，因此必须依靠毛细血管来维持营养。这一阶段的发展是在极少卵泡刺激素存在时的初潮之前发生。在初潮之前，绝大多数卵泡，都不会进一步发育，而是退化并闭锁。

成熟的性腺是一个近似杏仁状的结构，内有凹陷，排卵会导致卵巢表面形成皱褶。螺旋动脉进入卵巢门，随着卵泡的生长发育和黄体形成而周期性消长。在卵巢门也发现了与睾丸间质细胞具有类似形态和组织化学特性的细胞，是发生在性分化之前的胎儿期特征。这些细胞的增殖或肿瘤化可能是导致女性男性化的原因。

在成熟的卵泡中，一层致密的颗粒细胞层以及卵丘紧紧地包围着卵子。卵子可以在透明膜，即透明带包围着的充满液体的卵周空间里自由流动。卵丘细胞在其外侧排列成为放射冠。卵子本身是一个由透明细胞质组成的球体。其内包含一个圆形的、深色染色的细胞核，周围有一层膜和一个偏心的

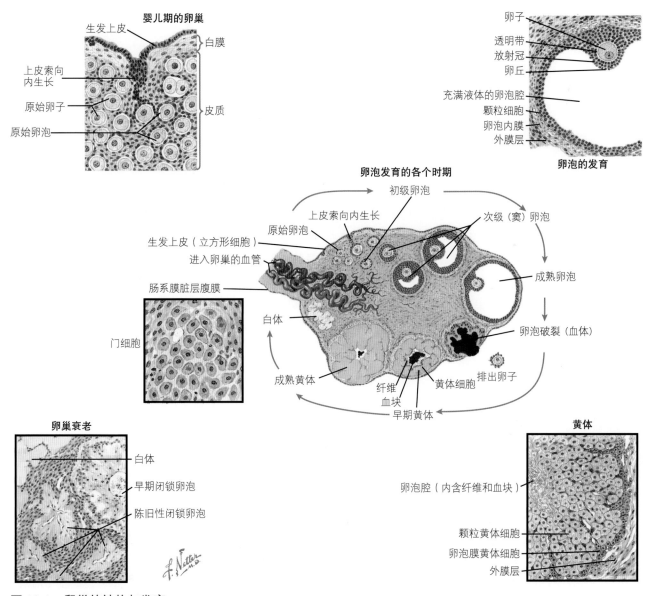

图 10.1　卵巢的结构与发育

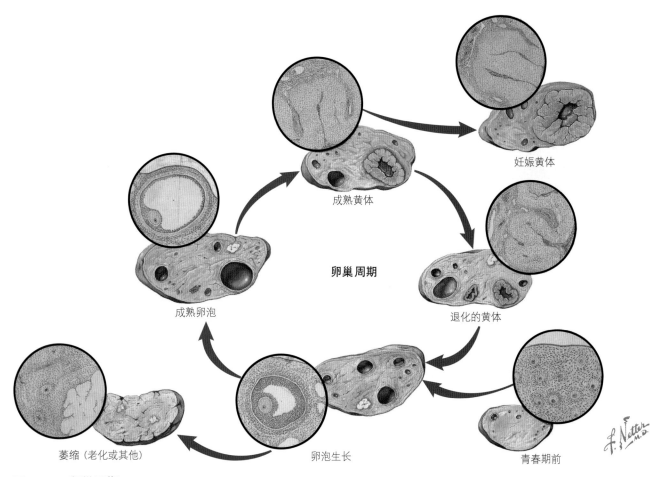

成熟黄体

妊娠黄体

成熟卵泡

卵巢周期

退化的黄体

萎缩（老化或其他）

卵泡生长

青春期前

图 10.2 卵巢周期

核仁。

　　卵泡膜由内、外两层膜包裹。内膜层由分布在结缔组织中的体积较大的上皮样细胞组成，富含血管和淋巴管。外膜层厚而致密，由环状排列的结缔组织纤维组成。

　　在未成熟的退化卵泡中，颗粒细胞层首先变得无序。放射冠失去其排列顺序。此后，卵泡腔缩小，卵子本身就失去了它的特征。透明质沉积在一个波浪状的同心带结构上。在此过程中卵泡内膜一直由体积较大的囊泡状有核细胞排列构成。退化过程迅速进展，最终只残留不规则的透明瘢痕。

11　乳腺

　　成年女性乳腺大小不一，大多数情况下乳腺位于第 2~6 肋间，内界为胸骨，外界为腋前线，乳腺外上部分为腋尾，可以沿着胸大肌的外缘触诊到。乳腺组织位于胸大肌的前方，由一层脂肪组织与胸大肌的筋膜隔开，这层脂肪组织与乳腺本身的脂肪基质相连。

　　发育完全的成年女性乳腺为半球形，中心皮肤有色素沉着，为乳晕，直径 1.5~2.5 cm。乳晕皮下有变形的大皮脂腺（Montgomery 腺体），导致乳晕表面粗糙。这些腺体的脂肪分泌可以润滑乳头。乳晕组

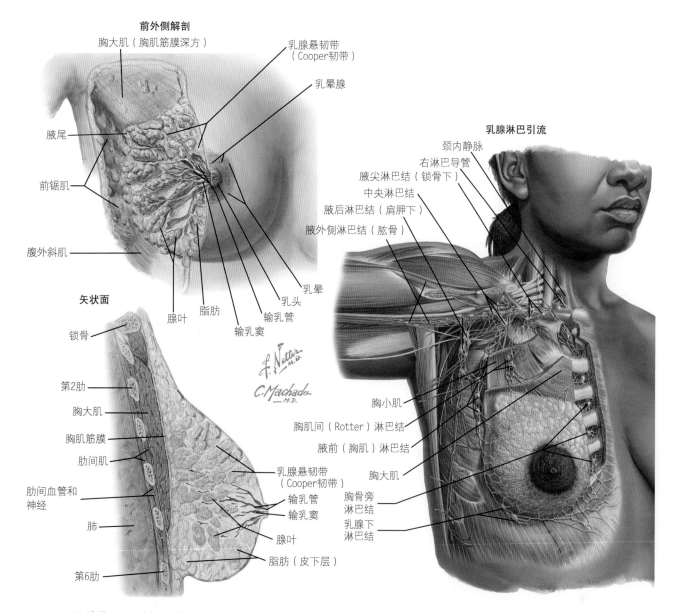

前外侧解剖
胸大肌（胸肌筋膜深方）
乳腺悬韧带
（Cooper韧带）
乳晕腺
腋尾
前锯肌
腹外斜肌
乳头
乳晕
输乳管
腺叶
脂肪
输乳窦

矢状面
锁骨
第2肋
胸大肌
胸肌筋膜
肋间肌
肋间血管和
神经
肺
第6肋
乳腺悬韧带
（Cooper韧带）
输乳管
输乳窦
腺叶
脂肪（皮下层）

乳腺淋巴引流
颈内静脉
右淋巴导管
腋尖淋巴结（锁骨下）
中央淋巴结
腋后淋巴结（肩胛下）
腋外侧淋巴结（肱骨）
胸小肌
胸肌间（Rotter）淋巴结
腋前（胸肌）淋巴结
胸大肌
胸骨旁淋巴结
乳腺下淋巴结

图 11.1　乳腺位置、结构和淋巴引流

织中的平滑肌束使乳头变硬，以便让哺乳期的婴儿更好地含住乳头。

乳头突出乳腺几毫米，包含15~20个输乳管，被纤维肌肉组织包围，乳头皮肤有褶皱。乳腺导管部分位于乳头内，在乳头深方膨大形成输乳窦或壶腹，可以储存乳汁。这些输乳窦是乳腺导管的延续，从乳头向胸壁放射状分布，并分出各级小导管，最后由上皮结构形成乳腺小叶或腺泡结构。不同个体、不同年龄，输乳管的数量和腺泡结构的大小差别很大。一般来说，终末小管和腺泡结构在生育期最多，且只有在孕期和哺乳期才达到生理性完全发育。这些上皮结构共同构成了腺体的实质。间质是由纤维和脂肪组织混合而成，在没有怀孕和哺乳的情况下，

脂肪和纤维组织的相对数量决定了乳腺的大小和质地。

脂肪沉积、包绕并与腺体成分混合，构成乳腺结构的重要组成部分，很大程度上决定了乳腺的体积和形状。脂肪与腺体组织的比例因个体和年龄而异，在更年期，脂肪组织的相对数量随着腺组织的减少而增加。乳腺有着丰富的血管和淋巴网络。

乳腺丰富的血管供应来源于胸降主动脉、锁骨下动脉以及腋动脉。其中，肋间后动脉是胸降主动脉的分支，乳内动脉是锁骨下动脉的分支，而腋动脉又通过胸外侧动脉或乳腺外动脉为乳腺供血。胸背动脉和胸肩峰动脉是从腋动脉的前部发出的短的分支，其起点通常被胸小肌的上缘遮盖。

乳腺的淋巴分布非常复杂。乳腺有一个丰富的淋巴管网，可分为浅丛（乳腺下丛）和深丛（筋膜丛），这两个平面又都起源于小叶间隙和输乳管壁。引流乳腺的淋巴结不是一条直线相连的，而是交错的、可变的，分布于脂肪层内。这种分布使乳腺癌手术中的淋巴结切除变得复杂。

乳腺接受体表的感觉神经支配，主要来源于T_3~T_5胸肋间神经前外侧支和前支。锁骨上神经来自颈丛下纤维，支配乳腺上、外侧部分。乳头感觉末梢来自T_4的外侧皮肤分支。

乳腺的支撑来自皮肤包膜和Cooper纤维悬韧带，这些韧带将乳腺固定在胸大肌筋膜上。乳腺的筋膜与胸筋膜是连续的。它将腺体细分为小叶，并形成韧带束连接于表面皮肤，在乳腺上半部分被称为Cooper韧带。这些韧带并非绷紧的，而是有一定的弹性，它们能使乳腺自然运动。但随着年龄的增长，这些韧带会松弛，从而导致乳腺下垂。

（王琳琳　彭颖 译　宋雪凌　雷玉涛 审校）

女性生理健康概论与咨询

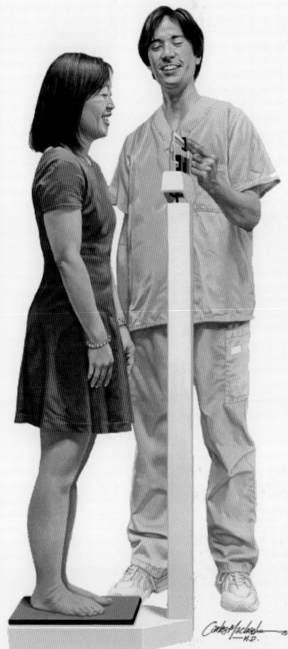

青春期：正常发育

挑战

青少年青春期的开始是一个情绪和身体发生巨大变化的时期。通过了解身体正常发育并对异常情况保持敏感，医生可能能够充分把握机会改善健康。

面对的问题

青少年所面临的各种各样的决定、担忧和变化是令人生畏的，尤其是和快速成长、性成熟和新出现的性行为相关的健康问题。青春期包括身体、情感和性征的变化，这些变化标志着从童年到成年的过渡。尽管青少年可能需要接受医学教育和照护，但在所有群体中，青少年的就诊率最低。尴尬、无力支付、对医疗保健服务的不熟悉以及获取医疗服务的法律障碍都是造成缺乏照护的原因。

管理目标

了解性成熟相关事件的正常顺序对于咨询自己"是否正常"的年轻女性很重要。发现性成熟进展不正常的青少年非常重要，以便及时评估和干预。

策略

相关病理生理学

在激素方面，青春期包括从负性腺反馈到建立昼夜节律和次性腺节律以及正反馈控制的变化，从而形成每月周期和生育能力。看来，要使青春期正常发育，必须具备三个要素：充足的体重、充足的睡眠和光照。这些因素似乎促进或允许复杂的下丘脑、垂体和卵巢的变化。随着下丘脑成熟，其对雌激素的敏感

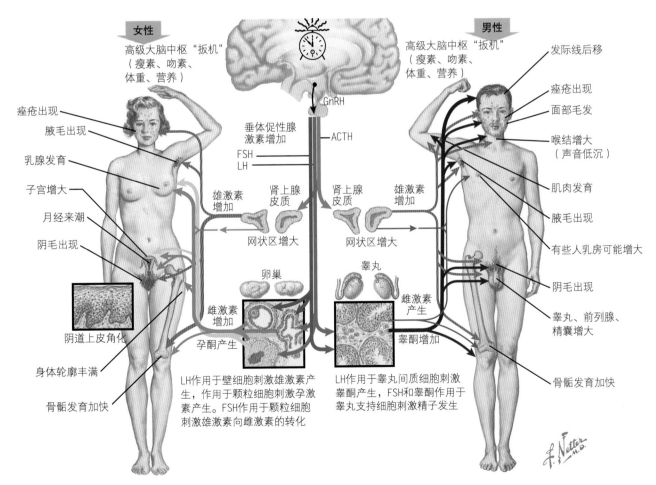

图 12.1 女性和男性青春期激素引起的身体变化

性降低，导致促性腺激素释放激素（GnRH）的产生和释放增加。因此，卵泡刺激素（FSH）水平在大约8~10岁时开始增加，伴随着雌激素水平的增加。随着下丘脑对负反馈的敏感性进一步降低，FSH和促黄体生成素（LH）水平继续升高，并获得正常循环所需的节律模式。最终，这些激素达到足够的水平，卵泡可以作出反应，开始周期性排卵和月经。

方法

青春期的变化通常遵循一个可预测的模式。快速生长和身体曲线的丰满通常预示着青春期的到来。乳腺组织开始发育，乳头变黑，脂肪沉积在肩部、臀部和耻骨前面。体毛开始出现是因为卵巢和肾上腺分泌的少量雄激素的影响。身高增加是因为身体长骨的加速生长，在青春期结束时生长中心关闭。一般来说，大约在月经开始前2年开始这种生长突增，在月经开始的时候减慢。

实施

特殊注意事项

初潮的平均年龄约为11.6岁，正常年龄范围为8~16岁。在过去几年中，这些年龄范围逐渐缩小，而对于美籍非裔后代的女孩，年龄则提前了2年。月经初潮一般发生在乳腺开始发育和身体迅速增长之后，而阴毛和阴唇的变化仍在进行中。尽管在正常的发育过程中有一些差异，但对于大多数人来说，初潮是青春期变化的标志，其次是肾上腺皮质激素，生长速度达到峰值，并以月经开始为结束。这个过程通常需要4.5年的时间来完成，跨度是1.5~6年。

参考文献

扫描书末二维码获取。

健康维护：12~18岁　13

重要注意事项（生理变化）

这个年龄段的人群在生殖能力、性特征和表达能力的发展和巩固方面是显著的。改变生活角色和自我意识对养成良好的健康习惯既是挑战也是机遇。首次看妇产科医生进行筛查并提供预防性保健服务和指导的时间通常在13~15岁之间；但是，任何相关人员（包括患者或护理人员）都不应将此就诊视为第一次内部盆腔检查的正确时间，除非病情需要。

青少年保健应包括对正常月经、饮食和运动、健康性行为决策、健康安全关系的发展、免疫接种和伤害预防的回顾。这一年龄段面临的大多数健康问题都是冒险行为的结果，如不安全的性行为、鲁莽驾驶、不良或扭曲的饮食模式以及使用酒精和毒品等物质。

主要死因

- 机动车事故
- 恶性肿瘤
- 凶杀
- 自杀
- 先天性异常
- 白血病

主要发病原因

- 鼻、喉和上呼吸道疾病
- 病毒、细菌和寄生虫感染
- 性虐待
- 肌肉和骨骼损伤
- 急性耳部感染
- 消化系统和急性泌尿系统疾病
- 肥胖

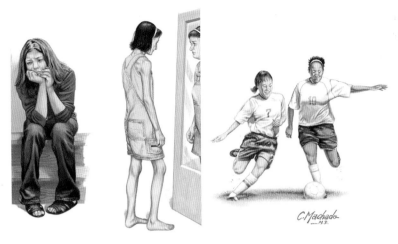

图 13.1　12~18 岁是身体、体象、个性和人际交往发生巨大变化的时期。医生必须意识到这些变化，开始坦诚和开放的对话，并确保保密，除非涉及安全或身体伤害

- 性传播感染
- 阴道炎

询问病史

病史

- 主诉
- 健康状况：疾病史、手术史、家族史
- 饮食 / 营养评估
- 体育活动
- 烟草、酒精、其他药物（包括补充药物和替代药物；2003 年《青少年风险行为监测报告》的数据表明，许多青少年在 13 岁之前开始从事冒险行为：27.8% 的青少年报告说在 13 岁之前饮酒）
- 虐待 / 忽视（20%~40% 的成年人在 18 岁之前报告虐待或性侵害）
- 性行为

查体

- 身高
- 体重（体重指数）
- 血压
- 次要性征（Tanner 分期）
- 骨盆检查（21 岁以后每年检查一次）
- 皮肤

实验室检查（根据患者的病史）

- 定期检查

- 与高危人乳头瘤病毒（HPV）联合检测的 Pap 试验（在 21 岁或以后每年进行一次，直到至少 3 次阴性检测，然后间隔可延长）。注：许多患者由于某些原因不知道 Pap 检查和盆腔检查之间的区别，这可能是一个讨论差异的好机会）
- 胆固醇、高密度脂蛋白胆固醇（每 5 年一次）
- 提示风险
  - 血红蛋白
  - 菌尿试验
  - 性传播疾病检测衣原体和淋病（如果患者有过性接触，进行性传播疾病筛查很重要，但基于尿液的性病检测是一种有效的方法，无需进行窥器检查）
  - 人类免疫缺陷病毒（HIV）检测
  - 基因检测 / 咨询
  - 风疹病毒检测
  - 结核病皮肤试验
  - 血脂
  - 空腹血糖

影像检查

无常规推荐。

咨询

与患者及其父母或监护人讨论保密问题是很重要的：对保密性的担忧往往是为青少年提供保健服务，尤其是生殖保健服务的障碍。为了克服这一障

碍，在初诊时讨论这一主题以及有关州和地方法规的建议非常重要。例如，如果患者披露任何证据或对自己或他人造成身体伤害的风险，则必须违反保密规定。此外，州法律可以要求报告对未成年人的身体或性虐待。医生应熟悉州和地方有关未成年人享有医疗服务权利的法规，以及影响保密的联邦和州法律。

初次生殖健康访问的主要目的是预防性保健，包括教育信息，而不是针对问题的照护。为父母或其他监护人提供的预防性咨询可以包括关于身体、性和情感发展的讨论；影响青少年的常见疾病的征象和症状；鼓励终生健康的行为。

- 性行为（包括预防怀孕和性传播感染等主题）很重要，因为85%以上的青春期女性在19岁之前会有某种形式的性接触（阴道、肛交、口交或同性性行为）；近1/3的九年级学生报告曾发生过性行为，超过60%的12年级学生报告有过性行为。
- 身体发育
- 高风险行为
- 防止意外怀孕
  - 推迟性行为
  - 避孕方案（还应包括紧急避孕方案）
  - 性传播疾病
  - 伙伴选择
  - 屏障保护
- 防止约会强奸
- 健身
- 卫生（包括牙科）；氟化物补充 / 治疗
- 饮食 / 营养评估（包括饮食失调、钙摄入量和每天补充 0.4 mg 叶酸）
- 训练计划
- 社会心理评估
- 人际关系 / 家庭关系
- 性别身份
- 个人目标发展

- 行为 / 学习失调
- 虐待 / 忽视
- 心血管危险因素
  - 家族史
  - 高血压
  - 血脂异常
  - 肥胖
  - 糖尿病
- 健康 / 风险行为
- 伤害预防
  - 安全带和运动或自行车头盔
  - 娱乐危害
  - 火器
  - 听力损伤
  - 体育
  - 皮肤接触紫外线
  - 自杀 / 抑郁症状
  - 烟草、酒精和其他毒品

干预措施：免疫接种

如果尚未完成，需要接种 HPV 和乙肝疫苗系列。

现在推荐使用脑膜炎球菌结合疫苗（MCV4）。对于没有接种过 MCV4 的青少年，CDC 现在建议在15 岁左右进入高中之前接种疫苗。

定期

- 破伤风白喉疫苗（14~16 岁之间一次）

高危人群

- 麻疹、腮腺炎、风疹（MMR）疫苗
- 乙肝疫苗

参考文献

扫描书末二维码获取。

重要注意事项（生理变化）

这个年龄段的女性形成了规律的月经周期和生殖功能，有一次或多次生育史，有性生活。医疗保健的目标是预防和促进健康，因为大部分人在这些年中通常都有良好的健康状况。

主要死因

- 恶性肿瘤
- 机动车事故
- 心血管疾病
- 自杀
- 获得性免疫缺陷综合征（艾滋病）
- 凶杀
- 脑血管疾病
- 糖尿病及其并发症

主要发病原因

- 糖尿病
- 鼻、喉和上呼吸道疾病
- 月经失调
- 肌肉骨骼和软组织损伤
- 肥胖
- 性侵犯 / 家庭虐待
- 性传播疾病

询问病史

病史

- 主诉
- 健康状况：疾病史、手术史、家族史
- 饮食 / 营养评估
- 体育活动
- 烟草、酒精和其他药物（包括补充和替代药物）
- 虐待 / 忽视
- 性行为

查体

- 身高

- 体重（体重指数，BMI）
- 血压
- 颈部：腺病、甲状腺
- 乳腺
- 腹部
- 盆腔检查
- 皮肤

实验室检查

- 定期检查
  - 高危人乳头瘤病毒（HPV）联合检测的宫颈刮片检查（连续 3 次正常检测或联合病毒检测阴性后，医生或患者可自行决定下一次检测时间）
  - 胆固醇、高密度脂蛋白胆固醇（每 5 年一次）
- 高风险人群
  - 菌尿试验
  - 空腹血糖测试或血红蛋白 A1c
  - 基因检测 / 咨询
  - 血红蛋白
  - 人类免疫缺陷病毒（HIV）检测
  - 乳腺 X 线检查
  - 风疹病毒检测
  - 性传播疾病检查
  - 促甲状腺激素
  - 结核病皮肤试验

影像检查

对于有早发乳腺癌或遗传性癌症综合征家族史的患者，可在 40 岁之前开始筛查性乳腺 X 线检查。

咨询

对于那些考虑怀孕或有怀孕风险的人，关于孕前检查、免疫和营养的咨询总是合适的。在这段时间也是制定长期健康改善策略（如体重控制、锻炼和营养）的绝佳机会。

性

- 高风险行为

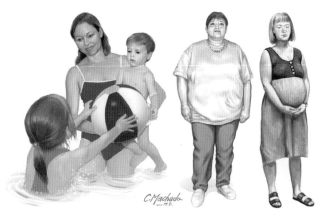

图 14.1 在生育年龄早期,少女的心态被事业、母亲角色和家庭责任所取代,随之而来的是身体和情感的变化

- 避孕选择
  - 遗传咨询
  - 防止意外怀孕(包括紧急避孕措施)
- 性传播感染
  - 性伴侣选择
  - 屏障保护
- 性功能

健康保持

- 卫生(包括牙科)
- 饮食 / 营养评估(有怀孕风险或考虑怀孕的人补充叶酸;0.4 mg/d 已被证明可以降低神经管缺陷的风险)
- 锻炼计划

心理社会评价

- 人际关系 / 家庭关系
- 家庭暴力(每年有 150 多万起家庭暴力案件;20%~40% 的成年人在 18 岁之前报告遭受虐待或性侵害,10%~25% 的妻子报案)
- 工作满意度
- 生活方式 / 压力
- 睡眠障碍

心血管危险因素

- 家族史

- 高血压
- 血脂异常
- 肥胖 / 糖尿病
- 生活方式

健康 / 风险行为

损伤的预防

- 安全带、运动头盔和自行车头盔
- 娱乐危害
- 火器
- 听力
- 乳腺自我检查(虽然缺乏关于乳腺自我检查有效性的数据,而且一些组织实际上不鼓励这种做法,但发现乳腺疾病的可能性表明这一建议是合理的)
- 乳腺癌化学预防(35 岁以上高危妇女选择性雌激素受体调节剂治疗)
- 皮肤接触紫外线
- 自杀 / 抑郁症状
- 烟草、酒精和其他毒品

干预措施:免疫接种

如果尚未完成,需要接种 HPV 和乙肝疫苗系列。

定期

- 破伤风 - 白喉疫苗(每 10 年一次)

高危人群

- 麻疹、腮腺炎、风疹(MMR)疫苗
- 乙肝疫苗
- 流感疫苗
- 肺炎球菌疫苗

参考文献

扫描书末二维码获取。

挑战

需要帮助夫妇找到和使用最合适的避孕方式。性表达方式的变化、新的传播技术、越来越提高的消费者权益保护以及花费的压力都会影响到寻找避孕方式时的决定。这个话题的本质使避孕方式的选择具有个人、宗教和政治的意义，往往会产生冲突、情绪化和困惑。

问题的范围

在美国，尽管有90%的高危妇女（生育期、性活跃、既不怀孕也不寻求怀孕）使用某种形式的避孕方法，仍有超过一半（56%）妊娠都是计划外的。10%左右未使用避孕措施的妇女占意外妊娠的一半以上。剩余的意外妊娠则是由于避孕方式失败，或者避孕方式使用不当或未持续使用避孕措施。

咨询目的

并不存在"理想"的避孕方式。虽然避孕效果和可接受的副作用风险在避孕方式的选择中很重要，但是这往往不是做出最终选择的因素。使用或持续使用避孕方式的动机基于教育文化背景、成本、个人需求、偏好以及偏见。一些因素如实用性、成本、可接受性、患者对风险的认知等都在最终治疗方法的选择中发挥作用。副作用，如不规则或不可预料的阴道出血往往比其他任何因素更能促使患者接受或继续使用一种方法。

策略

相关病理生理学

目前可用的避孕方法是通过阻止精子和卵子结合或者防止其着床和生长来达到避孕目的。这些避孕方法是通过阻止卵子的发育和抑制排卵（口服和非口服激素避孕药和长效激素的方法），阻止精子和卵子结合，在精子和卵子之间设置机械、化学或时间屏障（避孕套、隔膜、泡沫、宫内避孕器、安全期、体外和口服紧急避孕药），或改变着床或生长的可能性（RU-486）来实现避孕。相对有效性（第一年失败、实际使用和理论上使用）显示在下页附表中。

方法

对于一对夫妇使用的避孕方式，必须是可行的、立即可用的（特别是在共同依赖或"熟悉"的方法），并且成本合理。这种方法对自发性的影响或者患者和他/她伴侣所偏爱的性表达方式，也都可能是重要的考虑因素。图15.1中介绍了基于这些概念的决策树。

实施

特殊注意事项

青春期患者需要可靠的避孕措施，但往往依从性不高。必须提供选择（包括禁欲）、妊娠和性传播感染的风险、避孕同时疾病保护需求的详细咨询。与需要患者坚持使用的方法［如注意过程的方法，以及短效的方法（如短效的孕激素口服避孕药）］相比，那些并不依赖患者坚持使用的避孕法［如宫内避孕器（IUCDs）或长效激素剂（如避孕针、环、贴片和皮下埋植）］可能效果更好。

对于已经开始母乳喂养的母亲可选择口服避孕药。长效孕激素避孕药实际上可使母乳产量略有增加。屏障避孕法并非这些患者的禁忌，子宫恢复正常后或胎盘分娩后可立即放置含铜或含激素的IUCD。

如果35岁以上的患者没有其他危险因素并且不吸烟，则可以继续使用低剂量口服避孕药。在这些患者中，依从性问题通常较少，从而使用熟悉的方法更加可靠和容易接受。长效方法（IUCD、长效孕激素避孕或绝育）也是适用的。在通过临床或实验室方法确认绝经之前，必须继续避孕。

流产后（自然流产或人工流产）排卵可能会在2周后发生。如果选择口服避孕药，则应在流产后立即开始使用。

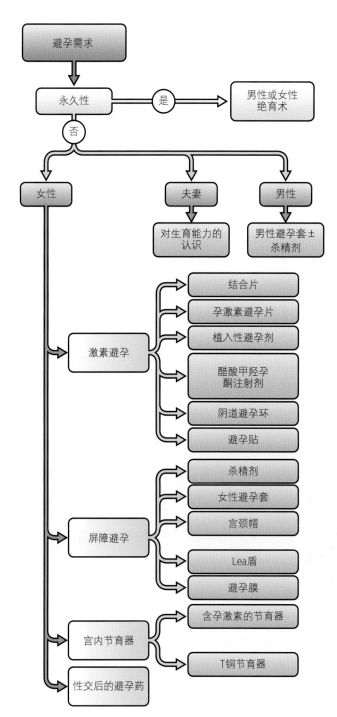

2012 年美国妇女避孕药具使用情况

方法	用户百分比	完美使用失败[a]	实际使用失败[a]
口服避孕药	23.3	0.3	8.0
绝育（女性）	22.6	0.5	0.5
避孕套（男性）	13.7	2.0	15.0
宫内节育器	9.3	0.1~0.6	0.1~0.8
绝育（男性）	7.4	0.1	0.15
体外排精	4.4	4.0	27.0
避孕针	4.1	0.05	3.0
阴道避孕环	1.8	1.8	2.0
安全期避孕（日历）	1.2	9.0	25.0
皮下埋植	1.2	0.05	0.05
避孕皮贴	0.5	0.3	8.0
紧急避孕	0.2	0.2	0.2
其他（海绵避孕栓、宫颈帽、女用避孕套等）	0.3	5~26	16~32

[a] 使用第一年内意外怀孕的妇女的百分比。

Data from：The Alan Guttmacher Institute. Contraceptive Use in the United States，October 2015. Available at http：//www.guttmacher.org/pubs/fb_contr_use.html accessed on November 12，2015.

参考文献

扫描书末二维码获取。

图 15.1　关于避孕方式选择的众多决策树方法之一。如果避孕是一个很重要的需要优先考虑的事情，那么灰色显示的方法有相对较高的失败率，不应该使用（Reused with permission from Beckman RB，Ling FW，Herbert WN，et al. Obstetrics and *Gynecology*，7th ed. Baltimore：Williams & Wilkins；2013.）

重要注意事项（生理变化）

　　这个年龄段女性的特点是从具备生殖能力到生殖能力丧失，从有节律的月经功能到更年期，从强健的健康状态到与年龄相关的身体变化的出现。

主要死因

- 乳腺癌、肺癌、结直肠癌和卵巢癌
- 冠状动脉疾病
- 脑血管疾病
- 阻塞性肺疾病
- 事故
- 糖尿病及其并发症

主要发病原因

- 鼻、喉和上呼吸道疾病
- 骨质疏松症
- 关节炎
- 高血压
- 抑郁
- 骨科畸形，包括背部、上肢和下肢
- 肥胖
- 心脏病
- 听力和视力障碍

询问病史

病史

- 主诉
- 健康状况：重大疾病史、手术史、家族史
- 饮食 / 营养评估
- 体育活动
- 烟草、酒精和其他药物（包括补充和替代药物）
- 虐待 / 忽视
- 性行为
- 尿失禁和大便失禁（这些问题在有生育史和高龄妇女中更为常见，但患者很少主动提出这些主诉）

查体

- 身高
- 体重（体重指数，BMI）
- 血压
- 口腔
- 颈部：腺病、甲状腺
- 乳腺
- 腹部
- 盆腔和直肠阴道检查
- 皮肤

实验室检查

- 定期检查
  - 宫颈涂片检查（如果风险较低，在连续 3 次结果正常后，医生或患者可自行决定下一次检测时间）
  - 胆固醇、高密度脂蛋白胆固醇（每 5 年一次，从 45 岁开始）
  - 粪便隐血测试（测试要求患者在家采集的 2~3 个粪便样本才有效。直肠指诊时采集的单一粪便样本不足以充分筛查结肠癌）
  - 乙状结肠镜检查（50 岁后每 3~5 年检查一次；可替代双对比钡灌肠检查或每 10 年进行一次完整的结肠镜检查）
- 提示风险
  - 菌尿试验
  - 结肠镜检查
  - 空腹血糖测试
  - 血红蛋白
  - HIV 检测
  - 血脂
  - 乳腺 X 线检查
  - 性传播疾病检测
  - 促甲状腺激素试验
  - 结核病皮肤试验

影像检查

- 乳腺 X 线检查（每 1~2 年一次，直到 50 岁；从 50 岁开始每年检查）
- 骨密度评估（应根据女性个体的风险状况进行个性化测试，除非结果会影响治疗或管理决策，否则

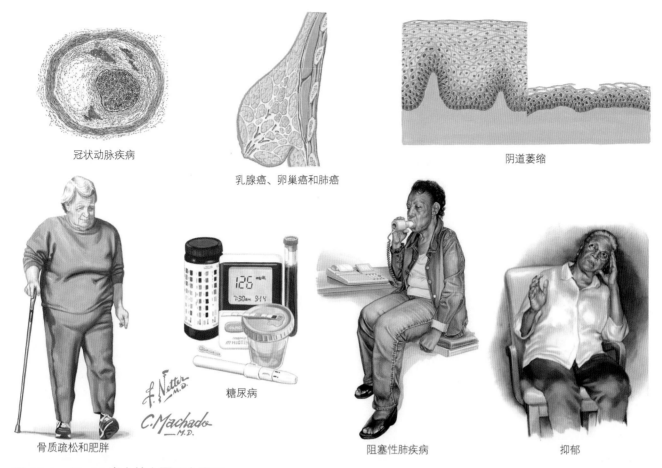

冠状动脉疾病

乳腺癌、卵巢癌和肺癌

阴道萎缩

骨质疏松和肥胖

糖尿病

阻塞性肺疾病

抑郁

图 16.1 40~64 岁女性主要死亡原因

不进行推荐。对于年龄小于 65 岁、有骨质疏松症危险因素的绝经后妇女，可推荐进行检测）

咨询

对这个年龄段的女性，是制定长期健康改善策略的绝佳机会，如体重控制、锻炼和营养。因为这个阶段的女性处于由生育期到绝经期的转换，往往有更多的机会重新致力于健康的生活方式和预防。随着年龄的增长，医疗监测的重要性日益增加。

性

- 高风险行为
- 避孕选择
  - 遗传咨询（针对该年龄段的选定妇女）
  - 防止意外怀孕（包括紧急避孕措施）
- 性传播疾病
  - 伴侣选择

- 屏障保护
- 性功能（包括性疼痛）

健康保持

- 卫生（包括牙科）
- 膳食 / 营养评估（通过饮食和 / 或补充剂每天摄入 1000~1200 mg 钙；50 岁以下每天补充 0.4 mg 叶酸）
- 讨论锻炼计划和保持体育活动的重要性

心理社会评价

- 人际关系 / 家庭关系
- 家庭暴力
- 工作 / 工作满意度
- 生活方式 / 压力
- 退休计划
- 睡眠障碍

心血管危险因素

- 家族史

- 高血压
- 血脂异常
- 肥胖 / 糖尿病
- 生活方式

健康 / 风险行为

- 激素替代疗法［数据表明，当激素替代疗法在绝经后 10 年内开始时，它与妇女健康倡议（WHI）研究报告的一些不良反应无关，甚至可能与心血管疾病等疾病的减少有相关性］
- 乳腺癌化学预防（35 岁以上高危妇女使用选择性雌激素受体调节剂治疗）
- 伤害预防
  - 安全带
  - 娱乐危害
  - 体育活动
  - 视力和听力
- 乳腺自我检测
- 皮肤接触紫外线

- 自杀 / 抑郁症状
- 烟草、酒精和其他毒品

干预措施：免疫接种

定期

- 破伤风 - 白喉疫苗（每 10 年一次）
- 流感疫苗（50 岁后每年进行）

高危人群

- 麻疹、腮腺炎、风疹（MMR）疫苗
- 甲型和 / 或乙型肝炎疫苗
- 流感疫苗
- 肺炎球菌疫苗
- 水痘疫苗

参考文献

扫描书末二维码获取。

17　健康维护：65 岁及以上

重要注意事项（生理变化）

这个年龄段人的特点是：生理成熟、有空闲时间和老年病。虽然医疗保健仍然面向预防，但对这个年龄段的人们，医疗服务则更注重一般保健以及与年龄相关的疾病管理。虽然这部分人群的咨询重点不再是生育，女性医疗保健提供通常仍是患者进行医疗保健的主要切入点。

主要死因

- 心血管疾病
- 冠状动脉疾病
- 结直肠癌、肺癌和乳腺癌
- 脑血管疾病
- 阻塞性肺疾病

- 阿尔茨海默病
- 肺炎 / 流感
- 糖尿病及其并发症
- 肾病
- 事故

主要发病原因

- 鼻、喉和上呼吸道疾病
- 骨质疏松症
- 关节炎
- 高血压
- 尿失禁和大便失禁
- 心脏病
- 肌肉和骨骼损伤
- 听力和视力受损
- 结肠疾病（憩室炎等）

询问病史

病史

- 主诉
- 健康状况：重大疾病史、手术史、家族史
- 饮食／营养评估
- 体育活动和日常生活活动
- 烟草、酒精和其他药物（同时用药，包括补充和替代药物）
- 虐待／忽视（2/3 的老年虐待受害者是妇女，几乎 90% 的虐待案件发生在家中）
- 性行为／性活动
- 尿失禁和大便失禁（这些问题在有生育史和高龄妇女中更为常见，但患者很少主动提出这些主诉）

查体

- 身高
- 体重（体重指数，BMI）
- 血压
- 口腔
- 颈部：腺病、甲状腺
- 乳腺
- 腹部
- 盆腔和直肠阴道检查
- 皮肤
- 听力和视力筛查（包括青光眼检测）

实验室检查

- 定期检查
  - 宫颈涂片检查（低风险时不推荐）
  - 尿液分析／试纸
  - 胆固醇、高密度脂蛋白胆固醇（每 3~5 年一次）
  - 粪便隐血测试（测试要求患者在家采集的 2~3 个粪便样本才有效。直肠指诊时采集的单一粪便样本不足以充分筛查结肠癌）
  - 乙状结肠镜检查（每 3~5 年一次；可替代双对比钡灌肠检查或每 10 年进行一次完整的结肠镜检查）
  - 促甲状腺激素试验（每 3~5 年一次）
- 提示风险

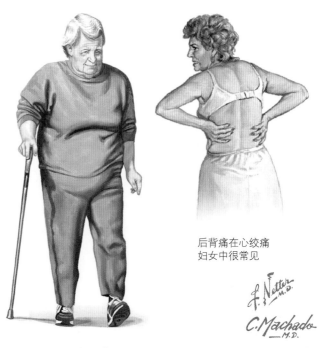

后背痛在心绞痛妇女中很常见

图 17.1 运动后疲乏和呼吸困难、运动耐力下降是常见主诉

- 血红蛋白
- 空腹血糖测试
- 性传播疾病检测
- HIV 检测
- 结核病皮肤试验
- 血脂

影像检查

- 乳腺 X 线检查
- 骨密度评估（骨密度测试应推荐给所有 65 岁或以上的绝经后妇女。在没有新的危险因素的情况下，密度测定的频率不应超过每 2 年一次）

咨询

随着年龄的增长，身体功能发生变化，患者和医生都应警惕身体状况的改变，并进行相应医疗保健的调整。

性

- 性功能
- 性行为
- 性传播疾病

健康保持

- 卫生（身体和牙科）
- 饮食 / 营养评估（该年龄组的女性应每天摄入 1200 mg 钙和 10 μg 维生素 D，以预防骨质疏松症）
- 讨论锻炼计划和保持体育活动的重要性

心理社会评价

- 忽视 / 虐待
- 生活方式 / 压力
- 抑郁 / 睡眠障碍（这些疾病尤其普遍，但往往被忽视）
- 家庭关系
- 事业 / 工作 / 退休满意度

心血管危险因素

- 高血压
- 血脂异常
- 肥胖
- 糖尿病
- 久坐的生活方式

健康 / 风险行为

- 激素替代疗法
- 乳腺癌化学预防（高危妇女接受选择性雌激素受体调节剂治疗）
- 伤害预防
  - 安全带和头盔

- 职业危害
- 娱乐危害
- 防坠落
- 听力和视力 / 青光眼筛查
- 乳腺自检
- 皮肤接触紫外线
- 自杀 / 抑郁症状
- 烟草、酒精和其他毒品

干预措施：免疫接种

定期

- 破伤风 - 白喉疫苗（每 10 年一次）
- 流感疫苗（每年一次；高效剂量）
- 肺炎球菌疫苗，包括含有 13 种肺炎球菌血清型的三价疫苗（如果使用 PVC13 疫苗，则应在 1 年内使用标准肺炎球菌疫苗）

高危人群

- 乙肝疫苗
- 水痘疫苗（如果尚未接种）

参考文献

扫描书末二维码获取。

（王丁然　王晓晔 译

任昀　王晓晔　宋雪凌 审校）

疾病、功能紊乱和常见问题

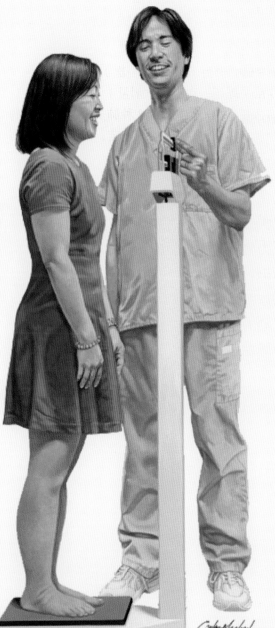

注：本篇章节顺序按疾病英文名称首字母排序。

概述

定义：流产是孕早期的妊娠丢失和失败。早期流产分为：完全流产、不全流产、难免流产、稽留流产、流产感染、先兆流产。完全流产是指胎儿具有存活力之前（通常指小于 20 周或胎儿体重小于 500 g）妊娠终止。大多数完全流产发生在孕 6 周之前或 14 周之后。不全流产是指部分妊娠物自然排出。在早、中孕阶段出现胎膜破裂和（或）宫口扩张被定义为难免流产，随后子宫收缩导致妊娠物自然排出。稽留流产是指已死亡的胎儿滞留于宫腔，超声检查通常可以在出现临床症状之前做出诊断。流产感染指在不全流产时发生的宫内感染。某些危险因素导致阴道出血和子宫收缩，而宫颈没有改变，称之为先兆流产。

发生率：完全流产在所有妊娠中的发生率高达 50%~60%，在已知妊娠中为 10%~15%；60% 因出血而治疗的怀孕妇女发生不全流产；稽留流产发生率不足 2%；在每 10 万次自然流产中 0.4~0.6 例发生流产感染；先兆流产发生率为 30%~40%。

好发年龄：育龄妇女。

遗传学：染色体平衡易位等染色体的异常可导致受孕能力下降或不孕症，同时流产的概率增加。

病因与发病机制

病因：25%~50% 的患者有内分泌异常，如高雄激素血症、应用雌性激素、黄体功能不全、甲状腺疾病；10%~70% 的患者有遗传基因缺陷、平衡易位或为携带者、染色体不分离、三体（占 40%~50%，16- 三体最多见，1 号染色体不发生三体）、X 单体（15%~25%）、三倍体（15%）、四倍体（5%）；生殖道异常（6%~12%）如胎盘异常、双角或单角子宫、宫颈功能不全、宫腔内粘连（Asherman 综合征）、应用己烯雌酚、子宫肌瘤（如黏膜下肌瘤）及子宫纵隔；感染，如人型支原体、梅毒、弓形虫、解脲支原体、衣原体或疱疹病毒感染；全身性疾病如慢性心血管疾病、慢性肾病、糖尿病、系统性红斑狼疮；环境因素如酗酒、麻醉气体、使用药物、放射线、吸烟、吸毒；其他因素如高龄、受精延迟、外伤。

危险因素：夫妇年龄过大、两次妊娠间隔过短、摄入过量咖啡（每天多于 6 杯）、流产后组织物残留会增加再次流产感染率。

症状与体征

- 一般症状和体征
  - 阴道流血，颜色从鲜红色到暗红色不等
  - 急性腹痛，通常为间断性，伴随有下腹或后背压迫感
  - 组织物排出：发生于完全流产和不全流产
  - 宫口扩张
  - 宫口扩张伴有组织物堵塞（考虑为不全流产或难免流产）
- 稽留流产
  - 孕早期子宫增长缓慢或停滞
  - 阴道流血停止，变为暗黑色排液
  - 早孕反应消失
  - 孕中期如死胎残留宫内超过 6 周可发生 DIC
- 流产感染
  - 大量阴道流血
  - 下腹痛
  - 子宫体及周围压痛
  - 菌血症
  - 败血症
  - 肾衰竭
- 先兆流产
  - 着床出血

诊断

鉴别诊断

- 异位妊娠
- 宫颈息肉、宫颈炎
- 葡萄胎
- 外伤，包括脓毒血症时子宫或阴道穿孔
- 其他引起下腹部不适的疾病，如泌尿系统感染、便秘等

合并症：30% 的患者稽留流产刮宫后引起宫腔内粘连；流产感染常伴发感染性休克、上行感染

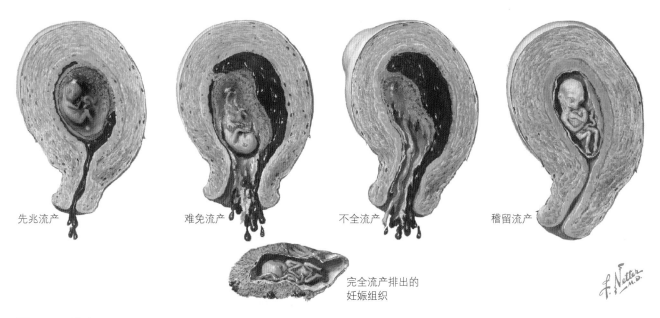

先兆流产　　　难免流产　　　不全流产　　　稽留流产

完全流产排出的
妊娠组织

图 18.1　流产

（子宫肌炎，盆腔炎）、DIC、肾衰竭。

检查与评估

实验室检查： 如妊娠未确定可进行妊娠试验，如果检测 β-hCG 在 48 小时内增长小于 66%，持续妊娠不乐观。估计阴道出血量多时，应进行全血细胞计数，评价出血量。动态监测 β-hCG 对流产的诊断有一定帮助，但不能确诊。

影像学： 超声检查可用于明确宫腔内妊娠物是否排出，妊娠囊的大小，或是否停止生长。

特殊检查： 无。

诊断步骤： 通过窥器和双合诊确定宫口扩张，或看到宫颈有组织物，就可做出不全流产或难免流产的诊断。

病理学

妊娠物（包括绒毛组织），但是稽留流产时孕囊结构不清。

处理与治疗

非药物治疗

一般处理： 支持治疗，如需要可应用镇痛药，Rh 阴性的孕妇在流产后应注射免疫球蛋白。因流产后 2 周可恢复排卵，应考虑采取避孕措施。

特殊处理： 在完全流产时要考虑止血，预防感染，止痛，心理支持，注意妊娠物是否已完全排出。虽然大多数不全流产或难免流产患者宫腔内残留妊娠物能自行排出，但由于期待治疗过程中存在出血、腹痛、感染等危险，往往需要清宫术干预。如果组织物残留不能自行排出，应立即行刮宫术。诊断稽留流产后，可根据妊娠周数和其他情况行清宫术或给予前列腺素类药以排空宫腔内残留物。流产感染时需要立即处理，应用广谱抗生素，补液，因为存在一定风险，应立即清宫。当发生先兆流产时，仅表现为少量阴道流血和下腹痛，可继续观察；如宫口无扩张，患者可适当活动；如腹痛剧烈、阴道出血量增多特别是引起血红蛋白水平下降时，应立即行清宫术。

饮食： 如手术治疗需禁食，其他情况下饮食没有特殊改变。

活动： 通常无限制。脓毒血症需卧床休息。清宫术后或体温恢复正常，患者可适当活动。经常建议先兆流产患者卧床休息，但还没有证据显示对病情恢复有帮助。

健康教育： 美国妇产科医师协会健康教育手册 AP038（妊娠期出血）、AP090（流产、异位妊娠、葡萄胎）、AP062（清宫术）。

药物治疗

• 促进妊娠物排出和减少出血：不全流产应用米索前列醇 600 μg 口服。米索前列醇 400 μg 舌下给药是一种替代治疗方法，但目前已发表的研究有限。

- 稽留流产：应用米索前列醇 800 μg 阴道用药或 600 μg 舌下给药，如果效果不佳可每 3 小时再次给药，可以重复 2 次。
- 缩宫素 10~20 U 静滴及麦角新碱 0.2 mg 肌内注射也可以应用，但目前基本被米索前列醇取代。
- 流产感染时大量补液及应用抗生素治疗。应用克林霉素 900 mg 静脉滴注，每 8 小时一次，联合庆大霉素 5 mg/kg 静脉滴注，每天一次。也可加用氨苄青霉素 2 g 静脉滴注，每 4 小时一次。另外也可联合应用氨苄青霉素、庆大霉素和甲硝唑 500 mg 每 8 小时一次静脉滴注。如果患者的临床症状在 48 小时明显改善，可暂时不用进一步抗生素治疗。

　　禁忌证：诊断不明的阴道出血。

　　预防：对高血压者谨慎应用麦角新碱。

　　相互作用：血管收缩剂与麦角新碱。

其他药物

　　前列腺素 E2、米非司酮。对感染性流产可单用或与其他广谱抗生素合用。

随访

　　监测：4~6 周月经恢复正常，指导避孕。感染性流产患者注意监测有无感染性休克的发生。

　　预防：为避免感染性流产的发生，不全流产和稽留流产患者应及时清空宫腔内残留物。对于稽留流产患者继发感染的风险缺乏临床数据，因此，期待、药物及手术治疗都是可以应用的。

　　并发症：可发生感染（子宫肌炎、盆腔炎）。及时排出宫腔内残留妊娠物，阴道内不放置止血垫，不冲洗，不同房，大多数患者应用抗生素预防感染。

　　预后：流产的风险随流产次数的增加而上升。难免流产，胎囊没有自行排出，常发生感染和大量阴道流血，需行清宫术。稽留流产可自然排出妊娠物，或行清宫术。不论自然流产或手术清宫，一旦妊娠终止，正常月经可在 4~6 周后恢复。由于大量应用抗生素及清宫处理，流产感染的预后一般较好。一半左右的先兆流产患者最终会发生自然流产。阴道流血 3 天以上的先兆流产患者，发生流产的概率更大；继续妊娠者，死产、低体重儿、围生儿死亡率可能增加，但这些新生儿中畸形率并未增加。

其他

　　相关报道：由非整倍体和多倍体引起的流产，75% 发生在 8 周之前，且下次妊娠容易再次发生流产。发育异常，包括受精卵、胚胎、胎儿异常较为常见。流产通常发生在胚胎或胎儿死亡之前。先兆流产患者一般禁止同房 2~3 周或更长时间，以心理支持为主。先兆流产应用黄体酮治疗作用有限，并可能导致男胎女性化和稽留流产，应慎重使用。不全流产多发生在 10 周之后，胎儿和胎盘组织可以分别排出。

　　ICD-10-CM 编码：O03.9（无合并症的完全流产），O03.4（无合并症的不全自然流产），O03.39（难免流产——伴有合并症的不全自然流产），O02.1（稽留流产），O03.37，O03.87（感染性流产——伴有生殖道和盆腔感染的自然流产，不全流产后继发败血症），O02.0（先兆流产、产前状态或产前并发症）。

参考文献

　　扫描书末二维码获取。

虐待：身体虐待与性虐待　　19

概述

　　定义：虐待是一种在持续的关系中发生身体或精神创伤的模式（另见第 32 章家庭暴力）。虽然仅一次身体虐待即可定义为虐待，但更常见的是一系列逐步升级的暴力侵犯。至少 1/4 的病例，在报告被虐待前 6 个月内均有 3 次或更多的暴力事件发生。

在全美，与不相关的攻击者相比，妇女面临着更多的来自家庭伴侣的伤害或死亡的危险。性虐待是特殊类型的身体虐待，涉及性本质的损伤及强迫性行为。性虐待不仅限于脱衣服、性暴露、拍照或摆姿势，还包括口-生殖器接触、异物插入、阴道或直肠性交。

患病率： 每年有超过 150 万起家庭暴力发生。因外伤到急诊室接受治疗的女性中，5%~25% 是因为家庭暴力造成的。20%~40% 的成年人称自己在 18 岁以前曾受躯体或性虐待，10%~25% 的妻子称遭受过一次以上的性虐待。

好发年龄： 任何年龄，主要见于十几岁至三十几岁。

遗传学： 女性是家庭暴力的主要受害者，占所有事件的 95%。

病因与发病机制

病因： 多种因素。虽不是直接因素，但多与酗酒、吸毒等有关。

危险因素： 在教育程度差、社会地位和经济收入较低的人群中发生率较高。

症状与体征

身体虐待

表现为各种不同的症状和体征，约 85% 的伤害需要医疗干预。在因外伤到急诊室接受治疗的女性中，5%~25% 是由家庭暴力造成的，但得到正确诊断的不足 5%。最常见的损伤部位是头、颈、胸、腹及乳腺。尝试反抗者可导致上肢的创伤。

性虐待

症状与体征无特异性。

诊断

鉴别诊断

- 抑郁（出现相似症状时可能疑为虐待）
- 凝血功能障碍（导致瘀斑）

合并症： 虐待妻子的人群中，超过一半的人同样会虐待子女。针对女性的凶杀案中，有 1/3~1/2 是

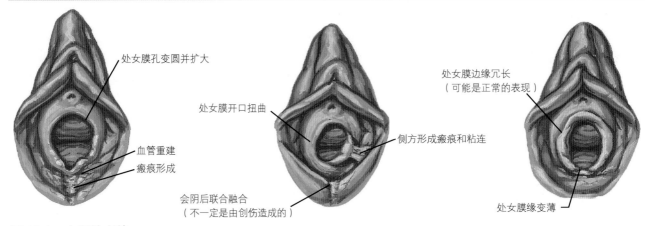

急性损伤

发生在过去72小时以内的强奸

急性损伤表现为会阴水肿和出血点

阴道镜检查

深度裂伤向后方至阴唇系带

会阴水肿和出血点

处女膜破损

放射状撕裂经常发生在3点和9点处

慢性损伤

处女膜孔变圆并扩大

血管重建
瘢痕形成

处女膜开口扭曲

会阴后联合融合（不一定是由创伤造成的）

侧方形成瘢痕和粘连

处女膜边缘冗长（可能是正常的表现）

处女膜缘变薄

图 19.1　女童性虐待

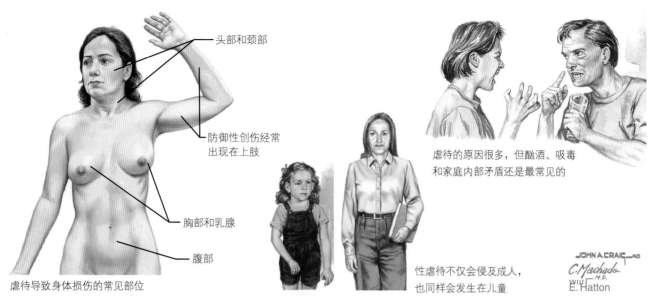

头部和颈部

防御性创伤经常
出现在上肢

胸部和乳腺

腹部

虐待导致身体损伤的常见部位

虐待的原因很多，但酗酒、吸毒
和家庭内部矛盾还是最常见的

性虐待不仅会侵及成人，
也同样会发生在儿童

JOHN A. CRAIG＿MD
C. Machado
M.D.
with
E. Hatton

图 19.2　身体虐待和性虐待

其男性伴侣所为。

检查与评估

实验室检查：无特异性实验室检查。

影像学：无特异性影像学表现，除非考虑有骨折或其他损伤。

特殊检查："虐待评估 5 问题筛查"对诊断有一定帮助。距离被攻击的时间越长，或攻击正在进行中，患者的主诉越是与所涉及的攻击无关。躯体不适及微妙的行为改变可能提示存在家庭暴力或虐待。

诊断步骤：根据病史及怀疑。因为性攻击的一个关键表现是失去自制，应尽可能努力让患者完成各方面的体格检查。

病理学

典型的攻击性行为通常由三个阶段组成：逐渐升级的紧张关系；攻击事件，可以由任何事件引发；悔过期，在此期间攻击者道歉并请求原谅。这一周期不断重复，身体伤害和危险性逐渐增强，而悔过减少。

处理与治疗

非药物治疗

一般处理：心理支持，与社会机构取得联系，使受害人自主自立（例如经济援助，帮助搬家，制定目标，照顾孩子），使其得以解脱。

特殊处理：评估及处理已经明确的损伤。向受害者提供可寻求庇护的电话及地址。

饮食：正常饮食。

活动：无限制。

健康教育：参见美国妇产科医师协会健康教育手册 AP083（家庭暴力）。

药物治疗

无。对使用抗抑郁药或能改变情绪的药物者，需加强看管。

随访

监测：大部分情况下怀疑有性攻击须上报执法机关。而怀疑针对未成年人的虐待，无论是性虐待还是其他虐待，均须上报。

预防：应告知受害者他们本身没有过错，试图改变配偶似乎并不能减少以后类似事件的发生。

并发症：暴力升级，导致重伤或死亡的风险。

预后：身体虐待或性虐待可能仍存在，对创伤的紧急处理只是解决暂时问题。如果施虐者得到劝教及处理，预后可良好；但若非如此则将面临更恶劣或持续虐待的危险。

其他

妊娠：10%~20% 的妊娠妇女报告妊娠期发生虐

待。对于这些女性，乳腺及腹部的损伤更为常见。

ICD-10-CM 编码：T74.11XA，T76.11XA（成人身体虐待，习惯性或初次遭受；成人身体虐待，可疑初次遭受），T74.91XA，T76.91XA（未特殊说明的成人身体虐待，习惯性或初次遭受；未特殊说明的成人身体虐待，可疑初次遭受）。

参考文献

扫描书末二维码获取。

---

20 痤疮

概述

定义：皮脂腺炎症可导致黑头粉刺、丘疹、炎性脓疱及瘢痕形成。痤疮的影响通常超过药物所能控制的范围。对女性而言，痤疮通常是选择或停用口服避孕药物的原因。痤疮，或对痤疮的恐惧，是造成口服避孕药依从性差的一个主要原因。

患病率：青少年最常见。15% 寻求医治（全球常见病排名第八）。

好发年龄：十几岁至二十几岁。可持续至四十几岁（4%）。

遗传学：多达 80% 病例存在遗传学倾向。痤疮的遗传可能是多基因的，因为这种疾病并不遵循孟德尔遗传模式。通常女性较男性症状轻微，但对社交影响较大。

病因与发病机制

病因：在雄激素作用下，皮脂腺中的角蛋白更新加速。造成角蛋白栓（黑头粉刺），阻塞皮脂由腺体排出。痤疮丙酸杆菌短棒菌苗感染可导致炎症及脓疱形成。

危险因素：青春期雄性激素分泌增多，使用油性的化妆品或保湿剂，男性化，药物影响（口服避孕药、碘化物、溴化物、金属锂、苯妥英、皮质类固醇）及不良卫生情况。吸烟增加痤疮的发生风险并使其情况恶化。

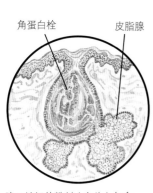

腺口关闭的粉刺（白头）包含角蛋白栓和皮脂堆积于皮脂腺内

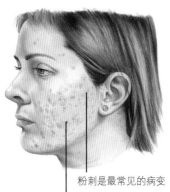

粉刺是最常见的病变

结节和囊肿意味着可能导致永久的瘢痕形成

前额、鼻子、颈部面颊和胸部是痤疮最容易生长的部位

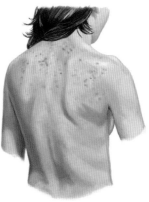

丘疹、脓疱、粉刺、炎症后色素沉着和轻度瘢痕在这里可以看到，背部上方也经常受累

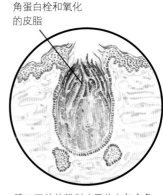

角蛋白栓和氧化的皮脂

腺口开放的粉刺（黑头）包含角蛋白栓和氧化的皮脂

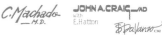

图 20.1　常见痤疮

症状与体征

- 闭合粉刺（白头）
- 开放粉刺（黑头，黑色是由于皮脂的氧化）
- 结节或丘疹
- 脓疱及囊肿，伴有或不伴有红肿，可导致瘢痕形成
- 多数病变集中在前额、面颊、鼻、上背部和胸前

诊断

鉴别诊断

- 暴露于化学药品（各种油脂类）
- 皮肤病（血管纤维瘤、毛囊炎、口周皮炎、酒糟鼻）
- 类固醇性痤疮
- 男性化疾病（如多囊卵巢综合征、先天性肾上腺增生和雄激素分泌性肿瘤）

    关注点：痤疮的问题还可能涉及其他状况，如与性发育、月经及避孕等有关。

    合并症：社会地位或性格的倒退。

检查与评估

    实验室检查：无。

    影像学：无。

    特殊检查：无。

    诊断步骤：病史及体格检查。有几种等级划分严重程度的方法，但都没有被普遍接受。

病理学

    皮肤油性增加，皮肤增厚伴皮脂腺增生，毛囊周围炎及瘢痕。

处理与治疗

非药物治疗

    一般处理：注意个人卫生，修指甲（减少继发损伤及感染），每日两次用中性皂清洁，涂抹不含油性的防晒油。

    特殊处理：拔除黑头（需使用专门器具），局部治疗。由于成本高和低效，光治疗的方式已普遍停用。

    饮食：正常饮食（没有证据显示饮食改变对治疗有意义）。

    活动：无限制。

    健康教育：保持个人卫生，经常需要长期治疗，参见美国妇产科医师协会健康教育手册 AP014［你不断改变的身体（青少年）］，AP112［计划生育（青少年）］，AP020（计划生育药物）。

药物治疗

- 20% 浓度的壬二酸凝胶，每日两次局部应用（比维 A 酸更贵）
- 外用 5% 过氧苯甲酰，每晚一次（不会产生细菌耐药）
- 每晚外用 0.025% 维 A 酸乳膏（清洗后半小时用可减少副作用）
- 局部应用抗生素：红霉素、水基克林霉素（2%）。
- 系统应用抗生素：口服四环素 250 mg，每天 4 次，7~10 天后逐渐减至最小有效剂量；口服红霉素 250 mg，每天 4 次，7~10 天后逐渐减至最小有效剂量
- 口服避孕药（减少卵巢产生的雄激素）

    禁忌证：已知或怀疑过敏者，口服药物出现肝功受损异常者，妊娠期妇女（四环素及异维 A 酸）。

    慎用：四环素可引起光敏反应。

    相互作用：四环素不可与抑酸剂、奶制品或铁剂同时使用。红霉素不可与特非那定（塞尔丹）及阿司咪唑同时使用，因为可能引起心脏异常，包括心律失常及死亡。（理论上）广谱抗生素可以影响口服避孕药效力。

其他药物

- 胸背部外用 0.025% 维 A 酸，每晚涂抹。
- 异维 A 酸（爱优痛）0.5~1.0 mg/（kg·d），每天 2 次，治疗 12~16 周；如有必要间隔 8 周后开始第二个疗程（不良反应包括皮肤、黏膜干燥、唇炎）。

随访

    监测：每月定期复查，直到症状得以控制。对使用异维 A 酸的患者，需监测肝功能、脂类浓度及妊娠的可能性。

    预防：无特殊。

    并发症：瘢痕，色素沉着或色素丢失，胸或肩

部的瘢痕疙瘩。

预后：随时间推移及治疗进展症状逐步好转。

其他

妊娠：妊娠可能引起痤疮的突发或缓解。孕期

不可使用异维 A 酸及红霉素。

ICD-10-CM 编码：L70.0（痤疮）。

参考文献

扫描书末二维码获取。

21　阿尔茨海默病

概述

定义：器官变性导致的精神综合征，以进行性智力损害和痴呆为主要特点，是最常见的痴呆形式（60%~70%）。

患病率：全球约有 2100 万 ~3500 万人患病，65 岁以上人群约 6% 患病，85 岁以上人群约 40% 患病，2010 年的数据显示每年有约 486 000 患者死亡。

好发年龄：65 岁以上。

遗传学：女性发病率要高出男性 2~3 倍，且具有一定家族遗传倾向（70% 的患者）。早发病可能与 1 号和 14 号染色体异常有关，晚发病则与 12 号染色体与 19 号染色体有关。

病因与发病机制

病因：不确定，但可能与蛋白质错误折叠和团块形成有关。影响淀粉类物质产生或代谢过程的基因突变、病毒、铝暴露、高龄、自身免疫可能与疾病的发生有关。

危险因素：高龄、精神创伤、唐氏综合征及阿尔茨海默病家族史。抑郁症和高血压病也可能是其高危因素。

症状与体征

- 精神功能的丧失，包括计算力、归纳能力、记忆力

- 社交能力减退：快感缺乏，冷漠，性格改变，焦虑，抑郁
- 错觉或闲谈
- 痴呆
- 失眠和坐立不安
- 行为改变，包括失语、定向障碍、脱抑制、暴力和消极状态

诊断

鉴别诊断

- 痴呆（血管性、梗死性、帕金森病）
- 多发硬化
- 脑肿瘤：原发或转移
- 酗酒或吸毒
- 药物反应
- 抑郁症
- 肝功能或肾衰竭引起的中毒症状
- 神经梅毒
- 甲状腺功能减退

　　合并症：唐氏综合征、抑郁症及失眠。

检查与评估

实验室检查：可用于排除其他疾病。

影像学：CT 或 MRI 可以显示特征性的变化，但是不能确诊。

特殊检查：腰椎穿刺对诊断有一定帮助。特殊

A. 表现和交往行为特点

开朗，
衣着整洁，
情绪好

抑郁，
衣着凌乱，
神情淡漠

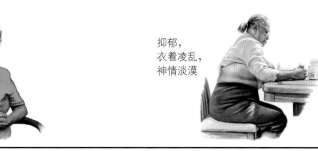

B. 语言

医生："简单介绍
您的工作。"

好的

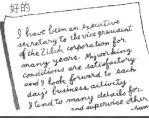

不健全的

C. 记忆

医生："这里有三样东西：
一个烟斗、一支笔和一幅
林肯的图像。请你记住它们，
5分钟后我会提问它们分别是什么。"

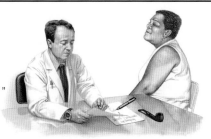

5分钟后，患者："对不起，
我想不起来，你确实给我看
过什么东西吗？"

D. 结构行为和视觉-空间调控能力

医生："简单画
一个房子。"

好的　　　　异常的

"画一个
钟表的
表盘。"

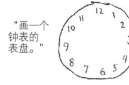

好的　　　　异常的

E. 倒数能力

医生："请从5倒数至1。"

患者："5…3…4…，
对不起，我不会数。"

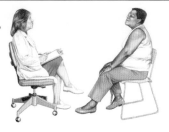

医生："请从后向前拼写单词
'worlds'"。患者：
"W…L…R…D…S"

图 21.1　高级皮质功能缺陷检查

写字试验有助于评价患者的认知能力。

诊断步骤：病史及临床特点。

病理学

　　本病的特点是 β- 淀粉样物质在神经元和小动脉壁沉积，也可表现为神经元数量减少、胆碱能神经支配下降及神经元老化。

处理与治疗

非药物治疗

　　一般处理：心理支持，尝试改善睡眠及稳定情绪，持续性的认知训练，同时家庭支持必不可少。

　　特殊处理：某些研究发现雌激素替代治疗可以减少 50% 的风险，延迟综合征的发生，但最近的研究也有不同意见。对阿尔茨海默病改变的患者围绝经期应用雌激素替代疗法似乎可以改善功能，而晚期应用激素替代则没有效果。

饮食：正常饮食。

活动：无限制，除非受能力所限。

健康教育：从各种组织、网络和阿尔茨海默联合会（芝加哥）等途径获得尽可能多的相关宣教材料。

药物治疗

可应用乙酰胆碱酯酶抑制剂（他克林、酒石酸卡巴拉汀、加兰他敏和多奈哌齐）和 NMDA 受体拮抗剂（美金刚），但获益不大。只有多奈哌齐被批准用于治疗晚期痴呆，可改善失眠或抑郁等特定症状。

禁忌证：避免抗胆碱能药物，例如三环类抗抑郁药物和抗组胺药物。

慎用：他克林（Cognex）具有肝毒性。苯二氮䓬类药物可引起反射兴奋。三唑仑（Halcion）可以产生记忆力丧失、疑惑或精神反应。必须对使用这些药物的患者进行认真看护，因为他们可能难以耐受药物的作用，并且认知力进一步下降导致服用错误的药量。

替代疗法：银杏叶在临床研究中有一定的前景。

随访

监测：注意营养问题、更深度的精神退化及药物使用。提供持续和积极的家庭支持。定期评估家庭护理替代和其他辅助治疗的必要性。

预防：有证据表明保持智力活跃（游戏或谜语）、体育活动和社交活动可能会降低发病风险或推迟发病时间。

并发症：代谢的进行性退化、脱水、药物滥用、抑郁及自杀。

预后：缓慢的进行性退化，平均生存时间为 3~9 年。

其他

ICD-10-CM 编码：G30.9（阿尔茨海默病，不明确的），F03.90（无行为障碍的不明性痴呆）。

参考文献

扫描书末二维码获取。

22 贫血

概述

定义：贫血是血液运氧能力或血红蛋白及红细胞比容低于正常。因为月经血的流失，妇女发病率较高。

患病率：20% 以上的妇女，50%~60% 的孕妇患病。

好发年龄：女性好发于育龄期。

遗传学：血红蛋白缺陷疾病如镰状细胞贫血、地中海贫血等与贫血相关。

病因与发病机制

病因：红细胞生成异常，如缺铁性贫血、慢性疾病、化疗、放疗及维生素 B_{12} 缺乏等。红细胞破坏或损失，如出血、溶血、镰状细胞贫血。

危险因素：过度失血（月经过多），食欲不振，异食癖，营养不良，慢性疾病，内分泌病（甲状腺疾病）。吸烟者的血红蛋白轻度升高（0.5~1.0 g/dl）。

症状与体征

- 无症状

- 疲劳，心慌，呼吸困难，衰竭状态（后期表现）
- 嗜冰，咬指甲，吮手指（缺铁性贫血）
- 声音沙哑或言语障碍症（维生素 B_{12} 或缺铁性贫血）
- 骨关节痛（镰刀细胞贫血）

诊断

鉴别诊断

见图 22.1。

合并症：胃炎，咬指甲，吮手指，高分化的多形中性粒细胞（巨幼细胞性贫血）。

检查与评估

实验室检查：平均红细胞容积，网织红细胞计数，血涂片，铁含量检验，血红蛋白电泳；其他个体化指标：血浆铁浓度，总铁结合力，血浆转铁蛋白。

影像学：无特异性影像学表现。

特殊检查：骨髓穿刺，骨髓涂片分析（对大部分患者不是必须的）。

诊断步骤：实验室评估。

病理学

因病因不同而异。

处理与治疗

非药物治疗

一般处理：评估，改善饮食，治疗月经异常。

特殊处理：根据不同的病因采取不同的措施。

饮食：足量的铁（7~12 mg/d）和叶酸（1~5 mg/d）。

活动：无限制。

健康教育：改善饮食。参见美国妇产科医师协会健康教育手册 AP001（孕期营养）。

药物治疗

- 每日 3 次口服 300~350 mg 硫酸亚铁补铁治疗 6~12 个月或更久。不能口服或严重贫血的患者应于肠道

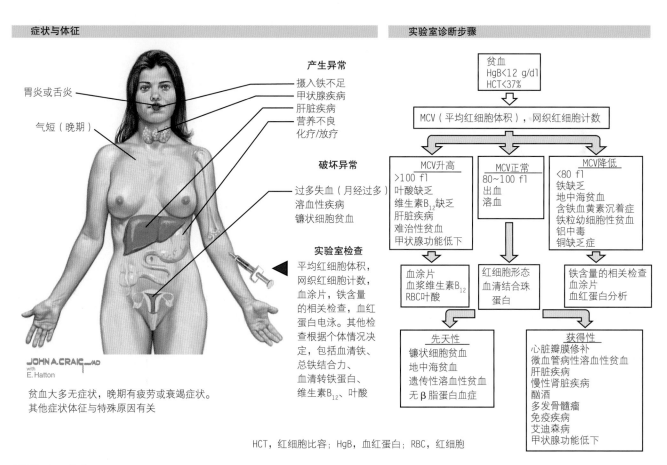

图 22.1　贫血

外给予。

- 对于恶性贫血患者，每月维生素 B_{12} 100 μg 肌内注射，可逆转维生素 B_{12} 或叶酸缺乏引起的巨幼细胞性贫血，但因可能导致不可逆的神经损害，应定期监测维生素 B_{12} 浓度。

慎用：肠外途径补铁可能引起过敏反应。

相互作用：维生素 C 增加铁的吸收。

随访

监测：定期体检，复查血红蛋白。

预防：补充营养，控制过多经血流失。

并发症：维生素 B_{12} 缺乏的贫血未得到治疗可导致不可逆的神经损害。

预后：通常对铁剂的治疗有较好的反应（缺铁性贫血）。

其他

妊娠：贫血在妊娠期更容易发生。

ICD-10-CM 编码：D64.9（其他原因导致的贫血）。

参考文献

扫描书末二维码获取。

23　肛瘘

概述

定义：肛门或直肠与会阴之间的异常通道。

患病率：常见。在女性人群每 10 万人中约有 5~6 人患病。男女患病比例约 1.8 : 1。

好发年龄：任何年龄。平均患病年龄 30 多岁。

遗传学：无遗传学倾向。

病因与发病机制

病因：自然产生或源于肛周脓肿。对肛瘘的患者必须考虑到炎症性肠道疾病的可能。

危险因素：克罗恩病及结核为危险因素，但大多数患者病因不明。其他危险因素包括撕裂、穿透伤、痔疮。其他不太常见的危险因素包括癌症、放疗、放线菌、结核病和衣原体感染等，高达 50% 的肛管脓肿患者会发生肛瘘。

症状与体征

- 间断性会阴分泌物增加或排液
- 会阴肿物

- 排便时疼痛（肛门括约肌）
- 肛门出血
- 表皮剥脱
- 肛瘘大部分位于臀部中线的位置，最初多为肛肠周围的隐窝

诊断

鉴别诊断

- 炎症性肠病（克罗恩病）
- 藏毛窦
- 会阴或其他部位脓肿
- 直肠癌
- 反常性痤疮
- 巴氏腺脓肿

合并症：克罗恩病。

检查与评估

实验室检查：无特异性实验室检查。

影像学：若怀疑为下消化道炎症性肠病，可进行瘘管造影（准确率 16%~48%）或磁共振成像（MRI，已经成为复杂瘘管的首选检查，可以通过识

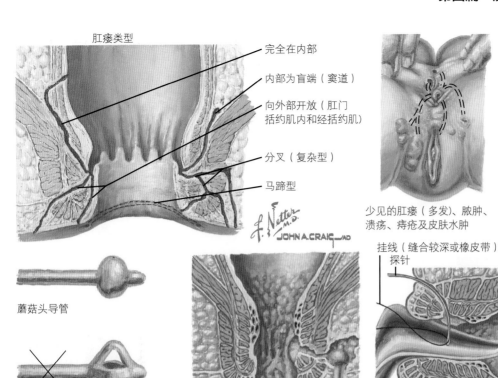

肛瘘类型

完全在内部

内部为盲端（窦道）

向外部开放（肛门括约肌内和经括约肌）

分叉（复杂型）

马蹄型

少见的肛瘘（多发）、脓肿、溃疡、痔疮及皮肤水肿

Goodsall-Salmon 定律

蘑菇头导管

Malecot导管（使瘘管内的纤维组织容易长入瘘管内，拔除困难）

通过安装小的蘑菇头导管排脓，尽量接近瘘道管，避免继发形成更长的瘘道管

挂线（缝合较深或橡皮带）　探针

通过挂线控制由肛瘘引起的败血症（避免形成难治性瘘管损伤）

瘘道管　挂线　克罗恩溃疡

切口内外挂线防止脓肿形成及对肛门括约肌的进一步破坏

图 23.1　肛肠克罗恩病的表现和治疗

别不明原因的肠管扩张来降低复发率）。近年来，经直肠超声检查也已得到认可。

特殊检查： 无。

诊断步骤： 病史，体检，肛瘘探查。肛门镜、直肠镜、乙状结肠镜可有助于诊断。

病理学

慢性感染导致炎症性或颗粒样改变。瘘管可单发或多发，其内部开口多位于肛周隐窝的内侧端。

处理与治疗

非药物治疗

一般处理： 评估，软化大便，坐浴。

特殊处理： 手术是唯一有效的治疗方法，通常在全麻或椎管内麻醉下进行。炎症性肠病的腹泻活动期不能进行瘘管切除或切开。

饮食： 高纤维素饮食。

活动： 无限制。

健康教育： 肛周护理，坐浴。

药物治疗

虽然手术是唯一有效的治疗方法，但大便软化剂也很有帮助。

随访

监测： 围手术期密切随访，定期体检。

预防： 无特殊。

并发症： 便秘，直肠阴道瘘，肛瘘复发。据研究报道，患直肠腺癌的风险增加。

预后： 手术切开后预后较好，虽然很多人可复发。

其他

其他注意事项： Goodsall-Salmon 定律指出，在平面前方有一个外部开口的瘘管，横向穿过肛门中心，将沿着一条直线走向齿状线。在这条线后面开口的瘘管将沿着一个弯曲的通道到达后中线。这个定律的例外是从肛门边缘超过 3 cm 的外部开口，它几乎总是起源于后中线的初级或次级尿道，与之前的马蹄形脓肿一致。

妊娠：对妊娠无影响，但可能影响外阴切开位置的选择。

ICD-10-CM 编码：K60.3（肛瘘），K60.4（直肠瘘），K60.5（肛肠瘘）。

参考文献

扫描书末二维码获取。

24　焦虑症

概述

定义：焦虑通常是一种急性或慢性的情绪反应，伴有身体症状，女性比男性患病的概率要高 2~3 倍。其类型包括环境焦虑、自主调节紊乱、惊恐失调、恐惧症和外伤后压力失调。强迫症通常也归入此类。

患病率：全美有 18% 的女性，大概 4000 万人患病。

好发年龄：20~45 岁。

遗传学：惊恐障碍在同卵双胞胎中发病的危险度升高。惊恐障碍、社交恐惧症和强迫症都有遗传学基础。

病因与发病机制

病因：社会心理的紧张性刺激（例如妊娠丢失或乳腺癌）、神经递质异常（如 5- 羟色胺、肾上腺素、γ- 氨基丁酸），累及杏仁核和海马体。

危险因素：社会、家庭或经济压力，疾病，家族史以及缺乏社会救助体系的支持。

症状与体征（因类型而异）

- 不切实际的过度忧虑
- 末日来临的感觉
- 神经过敏或神经不稳
- 心悸或心动过速
- 过度换气或窒息感
- 全身各系统症状（恶心呕吐、腹部疼痛、皮肤感觉异常、出汗、胸部紧缩感、头晕眼花、肌紧张、头痛和背痛）

诊断

鉴别诊断

- 心血管疾病：缺血性心脏病、心瓣膜病、心肌病、心律失常、二尖瓣脱垂
- 呼吸系统疾病：哮喘、肺气肿、肺栓塞
- 中枢神经系统疾病：一过性缺血、精神运动性癫痫症、原发性震颤
- 代谢性疾病：甲状腺功能亢进、肾上腺功能不足、嗜铬细胞瘤、Cushing 综合征、低血糖、低血钾、甲状旁腺功能亢进、肌无力症
- 营养性疾病：维生素 B_1、维生素 B_6 缺乏症，叶酸缺乏症
- 药物引起的疾病：慢性咖啡中毒、酒精中毒、可卡因中毒、拟交感神经类药物中毒、安非他明中毒

合并症：二尖瓣脱垂、肠易激综合征、抑郁、广场恐惧症、滥用药物、躯体化障碍。

检查与评估

实验室检查：检查应基于不同病因的考虑（如甲状腺功能检查）。

影像学：无特异性影像学表现。

特殊检查：无。

焦虑主要分为五类：
- 广泛性焦虑症
- 强迫症
- 惊恐障碍
- 创伤后应激障碍
- 社交恐惧症（或社交焦虑症）

广泛性焦虑症（许多焦虑和恐惧）

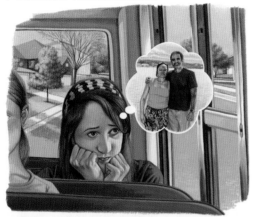

社交恐惧症（恐惧社交）

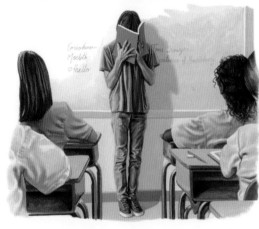

临床表现

对即将到来的厄运的预感　　出汗

换气过度和窒息感

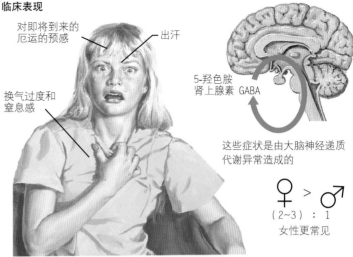

5-羟色胺
肾上腺素 GABA

这些症状是由大脑神经递质代谢异常造成的

♀ > ♂
（2~3）：1
女性更常见

焦虑症可以是阵发急性的，也可以是广泛性慢性的，包括焦虑状态、境遇性焦虑、惊恐失调、恐惧症、适应障碍和创伤后应激障碍

强迫症

"我的手干裂得很严重让我觉得很难堪。我以前从没告诉过你我害怕细菌所以不停地洗衣服，因为我怕你会觉得我疯了。"

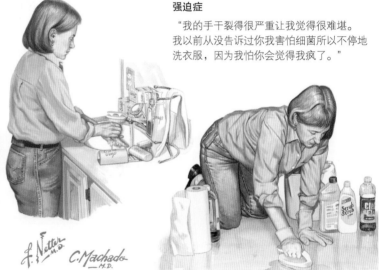

图 24.1　焦虑的临床表现和类型

诊断步骤：病史调查和心理学测试。

病理学

无特异。

处理与治疗

非药物治疗

一般处理：对其病因和类型进行评价，避免滥用药物，提供咨询服务，帮助其与社会救助体系建立联系，开始体育锻炼，对其进行密切随访。

特殊处理：心理治疗（认知行为疗法），药物治疗。

饮食：正常饮食。

活动：无限制。

健康教育：参见美国妇产科医师协会健康教育手册 AP106（抑郁），AP068（酒精和女性），AP08（家庭暴力）。

药物治疗

- 急性焦虑症或适应障碍：短效苯二氮䓬类药物（阿普唑仑 0.25 mg，每天 2~3 次，如需要可增加 0.25 mg）。
- 广泛性焦虑症：阿扎哌隆［丁螺环酮（BuSpar）5 mg，口服，每天 2~3 次，每 2~3 天可增加药量达最大量，即每天 60 mg］。

- 惊恐障碍和恐惧症：选择性复合胺再吸收抑制剂（SSRIs）：百忧解 4 mg，口服，每 5 天增加 4 mg 至最大量 40 mg；舍曲林（郁复乐）25 mg，口服，每 5 天增加 25 mg；帕罗西汀 10 mg，口服，每 5 天增加 10 mg。
- 强迫症：SSRIs 或氯米帕明（安那芬尼）25 mg，口服，每日 2 次，逐渐增至 250 mg/d。

禁忌证：孕早期、急性酒精中毒和开角型青光眼患者禁用苯二氮䓬类药物。

慎用：半衰期短的药物（如阿普唑仑）出现依赖和戒断症状的危险更高，急性戒断症状可表现为惊恐发作或抽搐。服用苯二氮䓬类药和阿扎哌隆等药物的患者应监测肝肾功能。哺乳期不推荐长期或高剂量使用苯二氮䓬类药物。

药物相互作用：丁螺环酮不应与单胺氧化酶抑制剂（MAOIs）一起使用。

其他药物

惊恐障碍和恐惧症：丙咪嗪（托夫拉尼）10~25 mg，每日睡前口服。每天增加 10~25 mg，每 2 周达最大量一次：300 mg/d（成人），100 mg/d（青少年和早期患者）。

随访

监测：密切随访，诊断和治疗伴随的抑郁症状，定期评价肝肾功能（根据所选择的药物）。

预防：减压，放松训练。

并发症：退缩行为，孤独，药物依赖或药物副作用。

预后：一般预后良好。强迫症和创伤后应激障碍更难治疗。

其他

妊娠：药物治疗必须在权衡风险和效果后使用。认知 - 行为疗法被认为是怀孕期间的一线治疗方法。

ICD-10-CM 编码：F41.9（焦虑症，不明原因的）。

参考文献

扫描书末二维码获取。

---

25 哮喘

概述

定义：哮喘（希腊语是"喘息"）是一种间歇性或慢性阻塞性气管支气管疾病。成年人中女性更容易发病，是妊娠期的潜在问题。

患病率：占美国人口的 7%。

好发年龄：16~40 岁（50% 在 10 岁前发病）。

遗传学：有家族遗传倾向，与反应性气道疾病、传染性皮炎、过敏性鼻炎有关。

病因与发病机制

病因：过敏原（空气中的花粉、灰尘、动物皮屑及羽毛；2004 年的一项研究表明，71% 的人有一种以上的过敏反应，42% 的人有 3 种以上的过敏反应）、吸烟，环境污染，上呼吸道病毒感染，应用阿司匹林或非甾体抗炎药，运动，胃肠反流。

危险因素：有家族史，幼年有肺炎史。

症状与体征

- 气短
- 喘息或咳嗽
- 呼气时间延长
- 呼吸音减低，喘鸣音
- 周期性发作，尤其夜间常见
- 发绀和心动过速

- 腹部 X 线平片或查体发现有过多呼吸肌参与

症状通常在夜间和清晨更严重。高达 40% 的育龄期哮喘女性在经期可能出现哮喘症状的周期性加重。

诊断

鉴别诊断

- 复发性肺炎
- 慢性支气管炎
- 病毒或真菌感染

- 吸入异物
- 肺纤维化
- 肺结核
- 二尖瓣脱垂
- 充血性心力衰竭
- 慢性阻塞性肺疾病

合并症：反流性食管炎，鼻窦炎。

检查与评估

实验室检查：全血细胞计数，严重病例做动脉血气分析。

影像学：无特异性影像学表现。X 线胸片可显示

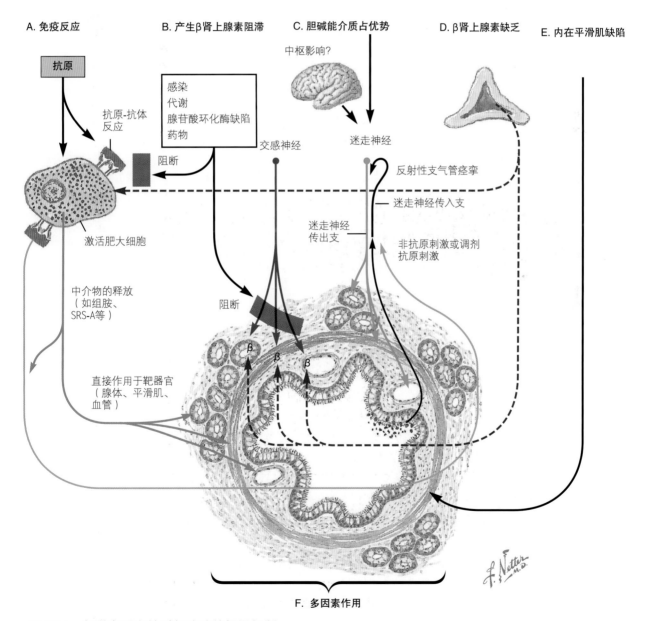

图 25.1 气道高反应性引起哮喘的假设机制

肺部扩张、肺膨胀不全，但没有特异性。

特殊检查：汗氯试验（儿童适用），鼻部嗜酸性粒细胞，肺功能检查（最大呼气量），过敏原检测（特殊患者）。

诊断步骤：病史，体格检查，肺功能检查（第一秒用力呼气量）。一个简单有效的检查是让患者吹灭放在手臂末端的火柴，第一秒用力呼气量降低的患者无法做到。

病理学

由于支气管平滑肌痉挛，水肿引起大小气道狭窄，急性期黏液分泌增加引起支气管黏膜炎，组织学上可见慢性炎症改变，与炎症有关的生物化学因子包括嗜酸性粒细胞、中性粒细胞趋化因子、缓激肽等。

处理与治疗

非药物治疗

一般处理：评估，减少刺激，健康教育，症状轻微者可给予咖啡因。

特殊处理：轻者可给予 β 受体激动剂，或色甘酸钠加少量激素（倍氯米松 400 μg/d）间断吸入，也可添加缓释黄嘌呤、白三烯调节剂（孟鲁司特、扎菲鲁司特、普拉司特和齐鲁通）。如果单独使用吸入性糖皮质激素和长效 β 受体激动剂无法实现足够的控制，可加用甲基黄嘌呤（茶碱和氨茶碱）。严重者可给予色甘酸钠加大量激素加茶碱（治疗量 10~20 μg/ml），吸入 β 受体激动剂以逆转气流阻塞。液体过量、间断正压吸氧、空气有雾或潮湿都可加重哮喘病情，应注意避免。

饮食：无特殊改变。需避免已知的过敏原（如果有的话）。

活动：无限制。对运动引起的哮喘（冷空气、过量运动）可根据肺功能适当加以限制。

健康教育：了解疾病，学会使用吸入器，了解诱发因素和过敏原。

药物治疗

- 色甘酸钠和奈多克罗米
- 类固醇（倍氯米松、泼尼松）
- β 受体激动剂（沙丁胺醇、比妥洛尔、沙美特罗、特布他林）
- 甲基黄嘌呤（茶碱）
- 抗胆碱药（阿托品、异丙托溴铵）
- 白三烯拮抗剂

禁忌证：镇静剂，黏液溶剂。

慎用：β 受体激动剂只能间断使用。

相互作用：红霉素和环丙沙星能降低茶碱类药物的清除率，使药效提高 15%~20%。

其他药物

组胺受体拮抗剂、甲氨蝶呤。

随访

监测：定期体检。

预防：避免接触已知过敏原，避免阿司匹林、非甾体抗炎药和 β 受体阻滞剂的使用。对急性发作准备应急方案。每年注射流感疫苗。避免食用可能致敏的食物添加剂（亚硫酸盐和柠檬黄）。

并发症：呼吸衰竭，肺膨胀不全，气胸，死亡。每年发作 3 次以上并住院治疗患者的死亡率显著升高。夜间发作、入住 ICU 病房或机械通气、激素依赖和发作时晕厥患者的死亡率也显著升高。

预后：规范治疗后，预后良好。

其他

其他注意事项：对于运动诱发的哮喘患者，吸入大量冷空气的运动（如滑雪或跑步）更容易诱发发作，而在室内加热泳池游泳或在温暖潮湿的空气中游泳，则不太可能会诱发发作。

妊娠：约 50% 的患者妊娠期症状无改变，25% 减轻，25% 加重。约 1% 的妇女在妊娠期首次发作哮喘，其中 15% 或更多的孕妇出现一次或多次发作，结局差异很大，可能出现的情况有：慢性缺氧，胎儿生长受限，偶见胎死宫内。

ICD-10-CM 编码：J45.909（不能明确的哮喘，无合并症的），J45.998（其他哮喘）。

参考文献

扫描书末二维码获取。

概述

定义：胆石症是指胆囊或胆汁收集系统中结石的形成。大多数结石（80%）是过饱和胆固醇沉淀的结果。女性形成胆结石的概率是男性的 3 倍。

患病率：人群中为 10%；100 万例 / 年。

高发年龄：70% 的患者年龄超过 40 岁。

遗传学：男女比例为 1 : 3；有些种族的风险更大（例如皮马印第安人）。男性和女性患色素胆结石的风险相当。*ABCG8* 基因突变显著增加患胆结石的风险。

病因与发病机制

病因：代谢失衡导致了胆固醇结石的形成，目前认为是由于对羟甲基戊二酰辅酶 A（HMG-CoA）还原酶与胆固醇 7α- 羟化酶失衡导致。HMG-CoA 控制胆固醇合成，而胆固醇 7α- 羟化酶控制胆汁酸形成速率。形成胆固醇结石的患者 HMG-CoA 水平升高，胆固醇 7α- 羟化酶水平降低。这一比例的变化增加了胆固醇沉淀导致结石的风险。

危险因素：年龄、女性、胎次（75% 的患者有一次或多次怀孕）、肥胖（超重 5~10 kg 风险增加 2 倍；超重 25~35 kg 风险增加 6 倍）和体重波动、使用雌激素（口服）、肝硬化、糖尿病和克罗恩病。兄弟姐妹或儿童期患胆石症的家族史者，患病风险增加 2 倍。素食主义者的风险要低 9 倍。

症状与体征

- 无症状（60%~70%；50% 出现症状；20% 出现并发症）
- 脂肪食物不耐受
- 右上腹疼痛并向背部或肩胛区放射
- 恶心或呕吐（经常被误认为"消化不良"）
- 发热通常与胆管炎有关

诊断方法

鉴别诊断

- 胃肠炎
- 食管反流
- 吸收不良
- 肠易激综合征（IBS）
- 消化性溃疡病
- 冠状动脉疾病
- 肺炎
- 阑尾炎

相关疾病：肝硬化，胰腺炎，肠梗阻。

检查与评估

实验室检查：支持性的，但通常不能作为诊断依据——血常规、血清胆红素、淀粉酶、碱性磷酸酶和转氨酶。

影像学：胆囊超声检查（诊断胆囊淤泥或结石的准确率为 96%）。

特殊检查：胆囊造影（也称为胆囊放射性核素扫描或肝胆扫描）。

诊断步骤：病史，体格检查，超声检查和实验室检查。

病理表现

胆汁过饱和，伴有感染或梗阻时有炎症表现。

管理与治疗

非药物治疗

一般措施：观察期待和饮食调整。

针对性治疗：口服药物治疗、手术切除、碎石术。

饮食：减少脂肪食物和胆固醇的摄入量。

活动：无限制。

健康教育：美国妇产科医师协会健康教育手册 AP064（体重控制：健康饮食和保持健康）。胆结石，可从以下网址获得：http://www.webmd.com/digestive-disorders/gallstones . Accessed7.12.15.

药物选择

- 熊去氧胆酸（ActiGall）8~10 mg /（kg·d），分 2~3 次服用。

禁忌证：已知过敏、急性胆囊炎、肝功能异常、钙化结石（不是胆固醇结石）。

胆结石的发病机制

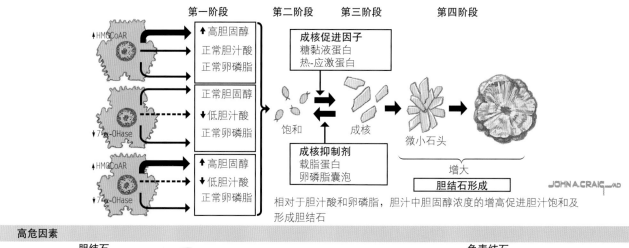

胆汁中胆固醇的溶解度取决于胆汁酸-卵磷脂微团和卵磷脂囊泡中胆固醇的融合。囊泡融合形成脂质体或液晶，从中形成水合胆固醇结晶

相对于胆汁酸和卵磷脂，胆汁中胆固醇浓度的增高促进胆汁饱和及形成胆结石

高危因素

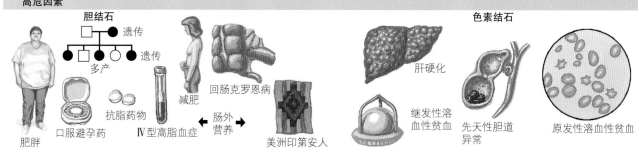

图 26.1　胆石症的发病机制和高危因素

注意事项： 结石溶解速率（每月约 1 mm）不适用于直径大于 1.5~2 cm 的结石。

相互作用： 无。

随访

患者监测： 正常保健。

预防： 低脂肪和低胆固醇饮食可能延缓症状。高风险人群建议在快速减肥期间口服预防用药。

并发症： 急性胆囊炎、胰腺炎、上行性胆管炎、腹膜炎、内瘘形成。接受口服药物治疗的患者中，50% 结石复发，但大多数（85%）无症状。对于症状反复的患者，需延长口服药物疗程。

预后： 无论口服药物治疗还是外科治疗都具有良好的效果。口服药物治疗可在 2~3 个月内缓解症状。尽管如此，胆石症在美国每年造成大约 10 000 人死亡。

其他

妊娠期： 妊娠期女性中，3%~4% 出现胆石症症状。多次分娩和多胎妊娠的妇女风险最高。

ICD-10-CM 编码： K80.20（胆囊结石无梗阻性胆囊炎）。

参考文献

扫描书末二维码获取。

概述

定义：慢性盆腔痛定义为持续 6 个月或 6 个月以上的非周期性疼痛，定位于盆腔、前腹壁、脐部或脐部下方、腰骶背部或臀部，其严重程度足以导致功能性残疾或需要就医。慢性盆腔疼痛可能成为困扰患者和医生的问题，许多人认为疼痛本身就是一种疾病。

患病率：15% 的女性。在美国：每年 30 亿美元的花费；12%~20% 的子宫切除术和 40% 的妇科腹腔镜手术是因为盆腔疼痛；被建议妇科专科医生就诊的患者中，10% 是由于盆腔疼痛。

好发年龄：15~50 岁；高峰期在 26~30 岁。

遗传学：在一项研究中发现，黑人盆腔痛发生率较高。

病因与发病机制

病因：经常为不明原因。

危险因素：儿童期身体虐待或性虐待。

症状与体征

- 常见情况：非特异性、弥漫性下腹部、盆腔或腰骶部疼痛持续 6 个月以上。既往治疗大多无法完全缓解。

诊断方法

鉴别诊断

- 乳糜泻
- 慢性便秘
- 子宫内膜异位症
- 间质性膀胱炎（也称为膀胱疼痛综合征）
- 炎症性肠病
- 肠易激综合征（IBS）
- 肌筋膜综合征
- 耻骨炎
- 卵巢恶性肿瘤

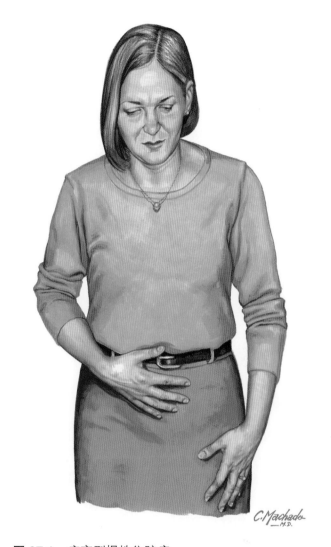

图 27.1　痉挛型慢性盆腔痛

- 盆腔粘连
- 盆腔充血（假说，有争议）
- 盆底张力性肌痛（也称为肛提肌痉挛或肛提肌综合征）
- 盆腔器官脱垂
- 残余卵巢 / 卵巢残留
- 躯体症状
- 子宫肌瘤
- 子宫错位（如倒转）

相关症状：焦虑，愤怒 - 敌意，崩溃，抑郁，纤维肌痛，婚姻问题和性功能障碍，偏头痛，睡眠障碍，躯体化，颞下颌关节紊乱，外阴疼痛。

检查与评估

实验室检查：缺乏特异性评估方法。应根据诊断选择检测项目。

影像学：可根据诊断选择超声检查，或体格检查不满意、无法得出结论时选择超声检查（一般认为价值有限）。

特殊检查：建议行诊断性腹腔镜检查，但在许多情况下，在腹腔镜检查中发现的病理异常可能是偶然的，与疼痛无关。心理测验和访谈（评估价值不确定）。

诊断步骤：病史、体格检查、超声检查和实验室检查。提肌板、梨状肌和闭孔肌的触诊可引发盆底张力性肌痛患者的触痛。

病理结果

无特异性。

处理与治疗

非药物治疗

一般措施：诊断和治疗所有潜在的病理生理学病因，止痛剂，抗抑郁药（必要时）。治疗的目标不一定是完全消除疼痛，而是找到有效的策略，维持正常生活。

针对性治疗：治疗肌肉导致的盆腔痛的主要方法是物理疗法。生物反馈或放松训练可能有帮助。辅助疗法（如正念疗法、瑜伽、针灸）、良好的睡眠、运动、戒烟、健康饮食和社会支持。骶前神经切断术（手术切断上腹下丛）是治疗中心性子宫疼痛、痛经、子宫内膜异位症疼痛的有效方法，但并发症发生率高。

饮食：无特殊饮食建议。

活动：无限制。

健康教育：美国妇产科医师协会健康教育手册AP099（慢性盆腔疼痛）。

可选药物

- 非甾体抗炎药和阿片类麻醉品（长期使用预后不佳且疗效有限）。
- 神经调节药物（如三环类抗抑郁药、神经递质再摄取抑制剂、抗精神病药）、心理辅助治疗（如认知行为疗法、疼痛心理治疗、性咨询）。多洛西汀和地芬拉法辛治疗有效。
- 当出现神经性疼痛时，可使用神经阻滞剂，如加巴喷丁、普瑞巴林和拉莫三嗪。

禁忌证：根据使用的药物决定。

注意事项：尽可能谨慎使用阿片类药物。使用促性腺激素释放激素激动剂无法有效鉴别疼痛原因是否为妇科相关。

相互作用：依据使用药物判断。

其他药物

- 复方口服避孕药可有效缓解痛经和与子宫内膜异位症相关的周期性疼痛。
- 长期实践证实，三环类抗抑郁药如阿米替林、去甲替林和地昔帕明可有效治疗慢性疼痛。
- 触发点注射（1~5 ml 1% 利多卡因或0.25%~0.5% 布比卡因）用于阻滞节段神经（如髂腹股沟）或腹壁触发点。

随访

患者监测：对相关抑郁症的积极随访、识别和治疗。

预防/避免：早期有效地治疗与慢性疼痛状态有关的疾病。

可能的并发症：适应性不良，不合群/孤立，觅药、药物依赖或副作用，性功能或社会功能障碍。

预后：持续疼痛，最初为愤怒和否认，逐渐接受和功能适应。

其他

其他注意事项：情绪障碍与慢性盆腔痛可能互为因果，目前尚不清楚。首次疼痛发生在月经初潮之前者，不太可能是妇科原因导致的。

ICD-10-CM 编码：R10.2（盆腔和会阴疼痛），G89.29（其他慢性疼痛）。

参考文献

扫描书末二维码获取。

概述

定义：便秘是指排便次数减少、大便质硬，通常需要机械或其他方法刺激肠道蠕动。在便秘的主观定义中，它也常常与排便的体积、连贯性和大便通过肠道的容易程度的变化有关。

患病率：很常见的一个偶发问题；见于8%~10%的妇女。

好发年龄：任何年龄；在青年和老年人更常见。

遗传学：无遗传学倾向。

病因与发病机制

原因：膳食纤维或液体摄入不足、胃肠动力改变（药物、疾病、损伤、泻药滥用）、代谢异常（甲状腺功能减退、糖尿病）和机械性原因（梗阻、嵌顿）。

危险因素：不良的饮食和液体摄入、缺乏运动、药物（麻醉剂、铁剂治疗）和久坐的生活方式。

症状与体征

- 每周排便次数少于3次
- 大便硬

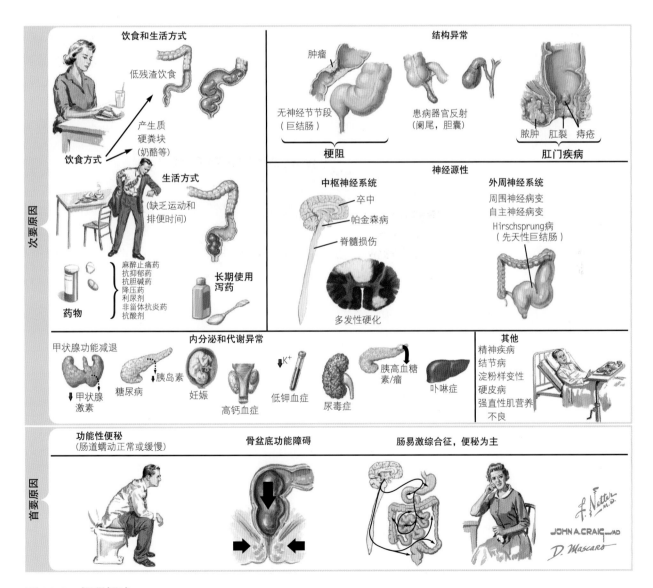

图28.1 便秘概述

- 排便困难
- 没有医疗或机械干预（灌肠、人工操作）无法进行排便

诊断方法

鉴别诊断

- 甲状腺功能减退
- 直肠膨出
- 滥用泻药
- 脱水
- 不当的预期

　　相关情况：憩室炎，腹痛。

检查与评估

　　实验室检查：无建议的实验室检查。

　　影像学：X 线检查［腹部平片（肾、输尿管、膀胱）、钡灌肠、排便造影］可能有助于确定问题的根源，但不是诊断依据。

　　特殊检查：对老年患者，建议进行直肠检查、乙状结肠镜（软镜）检查或结肠镜检查。

　　诊断步骤：病史和体格检查。

病理表现

　　无特异性。

处理与治疗

非药物治疗

　　一般措施：液体、膳食纤维、纤维补充和运动。

　　针对性治疗：机械辅助（灌肠），辅助通便。

　　饮食：根据需要增加膳食纤维、适当的液体摄入和纤维补充剂。

　　活动：不受限制，鼓励运动。

　　健康教育：消除疑虑，饮食辅导。

可选药物

- 纤维补充剂，粪便柔软剂（口服琥珀辛酯钠 100 mg，每日 2 次），泻药（谨慎使用）。

　　禁忌证：肠梗阻，腹膜炎。

　　注意事项：泻药滥用和依赖是很常见的。应提醒患者注意适当使用。

随访

　　患者监测：正常保健。

　　预防：充足的纤维和液体摄入，运动。

　　可能的并发症：嵌顿，泻药滥用导致的液体或电解质紊乱，可能增加结肠癌的风险（有人提出，但未经证实）。

　　预后：注意饮食、液体摄入及运动，预后良好。

其他

　　妊娠期：对怀孕没有影响，但是妊娠期（和相关的铁补充）可能会加重便秘。

　　ICD-10-CM 编码：K59.00（便秘，非特指）。

参考文献

　　扫描书末二维码获取。

29　克罗恩病

概述

　　定义：一种特发性炎症性肠病，其特征为肠壁全层受累，导致严重的胃肠道症状。

　　患病率：2~10/ 万人。

　　好发年龄：15~30 岁。

　　遗传学：20% 的患者中有一级亲属患病；在白人和犹太人中更为常见。

病因与发病机制

病因： 克罗恩病的炎症过程导致肠道各层受累，80% 的患者累及大肠和小肠。

危险因素： 吸烟（假设，但未证实）。

症状与体征

- 腹部疼痛（80%~85%；常持续数天或数周；疼痛常位于中腹部或右下腹，也常伴随全腹疼痛）
- 腹泻（20%；大量水样便，偶有血便）
- 发热
- 性交困难
- 外阴或会阴裂或瘘，偶发外阴肉芽肿
- 关节炎、硬化性胆管炎（5%~10%）

诊断方法

鉴别诊断

- 肠易激综合征（IBS）
- 溃疡性结肠炎
- 肠道病原体
- 淋巴瘤
- 乳糖不耐受
- 盆腔炎性疾病（PID；急性期）
- 子宫内膜异位症

相关情况： 关节炎、性交痛、外阴或会阴裂或瘘、外阴肉芽肿、结节性红斑、吸收不良、肾结石和硬化性胆管炎。严重的口腔受累可能并发口疮或口腔和牙龈疼痛。

检查与评估

实验室检查： 血常规，红细胞沉降率（血沉），C 反应蛋白（CRP）。

影像学： 钡剂灌肠，上消化道 X 线检查，包括小肠。

特殊检查： 乙状结肠镜、结肠镜检查或直肠活检。抗中性粒细胞胞浆抗体（PAPA）和抗酿酒酵母抗体（ASCA）是诊断炎症性肠病和鉴别克罗恩病与溃疡性结肠炎的有效方法。

诊断步骤： 病史，乙状结肠镜，结肠镜检查，影像学检查，直肠活检。

病理表现

肠壁各层炎症，伴有溃疡和变形。其间有正常区域（跳跃区）。15% 的患者中可发现肉芽肿。

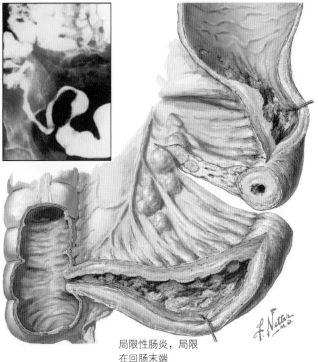

局限性肠炎，局限在回肠末端

图 29.1　克罗恩病

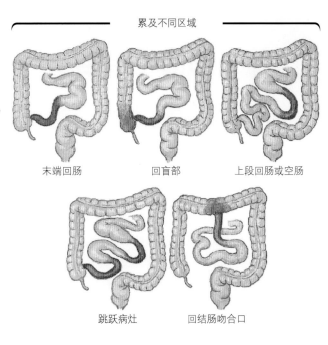

累及不同区域

末端回肠　　回盲部　　上段回肠或空肠

跳跃病灶　　回结肠吻合口

处理与治疗

非药物治疗

一般措施：保持体重和营养，会阴护理。

针对性治疗：通常需要外科治疗（切除）（2/3~3/4 的患者）。

饮食：无特殊饮食要求；可能会建议增加膳食纤维。

活动：无限制。

可选药物

- 美沙拉嗪（5-氨基水杨酸）、甲氨蝶呤或硫唑嘌呤用于维持和抑制。
- 泼尼松（每日 20~40 mg，4~6 周后逐渐减量）或柳氮磺胺吡啶或美沙拉嗪在急性加重期增加剂量。其他免疫抑制剂（6-巯基嘌呤、硫唑嘌呤、英夫利昔单抗）也可以使用。生物疗法（如英夫利昔单抗、阿达木单抗）可用于难治性患者。
- 急性期治疗可能需要抗生素、止泻药和补液。

  注意事项：叶酸补充剂应与美沙拉嗪共用。

随访

患者监测：体重和症状，定期复查血常规和红细胞沉降率（血沉）。肠镜可观察疾病情况（视需要而定）。

预防：无特殊。

可能的并发症：常见肠壁增厚、狭窄和内瘘形成。再次手术后常导致短肠综合征和吸收不良。一项研究发现克罗恩病患者患结肠癌的风险增加了 2.5 倍。

预后：极有可能需要一次或多次手术。

其他

妊娠期：对怀孕没有影响。

ICD-10-CM 编码：K50.90（克罗恩病，未明示，无并发症）。

参考文献

扫描书末二维码获取。

30　抑郁（单相）

概述

定义：抑郁是一种生物化学介导的状态，包括愤怒、沮丧、丧失快乐和不愿与他人接触。上述表现必须与正常的应激反应和悲伤区分开。这个术语可以用来描述一种情绪状态、症候群或精神紊乱。

患病率：全美每年有 2000 万成年人患病；一生有 1/8~1/6 的风险；占基层医院患者的 6%~14%；男女患病比例为 1:2（55 岁后患病比例为 1:1）。抑郁症是患者就医的第 4 常见病因，然而超过 50% 被漏诊。

好发年龄：青春期前很少发病，多见于 20~30 岁，平均 40 岁。

遗传学：11 号或 X 染色体可能存在异常。

病因与发病机制

病因：可能为去甲肾上腺素或 5-羟色胺的变化，主要由于神经递质合成受损、神经递质分解或代谢增加、神经递质摄取增加导致。

危险因素：有明显家族史（抑郁、自杀、酗酒、吸毒）。女性在以下时期为高危人群，如青春期（可有高达 60% 符合诊断标准）、月经前期、妊娠期、产后、围绝经期、妊娠丢失后（风险增加 3 倍）及不孕（风险增加 2 倍）。女性在产后极易发生抑郁。

症状与体征

- 情感低落或兴趣缺失，外加 5 项或更多以下的其他症状，持续时间超过 2 周：
  - 体重减轻
  - 睡眠改变
  - 心理活动改变
  - 疲劳
  - 自我否定或内疚感
  - 注意力下降
  - 自杀念头
    （病情严重时可出现幻觉和妄想）

诊断

鉴别诊断

- 内分泌疾病（糖尿病、垂体疾病、肾上腺疾病、甲状腺疾病）
- 恶性肿瘤

- 感染性疾病
- 神经系统疾病（脑部器质性病变）
- 自身免疫性疾病
- 心血管、肝、肾疾病
- 维生素或矿物质缺乏或过量
- 药物不良反应［心血管药，激素类，抗肿瘤药，抗炎或抗感染药，安非他明（戒断症状），L- 多巴，西咪替丁，雷尼替丁］

　　合并症：慢性疼痛，性功能障碍，体重改变（增加或减少），双相情感障碍（躁郁症），精神分裂症和药物滥用。

检查与评估

　　实验室检查：无特异性实验室检查（仅通过临床表现即可诊断）。（如怀疑）可通过尿液毒理学检查是否有滥用药物。

　　影像学检查：无特异性影像学检查，除非考虑器质性脑病。

　　特殊检查：Zung's 抑郁自评量表、贝克抑郁量表、CES-D、儿童抑郁量表或类似检查。

　　诊断步骤：应除外器质性病变。抑郁评分量表

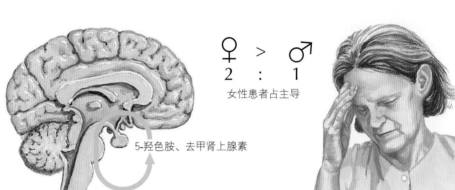

抑郁是一种生物化学介导的状态，主要是基于5-羟色胺和去甲肾上腺素的异常代谢

5-羟色胺、去甲肾上腺素

女性患者占主导

临床表现为退缩、愤怒、沮丧、丧失快乐

相关症状和合并症

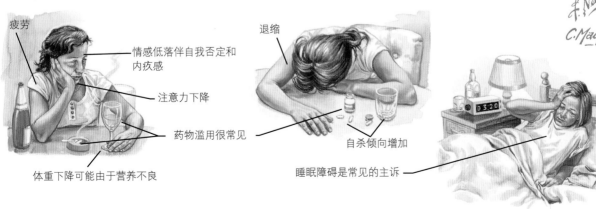

疲劳

情感低落伴自我否定和内疚感

注意力下降

药物滥用很常见

体重下降可能由于营养不良

退缩

自杀倾向增加

睡眠障碍是常见的主诉

图 30.1　抑郁

可帮助诊断但并不是必需的。

病理学

无特异。

处理与治疗

非药物治疗

一般处理：评估，支持治疗，评估患者可获得的支持资源。

特殊处理：心理疗法（轻度抑郁而不伴精神改变者），药物治疗（选择疗效满意且副作用小的药物，注意避免药物相互作用），电休克治疗可用于难治患者（有争议）。

饮食：无特殊饮食建议。

活动：无限制。

健康教育：消除疑虑，谨慎使用药物。参见美国妇产科医师协会健康教育手册 AP057（经前期综合征），AP106（抑郁）。

药物治疗

- 三环类药：阿米替林（50~300 mg/d），多塞平（5~300 mg/d），丙咪嗪（50~300 mg/d），去甲替林（50~200 mg/d）。
- 单胺氧化酶抑制剂（MAOIs）。
- 选择性 5-羟色胺再摄取抑制剂（SSRIs）：氟西汀（10~80 mg/d），氟伏沙明（100~300 mg/d），帕罗西汀（10~50 mg/d），舍曲林（50~200 mg/d）。
- 血清素去甲肾上腺素再摄取抑制剂（SNRIs）：万拉法新（75~375 mg/d）。
- 去甲肾上腺素类和特异多巴胺能类药物：米氮平（15~45 mg/d）。
- 其他药物：奈法唑酮（200~600 mg/d），曲唑酮（150~400 mg/d），安非他酮（300~400 mg/d）。

禁忌证：详见各药物说明书，大多数药是妊娠期 B 类药，一些药物的禁忌证是癫痫和心律失常（三环类药物）。

注意事项：单胺氧化酶抑制剂既有治疗作用，也可能因副作用需要急救。药物过量可致死。选择性 5-羟色胺再摄取抑制剂可导致恶心（20%~35%）和性功能障碍（10%~30%）。某些药物合用可能会影响其他药物的剂量和效果，如降压药、地高辛和抗癫痫药。氟西汀、舍曲林和帕罗西汀最好早晨服用。

相互作用：MAO 抑制剂和 SSRI 或 SNRIs 可能有致死的相互作用，因此不能同时用（用药至少应相隔 2 周）。应避免将非处方药与盐酸伪麻黄碱、盐酸去甲肾上腺素及苯丙醇胺同时使用。

其他药物

- 其他三环类药物包括氯米帕明（100~250 mg/d），地昔帕明（50~300 mg/d），普罗替林（14~60 mg/d），曲米帕明（75~300 mg/d）。
- 一项由国家补充和替代医学中心进行的大型研究发现，圣约翰药草对于治疗重性抑郁症无效，ω-3 脂肪酸也同样无效。

随访

患者监测：常规保健。监控病情复发、药物依赖及自杀倾向。患者在开始药物治疗后每 1~2 周复诊一次，6 周重新评估一次。维持治疗期间，每 3 个月随访一次（持续 6 个月到 2 年）。初始治疗使用单一抗抑郁药物仅能使 30%~50% 的患者得到缓解。

预防：无特殊。

可能的并发症：患其他躯体疾病的风险增加且导致预后差，致残，功能性影响（家庭、工作、社交及性生活），慢性疼痛，死亡（全美每年 >3 万起自杀事件，青春期女孩危险性更高）。

预后：85%~90% 药物治疗有效。

其他

妊娠相关：高达 70% 的孕妇有抑郁症状，10%~15% 的孕妇符合重性抑郁症的诊断标准。这些症状常与妊娠症状混淆。抑郁可导致营养不良、药物滥用，影响胎儿预后。妊娠期应避免或谨慎使用药物治疗，除非利大于弊。产后抑郁是抑郁症的一种特殊形式。

ICD-10-CM 编码：F32.9（重性抑郁症，单相，未分类），N94.3（经前期紧张综合征）。

参考文献

扫描书末二维码获取。

概述

定义：结肠黏膜穿透肌层膨出而形成的疝叫做憩室性疾病。这种疝通常发生于乙状结肠及结肠远端，发病率随年龄增加而升高，当其发生破裂或形成脓肿时会出现明显的临床症状。若仅有疝形成称为憩室病，而出现症状时则称为憩室炎。

患病率：人群中20%，随年龄增加而增加，在60~80岁的人群中其发病率上升到40%~50%。

好发年龄：40岁以下患者罕见，好发于50岁以上。

遗传学：近期研究提示有遗传学倾向。

病因与发病机制

病因：目前未发现明确的病因，有研究认为，可能与肠管管腔内压力升高而结肠运动减少有关，而低纤维饮食或结肠壁缺陷可以加重病情。

危险因素：低纤维饮食，40岁以上，吸烟，既往有过憩室炎病史。肥胖增加憩室炎和憩室出血的风险。

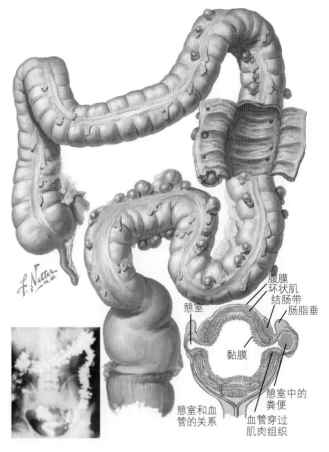

图31.1 憩室性疾病

症状与体征

- 无明显临床症状（75%~90%，憩室病）
- 左下腹疼痛（进食后加重，肠蠕动或排气后减轻）
- 腹泻或便秘
- 发热或寒战
- 厌食，恶心，呕吐
- 腹胀
- 腹膜炎（反跳痛，腹肌紧张，板状腹，肠鸣音减弱）
- 肛肠指诊压痛或可及包块

诊断

鉴别诊断

- 肠应激综合征（IBS）
- 乳糖不耐受
- 炎症性肠病（溃疡性结肠炎，克罗恩病）
- 结肠癌
- 感染性肠炎
- 阑尾炎
- 异位妊娠（育龄期女性）
- 输卵管 - 卵巢脓肿

    合并症：肠应激综合征。

检查与评估

实验室检查：血常规，血沉，尿常规和培养。

影像学：钡灌肠造影可以诊断憩室病。若憩室破裂，腹部立卧位平片可显示腹腔内游离气体。

特殊检查：结肠镜或乙状结肠镜（软镜）。

诊断步骤：病史结合体格检查及影像学或内镜检查。

病理学

结肠黏膜向结肠壁肌层膨出形成疝，通常位于肠系膜两层浆膜之间的穿孔动脉部位。伴结肠肌壁层增厚，肠腔狭窄。若存在炎症，会出现组织坏死或穿孔。

处理与治疗

非药物治疗

一般处理：憩室病：应增加饮食中的纤维含量，软化大便，可以考虑额外补充纤维。憩室炎：评估，必要时住院观察（2%~5% 的患者）。

特殊处理：憩室炎患者可能会出现急性的败血症、毒血症和腹膜炎。此类患者需要住院治疗，给予补液支持并积极抗感染治疗。若反复发作，形成窦道或脓肿、药物保守治疗无效时，可考虑手术治疗。

饮食：增加饮食中纤维的含量不仅可以对此病起到预防作用，还可以减少其合并症的发生。对于发生急腹症的患者应予以禁食。

活动：不受限制，活动能促进正常的肠道蠕动。

健康教育：消除疑虑，饮食宣教，定期进行乙状结肠镜或结肠镜检查。参见美国妇产医师协会健康教育手册 AP130（健康饮食），AP120（消化系统问题）。

药物治疗

- 解痉药：莨菪碱（硫酸莨菪碱）0.125 mg，口服，每 4 小时 1~2 片，服用 12/24 小时；丁螺环酮（布斯帕），15~30 mg/d，口服。
- 抗生素（非必须）：环丙沙星（500 mg，口服，每日 2 次），联合甲硝唑片（500 mg，口服，每日 3 次）（译者注：剂量与国内有区别）；或者阿莫西林克拉维酸钾（875/125 mg，每日 2 次）。
- 根据需要对症治疗腹泻或便秘。

禁忌证：参见各个药物的说明书。乙状结肠镜的禁忌证：绝对禁忌证——活动性的憩室炎、急腹症、恶病质，或者凝血异常、心肺疾病（急性期或重症）、肠道准备不充分、亚急性细菌性心内膜炎或人工心脏瓣膜置入术后未充分应用抗生素预防感染者、可疑肠穿孔；相对禁忌证——感染的活动期、腹膜炎、妊娠、近期有腹部手术史。

注意事项：如需麻醉止痛药，首选哌替啶，其他药物应避免使用，因为会影响肠道蠕动；氨基糖苷类抗生素有肾毒性。

相互作用：参见各个药物的说明书。

其他药物

妥布霉素可与甲硝唑联合使用。

随访

患者监测：常规保健。注意有无症状；定期乙状结肠镜检查及便潜血检查。

预防：高纤维饮食，良好的排便习惯。

可能的并发症：每年有 5% 憩室病的患者会发作憩室炎；终身风险为 50%。有可能形成肠道皮肤瘘、肠道阴道瘘或直肠周围瘘。急性期并发症包括出血、穿孔、脓肿形成、腹膜炎（合并毒血症、虚脱）和肠梗阻。

预后：早期诊断及饮食调整，预后良好。憩室炎首次发作若得到积极治疗，2/3 的患者不会复发。因憩室性疾病引起的直肠出血患者高达 20% 会再次出现出血症状。

其他

妊娠相关：对妊娠无直接影响，育龄女性不常见。

ICD-10-CM 编码：K57.30（大肠憩室病，无穿孔或脓肿、出血），K57.32（大肠憩室炎，无穿孔或脓肿、出血）。

参考文献

扫描书末二维码获取。

概述

定义：家庭暴力（家庭虐待）是指一个人在家庭或家庭环境中对另一个人实施暴力或其他虐待的行为模式，包括身体上的、言语上的、情绪上的、经济上的以及性虐待，可以是隐晦的、胁迫的形式，也可以是明目张胆的（见第19章，虐待：身体虐待和性虐待）。

患病率：超过3200万美国人。世界范围内，10%~69%的女性称自己在生活中曾受到伴侣的身体攻击。

好发年龄：年轻人中常见，但是虐待老人也会出现。

遗传学：男女比例为1:5+。妻子或女性伴侣通常是这种暴力的受害者。

病因与发病机制

病因：未知。

危险因素：儿童时期身体或性伤害、既往亲密伴侣暴力史、酗酒或吸毒、较低的社会经济地位、失业。非计划妊娠的女性有更高的风险（在一项研究中高出对照3倍）。

症状与体征

- 肢体暴力的直接痕迹，通常否认或不一致的解释
- 延迟就医
- 经常去急诊
- 模糊不清的不适主诉（"隐瞒病史"）
- 眼神躲闪
- 辱骂伴侣
- 社交恐惧
- 焦虑或抑郁

诊断

鉴别诊断

- 心境障碍（焦虑或抑郁，与虐待无关）
- 健康认知力欠佳
- 躯体症状

合并症：高风险的性行为，依从性差（医疗和避孕），药物滥用。

检查与评估

实验室检查：无特异性实验室检查。

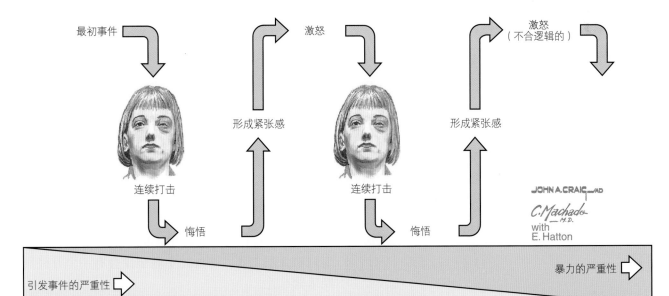

虐待循环的特点是，越来越小的事件引发越来越严重的暴力行为，其中穿插着悔悟的时期

图 32.1　虐待循环

影像学： 视受伤情况而定。

特殊检查： 通常需要除外焦虑或抑郁。

诊断步骤： 病史及体格检查。一些简短的问卷有助于诊断：HITS（Hurt 受伤，Insult 辱骂，Threaten 威胁，Scream 尖叫）；STaT（Slapped 掌掴，Threatened 威胁，and Throw 抛弃）；HARK（Humiliation 羞辱，Afraid 恐惧，Rape 强奸，Kick 踢踹）；WAST（Woman Abuse Screen Tool 女性虐待筛选工具）；SAFE（Stress/Safety 紧张 / 安全，Afraid/Abused 害怕 / 虐待，Friend/Family 朋友 / 家庭，Emergency Plan 应急预案）。

病理学

无特异。

处理与治疗

非药物治疗

一般处理： 提供支持，保证安全，增加自主权，肇事者追责。对于高危者，应准备应急预案（准备一个应急包，装有重要文件、钥匙、钱和现金等必要物品，一个可去的地方，警示孩子或向邻居求助的信号）。

特殊处理： 确保患者能够获得资源和逃跑计划。

饮食： 无特殊。

活动： 不受限制，鼓励活动。

健康教育： 美国妇产科医师协会健康教育手册 AP083（家庭暴力）。

药物治疗

只针对如焦虑或抑郁等后遗症。根据受伤需要使用止痛剂。

禁忌证： 依据个体治疗情况。

注意事项： 依据个体治疗情况。

随访

患者监测： 常规健康维护，定期筛查虐待行为。

预防： 无特殊。

可能并发症： 暴力的频率和严重性不断升级，重伤或死亡的可能性越来越大（2007 年美国家庭暴力占过失杀人的 14%）。头痛、焦虑、抑郁、睡眠障碍、社交孤立、进食障碍和自卑。

预后： 暴力行为随时间的推移而升级，除非将受害者转移。

其他

妊娠相关： 除了受伤外，对怀孕没有影响。家庭暴力通常在怀孕和产后开始或增加。妊娠期期间腹部受伤会增加。

ICD-10-CM 编码： Z91.410（成人身体和性虐待的发展史），T74.11（目前成人身体虐待），Z91.419（未特指的成人虐待发展史）。

参考文献

扫描书末二维码获取。

---

33 痛经（原发性和继发性）

概述

定义： 原发性痛经是指无明确原因的月经期腹痛。继发性痛经指由某种明确原因或疾病引起的反复发作的月经期疼痛。

患病率： 在所有女性中，10%~15% 会因为严重痛经而无法工作，90% 的女性至少会有一个月经周期感觉不适。

好发年龄： 多发生于十几岁至 30 岁出头，发生率随继发性痛经的病因变化而变化，25 岁以后发生的痛经多为继发性。

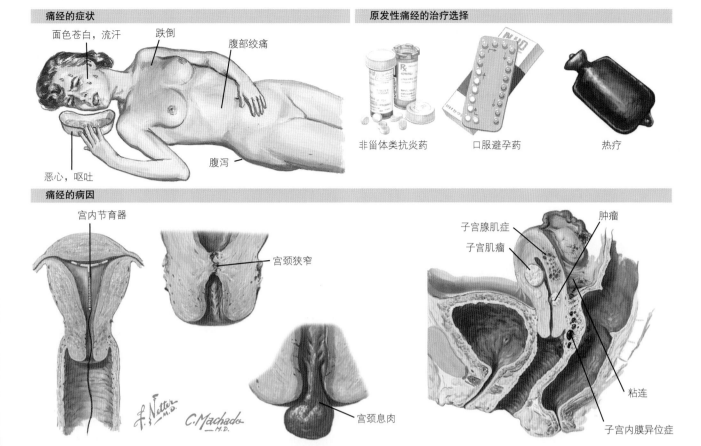

痛经的症状

面色苍白，流汗　　跌倒　　腹部绞痛

恶心，呕吐　　腹泻

原发性痛经的治疗选择

非甾体类抗炎药　　口服避孕药　　热疗

痛经的病因

宫内节育器

宫颈狭窄

宫颈息肉

子宫腺肌症　　肿瘤
子宫肌瘤

粘连

子宫内膜异位症

图 33.1　痛经的症状和可能的病因

遗传学：无遗传学倾向，尽管可能会有家庭聚集性。

病因与发病机制

病因：原发性痛经——是由于体内产生的前列腺素 F2α（PGF2α）增加，可能由于机体对 PGF2α 的敏感性增加，引起子宫收缩增加（非节律性）及提高了宫内压力（至少 400 mmHg）。

继发性痛经——子宫因素（子宫腺肌症、宫颈狭窄和宫颈病变），先天性发育异常（经血流出道梗阻、子宫畸形），感染因素（慢性子宫内膜炎），宫内节育器，子宫肌瘤（通常多见于黏膜下或肌壁间子宫肌瘤），子宫内膜息肉；盆腔病变（子宫内膜异位症、炎症、粘连）；非妇科因素（肌肉骨骼系统、消化系统、泌尿系统）；"盆腔淤血综合征"（尚有争议）；精神心理因素（少见）；肿瘤（子宫肌瘤，良性或恶性的卵巢、肠道或膀胱肿瘤）。

危险因素：目前未发现。

症状与体征

- 原发性痛经——中下腹痉挛性疼痛（患者常常表现双拳紧握）
- 常伴恶心、呕吐和腹泻
- 晕厥
- 头痛
- 继发性痛经——月经期中下腹痛或腰部疼痛
- 盆腔坠胀感
- 原发疾病的临床表现

诊断

鉴别诊断

- 子宫内膜异位症
- 肠易激综合征
- 炎症性肠病
- 精神心理疾病所表现出的躯体化症状（少见）

- 突发的月经期腹痛应除外与妊娠相关的疾病（流产或异位妊娠）

　　合并症：可能合并月经过多。

检查与评估

　　实验室检查：不常用，针对可疑或确切的病因进行相应检查。

　　影像学：对于部分继发性痛经的患者，可以行盆腔超声检查。

　　特殊检查：无。乙状结肠镜检查有帮助于部分继发性痛经患者的诊断。

　　诊断步骤：盆腔检查阴性，结合病史特点可以诊断原发性痛经；盆腔检查提示存在可能病因时可诊断继发性痛经。

病理学

　　根据痛经原因的不同而不同。

处理与治疗

非药物治疗

　　一般措施：休息，镇痛药（非甾体抗炎药或止痛药），保暖（保暖垫、暖水瓶、释热膏药片）。

　　特殊处理：

　　原发性痛经：药物治疗最有效；保暖（保暖垫、暖水瓶、释热膏药片）似乎可以和许多医疗方案相媲美；经皮电刺激方法（TENS）对于部分患者有效；生物反馈治疗，但效果欠佳。

　　继发性痛经：治疗原发疾病；人工周期［口服避孕药，抑制月经来潮（醋酸甲羟孕酮、促性腺激素释放激素激动剂）］；手术治疗相应原发疾病。

　　饮食：正常饮食。

　　活动：无限制。患者身体耐受即可。

　　健康教育：消除疑虑。美国妇产科医师协会健康教育手册 AP046（痛经：疼痛的周期），AP049（初潮：青少年），其他相关病因：AP013（子宫内膜异位症），AP074（子宫肌瘤），AP077（盆腔炎性疾病），AP099（慢性盆腔痛）。

药物治疗

- 原发性痛经：非甾体解热镇痛药物（NSAIDs）：布洛芬 800 mg，月经刚开始口服 2 片，此后疼痛时每 4~6 小时服 1 片；萘普生 275 mg，月经刚开始服 2 片，此后疼痛时每 6~8 小时服 1 片；甲氯芬那酸 100 mg，月经刚开始服 1 片，此后疼痛时每 4~6 小时服 1 片；甲芬那酸 250 mg，月经刚开始服 2 片，此后疼痛时每 4~6 小时服 1 片。

- 继发性痛经：治疗原发疾病，可以应用 NSAIDs 或止痛药。

　　禁忌证：阿司匹林敏感性哮喘患者、溃疡、炎症性肠病。

　　注意事项：服用 NSAIDs 的患者可能会出现胃部不适，随餐口服药物可以缓解这种情况。

　　相互作用：其他含 NSAIDs 成分的非处方的止痛药物。

其他药物

　　其他起效速度快的 NSAIDs，联合使用口服避孕药也可以缓解痛经（同时起到避孕的效果）。添加中枢性止痛剂需注意避免与 NSAIDs 发生相互作用。若患者痛经程度严重可以使用抑制月经的药物（甲羟孕酮、促性腺激素释放激素激动剂）。含有左炔诺孕酮的宫内节育器通常可以减少月经。

随访

　　患者监测：定期体检。

　　预防：无特殊。

　　并发症：主要是药物的副作用，贫血（如果月经过多），原发疾病的其他合并症。

　　预后：

　　原发性痛经：经过药物治疗后症状明显缓解。若药物治疗后症状无改善，需考虑诊断是否正确。随着年龄的增长，原发性痛经的发病率呈下降趋势。

　　继发性痛经：主要取决于病因及治疗方法，NSAID 类药物、止痛剂或调解月经药物可以缓解症状。

其他

　　妊娠相关：对妊娠无影响。

　　ICD-10-CM 编码：N94.6（痛经，非分类的）（其他参考原发疾病）。

参考文献

　　扫描书末二维码获取。

概述

定义：同房时出现的腹部、盆腔或阴道疼痛，深部性交时尤为严重。

患病率：每年约有 15% 的女性患病（其中重症患者不足 2%）。

好发年龄：生育年龄或之后。

遗传学：无遗传学倾向。

病因与发病机制

病因

- **妇科因素**：子宫外因素（粘连、慢性盆腔感染、囊肿、子宫内膜异位症、盆腔松弛［膀胱膨出、尿道膨出、直肠膨出、肠膨出］，附件脱垂或附件与阴道顶端粘连，残留卵巢综合征，术后或放疗后的阴道缩短）；子宫因素（子宫腺肌症、子宫肌瘤、子宫位置异常［后倾后屈］）。
- **泌尿系统因素**：慢性泌尿系感染、逼尿肌功能失调、间质性膀胱炎、尿道综合征。
- **胃肠道因素**：慢性便秘、肠憩室病、炎症性肠病、克罗恩病、溃疡性结肠炎、肠易激综合征（IBS）。
- **肌肉与骨骼因素**：纤维肌炎、疝（腹腔内疝、股疝）、椎间盘膨出。
- **其他因素**：性唤起不充分（阴道顶端未充分扩张）、盆腔肿瘤（良性或恶性）。特别注意的是，不能将性交疼痛归结于单纯的机体因素或是单纯的心理因素。多数性交疼痛是由多种因素共同作用导致的。

危险因素：导致阴茎插入阴道过深或过猛的性交体位或动作，如男上位或后入式。既往手术史，特别是盆腔脏器脱垂时使用补片的手术，或者类似"阴道缩窄术"这样的整形手术。

症状与体征

躯体痛、内脏绞痛、烧灼感、胀满感或者在深部性交时的被撞击感。偶尔，疼痛会剧烈而突然。疼痛主要与性行为的类型和姿势有关。

诊断

鉴别诊断

- 外阴炎
- 阴道前庭炎
- 阴道炎
- 前庭大腺感染、脓肿、囊肿
- 萎缩性改变
- 焦虑症、抑郁症、恐惧症

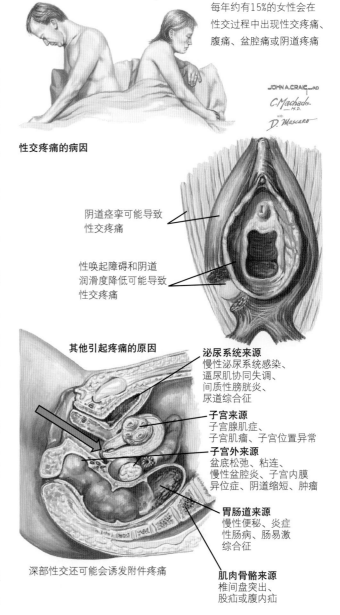

每年约有15%的女性会在性交过程中出现性交疼痛、腹痛、盆腔痛或阴道疼痛

性交疼痛的病因

阴道痉挛可能导致性交疼痛

性唤起障碍和阴道润滑度降低可能导致性交疼痛

其他引起疼痛的原因

泌尿系统来源
慢性泌尿系统感染、逼尿肌协同失调、间质性膀胱炎、尿道综合征

子宫来源
子宫腺肌症、子宫肌瘤、子宫位置异常

子宫外来源
盆底松弛、粘连、慢性盆腔炎、子宫内膜异位症、阴道缩短、肿瘤

胃肠道来源
慢性便秘、炎症性肠病、肠易激综合征

肌肉骨骼来源
椎间盘突出、股疝或腹内疝

深部性交还可能会诱发附件疼痛

图 34.1 性交疼痛的病因以及其他引起疼痛的原因

- 性虐待或其他方式的虐待
- 盆腔包块（子宫平滑肌瘤、卵巢囊肿）
- 手术或放疗导致的阴道缩短

合并症：阴道痉挛，性功能障碍。

检查与评估

实验室检查：无特异性实验室检查。

影像学：无特异性影像学检查。有特定临床症状的患者可以行盆腔超声检查（经阴道或腹部）。

特殊检查：无。

诊断步骤：病史（一般病史及性生活史）以及仔细的盆腔检查（查体时患者若有不适感，一定要确定这种感觉是否与性交过程中感受到的相同）。

病理诊断

无特异。

处理与治疗

非药物治疗

一般处理：评估、消除疑虑和放松疗法。

特殊处理：由于性交疼痛是一种症状，因此目前针对各种类型的性交痛的特定治疗都是病因治疗。阴道润滑剂（水溶性或长效保湿剂如艾斯兰润滑液、雷波仑润滑剂、Lubrin 润滑栓剂、K-Y 凝胶）、局部麻醉药（针对外阴病变），有时盆腔松弛锻炼也是有效的，更多治疗方法还在研究中。

饮食：无特殊。

活动：无限制。

健康教育：使患者学会放松心情，尝试变换性交姿势和表达爱意的方式，参见美国妇产科医师协会健康教育手册 AP020（性交痛）、AP042（你和你的性［青少年性教育］）。

药物治疗

对于某些特定患者可以适当应用抗焦虑或抗抑郁的药物，但仅限短期使用。

其他治疗

调整夫妻双方的性交技巧有助于减缓性交痛。最大程度的性唤起使阴道足够润滑后再将阴茎插入阴道，确保阴道顶端充分扩张，同时要考虑到女伴感受，稍微控制一下插入的力度。一些可以由女性控制插入的方向和深度的姿势也可以缓解性交痛（如女上位）。

随访

监测：定期体检。观察有无受虐迹象、焦虑症、抑郁症。

预防：无特殊。

并发症：婚姻不和谐，性功能障碍。

预后：明确病因并进行针对性治疗，效果较好。

其他

妊娠：对妊娠无影响。偶尔会出现由于孕期子宫增大导致新发的性交疼痛。调整性交姿势（见前文）基本可以解决这些问题。

ICD-10-CM 编码：N94.1（性交疼痛）。

参考文献

扫描书末二维码获取。

35 排尿困难

概述

定义：排尿困难是指排尿疼痛（症状，不是诊断）。

患病率：常见于女性，每年发生率为 10%~20%。1/3 的女性需要终生承受这种痛苦。

好发年龄：任何年龄阶段。

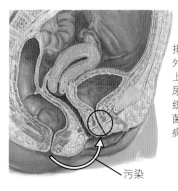

排尿困难通常是由外阴和尿道口污染上行性感染引起的尿道和尿道周围组织炎症所致。大肠菌群是最常见的致病菌

污染

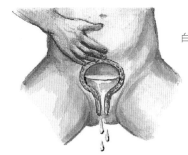

尿痛、尿频和尿急是排尿困难的常见症状

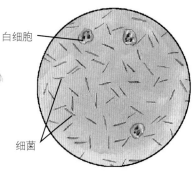

白细胞

细菌

尿液检查常出现菌尿和脓尿

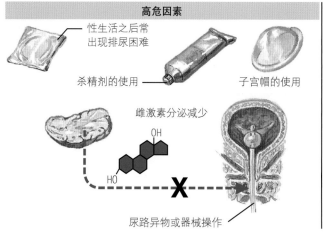

高危因素

性生活之后常出现排尿困难

杀精剂的使用　　子宫帽的使用

雌激素分泌减少

尿路异物或器械操作

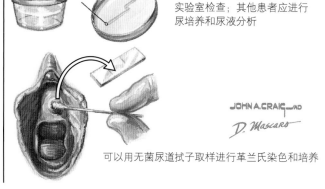

评估

非妊娠患者的首次发病不需要实验室检查；其他患者应进行尿培养和尿液分析

JOHN A. CRAIG

D. Mascaro

可以用无菌尿道拭子取样进行革兰氏染色和培养

图 35.1　排尿困难的高危因素及评估

遗传学：无遗传学倾向。

病因与发病机制

病因：尿道及尿道周围组织的感染及炎症。多数女性的泌尿系感染是由器械操作、创伤或性生活引起的外阴及阴道口污染上行导致的（急性泌尿系感染的女性患者中有 75% 在发病前 24~48 小时内有过性生活）。肠道细菌尤其是大肠埃希菌是无症状性菌尿、膀胱炎及肾盂肾炎最常见的致病菌。90% 的首次感染者及 80% 复发患者是由大肠埃希菌引起的，而 10%~20% 的患者是由腐生葡萄球菌感染引起。其他致病菌还包括克雷白杆菌属（5%）、变形杆菌属（2%）。泌尿系感染的患者还应考虑是否存在淋球菌、沙眼衣原体、支原体及解脲脲原体的感染。化学刺激、过敏反应或外阴炎都可能引起排尿困难的症状。

危险因素：性生活、器械操作、强致病菌、宿主免疫力降低、少尿或排尿不尽、异物或结石、泌尿系梗阻、尿液生化改变（糖尿病、血红蛋白病、妊娠）、雌激素缺乏、子宫帽及杀精子剂的使用。

症状与体征

- 尿痛
- 尿频、尿急、夜尿多（常与膀胱刺激有关）
- 盆腔压迫感或耻骨上疼痛（膀胱炎存在时）
- 脓尿（在离心标本中，每个高倍视野中有 5 个以上的白细胞，前 1/3 段尿液检出率最高）或血尿

诊断

鉴别诊断

- 膀胱炎
- 创伤性膀胱三角区炎
- 尿道综合征
- 间质性膀胱炎
- 膀胱肿瘤或结石

73

- 外阴炎或阴道炎（可能引起尿液流出时的排尿困难，如疱疹性外阴炎）
- 尿道憩室
- 尿道旁腺感染
- 逼尿肌功能失调

　　合并症： 性交疼痛，膀胱炎。

检查与评估

　　实验室检查： 非妊娠期妇女首次出现典型的排尿困难症状提示泌尿系感染，无须实验室检查即可诊断，可进行经验性治疗（数据表明，对于那些一年发作少于3次，不合并发热及腰痛，近期未接受过针对类似症状治疗的患者，这种治疗策略是有效的）。其他患者需进行尿常规及尿培养。在未离心的尿液样本中，每高倍视野大于1个白细胞提示感染，准确率90%；清洁中段尿的床旁快速检测"试纸条"能够通过提示白细胞酯酶、亚硝酸盐和细菌的存在来协助临床诊断，但不能作为诊断方法（服用能使尿液变红的物质，如膀胱镇痛剂非那吡啶或甜菜，可能会导致亚硝酸盐检测的假阳性结果）。

　　影像学： 无特异性影像学表现。

　　特殊检查： 无菌棉签插入尿道获取标本后进行培养。尿培养也有助于判断病原体的耐药性。

　　诊断步骤： 病史、查体和尿常规检查（当存在典型尿道炎时，通过轻轻从下方按压尿道和膀胱三角区可以诱发患者的症状）。

病理诊断

　　脓尿（有时可见血尿）。

处理与治疗

非药物治疗

　　一般处理： 多饮水、多排尿，使用退热剂。酸化尿液（维生素C、氯化铵或酸味的果汁），对于个别患者根据需要可以使用尿道止痛药［盐酸非那吡啶（马洛芬）］。

　　特殊处理： 可疑感染时使用抗生素治疗。

　　饮食： 多饮水，减少咖啡因的摄入。

　　活动： 无限制。

　　健康教育： 消除疑虑。参见美国妇产科医师协会健康教育手册AP050（泌尿系感染）。

药物治疗（未孕患者）

- 单剂量药物疗法：阿莫西林3 g，氨苄西林3.5 g，第一代头孢菌素2 g，呋喃妥因200 mg，磺胺异噁唑2 g，甲氧苄啶400 mg，甲氧苄啶/新诺明（300/1600 mg），磷霉素（3 g顿服）。
- 3~7日疗法：阿莫西林500 mg，8小时一次；第一代头孢菌素500 mg，8小时一次；环丙沙星250 mg，12小时一次；呋喃妥因100 mg，12小时一次；氟哌酸400 mg，12小时一次；氧氟沙星200 mg，12小时一次；磺胺异噁唑500 mg，6小时一次；四环素500 mg，6小时一次；甲氧苄啶/新诺明160/800 mg，12小时一次；甲氧苄啶100（200）mg，12小时一次。

　　禁忌证： 已知或可疑药物过敏史。

　　慎用： 泌尿系统镇痛剂（非那吡啶）使用不得超过48小时，使用后可能会使某些类型的隐形眼镜染色。

　　相互作用： 根据曾用药物个体化判断。

其他药物（孕妇）

- 7日疗法：阿莫西林500 mg，8小时一次；第一代头孢菌素500 mg，6小时一次；呋喃妥因100 mg，12小时一次。

随访

　　监测： 非孕期女性在经过单剂量或多日疗程治疗后若症状缓解则无需随访。其他患者的治愈应通过尿常规和尿培养确定。对于复发的下段尿路感染需要及时评估。可能的病因包括不适当或不彻底的治疗（例如患者依从性差）、机械性因素（如梗阻或结石）或宿主免疫力下降。

　　预防： 增加排尿次数，多饮水，性交后排空膀胱。

　　并发症： 尿路症状和间质性膀胱炎。肾盂肾炎的患者可并发菌血症、感染中毒性休克、成人呼吸窘迫综合征及其他严重的后遗症。

　　预后： 大多数患者在治疗2~3天后症状（如果是感染导致的）就会缓解。

其他

妊娠：对于高危患者（如合并糖尿病）应加强监测以避免尿道炎、膀胱炎及上行性感染的发生。

ICD-10-CM 编码：R30.0（排尿困难），R30.9（痛性排尿），O23.40（妊娠期泌尿道感染）。

参考文献

扫描书末二维码获取。

饮食失调：神经性厌食症和贪食症　　36

概述

定义：神经性厌食症是指以具有形体改变、明显的体重减轻和非躯体因素引起的闭经为特点的综合征。贪食症是指具有形体改变、反复暴饮暴食特点的饮食失调，患者可能会通过自己诱导呕吐、滥用泻药或利尿剂来清除体内代谢产物，也可能不这样做。暴饮暴食后随之而来的是运动过量。这两种疾病对女性的影响要大于男性。

患病率：女性中有 1%~3% 患病，是男性的 3 倍。亚临床型的饮食失调多见于大学生群体。

好发年龄：10 余岁到 20 余岁，中位数为 18 岁。

遗传学：一项对芬兰双胞胎的研究发现其终生

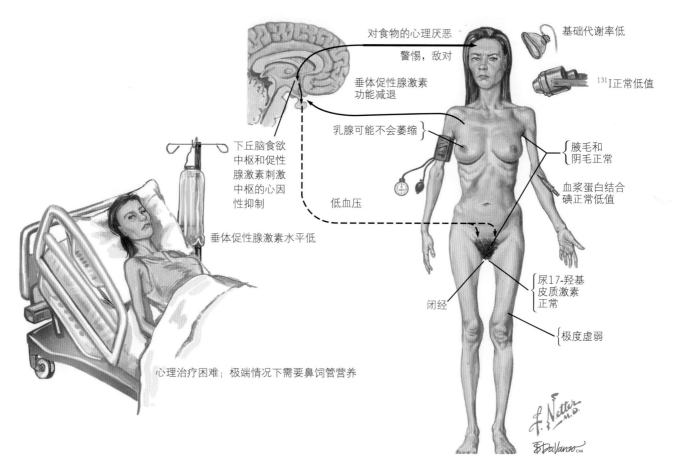

对食物的心理厌恶
警惕，敌对
垂体促性腺激素功能减退
乳腺可能不会萎缩
下丘脑食欲中枢和促性腺激素刺激中枢的心因性抑制
低血压
垂体促性腺激素水平低
基础代谢率低
^{131}I 正常低值
腋毛和阴毛正常
血浆蛋白结合碘正常低值
尿 17-羟基皮质激素正常
闭经
极度虚弱
心理治疗困难；极端情况下需要鼻饲管营养

图 36.1　神经性厌食

患病率为 2.2%，而人群患病率为 0.3%~1.0%。

病因与发病机制

病因：不详，可能与情绪有关。与食欲有关的皮质神经回路功能异常可能导致神经性厌食症。多巴胺能功能（多巴胺被认为与饮食行为、动机和奖赏有关）和 5- 羟色胺能功能（5- 羟色胺可能与情绪、冲动控制和强迫行为有关）存在缺陷。

危险因素：神经性厌食症患者具有追求完美的个性，对内在气质或外表均有较高要求。厌食症患者多具有易冲动的个性，自我评价低，精神压力大（如：担负的责任多，紧张的工作、学习安排），常处于青春期早期。高危职业包括舞蹈演员、模特、拉拉队员和运动员。

症状与体征

- 隐匿起病（有时与压力相关）
- 体重显著减轻（低于标准体重的 15%）
- 否认问题的存在
- 过度关注体重或体型
- 神经性厌食症：忽视客观体重而认为自己肥胖
- 减少或拒绝进食，常制订一份详细的饮食计划书
- 过量的运动，如马拉松长跑
- 贪食症：高热量食物暴饮暴食后的苛刻限制
- 收集或储藏食物
- 滥用药物（泻药、利尿剂、催吐剂、甲状腺药物）
- 口腔损伤和手指伤痕（因用手指诱发呕吐而致）

诊断

鉴别诊断

- 消耗性疾病（肿瘤）
- 抑郁症
- 下丘脑肿瘤
- 食品恐惧症
- 胃肠道疾病
- 其他情绪异常疾病（游离转换障碍、精神分裂症、躯体变形障碍）

合并症：主要是抑郁症（占 50%~75% 的患者）、强迫症（占 10%~13%）、双相情感障碍、性欲降低、

生长停滞、低血压和心动过缓、心肌萎缩、二尖瓣脱垂、低体温症以及外周性水肿。长期闭经会增加骨质疏松症的风险，是不可逆的。贪食症多伴有社交恐惧症及焦虑症，滥用药物及入店行窃常见。

检查与评估

实验室检查：对于神经性厌食症没有特异的实验室检查。厌食症的患者可出现因反复呕吐引起的实验室检查异常（低钾血症、低镁血症、低氯血症）。

影像学：无特异性影像学表现。

特殊检查：机体脂肪的测定。有几个简短的筛选问题可以协助诊断。

诊断步骤：病史结合体格检查，饮食态度问卷。

病理诊断

神经性厌食症：皮肤干燥皲裂，头发稀疏，四肢、脸部及躯干体毛减少，发育停止，病理性骨折，认知缺陷。

厌食症：牙釉质损坏，食管炎，贲门黏膜撕裂，腮腺肿大，胃扩张。

处理与治疗

非药物治疗

一般处理：心理评价及支持治疗，对其饮食及运动计划进行指导和监督，随体重的上升逐渐增加热量的摄入（厌食症），进食后 2 小时限制其使用卫生间（贪食症）。

特殊处理：可能需要入院治疗，包括强化的心理评估及治疗。厌食症的患者可能需要鼻饲及静脉营养。

饮食：实施健康教育和改变行为习惯的监护计划。对于厌食症的患者，热量摄入的逐渐增加也是这个监护计划的一部分。

活动：应根据体重的改变逐渐增加运动强度，避免超负荷运动。

健康教育：各种食物的营养说明表。参见美国妇产科医师协会健康教育手册 AP064（控制体重：正确饮食和保持体型），AP045（锻炼和健康：女性指南），AP130（健康饮食）。

药物治疗

- 奥氮平 2.5~10 mg/d

- 利培酮（平均剂量，2.5 mg/d）
- 氟西汀（百忧解）10~60 mg/d，口服
- 饭前口服奥沙西泮 15 mg 或阿普唑仑 0.25 mg 以减少对体重增长的焦虑

  禁忌证：存在个体差异。

  慎用：饥饿的患者对药物更敏感，可能合并心、肝、肾功能异常。

其他药物

- 口服丙咪嗪，起始量为 10 mg/d，逐渐加量到 200 mg/d；或地昔帕明 25 mg/d 逐渐加量到 150 mg/d。
- 双相情感障碍的患者口服锂盐（碳酸锂），起始量为 300 mg，每日 2 次，逐渐加量直到血锂浓度为 0.6~1.2 mEq/L。
- 饭前口服西沙必利 10~20 mg 以促进胃排空。
- 每晚睡前口服 1 勺洋车前草（美达施膳食纤维粉）避免便秘。

随访

监测：定期监测体重（每周 1 次，体重稳定后改为每月 1 次）。监护抑郁症及有自杀倾向的患者。

预防：鼓励对体重、饮食和运动的健康态度，提升自信，减轻压力。

并发症：滥用药物和酗酒，自杀，心律失常或心搏骤停（钾缺失），心肌病，坏死性结肠炎，骨质疏松及其引起的骨折。抑郁症较常见。

预后：容易复发，住院患者结局较好。贪食症可自然缓解。

其他

妊娠：厌食症的妇女会出现闭经和不孕，贪食症的妇女如果孕期仍然存在反复的暴饮暴食及吐泻会影响胎儿的营养及生长发育。

ICD-10-CM 编码：F50.00(神经性厌食)，Z87.898（贪食症——个人史，其他特指情况的）。

参考文献

扫描书末二维码获取。

纤维肌痛　37

概述

定义：纤维肌痛表现为慢性、广泛性的肌肉骨骼疼痛，伴有疲劳、认知障碍、精神症状和多种躯体症状。纤维肌痛通常与其他可能引起肌肉骨骼疼痛、睡眠中断或精神症状的疾病有关。

患病率：人群中的发病率为 1.75%~5%。

好发年龄：20~55 岁。

遗传学：已经有研究发现一些基因及其转录的酶可能与该病有关，但还需要更加确凿的证据。女性发病率比男性高 6 倍。

病因与发病机制

病因：不详，通常认为是疼痛调节障碍所致。

危险因素：睡眠障碍，局部组织异常，包括肌筋膜、韧带存在激痛点，或者关节和脊柱存在骨关节炎。

症状与体征

- 广泛的肌肉骨骼疼痛
- 多处软组织压痛
- 疲劳

- 认知障碍（表现为注意力不集中以及无法完成需要快速思维变化的任务）
- 抑郁
- 头痛
- 皮肤感觉异常

诊断

鉴别诊断

- 周围神经病，神经卡压
- 躯体化障碍
- 睡眠障碍
- 炎症性和自身免疫性风湿病
- 强直性脊柱炎
- 骨关节炎
- 炎性肌炎
- 肌腱炎和滑囊炎
- 他汀类肌病
- 传染性单核细胞增多症
- 甲状腺功能减退
- 慢性疲劳综合征（全身劳累不耐症）
- 阻塞性睡眠呼吸暂停和不安腿

合并症：躯体化障碍，睡眠障碍，焦虑，抑郁，腹痛和胸痛，肠易激综合征（IBS），偏头痛，心悸，呼吸困难，外阴痛，痛经，性功能障碍，体重波动，夜间盗汗，吞咽困难，味觉障碍及体位性低血压。

检查与评估

实验室检查： 排除其他可能引起疼痛的原因，此外并无相关检查。

影像学： 无特异性影像学表现。

特殊检查： 筛查精神状态，例如之前提到的焦虑和抑郁。

诊断步骤： 病史结合体格检查。除压痛外，查体没有其他的异常。诊断标准是在 18 个特定点中至少有 11 个存在压痛（见图 37.1）。

病理诊断

无特殊。即使局部软组织疼痛，病理也没有炎症表现。

处理与治疗

非药物治疗

一般处理： 安抚，培养良好的睡眠习惯，制订运动计划（包括有氧运动、拉伸、力量训练和心血管训练）以及认知行为治疗（CBT）。

特殊处理： 会诊。

饮食： 无特殊限制。

活动： 无特殊限制，鼓励活动。

健康教育： 参见美国妇产科医师协会健康教育手册 AP099（慢性盆腔痛）。

药物治疗

- 三环类药物，如阿米替林，以及几种选择性 5- 羟色胺和去甲肾上腺素再摄取抑制剂（分别为 SSRIs 和 SNRIs），包括度洛西汀和米尔纳西兰，已经证实有效。
- 加巴喷丁和普瑞巴林对于某些患者也有效。
- 对阿米替林无反应或不耐受，疼痛伴有严重疲劳、抑郁症状的住院患者可以用度洛西汀代替阿米替林。
- 没有证据证明哪种药物效果更好。

禁忌证： 存在个体差异。

慎用： 只有少数患者可以通过药物治疗获得明显改善，药物副作用也很常见。

随访

监测： 定期体检；密切关注症状变化和治疗效果。

预防： 不详。

并发症： 症状进展以及出现精神疾病。

预后： 通过运动和睡眠治疗可以达到正常或良好的状态。药理学专家的帮助可能也会起到一定的积极作用。

其他

妊娠： 对妊娠无影响。

ICD-10-CM 编码： M79.7（纤维肌痛）。

参考文献

扫描书末二维码获取。

纤维肌痛的表现

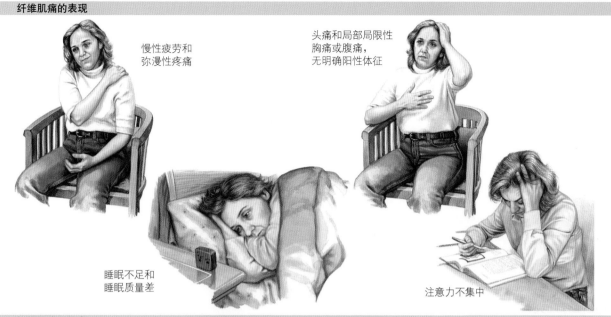

慢性疲劳和
弥漫性疼痛

头痛和局部局限性
胸痛或腹痛，
无明确阳性体征

睡眠不足和
睡眠质量差

注意力不集中

纤维肌痛压痛点

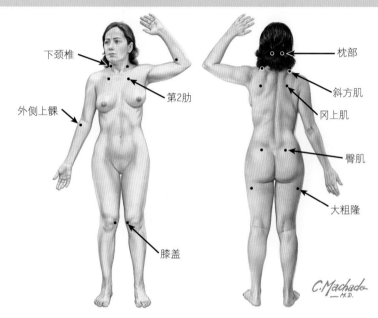

下颈椎

枕部

第2肋

斜方肌

外侧上髁

冈上肌

臀肌

大粗隆

膝盖

C. Machado
M.D.

图 37.1　纤维肌痛

胆囊疾病　38

概述

定义： 胆囊的所有疾病，最常见的是胆固醇性

的胆结石。梗阻会导致急性或慢性的胆囊炎，可能引起严重的并发症，甚至危及生命，例如胆囊破裂。大约 20% 的急性胆囊炎进展为感染。没有结石存在时也可能发生非结石性胆囊疾病或胆汁淤积。硬化

性胆管炎病因不明，会引起肝脾增大、食欲缺乏及体重降低。胆囊癌罕见。大多数胆结石是由于胆固醇过高引起的。女性的发病率是男性的 3 倍。黄色肉芽肿胆囊炎也是一种少见的胆囊疾病，类似癌症的表现，但不是恶性的。

患病率：各种胆囊疾病的总和占总人口的 10%，胆管癌和其他胆管肿瘤较为少见（每 10 万人中 1~2 人，美国每年新增不足 5000 人）。

好发年龄：40 岁以上。

遗传学：胆结石的男女比例为 1∶3。*ABCG8* 基因突变显著增加胆结石的发病率。

病因与发病机制

病因：胆囊疾病最常见的原因是胆固醇沉积或者结石的形成。会引起胆总管梗阻，导致炎症、扩张以及破裂风险（1%~3% 有症状的胆结石患者会进展为胆囊炎）。上行性感染有时也会累及胆囊。

危险因素：年龄、女性、妊娠和分娩（75% 的

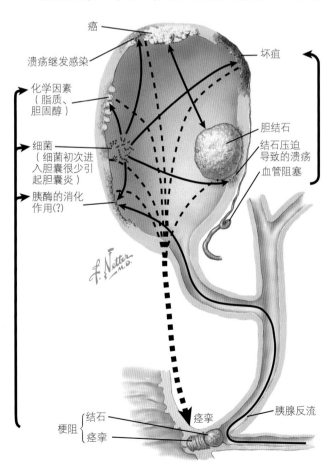

图 38.1　胆囊疾病的相互关系

患者有一次或多次妊娠史）、肥胖（超重 15~20 磅者发生率增加 2 倍，超重 50~75 磅者发生率增加 6 倍）以及反复增减体重、口服雌激素、肝硬化、糖尿病、克罗恩病。直系亲属有胆石症病史者，患病风险增加 2 倍。约有 10% 的胆石症患者都会有结石排入胆总管。原发性硬化性胆管炎发生胆管癌的终生风险为 7%~12%。

症状与体征

- 无症状（60%~70%）
- 不固定的右上腹痛并向背部及肩胛处放射
- 右上腹压痛
- 恶心、呕吐
- 发热
- 黄疸
- 陶土样便
- 腹胀、嗳气
- 胃灼热、反酸
- 发热、寒战（胆囊炎时）
- 慢性腹泻（至少 3 个月时间里每天大便 4~10 次）

诊断

鉴别诊断

- 胃肠炎
- 食管反流
- 吸收不良
- 肠易激综合征（IBS）
- 消化道溃疡
- 冠状动脉疾病
- 肺炎
- 阑尾炎
- Fitz-Hugh-Curtis 综合征（淋球菌感染导致的肝周炎）

合并症：胰腺炎，上行性胆管炎，腹膜炎，肠瘘。

检查与评估

实验室检查：急性胆囊炎时血胆红素和碱性磷酸酶常升高，胆总管结石时升高更为明显。诊断明确时可同时进行胰腺炎相关检验（血清丙氨酸转氨酶、天冬氨酸转氨酶、胆红素、碱性磷酸酶 / γ - 谷

氨酰转肽酶、淀粉酶和脂肪酶）。

影像学：胆囊超声（诊断胆囊结石或泥沙样结石的准确率达到96%）。磁共振胰胆管成像（MRCP）在部分病例中也有诊断意义。

特殊检查：胆道造影（又称胆囊放射性核素扫描或肝胆扫描）。

诊断步骤：病史，体格检查，超声检查，实验室检查。

病理诊断

基于诊断进行的病理学分析。坏疽性胆囊炎是胆囊炎最常见的并发症，尤其是老年患者、糖尿病患者或没有及时就诊的患者。气肿性胆囊炎常预示着坏疽、穿孔和其他并发症的发生。陶瓷样胆囊是慢性胆囊炎的一种罕见表现，其特征是胆囊壁内钙化。胆囊息肉通常在超声检查中偶然发现，是良性的。

处理与治疗

非药物治疗

一般处理：根据诊断进行相应的止痛、流食和支持治疗。

特殊处理：单孔腹腔镜胆囊切除术（single-incision laparoscopic cholecystectomy，SILC）安全性高，尽管手术时间长，但对外观的影响小于传统腹腔镜（四孔），患者满意度高。内镜下逆行性胆管造影（endoscopic retrograde choliangiopancreatography，ECRP）同时行内镜下括约肌切开术是发现和处理胆道结石最常见的方法。少数患者也可进行体外冲击波碎石术（extracorporeal shock wave lithotripsy，ESWL）。经自然腔道内镜手术（natural orifice translumenal endoscopic surgery，NOTES）试验正在探索经口或经阴道去除胆囊的可能性。

饮食：减少高脂、高胆固醇食物的摄入。

活动：根据病情决定，无特殊限制。

健康教育：胆结石访问 http://www.webmd.com/digestive-disorders/gallstones；胆囊炎访问 http://www.webmd.com/digestive-disorders/cholecystitis-10620

药物治疗

- 熊去氧胆酸 8~10 mg/（kg·d），分2~3次服用治疗胆结石。
- 入院接受支持治疗，包括静脉输液、纠正电解质紊乱和止痛（非甾体抗炎药或阿片类药物）。根据临床表现酌情使用抗生素。

禁忌证：药物过敏，急性胆囊炎，肝功能异常，非胆固醇性的钙化结石。

慎用：由于结石分解率（大约每月1 mm）的限制，结石直径大于1.5~2 cm的患者不适用。对于急诊患者，手术治疗是更好的选择。

随访

监测：定期体检。

预防：提倡高纤维低脂饮食。

并发症：急性胆囊炎如果不及时治疗可能进展为坏疽或胆囊穿孔，导致瘘管形成（10%）、腹膜炎（1%）或者肠梗阻（胆石性肠梗阻）。大约20%的胆囊炎患者会发展为感染。大部分都是胆总管结石导致的，严重时危及生命。胆囊癌与胆石症、慢性胆囊炎和炎症关系密切（80%的胆囊癌患者合并胆结石）。

预后：适当的药物或手术治疗后预后较好。胆囊癌通常到晚期才出现症状，但随着新的治疗方法的出现，生存率正在提高。

其他

妊娠：妊娠增加了患胆结石的风险，并且孕妇更容易出现症状。病情允许时建议分娩后再进行手术。

ICD-10-CM 编码：K82.9（胆囊疾病），K82.8（胆囊其他特异疾病），K80（胆石症），K80.80（非梗阻性胆石症），K80.8（胆石症，其他），K80.20（胆囊结石不伴有胆囊炎）。

参考文献

扫描书末二维码获取。

概述

定义：胃炎是胃黏膜的炎性状态，临床表现为急性或慢性的消化不良、胃胀、嗳气和胃灼热感。胃病（非炎性）通常由药物（例如 NSAIDs）、酒精、胆汁、循环衰竭或慢性充血等刺激导致。

患病率：常见。

好发年龄：任何年龄均可发病。

遗传学：无遗传学倾向。

病因与发病机制

病因：胃黏膜的广泛炎症，其中一部分患者是由于幽门螺杆菌感染导致的。

危险因素：吸烟、酗酒、用药（NSAIDs）、胆汁反流、放疗。

症状与体征

- 恶心、呕吐、消化不良、胃灼热和嗳气（症状常于大量进食或进食某种食物后出现）
- 上腹痛或压痛
- 呃逆

诊断

鉴别诊断

- 胃肠道反流
- 溃疡性疾病（胃或十二指肠）
- 食管癌
- "皮革胃"

合并症：出血、吞咽困难、胃或十二指肠溃疡。

检查与评估

实验室检查：无。

影像学：无。

特殊检查：胃镜（可辅助活检）用以明确诊断，但非必须。由于不同分型之间的内镜下所见和放射学特征可能相似，需要黏膜活检来区分急性、慢性活动性或慢性胃炎。

诊断步骤：病史结合体格检查（疑似病例），胃镜（明确诊断）。

病理诊断

常见幽门部胃窦黏膜呈片状红斑样改变（很少累及黏膜全层）。组织学上的表现可以多种多样，从上皮细胞增生到广泛的上皮细胞损伤并伴有炎症细胞浸润。

处理与治疗

非药物治疗

一般处理：饮食改变，睡觉时抬高床头，戒烟，适度饮酒，服用抑酸药物。抑酸药物包裹或漂浮于胃内容物表面，例如盖胃平，与其他药物相比可以更好地缓解胃灼热感。

特殊处理：不要服用可能降低食管压力的药物，例如地西泮（安定）和钙离子拮抗剂。不要服用对食管有伤害的药物（NSAIDs）。进行抑酸治疗。

饮食：正常饮食。

活动：无限制。

健康教育：安抚，饮食咨询，行为方式调整。

药物治疗

- 抑酸剂
- 组胺 H_2 受体拮抗剂：西咪替丁 800 mg，每天 2 次；雷尼替丁 400 mg，每天 4 次；法莫替丁 20 mg，每天 2 次；或尼扎替丁 150 mg，每天 2 次。
- 质子泵阻断剂：奥美拉唑 20~40 mg，每天 1 次，持续 4~8 周；或艾美拉唑 20~40 mg，每天 1 次，持续 4~8 周；泮托拉唑 40 mg，每天 1 次，持续 8 周。若可疑或明确黏膜有损伤时可应用米索前列醇（喜克溃，100~200 μg 口服，每天 4 次）。

禁忌证：已知或可疑药物过敏。孕期及哺乳期禁用米索前列醇。

慎用：若使用铋剂，应提醒患者可能出现黑便。由于缺乏长期的随访，质子泵抑制剂仅可应用 8~12 周。

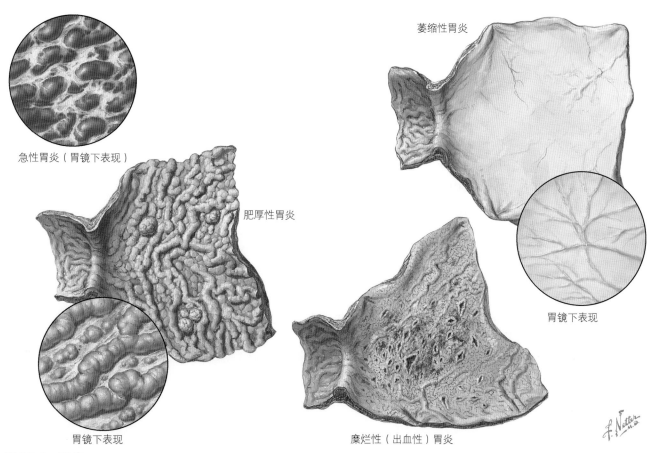

萎缩性胃炎

急性胃炎（胃镜下表现）

肥厚性胃炎

胃镜下表现

胃镜下表现

糜烂性（出血性）胃炎

图 39.1 胃炎

相互作用： 例如西咪替丁可能出现多重药物相互作用，用药前需全面评估。

其他药物

- 有幽门螺杆菌感染的住院患者应联合应用铋剂和抗生素（甲硝唑 250 mg，每 6 小时一次；四环素 500 mg，每 6 小时一次；或阿莫西林 500 mg，每 8 小时一次）治疗，推荐疗程 2 周。
- 也可以用克拉霉素联合奥美拉唑或枸橼酸铋雷尼替丁治疗，疗程 4 周。

随访

监测： 定期体检。若明确存在糜烂，推荐 6 周后复查胃镜。

预防： 去除高危因素（例如吸烟）。

并发症： 慢性疼痛，形成溃疡及穿孔。

预后： 多数症状容易缓解，但仍需要长期治疗。

其他

妊娠： 无直接影响，但严重的胃炎会影响到孕妇的营养状态。

ICD-10-CM 编码： K29.70（胃炎），K29.90（胃十二指肠炎）。相同病因的其他疾病。

参考文献

扫描书末二维码获取。

胃食管反流

概述

定义：胃食管反流疾病（gastroesophageal reflux disease，GERD）是由胃酸反流刺激食管引起的，胃灼热感是本病的主要临床表现。

患病率：常见（美国成年人中发病率10%~25%）。

好发年龄：多见于生育年龄及之后。

遗传学：无遗传学倾向。

病因与发病机制

病因：最常见的原因为食管下段括约肌（lower esophageal sphincter，LES）张力降低。由于孕妇胃排空能力及食管下段括约肌张力均下降，女性孕期常好发此病。

危险因素：吸烟、酗酒、某些药物或食物刺激、妊娠、硬皮病、滑动性食管裂孔疝。

症状与体征

- 上腹痛，恶心，呕吐，消化不良，胃灼热感，胸痛和嗳气（70%~85%，症状多与大量进食、进食特殊食品以及进食后平卧有关）。

- 吞咽困难（15%~20%，表明存在狭窄）。
- 支气管痉挛/哮喘（15%~20%）。

诊断

鉴别诊断

- 溃疡性疾病（胃或十二指肠）
- 化学性或感染性食管炎
- 食管克罗恩病
- 心绞痛
- 贲门失弛缓
- 食管癌

合并症：吞咽困难。有时夜间会出现误吸，可能被误认为哮喘。

检查与评估

实验室检查：无特异性实验室检查。

影像学：钡餐造影可以显示出食管裂孔疝或食管狭窄。妊娠患者在终止妊娠后才可以做该项检查。

特殊检查：上消化道内镜检查可排除引起胃食管反流病的其他潜在原因，包括食管运动障碍、糜烂性食管炎和消化性溃疡（胃或十二指肠），但其作用仍存在争议。

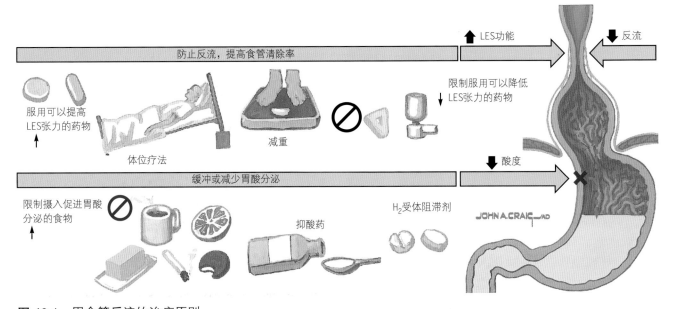

图40.1 胃食管反流的治疗原则

诊断步骤：病史（准确性＞80%），体格检查，内镜检查，钡餐造影。

病理诊断

急性炎症改变和上皮基底细胞层增生（85%）。反流的胃酸长期刺激可导致食管下段鳞状上皮化生（Barrett综合征），并有继续进展为不典型增生或恶变的可能。

处理与治疗

非药物治疗

一般处理：调整饮食，睡觉时抬高床头，戒烟，适度饮酒，控制体重，使用抑酸药物。抑酸药物包裹或漂浮于胃内容物表面，例如盖胃平，与其他药物相比可以更好地缓解胃灼热感。

特殊处理：停服可能引起食管压力降低的药物，例如地西泮（安定）和钙离子拮抗剂，停服对食管黏膜有破坏作用的药物（NSAIDs）。进行抑酸治疗。

饮食：避免辛辣或过酸的食物，巧克力，洋葱，蒜，胡椒薄荷，睡前不要进食过多。

活动：无限制。

健康教育：心理疏导，饮食咨询，改善日常行为。参见美国妇产科医师协会健康教育手册AP120（消化系统疾病）。

药物治疗

- 抑酸剂
- 组胺H_2受体拮抗剂：西咪替丁，800 mg，每天2次；雷尼替丁，400 mg，每天4次；法莫替丁，20 mg，每天2次；尼扎替丁，150 mg，每天2次。
- 质子泵抑制剂：奥美拉唑，每天20~40 mg，持续4~8周；艾美拉唑，每天20~40 mg，持续4~8周；泮托拉唑，每天40 mg，持续8周。

- 西沙必利 10~20 mg，每天4次，饭前及睡前服用。
- 如果可疑或明确黏膜有损伤时可应用米索前列醇（喜克溃）100~200 μg，每天4次口服。

禁忌证：已知或可疑有药物过敏。孕期及哺乳期禁用米索前列醇。

慎用：疗程不应超过8~12周。

相互作用：多数药物都会与西咪替丁类药物发生相互作用（应充分评估后用药）。

其他药物

必要时可应用氨甲酰甲胆碱、止吐剂、苯巴比妥。

随访

监测：定期体检。

预防：去除可控的高危因素（例如吸烟、减肥、不好的饮食习惯等）。

并发症：食管狭窄，出血。胃酸长期刺激食管可以导致食管狭窄和吞咽困难。引起的食管下段上皮改变也是食管癌的高危因素之一。

预后：多数症状容易缓解，但仍需要长期治疗。10%~40%的患者对质子泵抑制剂的治疗部分或完全不敏感。

其他

妊娠：对妊娠无影响，但妊娠期食管括约肌张力下降及子宫增大导致的腹压上升可使症状加重。硫糖铝在孕期和哺乳期被认为是安全的，因为它很少被吸收。由于缺乏安全数据，不建议母乳喂养的妇女使用质子泵抑制剂。

ICD-10-CM 编码：K21.0（胃食管反流性疾病伴有食管炎）。

参考文献

扫描书末二维码获取。

概述

定义：患者通常会在孕早期、产后以及绝经期出现脱发。其中一些人脱发非常明显，需要通过化妆、戴假发来修饰。

患病率：37% 的绝经后女性存在脱发。分娩后 1~2 个月发生的脱发（休止期脱发）很常见。

好发年龄：50 岁以上。斑秃通常在 30 岁以前发生。

遗传学：雄激素性脱发是常染色体显性遗传不完全外显导致的。遗传因素在斑秃发病中有一定作用。

病因与发病机制

病因：一旦激素发生剧烈变化就可能使大量毛囊进入生长的静止期或休止期，从而加速脱发。毛发的生长周期主要包括 3~9 个月的静止（休止）期，随后进入正常生长期，如此循环往复。激素的变化会诱导更多的毛囊进入休止期。如果是这种情况，一段时间内发量可能会恢复。压力或药物（如抗凝血药、维 A 酸、β 受体阻滞剂、化疗等）也会导致脱发。未接受激素替代治疗的绝经期女性中出现的相对雄激素升高也可能导致类似男性的脱发（雄激素性脱发）。

危险因素：妊娠，分娩，口服避孕药，头皮疾病，秃发家族史，营养不良以及药物、毒物接触史。

症状与体征

- 脱发
- 瘙痒、脱屑及断发（癣）
- 斑秃，斑块周围毛发逐渐变少且容易脱落

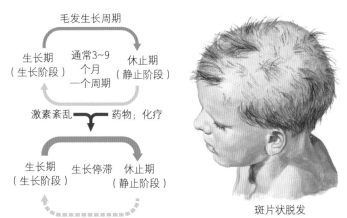

正常的毛发生长是一个循环过程。
扰乱生长-休息周期的情况可能会延迟正常毛发的新旧交替，导致脱发。这种情况通常是可逆的

斑片状脱发

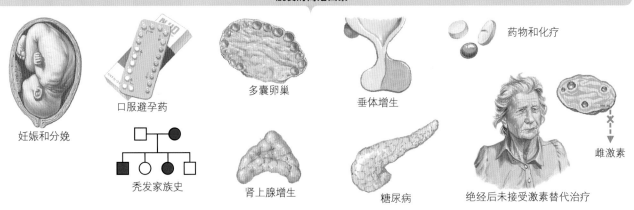

脱发的高危因素

妊娠和分娩

口服避孕药

秃发家族史

多囊卵巢

肾上腺增生

垂体增生

糖尿病

药物和化疗

雌激素

绝经后未接受激素替代治疗

图 41.1 脱发及相关的高危因素

诊断

鉴别诊断

- 休止期脱发（见于妊娠后）
- 生长期脱发（生长期毛发也同时脱落，可能进展至全秃）
- 瘢痕性脱发（由瘢痕导致）
- 雄激素性脱发（现在被称为"女性型脱发"）
- 牵拉性脱发（创伤）
- 头癣
- 药物、毒物接触史或放疗后
- 局部感染或皮炎
- 内分泌疾病（多囊卵巢综合征，肾上腺皮质增生，垂体增生）
- 二期梅毒

　　合并症：斑秃、唐氏综合征、白癜风、糖尿病、牵拉性脱发及行为异常。

检查与评估

　　实验室检查：除非考虑特殊的鉴别诊断，否则无特殊检查。

　　影像学：无。

　　特殊检查：发干检测，皮肤刮片真菌检查。

　　诊断步骤：病史，查体，发干检测。

病理学

　　如果发干的基底很光滑，则原因是自然脱发（休止期）；如果基底部有滤泡球附着（末端发白肿胀），则可能是由皮肤病或者其他疾病导致的脱发，需要通过会诊来明确病因。

处理与治疗

非药物治疗

　　一般处理：评估，通常消除疑虑即可（休止期脱发是自限性的）。

　　特殊处理：针对病因治疗，通常在消除了病因后会自行好转。对于绝经期患者，激素替代治疗可以改善脱发。

　　饮食：正常饮食。

　　活动：无限制。

　　健康教育：对毛发生长相关信息的宣教。

药物治疗

- 治疗雄激素性脱发：局部外用米诺地尔（落健）2%（约有 40% 的患者 1 年内好转）
- 治疗斑秃：高效的局部外用激素
- 治疗头癣：灰黄霉素（超微型）250~375 mg 或酮康唑 200 mg 每日口服配合小心洗护，疗程 6~8 周

　　禁忌证：孕妇、卟啉病和肝衰竭患者禁用灰黄霉素。酮康唑和伊曲康唑不应与西沙必利同时使用。

　　慎用：局部使用米诺地尔会引起眼刺激。服用灰黄霉素过程中可能出现光过敏、狼疮样综合征、鹅口疮和粒细胞减少症。酮康唑和伊曲康唑可能存在肝毒性。

　　相互作用：米诺地尔可能增强其他抗高血压药物的作用。灰黄霉素可与巴比妥类和华法林产生相互作用。酮康唑和伊曲康唑可与华法林、组胺 H_2 受体阻断剂、地高辛、异烟肼、利福平和苯妥英钠产生相互作用。

其他药物

　　非那雄胺（保法止）已用于男性脱发，但对女性绝经后脱发无效，且在怀孕期间禁用。

随访

　　监测：定期体检。服用酮康唑和伊曲康唑过程中要定期复查肝功能。

　　预防：无特殊。

　　并发症：社交退缩。

　　预后：大多数脱发不是永久性的；在病因消除后的 3~6 个月内，脱发可能会逐渐恢复。只有瘢痕性脱发与毛囊永久性损伤相关。

其他

　　妊娠：无影响，尽管分娩后通常都会发生脱发。

　　ICD-10-CM 编码：L65.0（休止期脱发），L65.9（非瘢痕性毛发缺失，非特异性），L63.8（斑秃，其他的）。

参考文献

　　扫描书末二维码获取。

头痛：张力性头痛、放射性头痛

概述

定义：张力性头痛是最常见的头痛，是由于异常的神经敏感、疼痛易化和（或）颈部及头皮的肌肉收缩引起。放射性头痛常反复发作，其特点为单侧发作，呈"针刺样"，可伴有组胺释放症状，例如鼻通气障碍。这些症状呈间断发作，间隔可数日、数周或数年。

患病率：90% 的女性会出现张力性头痛。男女发病比例是 1∶1.24。每年在每 10 万个女性中会有 4 人发生放射性头痛。大部分的放射性头痛发生在男性，比例是 4.3∶1。大约 10% 的张力性头痛患者会同时患有偏头痛。

好发年龄：张力性头痛可发生于任何年龄，60% 的患者在 20 岁以后开始发作，50 岁以后发作少见。放射性头痛多出现在 20~30 岁。

遗传学：女性较男性更容易发生张力性头痛（88% 比 69%）；40% 的患者有头痛的家族史。放射性头痛的发生率女性比男性高 4 倍；在某些家族中，常染色体显性基因与放射性头痛遗传有关。

病因与发病机制

病因：张力性头痛是异常的神经敏感和疼痛易化。其疼痛的强度与压力和应激状况有关。放射性头痛病因不明，推测可能与组胺的释放或敏感度紊乱、5- 羟色胺代谢或传输紊乱、下丘脑节律紊乱，或大脑动脉自主调节功能紊乱有关。最普遍接受的机制是下丘脑激活，通过三叉神经 - 下丘脑通路激活三叉神经自主反射。

危险因素：张力性头痛与身体或情绪方面的压力、穷困、抑郁、阻塞型睡眠呼吸暂停、过量摄入咖啡因有关。放射性头痛与过敏、酒精、香烟、高脂血症、位于高海拔地区、睡眠周期紊乱及压力相关。一项研究发现头部外伤史与放射性头痛有关。

症状与体征

张力性头痛

- 钝性疼痛，呈持续性疼痛，轻至中度，持续 30 分钟至 7 天不等，常分布于颞部，带状围绕头部或颈部后上方。少数患者可出现慢性张力性头痛，每月发作 15 天，持续 6 个月或更长时间。
- 压迫感或紧张感（非搏动性）
- 双侧对称
- 体育活动不会使症状加重
- 无恶心或呕吐，畏光，或畏声（可能会出现其中某一症状，但不会同时出现）
- 常出现磨牙症状

放射性头痛

- 单侧或眼眶部好发（90% 的头痛多发生在同侧）
- 剧烈疼痛，呈针刺样或"冰凿样"
- 组胺释放症状（鼻塞，流涕，面部潮红，流泪，眼睑水肿）
- 当患者走动时症状可缓解
- 与睡眠有很大相关性
- 持续时间少于 1 小时
- 无先兆症状
- 常每年复发

诊断

鉴别诊断

- 抑郁症
- 颈椎病
- 颞下颌关节综合征
- 止痛剂依赖
- 贫血
- 药物或毒物因素
- 口腔疾病
- 颞动脉炎
- 三叉神经痛
- 嗜铬细胞瘤

合并症：张力性头痛有增加癫痫发作的危险（4 倍）。放射性头痛与季节性过敏有关。

检查与评估

实验室检查：无特异性实验室检查。

影像学：无特异性影像学表现。除非患者在 50

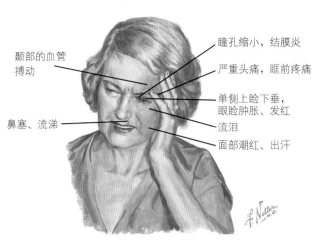

瞳孔缩小，结膜炎

颞部的血管搏动

严重头痛，眶前疼痛

单侧上睑下垂，眼睑肿胀、发红

鼻塞、流涕

流泪

面部潮红、出汗

图 42.1　放射性头痛

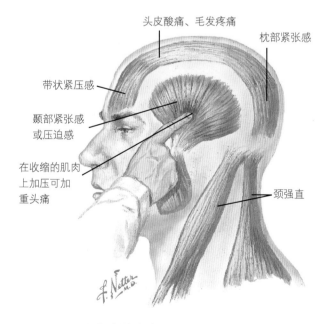

间歇性、复发性或持续性头痛，常发生在前额、太阳穴、后脑或颈部。性质通常为"带状""紧密性"或"虎钳状"

睡眠障碍常见。头痛通常在凌晨4点到8点之间、下午4点到8点之间

头皮酸痛、毛发疼痛

枕部紧张感

带状紧压感

颞部紧张感或压迫感

在收缩的肌肉上加压可加重头痛

颈强直

图 42.2　肌肉收缩性头痛

岁以后出现了新的头痛症状，否则无需行 CT、脑电图和其他检查。一些学者认为神经影像学（MRI 扫描）可用于初步评估放射性头痛。

　　特殊检查：无。

　　诊断步骤：依据病史。

病理学

　　无特异。

处理与治疗

非药物治疗

　　一般处理：张力性头痛可应用非处方止痛药，注意休息，适当补充液体，按摩肩部、颈部或头皮。放射性头痛除应用非处方止痛药、充分休息、补充液体外，还应当避免酒精、强光、噪声的刺激。一些急性放射性头痛可能需要皮下注射舒马曲坦和吸氧。

　　特殊处理：非甾体抗炎药、减压技术及生物反馈治疗对于张力性头痛有效。止痛药的有效性随着头痛频率的增加而下降。对于放射性头痛预防是最主要的措施。

　　饮食：正常饮食（建议限制咖啡因的摄入）。患者应避免摄入酒精或可能加重头痛发作的食品。

　　活动：无限制，避免已知的会加重症状的活动。进行适当的运动可能会减少发作。

　　健康教育：参见美国妇产科医师协会健康教育手册 AP124（头痛）。

药物治疗

　　张力性头痛：非处方止痛药，非甾体抗炎药，抗抑郁药（必要时）。

　　放射性头痛：预防发作可应用麦角胺（症状发作前 2 小时口服 1~2 mg，如睡前）、维拉帕米（80 mg 口服，每天 4 次）、碳酸锂（300 mg 口服，每日 2~4 次）、美西麦角（马来酸二甲麦角新碱 2 mg，每天 3 次或 4 次）；急性发作期：吸氧（浓度 100%，面罩吸氧，流量为 7~10 L/min 持续 10~15 分钟）、舒马普坦丁（6 mg 皮下注射，或 100 mg 口服，若 24 小时内症状在用药 1 小时后复发可重复上述剂量使用 1 次）、甲磺双氢麦角胺（DHE45，1 mg，肌注或静脉给药）。奥曲肽 100 mcg 是一种半衰期为 90 分钟的生

长抑素类似物，尽管成本增加，初始反应速度较慢，但仍有优势。尽管研究有限，但氧疗对放射性头痛可能是有效的。

禁忌证：阿司匹林过敏性哮喘，已知或可疑药物过敏。视个体情况而异。

慎用：过度应用止痛药可能会出现药物依赖和"止痛剂反跳性头痛"，使得头痛持续存在并持续应用止痛药。避免应用麻醉性镇痛药，尤其是放射性头痛的患者不能口服此类药，它有可能使头痛转变成慢性。不建议使用阿片类药物或丁羟比妥治疗张力性头痛。

其他药物

放射性头痛：吲哚美辛 25 mg 口服，每天 4 次；硝苯地平 40~120 mg/d。

随访

监测：定期体检。放射性头痛的患者有复发可能。

预防：减轻压力，加强锻炼，进行生物反馈治疗。对于放射性头痛的患者，若有复发倾向，在发作间歇期应预防性应用抗组胺药。在此期间应避免摄入酒精性饮料和吸烟，它们可诱发症状发作；还应避免睡眠紊乱。

并发症：50 岁以后，头痛呈突发起病，其性质与既往的经历有很大差别，呈加重趋势或因劳累、性交、咳嗽或喷嚏引起，或是伴有局灶神经症状，这些都属于不良征兆，需要进一步检查，有可能会发现颅内或其他原因的疾病。放射性头痛的患者有出现消化道溃疡和胃肠道损伤（来源于药物）、咖啡因成瘾、冠心病和自杀的风险。

预后：休息和止痛药可以使张力性头痛缓解，但如果不改变生活方式常会复发。放射性头痛常呈季节性或年度性复发。长期的症状缓解也很常见。

其他

妊娠：对妊娠无直接影响。妊娠不会影响张力性头痛发作的频率。妊娠期罕有放射性头痛发生。由于药物对孕妇或胎儿的影响孕期应改变药物治疗方案。

ICD-10-CM 编码：G44.209（张力性头痛，非特异性，非顽固性），G44.009（放射性头痛综合征，非特异性，非顽固性）。

参考文献

扫描书末二维码获取。

---

43 头痛：偏头痛

概述

定义：偏头痛是反复发作的严重头痛，可持续 4~72 小时，可伴有神经系统及胃肠道症状、自发性改变。发作之前可有或没有先兆症状。

患病率：偏头痛在育龄期女性的发病率是 15%~20%。大约 10% 的张力性头痛患者会同时患有偏头痛。

好发年龄：偏头痛发生在 25~55 岁（30~49 岁为高发期），首次发作多在青春期至 20 岁。

遗传学：偏头痛的发生率女性比男性高 3 倍。89% 的偏头痛患者有家族史。

病因与发病机制

病因：病因不明。推测病因：遗传相关的继发于神经化学因素改变的血供受阻，5-羟色胺、去甲肾上腺素或速激肽代谢异常。上述情况还可引起头颅血管的扩张或炎性改变。女性性激素也被认为是相关因素之一。

　　危险因素：多发作于高收入人群（1.6 倍），60%~70% 与月经有关（14% 的女性偏头痛仅于月经期发作）。加重偏头痛的因素包括：某些食物，压力或压力缓解后（放松），饮食不规律，睡眠过多。

症状与体征

- 有先兆症状（20%）
- 初起常呈钝痛
- 单侧发作（30%~40%，每次发作部位有可能改变）
- 搏动性（60%），快速起病
- 中至重度
- 常伴随恶心（90%），呕吐（60%），畏光（80%），

视物模糊，头皮紧张和颈部僵硬，乏力，易怒，鼻黏膜充血，面部水肿

- 月经性偏头痛多在月经前 1 天开始发作，持续到月经结束后 4 日（大多数为第 1 日），这种发病形式在患者中占 15%。

诊断

鉴别诊断

- 抑郁症
- 颈椎病
- 颞下颌关节紊乱综合征

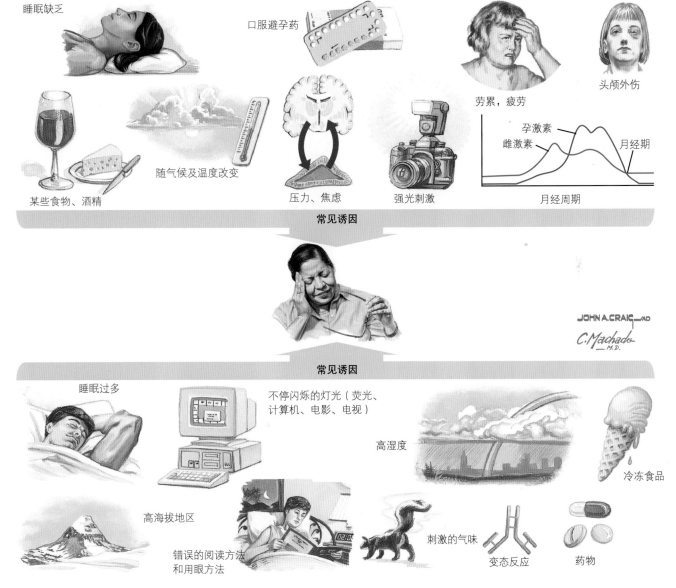

图 43.1　偏头痛的诱因

- 止痛剂依赖
- 贫血
- 药物或毒物因素
- 口腔疾病
- 慢性鼻窦炎（放射性头痛，偏头痛）
- 颞动脉炎
- 三叉神经痛
- 嗜铬细胞瘤

合并症： 消化性溃疡和冠心病发病风险增高。偏头痛患者常好发癫痫、抑郁症、焦虑症、雷诺现象、二尖瓣脱垂、脑卒中（有争议）、运动病及恐惧症。

检查与评估

实验室检查： 无特异性实验室检查。

影像学： 无特异性影像学表现。除非患者在 50 岁以后出现了新的头痛症状，否则无须行 CT、脑电图和其他检查。一些学者认为神经影像学（MRI）可用于初步评估放射性头痛。

特殊检查： 无。

诊断步骤： 依据病史。

病理学

无特异。

处理与治疗

非药物治疗

一般处理： 休息，补充液体，服用止痛药，避免酒精、强光、噪声的刺激。挤压颞部血管可能会有效。生物反馈治疗可以应用但效果不尽相同。

特殊处理： 非甾体抗炎药、减压技术及生物反馈治疗对于张力性头痛有效。对于放射性头痛预防是最主要的措施。偏头痛的患者急性发作时应采用药物治疗，同时采取预防措施避免复发。

饮食： 正常饮食（建议限制咖啡因的摄入）。患者应避免摄入酒精或可能加重头痛发作的食品。

活动： 无限制，避免已知的会加重症状的活动。进行适当的运动可能会减少发作。对于重度偏头痛应卧床休息。

健康教育： 参见美国妇产科医师协会健康教育手册 AP124（头痛）。

药物治疗

- **非甾体抗炎药**（在发作早期服药可以减轻或阻止症状的发作）。**麦角胺**（在症状初期肛门放置酒石酸麦角胺，1 小时后可重复放置，或在症状初期口服 1 mg 酒石酸麦角胺及 100 mg 咖啡因，每 30 分钟重复 1 次，一日最多可用 6 次，症状初期肌注 DHE，1 mg 或喷鼻 2~3 mg，24 小时内最大剂量为 3 mg）。**5- 羟色胺激动剂**（症状初期舒马普坦 6 mg 皮下注射或 100 mg 口服，或 5~20 mg 喷鼻，24 小时内在用药后 1 小时可重复使用 1 次；那拉曲坦 1~2.5 mg，口服，每 4 小时可重复 1 次，24 小时内最大剂量为 5 mg；佐米曲坦 2.5 mg，口服，每 2 小时可重复 1 次，24 小时内最大剂量为 10 mg）。

禁忌证： 阿司匹林过敏性哮喘，已知或可疑药物过敏。麦角胺在怀孕期间是绝对禁忌的。其他视个体情况而异。

慎用： 过度应用止痛药可能会出现药物依赖和"止痛剂反跳性头痛"，使得头痛持续存在并持续应用止痛药。偏头痛患者治疗的副作用存在个体差异，有心脏疾病的患者应谨慎应用血管活性药物。

其他药物

止吐药和酚噻嗪可以阻止偏头痛的发作或有助症状减轻。甲氧氯普胺可以减轻恶心。对于应用其他药物治疗无效或不能应用其他药物的偏头痛患者可应用麻醉性镇痛药。

随访

监测： 定期体检。偏头痛的患者有复发可能。

预防： 偏头痛的患者应充分休息及补充液体，避免已知的诱因。对于每个月发作 2 次以上的患者可预防性应用药物治疗。预防性药物有 β 受体阻滞剂、双丙戊酸钠、钙离子拮抗剂、抗抑郁药或 5- 羟色胺拮抗剂。

并发症： 50 岁以后，头痛呈突发起病，其性质与既往的经历有很大差别，呈加重趋势或因劳累、性交、咳嗽或喷嚏引起，或是伴有局灶神经症状，这些都属于不良征兆，需要进一步检查，有可能会发现颅内或其他原因的疾病。偏头痛的患者有出现消化道溃疡和胃肠道损伤（来源于药物）、咖啡因成瘾、冠心病和自杀的风险。一些研究显示妊娠期高血压疾病的风险增加。

预后： 偏头痛虽然可以控制，但常会复发。随着年龄的增长其强度和频率呈下降趋势。

其他

妊娠： 对妊娠无直接影响。在孕早期偏头痛可能会加重，孕中期和孕晚期会减轻（60%~70%）。由于药物对孕妇或胎儿的影响孕期应改变药物治疗方案。对乙酰氨基酚（1000 mg）是怀孕期间的一线治疗方法。

ICD-10-CM 编码： G43.909（偏头痛，非特异性，非顽固性，非偏头痛持续状态），G43.109（有先兆偏头痛，非顽固性，非偏头痛持续状态）。

参考文献

扫描书末二维码获取。

血尿 | 44

概述

定义： 在镜下或尿液的大体标本检查中见到血为血尿。血尿仅仅是一个症状，需要进一步检查明确病因。血尿应被视为恶性肿瘤的一种表现，除非35岁以上的患者已证实没有罹患恶性肿瘤。

患病率： 常见于女性。

好发年龄： 任何年龄，由泌尿系感染引起血尿的患者多为育龄女性。

遗传学： 无遗传学倾向。

病因与发病机制

病因： 感染引起泌尿系统上皮组织破坏、增生（良性或恶性），或机械性损伤（外伤、结石）。

危险因素： 性交、医疗器械、泌尿系统感染、异物或结石。吸烟是泌尿系恶性肿瘤的危险因素。

症状与体征

- 无痛血尿（或其他）。

诊断

鉴别诊断

- 肾或膀胱肿瘤
- 下段泌尿道感染（尿道炎，膀胱炎）

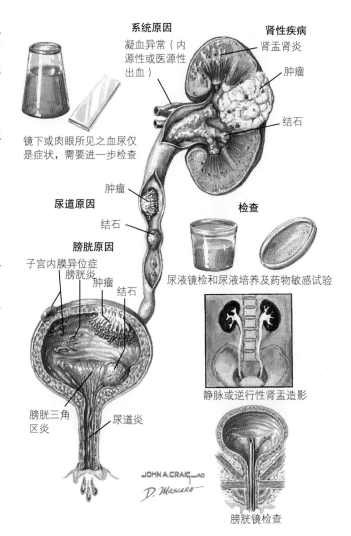

图 44.1 血尿的病因和评估

- 肾盂肾炎
- 泌尿道结石病
- 泌尿系统的子宫内膜异位症
- 外伤性膀胱三角区炎症
- 间质性膀胱炎
- 凝血异常（医源性或自发性）
- 其他原因引起的尿液污染（阴道、直肠、肛门、人为因素）

　　合并症：排尿困难、尿频和尿道感染。

检查与评估

　　实验室检查：尿液镜检、尿培养和药敏试验（存在其他症状时）。

　　影像学：静脉或逆行性肾盂造影。肾脏超声检查可以了解有无扩张。磁共振成像对小病灶或结石不敏感。

　　特殊检查：对部分患者进行膀胱镜检查十分必要。如果可疑存在结石，应收集尿液进行详细筛查。

　　诊断步骤：病史结合体格检查，尿液检查。

病理学

　　根据病因的不同而不同。

处理与治疗

非药物治疗

　　一般处理：病情评估，多饮水。
　　特殊处理：取决于病因：感染可以应用适当的抗生素治疗；结石和肿瘤在多方面证据确诊后给予摘除（或排出）。

　　饮食：充足的液体摄入。
　　活动：不受限制，对于引起血尿的活动应限制。
　　健康教育：参见美国妇产科医师协会健康教育手册 AP050（泌尿系统感染）。

药物治疗

　　根据病因不同而不同。

随访

　　监测：定期体检。
　　预防：无特殊。
　　并发症：对恶性疾病没有做出及时诊断。可能会出现大量的血尿，凝血块引起尿路梗阻。
　　预后：大多数患者在原发疾病治疗后症状会完全缓解。

其他

　　妊娠：除妊娠因素引起的血尿外，其他对妊娠无影响。怀孕期间不应进行 CT 尿路造影，因为与传统的肾盂造影相比，其辐射暴露更高。

　　ICD-10-CM 编码：R31.9（血尿，非特异性），R31.0（肉眼血尿），R31.2（其他镜下血尿）。

参考文献

　　扫描书末二维码获取。

45　痔疮

概述

　　定义：直肠及肛门的静脉丛扩张导致肛周肿胀、瘙痒、疼痛、便血和粪便污染。

　　发病率：50%~80%（美国）。
　　患病率：成年人，产后多见。
　　遗传学：无遗传学倾向。

病因与发病机制

病因：直肠的静脉丛扩张伴不同程度的炎症。

危险因素：妊娠，肥胖，慢性咳嗽，便秘，负重，久坐的工作或生活方式，肝脏疾病，结肠癌，门脉高压，因年龄引起的肌力降低，外伤，外阴切开术，肛交或神经系统疾病（多发性硬化）。

症状与体征

- 在 20 岁之前出现症状不常见
- 直肠出血
- 脱肛
- 肛门瘙痒和疼痛（尤其是形成血栓或溃疡）
- 便秘和肠蠕动活跃
- 大便失禁、粪便污染
- 血便和黏液样便
- 肛裂、感染或溃疡
- 痔疮性血栓

诊断

鉴别诊断

- 结肠癌
- 结肠息肉
- 肛门括约肌张力缺失引起的肛门污染（肛交、多发性硬化、外阴切开术）
- 蛲虫感染
- 直肠膨出
- 粪便阻塞
- 肛裂或肛瘘

合并症：肝脏疾病、妊娠、门脉高压和便秘。

检查与评估

实验室检查：无。

影像学：无。

特殊检查：无。

诊断步骤：病史结合体格检查。

病理学

增大的痔疮静脉内可见淤血和炎性反应。

处理与治疗

非药物治疗

一般处理：软化粪便，调节肠道蠕动，必要时应用药物。

特殊处理：对于体弱及药物治疗无效的患者（占 15%~20%）可手术治疗。痔疮环扎术比传统的外科手术更易被患者接受。痔疮环扎术需微创手术工具，可以在门诊手术室进行。手术后可能会经历一段时间的疼痛。术后可以坐浴及局部应用止痛药如金缕梅。注射硬化剂溶液也可以用来治疗有症状的痔疮。

饮食：增加饮食中纤维素成分。

活动：避免长期坐姿、劳累或负重。鼓励适当运动。

健康教育：饮食指导。

药物治疗

- 提供纤维饮食。
- 软化粪便：磺琥辛酯钠（多库酯钠、多库酯钠片剂 <缓泻药>、Sof-Lax）50~300 mg 口服，每天 1 次（大剂量使用时应隔天分开使用）。
- 局部喷洒或涂抹止痛药：20% 苯佐卡因喷剂或凝胶，1% 地步卡因软膏。
- 止痒药和消炎药：氢化可的松，1% 普莫卡因（快

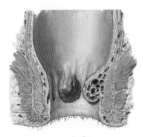 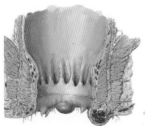 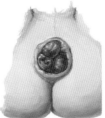 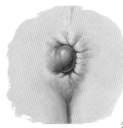 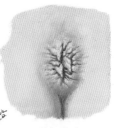

| 内痔 | 外痔及周围皮赘 | 内痔呈花瓣样脱出 | 血栓性外痔 | 肿门皮肤 |

图 45.1　痔疮的分类

速起效的直肠剂型），50% 金缕梅（栓剂或凝胶）。

- 收敛剂：制剂 H。

手术禁忌证：获得性免疫缺陷综合征（AIDS）或免疫缺陷，肛门直肠瘘，有出血倾向或恶病质，炎症性肠病，门脉高压，直肠脱垂，诊断不明的肛门直肠肿瘤，诊断不明的直肠出血。

慎用：视情况而异。

相互作用：磺琥辛酯钠可增强其他药物对肝的毒性；视情况而异。

其他药物

黄酮类化合物曾被推荐，但荟萃分析无法验证其有效性，1 个小样本对照研究提出硝苯地平局部应用可能有益。

随访

监测：健康体检。

预防：避免便秘（调节肠道功能），减肥（必要时），适当运动，避免久坐、劳累或负重。

并发症：血栓，出血，继发感染，溃疡，贫血，大便失禁。

预后：可缓解（自发缓解或药物治疗后），常复发。

其他

妊娠：对妊娠无影响，妊娠期痔疮很常见，可以通过饮食预防，早期治疗可以减轻症状，分娩后至少部分症状可以缓解。

ICD-10-CM 编码：K64.9（非特异性痔疮），K64.4（痔赘），K64.8（其他痔疮），K64.5（肛周静脉血栓形成）。

参考文献

扫描书末二维码获取。

---

46 甲状腺功能亢进

概述

定义：甲状腺激素分泌过多。女性甲状腺功能亢进的发病率是男性的 3 倍，可能导致月经失调，生育能力下降，或妊娠并发症。这些症状主要是由 Graves 自身免疫疾病（较常见）或毒性单发或多发结节性甲状腺肿引起的。少数病例是由于滋养细胞肿瘤或皮样囊肿引起。

患病率：女性的发病率为 1‰，妊娠女性发病率 0.1%~0.4%。

好发年龄：20~40 岁。

遗传学：Graves 病有家族倾向。

病因与发病机制

病因：Graves 病是一种自身免疫疾病，促甲状腺素免疫球蛋白与促甲状腺素竞争结合促甲状腺素受体，使三碘甲状腺原氨酸（T_3）和甲状腺素（T_4）分泌过多。Graves 病常表现为甲状腺肿大和突眼。单发或多发毒性结节性甲状腺肿表现为一个或多个有分泌功能的良性结节逐渐生长，突眼和黏液水肿不多见。

危险因素：家族史，其他自身免疫性疾病，碘缺乏。

症状与体征

- 神经质（85%）
- 心悸，心动过速（100 次 / 分）、呼吸困难（75%）
- 怕热、多汗（70%）
- 乏力、虚弱（60%）
- 体重下降（50%）
- 食欲增加（40%）

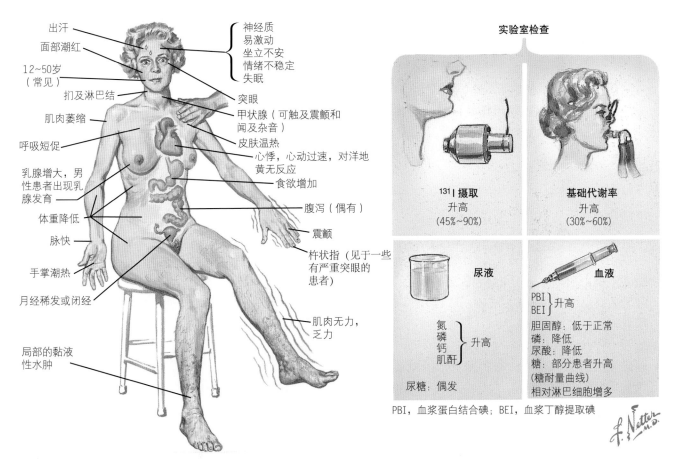

图 46.1 甲状腺功能亢进的症状和体征

- 可扪及甲状腺肿大（90%）
- 震颤（65%）
- 突眼（35%）

诊断

鉴别诊断

- 妊娠期生理改变
- 焦虑症
- 恶性疾病
- 糖尿病
- 妊娠
- 妊娠剧吐
- 绝经
- 嗜铬细胞瘤
- 咖啡因摄入过量，吸毒
- 卵巢甲状腺肿

　　合并症：其他自身免疫疾病（Graves 病）。

检查与评估

　　实验室检查：TSH（低于正常），T_3 放射性核素检查（RIA）（>200 ng/ml），T_4 放射性核素检查（RIA）（>160 nmol/L），游离甲状腺素指数（>12）。

　　影像学：放射性碘的甲状腺扫描（Graves 病呈弥散状信号增强，甲状腺肿呈局灶信号增强）。

　　特殊检查：无。

　　诊断步骤：病史、体格检查和实验室检查。

病理学

- Graves 病：弥漫性增生
- 毒性结节性甲状腺肿大：散在的结节形成

处理与治疗

非药物治疗

　　一般处理：评估，进行宣教，对于出现心动过速或震颤的患者应用 β 受体阻滞剂治疗。

　　特殊处理：抗甲状腺素药物，放射性治疗，甲状腺切除术或甲状腺结节切除术。

饮食：正常饮食。摄入足够的能量以避免体重下降。

活动：无限制，患者身体耐受即可。

健康教育：讲解药物治疗及随访的必要性，以提高依从性。美国妇产科医师协会健康教育手册AP128（甲状腺疾病）。

药物治疗

- 甲状腺危象：发作第 1 天在其他治疗进行的同时口服丙硫氧嘧啶（PTU）15~20 mg，每 4 小时 1 次。
- 初期治疗：PTU 30~300 mg，口服，每天 3 次（妊娠期不能超过 300 mg/d），维持 25~300 mg，口服，每天 2 次；甲巯咪唑（他巴唑，MMI）15~60 mg 口服，每天 1 次，维持 5~30 mg 口服，每天 1 次；碘放射治疗：碘剂（^{131}I）。
- 辅助治疗：普萘洛尔（心得安）40~240 mg 口服，每天 1 次。

禁忌证：妊娠期禁用碘放射治疗（可能会引起胎儿甲状腺功能低下或畸形）。患有充血性心脏病、哮喘、慢性支气管炎和低血糖的患者及妊娠期禁用普萘洛尔。

慎用：PTU 和 MMI 都会引起粒细胞减少、皮炎或肝功能损害。

相互作用：PTU 可以增强抗凝药的效果。

其他药物

碘泊酸钠 0.5 g，口服，每天 4 次（由于可能诱发抗药性甲状腺功能亢进，不作为主要治疗手段）。

随访

监测：定期体检，每年检查 2 次甲状腺功能。接受碘放射治疗后的 6 周、12 周、6 个月行甲状腺功能检查，此后每年复查一次。

预防：无特殊。

并发症：药物治疗后会出现甲状腺功能减退，可能会出现视野改变或缺损，胫前黏液性水肿或心力衰竭，肌肉萎缩，近端肢体肌肉无力。手术治疗后甲状旁腺功能减退，喉返神经损伤，甲状腺功能减退。

预后：若能及早诊断、充分治疗，预后良好。

其他

妊娠：妊娠期诊断存在困难。自然流产、宫内生长受限、早产、子痫前期的风险增加，妊娠期毒性甲状腺肿发生率增高，同时应警惕产褥期复发。任何甲状腺肿都是不正常的。PTU 和 MMI 的剂量要降低，禁止放射性治疗。

ICD-10-CM 编码：根据病因、症状和严重性。

参考文献

扫描书末二维码获取。

47　甲状腺功能减退

概述

定义：血液循环中的甲状腺激素水平下降或不足。女性发病率比男性要高 5~10 倍。女性患者中，月经紊乱往往是这个疾病的首发症状。一些女性在分娩后会暂时处于甲状腺功能减退状态（无痛性亚急性甲状腺炎）。

患病率：5‰~10‰，65 岁以上女性的发病率为 6%~10%。

好发年龄：40 岁以上。

遗传学：无典型的遗传学倾向，可能与 Ⅱ 型多腺性自身免疫综合征有关（HLA-DR3，HLA -DR4）。

病因与发病机制

病因：特发性或自身免疫性（常见于甲状腺肿大时）甲状腺功能减退多发生在不适当的药物或手术治疗后。产褥期甲状腺炎（隐匿性）表现为 TSH 异常或促甲状腺激素释放激素（TRH）生成或释放异常。

危险因素：年龄，其他自身免疫疾病，切除治疗，垂体功能下降。

症状与体征

- 乏力，嗜睡，疲劳
- 畏寒，低体温
- 月经紊乱（功能失调性子宫出血，闭经，月经过多）

- 记忆力减退，失聪
- 便秘
- 皮肤干燥、粗糙、头发受损（脱发最常见）
- 眼部胀痛，手足肿胀
- 心动过缓，脉压低
- 贫血
- 心脏扩大，心包积液

诊断

鉴别诊断

- 抑郁症
- 充血性心力衰竭
- 痴呆
- 淀粉样变性病
- 肾病综合征
- 慢性肾炎

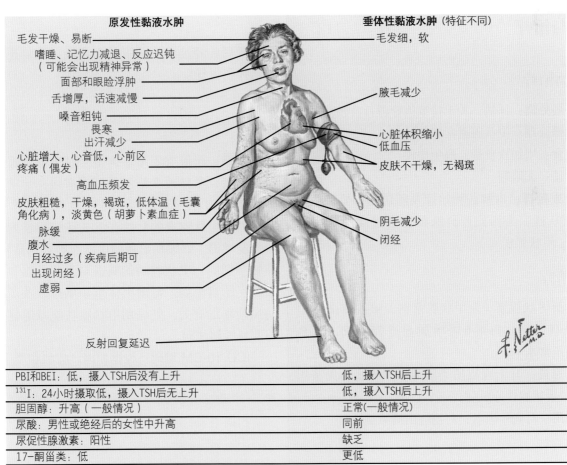

原发性黏液水肿

- 毛发干燥、易断
- 嗜睡、记忆力减退、反应迟钝（可能会出现精神异常）
- 面部和眼睑浮肿
- 舌增厚，话速减慢
- 嗓音粗钝
- 畏寒
- 出汗减少
- 心脏增大，心音低，心前区疼痛（偶发）
- 高血压频发
- 皮肤粗糙，干燥，褐斑，低体温（毛囊角化病），淡黄色（胡萝卜素血症）
- 脉缓
- 腹水
- 月经过多（疾病后期可出现闭经）
- 虚弱
- 反射回复延迟

垂体性黏液水肿（特征不同）

- 毛发细，软
- 腋毛减少
- 心脏体积缩小
- 低血压
- 皮肤不干燥，无褐斑
- 阴毛减少
- 闭经

	原发性黏液水肿	垂体性黏液水肿
PBI和BEI:	低，摄入TSH后没有上升	低，摄入TSH后上升
^{131}I:	24小时摄取低，摄入TSH后无上升	低，摄入TSH后上升
胆固醇:	升高（一般情况）	正常（一般情况）
尿酸:	男性或绝经后的女性中升高	同前
尿促性腺激素:	阳性	缺乏
17-酮甾类:	低	更低

BEI，血浆丁醇提取碘；PBI，血浆蛋白结合碘；TSH，促甲状腺素

图 47.1 甲状腺功能减退的症状和体征

合并症：贫血，躁狂抑郁性精神病，抑郁症，糖尿病，高胆固醇血症，低钠血症，特发性肾上腺皮质类固醇缺乏，二尖瓣脱垂，重症肌无力，白斑。

检查和评估

实验室检查：TSH 敏感（>4 μIU/mL），三碘甲状腺原氨酸（T_3）（升高），甲状腺素（T_4）放射性核素检查（降低），游离甲状腺素指数（降低）。妊娠早期血清人绒毛膜促性腺激素（hCG）水平升高导致妊娠早期血清促甲状腺激素（TSH）浓度降低。

影像学：无特异性影像学表现。

特殊检查：无。

诊断步骤：病史、体格检查和实验室检查。

病理学

甲状腺形态可萎缩、正常或增大。

处理与治疗

非药物治疗

一般处理：评估，关于持续治疗进行宣教。

特殊处理：甲状腺激素替代治疗。

饮食：增加饮食量，避免便秘。

活动：无限制。

健康教育：讲解药物治疗及随访的必要性，以提高依从性。美国妇产科医师协会健康教育手册 AP128（甲状腺疾病）。

药物治疗

左旋甲状腺素（左甲状腺素钠）50~100 μg，口服，每日一次，每 4~6 周增加剂量 25 μg/d，直至 TSH 至正常水平。

禁忌证：肾上腺皮质类固醇激素不足（无法纠正的），甲状腺性心脏病。

慎用：对老年患者，药物应酌情减量。

相互作用：在给予甲状腺素治疗后，应调整胰岛素、口服降糖药和抗凝药的剂量。可能发生相互作用的药物还包括口服避孕药、雌激素和降血脂药物。硫酸盐亚铁会降低外源甲状腺素的吸收。

随访

监测：每 6 周行甲状腺功能检测直至正常为止，此后改为半年复查一次甲状腺功能。由于甲状腺功能减退在老年女性常见，在 45 岁时应做基础评定，在 60 岁以上的患者中应定期检查（半年一次）。

预防：无特殊。

并发症：昏迷（黏液性水肿昏迷）和低温可能危及生命；治疗方法是静脉注射甲状腺激素替代和类固醇治疗；支持性治疗（氧气、辅助通气、补液）和重症监护可能是必要的。其他包括：治疗引起的充血性心力衰竭；容易发生感染；巨结肠；偏执型神经官能症；不育；闭经；治疗过度引起的骨质疏松症。

预后：经过治疗后甲状腺功能可恢复正常。停止治疗仍可复发。

其他

妊娠：药量需要重新调整。对于甲状腺功能减退的患者，虽然改变结局的证据有限，孕早期应每月检查 TSH 水平。产后 6 周应检查 TSH 水平。患有产褥期甲状腺炎的女性有 30% 未来可能发生甲状腺功能减退。妊娠期出现的甲状腺肿大都是异常的。在怀孕期间，甲状腺功能减退与先兆子痫和妊娠高血压、胎盘早剥、低出生体重和早产以及产后出血的风险增加有关。妊娠期甲状腺功能减退症的治疗与非妊娠期相同。

ICD-10-CM 编码：根据原因、症状和严重程度。

参考文献

扫描书末二维码获取。

挑战

为帮助不能通过正常途径受孕的夫妇。

范围： 美国人口中有 6%~12% 人群不能孕育孩子。正常环境下，80%~90% 的夫妇在未避孕 1 年内可以生育。不孕定义为育龄夫妇在性生活正常，同居未避孕的情况下，1 年内没有受孕。根据患者既往的生育史，不孕症又进一步分为原发性不孕和继发性不孕。从没有受孕过的不孕症患者为原发性不孕；在至少 1 年之前曾有过妊娠，无论妊娠的结局如何均为继发性不孕。半数以上的不孕症患者为原发性不孕。

目的： 明确不孕症的病因，找到辅助受孕及分娩的方法。随着对受孕生理研究的进展和辅助生育技术水平的提高，85% 的不孕症夫妇将会得到帮助。

策略

病理生理： 性交过程中男性将精子注入阴道。平均的射精容量为 1~15 ml，其中包含 2000 万以上的精子，精子在女性生殖道中的存活时间至少为 96 小时，最长可达 8 天。但是精子只有在射精后的前 24~48 小时有使卵子受孕的能力。女性在卵巢排卵期释放卵子，排卵发生于下次月经开始前的 14 天，与月经周

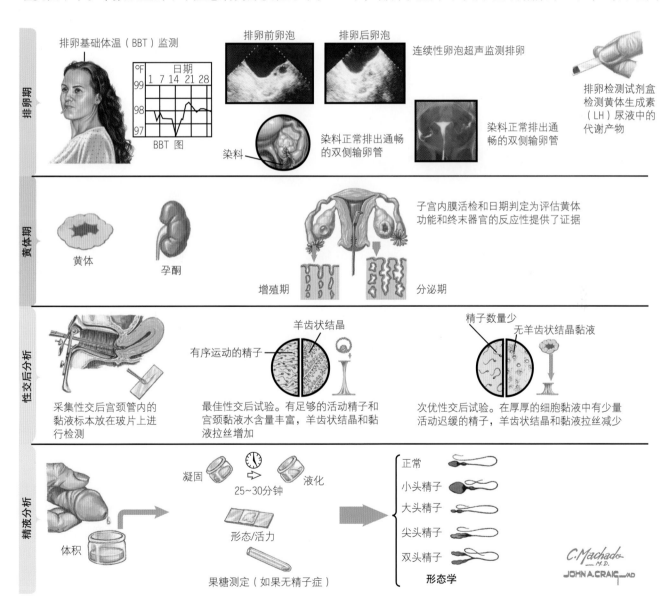

图 48.1　不孕症的检查

期长短无关。黄体释放孕激素，后者使基础体温上升 0.5~1.0℉。卵子仅在排卵后的前 24 小时受精。一般受精多发生在输卵管远端，合子在合适时间进入宫腔（受精后的 3~5 天）才可发生妊娠，否则不会形成妊娠。合子进入宫腔后接触子宫内膜、成功植入并生长。

治疗原则： 获得妊娠有 3 个必要元素：①精子，②卵子，③精子和卵子在合适的时间及部位结合受精。通过对这 3 个因素的调查来评估不孕症夫妇。

健康教育： 参见美国妇产科医师协会健康教育手册 AP136（不孕评估），AP137（不孕治疗）。

实施

注意事项： 对不孕症夫妇进行评估后，应指导该夫妇在易受孕期继续通过性交尝试受孕。1/3~1/2 的不孕问题可以在初次评估中被明确诊断。不孕症的

医学定义不同于生育能力的定义，前者是指一个女性妊娠的能力。女性生育能力异常包括生理上难以受孕或医学上不建议受孕的和有正常性生活、未避孕 36 个月以上仍无法妊娠的。简而言之，生育能力是指分娩胎儿的能力，而受孕能力是指形成妊娠的能力。在处理不孕症的问题时，明确诊断并不困难，困难的是明确其病理生理原因。不同于其他医学领域，医师在治疗不孕症的时候是需要同时解决夫妻双方存在的问题，而不是一个人的问题。在常见的不孕原因被明确后，就会发现男性因素和女性因素各占一半，但仍有一小部分不能明确病因。在做咨询时要将此点谨记于心。掌握其病因的分布规律有助于对不孕夫妇进行合理有效的评估。

参考文献

扫描书末二维码获取。

---

49 肠易激综合征

概述

定义： 肠易激综合征是一种因胃肠蠕动过强引起的，以间歇性腹痛、腹泻和便秘为表现的肠道功能紊乱。

患病率： 该病于 1818 年被首次报道，就诊胃肠病专科的患者中 50% 存在上述症状；每年有 240 万～350 万患者为此来内科就诊，并因此开出约 220 万张处方。尽管发病率很高，但只有 25% 的患者寻求治疗，只有 1% 的患者得到了专科或长期治疗。

好发年龄： 中青年。

遗传学： 无遗传学倾向。男：女约为 1∶2。

病因与发病机制

病因： 有证据表明，肠壁敏感性改变使 IBS 患者肠壁蠕动发生变化。IBS 患者对各种刺激表现出反应过激，进食、心理压力及直肠乙状结肠的扩张

都可以导致食物通过时间的改变，最终表现为腹痛、便秘或腹泻。对照研究发现 IBS 组患者血清中 5-HT 水平显著高于非 IBS 组，提示 5-HT 可能为致病因素。

危险因素： 尚不清楚。既往感染性胃肠炎被认为是危险因素。

症状与体征

- 间歇性腹痛（月经前常加重）
- 腹胀、恶心
- 腹泻和便秘交替

症状一般在进食后 1~1.5 小时加重，50% 的患者疼痛可持续数小时或数天，20% 的患者甚至可持续数周。高脂饮食、精神紧张、情绪低落或月经通常会加重疼痛，而在肠道蠕动后症状可缓解。包括四种临床分型：①痉挛性结肠炎，以慢性腹痛和便秘为特征；②间断腹泻，通常是无痛的；③腹泻和便秘交替混合型；④ IBS 不定型。

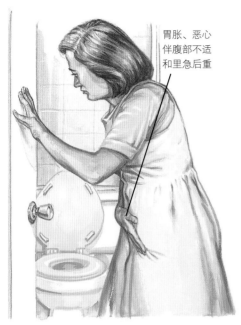

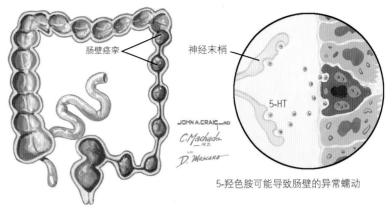

胃胀、恶心伴腹部不适和里急后重

肠壁痉挛

神经末梢

5-HT

5-羟色胺可能导致肠壁的异常蠕动

肠壁敏感性和蠕动改变导致肠易激惹症状复杂化

Rome Ⅲ 肠易激惹综合征的诊断标准	提示非功能性肠病的症状
在过去的3个月中至少有3天/月（可以是不连接的），出现腹痛和下述三种中至少两种不适表现： 1）排便后缓解 2）发作与排便频率改变有关 3）发作与粪便性状改变有关（外形）	1）贫血　　　　8）胃肠道肿瘤、 2）发热　　　　　炎症性肠病 3）持续性腹泻　　或腹泻家族史 4）直肠出血　　9）50岁后新发症状 5）严重便秘 6）体重减轻 7）夜间胃肠道症状

IBS是一种由胃肠蠕动过强引起的，以间歇性腹痛、腹泻和便秘为表现的综合征，临床表现包括：
1）以长期腹泻和便秘为特征的痉挛性结肠炎
2）间歇性腹泻，常不伴腹痛
3）间歇性腹泻与便秘交替出现

至少6个月前出现症状且最近3个月符合诊断标准。不适是指一种不舒服的感觉，而不是疼痛。病理生理学研究和临床试验中，受试者纳入条件中建议包含每周至少2天疼痛/不适

图 49.1　肠易激综合征

诊断

鉴别诊断

- 细菌或寄生虫感染
- 神经官能症
- 滥用泻剂
- 腹泻（茶、咖啡、食物中毒）
- 溃疡性结肠炎或克罗恩病
- 乳糖不耐受
- 肠憩室病

　　合并症：IBS 患者精神异常多见；躯体不适、紧张、焦虑、抑郁、癔症、疑病、性功能受损、痛经、性交困难、尿频和尿急增加，以及肌肉痛症状的发生率增高。

检查与评估

　　实验室检查：无特异性实验室检查。
　　影像学：无特异性影像学表现。
　　特殊检查：乙状结肠镜检查或结肠镜对疑似患者的诊断有帮助。
　　诊断步骤：结合病史并除外其他疾病。

病理学

　　无特异。

处理与治疗

非药物治疗

　　一般处理：很多患者有歇斯底里、情绪低落、双重人格等心理失常，因此心理支持非常重要。在一些研究中，消除疑虑剂效应高达 80%。
　　特殊处理：弱的镇静剂如苯巴比妥和地西泮（安定）可缓解症状，但长期应用效果不佳。
　　饮食：高纤维饮食，减少酒精、脂肪、咖啡因和山梨醇摄入。根据结果不同可以选择节食或者益生菌饮食。
　　活动：不受限制。
　　健康教育：饮食（增加纤维素）和调节紧张情

绪。生物反馈和放松疗法可能有一定的帮助。

药物治疗

- 大体积纤维性物质，如瓜儿胶；渗透性泻药。
- 5-HT$_3$受体阻断剂（阿洛司琼）可用于腹泻患者。褪黑激素在一些试验中显示有疗效。利福昔明（西法散）550 mg 每日 3 次口服，这是一种基于利福霉素的半合成抗生素，优于安慰剂 11%。

  禁忌证：肠梗阻或粪便秘结，已知或可疑对药物或其成分过敏者。

  慎用：评估的过程中可以进行经验治疗，但是如果未明确诊断，则不能继续。应保证充足的水分摄入，以预防肠梗阻并达到最佳的治疗效果。直肠出血、夜间腹痛或体重减轻通常与肠易激综合征无关，建议进一步检查。

其他药物

- 利那洛肽是一种鸟苷酸环化酶激动剂，可刺激肠液分泌和转运，当渗透性泻药失效时，可用于便秘型肠易激综合征。

- 痉挛药（例如：0.125~0.25 mg 山莨菪碱口服或舌下含服，每日 3~4 次）可能对特定的患者有帮助。

随访

监测：定期体检。

预防：高纤维饮食，缓解压力。

并发症：对他人的依赖感，对工作、学习和家庭产生负面影响。经常复发。

预后：短期治疗多数疗效较好，但长期复发率高。

其他

妊娠：没有影响。

ICD-10-CM 编码：K58.9（不伴腹泻的肠易激综合征）。

参考文献

扫描书末二维码获取。

---

50 腰（背）痛

概述

定义：局限在后背较低部位的疼痛（通常在髂骨与肋骨之间），可以放射到腹部、盆腔、大腿或者躯干。妇科的一些疾病经常会有此主诉（准确的或不准确的）。腰（背）痛在妊娠时尤其常见。

患病率：非常普遍，80% 的人在其一生中都有腰（背）痛的经历。在美国有 1.3% 会去门诊咨询。

好发年龄：25~45 岁。

遗传学：无遗传学倾向。

病因与发病机制

病因：正常衰老，随外伤、劳损及妊娠而加剧。

危险因素：肥胖，不良的姿势，不恰当的提举动作，年龄，惯于久坐的生活方式，骨质疏松，心理因素（继发获得），外伤。吸烟、受教育程度低和女性也有相关性。

症状与体征

- 在髂骨和低位肋骨之间的疼痛和不适，通常突然出现在受伤的部位或在损伤后 24 小时逐渐出现。
- 疼痛可以放射到臀部和大腿后部（止于膝部），因不是神经根痛，所以腰痛较腿痛重。
- 背部运动、提举、咳嗽、弯腰、牵拉和扭动身体时疼痛加重，休息后减轻。
- 感觉、肌肉运动和神经反射正常，但运动幅度降低。

诊断

鉴别诊断

- 妇科疾病（妊娠、子宫内膜异位症、盆腔炎）
- 消化道疾病（十二指肠溃疡、胰腺炎、肠激惹综合征、憩室炎）
- 泌尿系统疾病（肾盂肾炎，肾结石）
- 椎间盘突出或退行性病变
- 骶骨骨折

- 纤维性肌炎
- 脊髓硬化
- 脊椎滑脱
- 僵硬的脊椎炎
- 风湿（髋关节或后背）
- 肿瘤（原发或转移）
- 虚构的主诉（躯体性的，或继发的）

合并症：慢性疼痛（盆腔痛、头痛），神经根病，肥胖，心理疾病。继发性疼痛往往使腰（背）痛的诊断和治疗复杂化，明显继发获得的警告征象包括未决的诉讼和补偿、抑郁、厌恶和长期应用强力镇痛剂。

脊柱过度前凸对脊髓神经根的影响

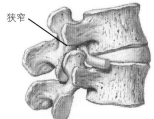

狭窄

脊柱过度前凸使椎间孔高度狭窄

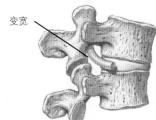

变宽

脊柱屈曲状态时椎间孔打开，神经根放松

腰肌劳损治疗

急性期	慢性的和预防性的
绝对卧床休息	减肥
热水盆浴，热垫子，氢化可的松镇静	正确的姿势
坚硬的硬床垫、床板	坚硬的硬床垫、床板
电热疗，按摩	每日下腰骶（背）部锻炼
疼痛部位局部浸润麻醉	根据年龄和体格进行规律的体育活动
偶尔穿紧身衣，束腰带	

慢性腰肌劳损锻炼（轮廓图为起始位）

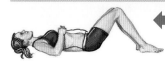

1. 取仰卧位，双手放在胸前，屈膝，给背部一点压力使背部紧贴地板，收紧腹部和臀部的肌肉，然后让耻骨侧向前，同时呼气，持续数到10，放松然后重复。

2. 取仰卧位，双手放在身体两侧，屈膝，双手抱膝使其尽量贴近胸部，坚持一会。放松然后重复。也可以一次反复锻炼一条腿。

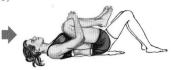

3. 仰卧位，屈膝，双手固定于胸前或身体两侧，利用腹部肌肉坐起并朝前，然后慢慢恢复到起始动作。

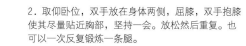

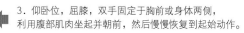

4. 从起跑姿势开始（一条腿伸直，另一腿迈向前，双手扶地）向前向下压几次，屈曲前面的膝关节收紧腹部。然后交换两腿重复做。

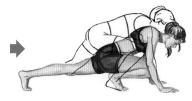

5. 双手扶椅背站立，直背部下蹲，然后复原，重复进行。

6. 坐在椅子上，双手抱膝，向前弯腰，使下巴位于双膝之间，然后慢慢坐起复原。

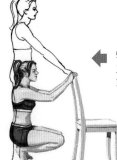

锻炼最好在结实、垫了垫子的地面、铺了地毯的地板上进行。开始时动作要慢，每天做1~2次，再逐渐加大运动量到10次或更多次，以舒服为限。疼痛而不是轻微的不适表明应该停止。

图50.1 腰部劳损伴腰痛

检查与评估

实验室检查：尚无有价值的检查，除非提供非力学的症状或不典型疼痛模式。

影像学：通常不需要。当有持续性疼痛、不典型症状时，首选 MRI 平扫。如怀疑肿瘤、创伤或感染性疾病，还需要对脊椎行腰 5 至骶 1 段的前位、后位、侧位、截面摄片。

特殊检查：CT、MRI，或特殊原因需要脊髓造影。

诊断步骤：病史和体格检查（特别注意背部和髋关节）。

病理学

根据病因而不同。

处理与治疗

非药物治疗

一般处理：卧床休息，短期镇痛，抗炎药物，按摩，推拿。

特殊处理：肌肉放松，威廉姆斯放松操，理疗，局部低水平持续热疗，经皮神经电刺激（TENS）。

饮食：无特殊的饮食要求。适当减肥。

活动：限制剧烈运动 3~6 周，然后恢复到可以耐受的正常活动。患者可以做威廉姆斯放松操以预防进一步的损伤。

健康教育：建议保持良好的姿势和适宜的运动，日常背部锻炼，参见美国妇产科医师协会健康教育手册 AP115（减轻妊娠期背部疼痛）。

药物治疗

- 非甾体抗炎药（NSAIDs）、肌肉松弛剂：盐酸环丙扎林 10 mg 口服，每日 3 次，苯二氮䓬类（安定）5~10 mg 口服，每日 2 次。

禁忌证：视个体差异，阿司匹林过敏性哮喘者几乎对所有药物都过敏。

慎用：视个体差异，溃疡和肾病患者慎用。

相互作用：视个体差异。

随访

监测：定期体检。

预防：加强肌肉力量锻炼，提重物时要小心，保持合理体重，避免做使病情加重的动作（提重物、弯腰、扭动、动作猛烈）。适当减轻体重。

并发症：慢性背痛、药物依赖性疼痛及其伴随疼痛。

预后：通过镇痛、肌肉放松、按摩和锻炼（1~6 周）可以改善症状。

其他

妊娠：尽管妊娠（由此带来的姿势变化）可能加重已经出现的腰（背）痛，但对妊娠没有影响。当妊娠晚期胎儿下降至骨盆后症状可能会有所减轻，但是突然站立和长期弯腰照顾新生儿会使这种症状缓解的时间变短。

ICD-10-CM 编码：基于病因。

参考文献

扫描书末二维码获取。

51 黑色素瘤

概述

定义：黑色素瘤是来自黑色素（色素）系统细胞的恶性变。尽管通常是皮肤病变，但是黑色素瘤可以发生在任何有色素沉着的地方（比如眼睛）。女性的所有黑色素瘤中 5%~10% 在外阴部，其中只有 1% 在皮肤表面。

患病率：10 万人中有 4.5 人患病；2015 年，新发黑色素瘤病例 73 870 例（男性约 42 670 例，女性 31 200 例），死亡 9940 例，是女性第七大常见癌症。

好发年龄：50% 的患者在 20~40 岁发病。

遗传学：家族性痣发育异常综合征（如果家庭成员中有患黑色素瘤者，则终生患病风险为 100%）。

病因与发病机制

病因：尚不清楚，可能与紫外线（A+B）照射有关。

危险因素：既往有发育异常的痣，多发性色素病变，肤色白皙，雀斑，眼睛碧蓝和金发，青春期水疱性晒伤（增加 2 倍风险），黑色素瘤家族史。

症状与体征

- 无症状；
- 形状及边缘不规则的有色素沉着的病变；
- 出血，表皮鳞化，色素沉着病损的大小或质地发生改变［ABCDE 口诀：asymmetry 不对称；border irregularity 边缘不规则；color variegation 颜色多样；diameter 直径 0.6 mm，通常在背部或下肢（白种人）或手、足以及甲部（黑种人）；elevation above the skin surface 高出皮肤表面］。

诊断

鉴别诊断

- 复合痣
- 发育异常的痣
- 恶性黑色素瘤（最大的恶性高危因素是痣的直径大于 5 mm，边缘不规则，不对称，或多种颜色）
- 着色的基底部或鳞状细胞肿瘤
- 角质疣

合并症：复合痣，发育异常的痣。

检查与评估

实验室检查：无特异性实验室检查。

影像学：无直接影像学特征，仅仅用于判断有无远处转移（脑、骨髓、淋巴结）。

特殊检查：阴部痣切除后活检，或身体任何部位可疑的痣切除后活检。所有的病变均应该有组织学检查，绝不要仅行破坏性切除。

诊断步骤：体格检查和病理检查。

病理学

皮肤表面黑色素瘤播散（占 70% 病例），淋巴结（垂直生长，15%），肢体末端的雀斑（2%~8%），恶性痣（4%~10%）。

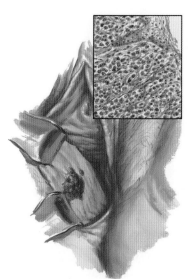

临床考虑
黑色素瘤典型临床表现ABCDE口诀
A）不对称
B）边缘不规则
C）颜色多样
D）直径 >6 mm
E）病变表面高出皮肤

切除发育异常的痣和可疑黑色素瘤的范围取决于病变的厚度，厚度小于 2 mm 的切除范围应超过边缘 1 cm，更厚的应超过边缘 3 cm

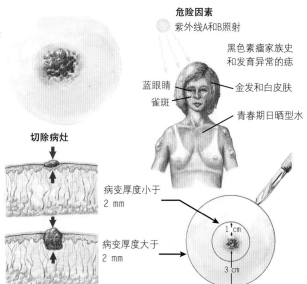

危险因素
紫外线A和B照射

黑色素瘤家族史和发育异常的痣

蓝眼睛
雀斑

金发和白皮肤

青春期日晒型水

切除病灶

病变厚度小于 2 mm

病变厚度大于 2 mm

图 51.1 黑色素瘤病变的临床考虑和切除

处理与治疗

非药物治疗

一般处理：评估，对可疑病灶进行活检，注意对有害刺激进行防护（使用防晒霜，避免皮肤被过度照射）。

特殊处理：外科手术切除，病变厚度小于 2 mm 的应超出病灶边缘 1 cm，更厚的应超出边缘 3 cm。

饮食：正常饮食。

活动：尽量减少在阳光下暴晒并采取防护措施。

健康教育：了解暴晒的危险，使用防晒用品，识别可疑病变的特征。

药物治疗

- 卡介苗和左旋咪唑联合达卡巴嗪辅助治疗。
- 大剂量白细胞介素 2 的治疗效果有限。
- 使用检查点抑制剂免疫治疗［抗 PD1 抗体（pembrolizumab，nivolumab）和抗 CTLA4 抗体（ipilimumab）］和靶向治疗（BRAF 和 / 或 MEK 抑制）对总体生存率有显著影响。

禁忌证：视个体差异。

慎用：视个体差异。

相互作用：视个体差异。

随访

监测：每 3~6 个月进行一次全身检查了解有无异常和变化的痣，每年一次胸片，有 6% 复发的患者可通过此种方式发现。每周一次的自我检查。

预防：使用防晒品，避免过度阳光暴晒，尤其是晒伤后水疱。

并发症：病变进展或播散，化妆品损伤皮肤。

预后：5 年生存率取决于病变分期，无局部或远处转移的可达 70%，病变小于 0.85 mm 厚的可达 95%~100%，如果有淋巴结受累则 5 年生存率仅 5%。

其他

妊娠：很少见，但妊娠可以使黑色素瘤恶化。尽管恶性黑色素瘤转移到胎儿罕见，但是有 1/3 的病例与黑色素瘤有关。黑色素瘤是少数能扩散到胎盘的恶性肿瘤之一，转移性的黑色素瘤对母亲和胎儿都有威胁。所以如果女性发现有黑色素瘤，一般建议最好 2 年或更长的时间以后再考虑怀孕。

ICD-9-CM 编码：依据病变位置和严重程度。

参考文献

扫描书末二维码获取。

52　筋膜症候群

概述

定义：筋膜症候群是一组以肌肉及筋膜疼痛并伴有局部肌紧张和疼痛为主要表现的综合征，多见于远端部位。肌筋膜症候群和肌纤维痛常有触发点。这类综合征可表现为慢性下腹部或盆腔疼痛，很容易与妇科疾病混淆。

患病率：整个人群的 3%。

好发年龄：惯于久坐的中年妇女。

遗传学：无遗传学倾向。女性（80%~90%）比男性更常见。一些研究表明，若有家庭成员患有纤维肌痛，女性也更容易患纤维肌痛。

病因与发病机制

病因：一小群肌肉的异常痉挛导致远端一系列肌肉的极度紧张和疼痛（触发点，trigger points）。压迫患处可以减轻局部疼痛并常可产生牵涉痛。大部分触发点位于或接近运动性或滑动性肌肉表面，但并不都是如此。遗传因素、躯体和情绪压力都可能导致疾病发展。

危险因素：紧张、睡眠剥夺、创伤、抑郁和天气变化。

症状与体征

- 累及远端部位的慢性疼痛。
- "触发点"（潜伏在肌肉中能够诱发痉挛和疼痛的高敏感区）：能诱发或引出患者的症状、体征。触发点可以位于身体任何部位，但是最常见于腹壁、背部，盆腔疼痛为主要症状时触发点常位于盆壁。多数患者有11个或更多触发点。
- 疼痛在精神紧张、天气变化或无效睡眠后的早晨加重，活动、精神放松和休息时缓解。
- 美国风湿病学会制定的两个标准：持续3个月以上的弥漫疼痛史和疼痛点的存在。
- 泌尿系症状（尿频、尿急、尿失禁、夜尿症、排尿困难、膀胱排空不全、膀胱疼痛）。
- 外阴阴道不适/性交困难。

诊断

鉴别诊断

- 躯体化疾病
- 交感性营养失调
- 肌肉紧张或扭伤
- 风湿性多肌痛
- 一过性动脉炎
- 肠易激综合征
- 腰背部紧张或扭伤
- 间质性膀胱炎

合并症：慢性疼痛综合征、肠易激综合征、抑郁、躯体耐受力下降、社交退缩。

检查与评估

实验室检查：无特异性实验室检查。红细胞沉降率（血沉）筛查可能有用。还可考虑其他基于诊断的检查。

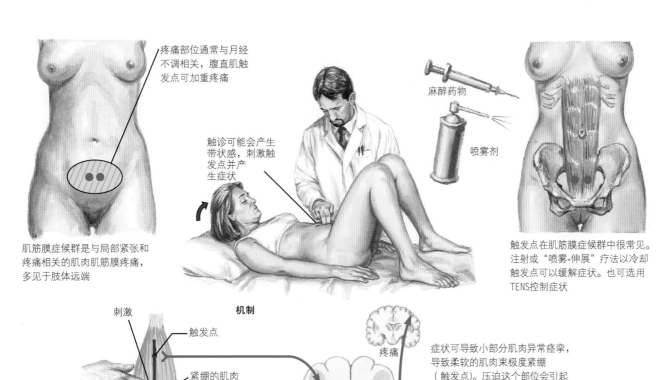

疼痛部位通常与月经不调相关，腹直肌触发点可加重疼痛

触诊可能会产生带感，刺激触发点并产生症状

麻醉药物

喷雾剂

肌筋膜症候群是与局部紧张和疼痛相关的肌肉肌筋膜疼痛，多见于肢体远端

触发点在肌筋膜症候群中很常见。注射或"喷雾-伸展"疗法以冷却触发点可以缓解症状。也可选用TENS控制症状

刺激

机制

触发点

紧绷的肌肉

正常肌纤维

肌肉痉挛

疼痛

症状可导致小部分肌肉异常痉挛，导致柔软的肌肉束极度紧绷（触发点）。压迫这个部位会引起局部压痛，也经常发生牵扯痛

JOHN A. CRAIG—MD

C. Machado—M.D.

with

D. Mascaro

图 52.1 肌筋膜综合征

影像学：无特异性影像学表现。

特殊检查：无。

诊断步骤：病史和体格检查即可诊断。查体时如果腹前壁能触及增厚区或有压痛，有助于诊断。

病理结果

触发点通常指按压肌肉纤维时触及的紧绷条带（正常肌肉按压时，不应该太软，也不会太紧）。

处理与治疗

非药物治疗

一般处理：评估、止痛、热疗［持续低水平局部加热（ThermaCare）、热敷或超声疗法］及全身锻炼。

特殊处理：经皮神经电刺激（TENS），触发点注射。选用口径为 22# 注射器进行触发点注射是由指向并阻断紧张肌群的注射器在组织中的移动决定的。更细的针头在这些情况下可能会弯曲或折断。针头长度必须足以达到整个触发点范围并且不会凹入皮肤或是在皮肤表面形成焦点。浅表触发点通常可以用"喷雾 - 伸展"方法治疗：在触发点表面喷洒冷冻剂（如氯乙烯）几秒钟后，通过被动外力强行伸展肌肉。催眠和 / 或针灸也可以使用。

饮食：正常饮食。

活动：除引起疼痛的活动，其他均可。接触式盆底理疗效果良好，逐步成为有代表性的一线治疗措施。

健康教育：参见美国妇产科医师协会健康教育手册 AP099（盆腔疼痛）。

药物治疗

- 非甾体抗炎药。
- 辅助睡眠：氟西泮 15 mg，临睡前口服；三唑仑 0.125 mg，临睡前口服；阿米替林 20~25 mg，临睡前口服。

- 肌肉松弛剂：环苯扎滨（Flexeril）10 mg，口服，每日 3 次。
- 注射局麻药：通常选用 1% 不含肾上腺素的利多卡因，注射限量大约为一个部位 10 ml。
- 辅助治疗：加巴喷丁、普瑞巴林和 5-HT 受体阻滞剂对特定患者效果良好。

禁忌证：视个体差异而定。当触发点周围有感染灶时则不能选择注射疗法。

注意事项：注意副作用和依赖性。

替代药物

- 曲唑酮（Desyrel）每晚 50 mg。
- A 型肉毒毒素注射代替局部麻醉剂。

随访

监测：定期体检，监测药物副作用。

预防：可以恢复精神的充足睡眠，减轻压力，适度运动，保持身体健康。

并发症：抑郁、身体耐受力减低、社交退缩行为、慢性疼痛、失业。触发点注射治疗最常见的并发症是局部瘀斑及麻醉药物毒性。后者可以通过严格限制给药总剂量尽量避免。如果事先消毒皮肤则感染非常罕见。

预后：通过临床治疗 2~4 周症状会有所改善。确定某一特定触发点位置并利用触发点注射的疗效很好。触发点注射的效果通常比麻醉药的作用持久，通常在 1~2 次之后即可实现持久缓解。

其他

妊娠：无影响。某些治疗可能受妊娠的限制。妊娠通常不是触发点注射的禁忌证。

ICD-10-CM 编码：R10.2（盆腔和会阴疼痛），M79.1（肌筋膜疼痛），M60.9（心肌炎），G89.29（其他慢性疼痛）。与定位和类型有关。

参考文献

扫描书末二维码获取。

概述

定义：体重及体内脂肪增加（超过理想体重 20%，BMI ≥ 30 kg/m^2），伴有健康危害性增加。肥胖对于女性的影响较男性为大，尤其受到青春期及中年女性的特别关注。妊娠期间体重增加（超出妊娠相关体重的那部分重量），通常不会减少。

患病率：与年龄有关，女性发病率为 35%~40%。

好发年龄：任何年龄。

遗传学：有关体重的变异，可能有 20%~30% 由基因决定。罕见的遗传学综合征有相关描述。

病因与发病机制

病因：过量摄入能量、胰岛素血症、下丘脑功能障碍、Cushing 综合征、糖皮质激素类药物。

危险因素：双亲肥胖、妊娠、惯于久坐的生活方式、高脂饮食、社会地位较低。

症状与体征

• 体重和体内脂肪增加［男性肥胖（腹部）的健康危害性更大］。

诊断

鉴别诊断

• 除过度饮食摄入以外的病理过程。

合并症：发病率和死亡率增加（见"并发症"），胆石症。近期研究表明卵巢癌和乳腺癌的风险增加。

检查与评估

实验室检查：无特异性实验室检查。在特定患者中考虑甲状腺功能检测。测定血清胆固醇、甘油三酯或血糖以评估并发症的危险因素。

影像学：无特异性影像学表现。

特殊检查：BMI= 体重（kg）/ 身高（m^2），腰臀比（正常女性 >0.85）。

诊断步骤：体格检查，BMI。

病理学

脂肪细胞肥大和（或）增生，心脏扩大或肝脏扩大很常见。

处理与治疗

非药物治疗

一般处理：风险评估，饮食和锻炼建议。控制饮食会对病情有益。

特殊处理：生活习惯调整和催眠疗法有不同程度的疗效。对于特定患者（BMI>40 kg/m^2）可以建议外科干预（胃分隔或旁路）。手术是病态肥胖长期治疗最有效的方法。

饮食：限制到 500 kcal 以保证最优化的持续体重减轻（1 磅 / 周）。能量过低的饮食可能会增加风险及猝死的概率。

活动：任何限制能量摄入的节食都应与有计划的锻炼身体一起进行。单纯锻炼是不够的。

健康教育：指导患者进行节食和锻炼、调整生活习惯，参见美国妇产科医师协会健康教育手册 AP045（锻炼和健康：女性指南），AP064（控制体重：合理饮食，保持健康），AP101（胆固醇与您的健康）。

药物治疗

通常不推荐对 BMI<30 kg/m^2 的人进行药物治疗。可选用奥利司他（赛尼可）120 mg，口服，每日 3 次，于进餐中或餐后 1 小时服用。低剂量的奥利司他（Alli）是一种非处方的减肥辅助药。服用这些药物时，应避免高脂肪饮食，减少胃痉挛和腹泻。氯酪蛋白、复方芬特明缓释托吡酯（胶囊）、安非他酮 - 纳曲酮（缓释片）、利拉鲁肽（每日肌注）、芬特明、苯并咪嗪、二乙基丙酮均有良好的临床效果。

禁忌证：视个体情况而定。禁忌证主要包括动脉粥样硬化或其他心脏病、高血压、甲状腺功能亢进或青光眼。患有慢性营养吸收障碍综合征或胆汁淤积症的患者禁用。

慎用：复发很常见，药物滥用的概率较高。服用奥利司他可能会出现腹泻、脂肪便、肠蠕动频率增加、大便失禁、腹痛和恶心等表现。

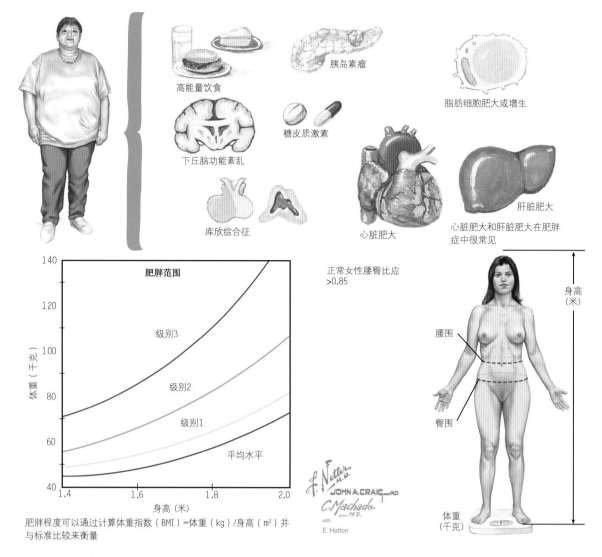

高能量饮食

胰岛素瘤

脂肪细胞肥大或增生

下丘脑功能紊乱

糖皮质激素

库欣综合征

心脏肥大

肝脏肥大

心脏肥大和肝脏肥大在肥胖症中很常见

正常女性腰臀比应 >0.85

身高（米）

腰围

臀围

体重（千克）

肥胖范围

级别3

级别2

级别1

平均水平

体重（千克）

身高（米）

肥胖程度可以通过计算体重指数（BMI）=体重（kg）/身高（m²）并与标准比较来衡量

图 53.1　肥胖

药物相互作用：某些药物与全身麻醉剂合用时可能引起心律失常。奥利司他干扰环孢素、脂溶性维生素吸收和华法林的效果。

其他药物

苯丙醇胺（购买无需医师处方）。

随访

监测：长期随访，对药物治疗或肥胖本身的并发症进行筛查。

预防：节食和锻炼建议（对于青少年和儿童来说尤为重要）。

并发症：患心血管疾病、糖尿病、高血压、高脂血症、胆石症、胆囊炎、骨关节炎、痛风、血栓栓塞和睡眠呼吸暂停综合征的风险显著增加。

预防：长期控制体重很困难，复发很常见。个人决心是成功的最佳预测指标。

其他

妊娠：肥胖可合并妊娠，而许多女性的肥胖通常都在妊娠时表现出来。对于肥胖症患者来说应监测体重增加情况并适时下调。奥利司他可作为 B 级治疗方案。

ICD-10-CM 编码：E66.9（肥胖症，非特殊），E66.01［热量过多导致的病态（严重）肥胖］。

参考文献

扫描书末二维码获取。

概述

定义：使患者在日常活动或受到最小创伤时骨折风险增加的骨质（钙）丢失。这种疾病过程极大地影响老年妇女并且显著增加其致残率和死亡率。据估计，全美一年在此方面的医疗开销高达 100 亿美元。

患病率：年龄 >75 岁的女性（未接受雌激素替代疗法）中 40% 有脊椎、髋骨或前臂骨折；80% 的髋骨骨折发生于该年龄组人群。

好发年龄：绝经后女性。

遗传学：某些种族常见（高加索人 / 东方人），有观点认为是骨质峰值的作用。

病因与发病机制

病因：酗酒，慢性疾病，糖尿病，雌激素丢失（尤其是绝经早期），过度的咖啡因摄入，骨质疏松症家族史，生育过多，高蛋白质摄入，无活动 / 惯于久坐的生活方式，维生素 D 摄入或日照时间不足，体重过低，药物治疗（抗惊厥药，糖皮质激素，过度甲状腺激素替代疗法，长期使用肝素或四环素，襻利尿剂，化疗），饮食较差 / 钙摄入不足（<1000 mg/d），白色人种或东方人种，放疗，吸烟。

危险因素：绝经（未行雌激素替代疗法），不活动以及出现上述其他病因。在卵巢功能开始衰退的 10 年内女性骨质丢失率较正常水平增加 10 倍。这将导致大约 35% 皮质骨和 50% 代谢活跃的小梁骨的丢失。通过对比，男性骨质丢失量仅为女性的 2/3。

症状与体征

- 无症状
- 脊柱、髋骨或前臂骨折（伴或不伴疼痛，有危险因素的患者出现特发性背部疼痛时应当考虑骨折可能）
- 身高降低（多达 10~20 cm）
- 进展为脊柱后凸畸形（"寡妇型"驼背）

诊断

鉴别诊断

- 转移性肿瘤（乳腺）
- Paget 病（变形性骨炎）
- 多发性骨髓瘤
- 未报道的创伤（滥用药物）
- Cushing 病

合并症：性交困难、慢性阴部疼痛、萎缩性外阴炎、潮热、睡眠障碍、尿失禁及其他低雌激素状态。

检查与评估

实验室检查：无特异性实验室检查。

影像学：双光子吸收测定或定量 CT。常规放射学检查（如胸片）在骨质丢失低于 30%（大约等于骨折阈，1 g/cm^2）时不能检出病变。

特殊检查：WHO 骨折危险评估工具（FRAX）。只有关于骨质代谢的尿液检查意义较大。

诊断步骤：放射影像学检查以判断骨质状态。

病理学

骨钙丢失，小梁变薄，微型骨折，大型骨折（脊柱、髋骨、前臂）。

处理与治疗

非药物治疗

一般处理：进行承重锻炼的同时戒烟、戒酒或避免咖啡因摄入，保证充足的钙摄入。

特殊处理：双膦酸盐类药物（从成本和长期安全性来看，推荐口服），降钙素（不常用，可作为特定患者的治疗药物，而非预防）。选择性雌激素受体调节剂。妇女健康倡议（WHI）的研究结果提示，雌激素替代疗法（当有其他原因时）有保护作用，但已不足以证明存在风险，虽然该项研究的方法有很大争议。

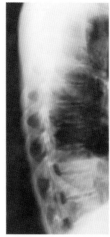

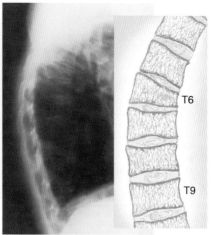

绝经后期女性的轻度骨质减少。椎体"褪色"；没有脊柱后凸或椎体塌陷

同一患者再过16.5年后出现T6椎体楔形压缩。患者有淋巴瘤，并有多发椎体双凹和后凸畸形。T6椎体的局限性改变提示肿瘤

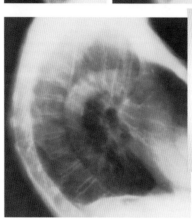

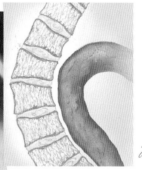

绝经后期妇女出现的严重后凸畸形。椎体出现轻度、多发双凹畸形及楔形变。主动脉广泛钙化

图 54.1　骨质疏松症的 X 线表现

饮食： 饮食摄入足够钙质（1000~1500 mg/d）和维生素 D（400~800 IU/d）（维生素 D 摄入量不应超过上述剂量）。

活动： 进行承重锻炼或抗阻力锻炼。已有骨质丢失的患者应选择低撞击性运动。

健康教育： 参见美国妇产科医师协会健康教育手册 AP048（骨质疏松的预防），AP047（绝经期），AP045（锻炼和健康：女性指南），AP066（激素替代疗法）。

药物治疗

- 双膦酸盐类药物：阿仑膦酸钠（福善美）10 mg，口服，每日 1 次，早晨起床时立即服用，用一整杯水送服，服用后 30 分钟内禁食。利塞膦酸钠（Actonel）30 mg，口服，每周 1 次；伊班膦酸钠（Boniva）150 mg 每，口服，每月 1 次（必须保持直立，60 分钟内不能进食），或每 3 个月肌内注射 3 mg。唑来膦酸一年一次静脉治疗。地诺单抗是静脉注射唑来膦酸的替代品。

- 选择性雌激素受体调节因子（也称作组织选择性雌激素）。许多此类药物都有骨质活性并显示出保护或增加骨质量的作用。目前没有数据显示能降低骨折率，长期使用此类药物的相关研究有望得出结论。

- 雌激素替代疗法（有应用指征时可加用孕激素）。剂量选择见第 188 章"绝经"部分。雌激素的骨质保护作用似乎取决于绝经后期维持相对正常的血中激素浓度（40~60 pg/ml），并且不受疗程影响。

禁忌证： 见第 188 章"绝经"部分。有食管狭窄、吞咽困难、不能坐或站 30~60 分钟、慢性肾疾病的患者或哺乳期母亲禁用阿仑膦酸钠。

慎用： 见第 188 章"绝经"部分。患者在吃药后必须保持直立状态以避免阿仑膦酸钠对食管的激惹作用。长期使用此类药物可能会导致矿质失衡，因此需要阶段性服用（据报道，在双膦酸盐使用者中很少发生颌骨骨坏死的病例）。维生素 D 需谨慎使用，因为增加钙质吸收的剂量与促进骨质吸收的剂

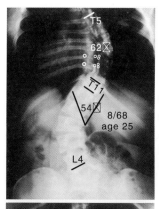

25岁女性，右胸弯曲度62°，左腰弯曲度54°。患者青春期有L5的脊椎弯曲和Ⅱ度脊椎前移但未行治疗。弯曲度在成年期缓慢增加

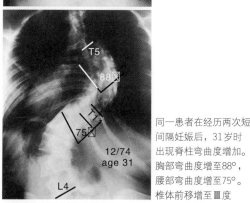

同一患者在经历两次短间隔妊娠后，31岁时出现脊柱弯曲度增加。胸部弯曲度增至88°，腰部弯曲度增至75°。椎体前移增至Ⅲ度

成人脊柱侧凸曲线的进展

图 54.2　成人脊柱侧凸曲线的进展

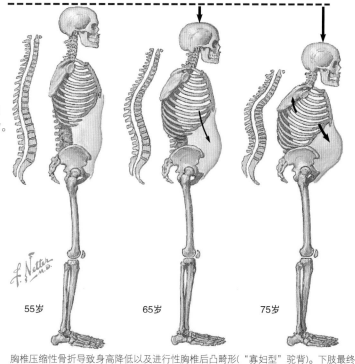

骨质疏松症中的进行性椎体变形

55岁　　65岁　　75岁

胸椎压缩性骨折导致身高降低以及进行性胸椎后凸畸形（"寡妇型"驼背）。下肢最终以髂嵴为支撑点，而作用于内脏的向下的压力引起腹胀

量很接近。如果使用降钙素，必须摄入足够钙质以避免继发性甲状旁腺功能亢进。

　　相互作用：见第 188 章"绝经"部分。补充钙剂和抑酸剂可能会干扰阿仑膦酸钠的吸收，所以应在服用阿仑膦酸钠以后再服用上述药物。

其他药物

　　对于钙剂摄入不足或食物不耐受而导致饮食控制失败的患者应考虑补充钙剂。碳酸钙的钙元素含量最高，而枸橼酸钙的吸收率很高，所以都是可以选择的药物。服用药物时，应将一天总剂量分几次服用。过度的钙盐摄入可能会增加骨质畸形风险，因此不推荐使用。

随访

　　监测：推荐维持健康和持续终身的药物治疗。阶段性测量身高可以检测出无症状的脊柱骨折。

　　预防：绝经期的雌激素替代疗法（另有说明时），健康饮食（摄入充足钙剂和维生素 D），锻炼身体（承重或其他）。减少或戒除对骨质有害的习惯

（如吸烟和酗酒）。

　　并发症：发生髋骨骨折后的患者，约半数需要辅助行走，还有 15%~30% 的患者通常终身住院。大约 1/5 的患者在髋骨骨折后的 6 个月内死亡。髋骨骨折是女性死亡的第 12 位死因。

　　预后：临床干预可以延缓骨质丢失，但是大部分需在早期进行干预才能发挥最大作用。雌激素替代可使髋骨和上肢骨折率减少 50%。这一作用在使用激素时间超过 5 年的患者中高达 90%。对于接受同样治疗的女性来说椎体骨折发生率降低可达 80%。

其他

　　妊娠：无影响。阿仑膦酸钠是妊娠 C 类药物。

　　ICD-10-CM 编码：M81.0（当前无病理性骨折的年龄相关性骨质疏松症）。

参考文献

扫描书末二维码获取。

挑战

如何选择出适合子宫托治疗的患者，以及如何有效选择、放置以及监测子宫托的作用。

• **范围**：随着人口不断增长，盆底功能障碍的发病率将会增加。子宫托疗法为很多患者提供一种快捷有效的非手术治疗方案。子宫托疗法对盆底松弛、子宫后倾、宫颈功能不全以及尿失禁的患者可能有益。据估计10%~15%的女性阴道前壁有支持障碍，这一比例在绝经后高达30%~40%。高达11%的女性将在80岁时接受盆腔脏器脱垂手术。

• **治疗目标**：在不引起医源性损伤的同时，减轻患者盆底松弛的症状。

策略

• **病理生理**：子宫托或者通过已经存在的盆腔支持机制起作用，或者将作用于盆底组织的压力分散，以达到支持和复位的目的。子宫托的型号非常齐全，最常用的子宫托是环形（面包圈形）、球形和立方形。子宫托能不同程度地闭合阴道并使盆腔组织维持在相对正常的位置。子宫托的型号选择依患者的病情而定。子宫托的材料分为橡胶和聚亚胺酯质两种类型。橡胶材料价格便宜但是长时间使用易磨损，聚亚胺酯质子宫托导致异味和刺激症状者较少。

• **治疗原则**：子宫托在阴道中放置的方式与避孕隔膜很相似（见第262章）。子宫托以水溶性润滑剂润滑，经折叠或压缩后放入阴道，然后再依据不同的类型进行调整以便使子宫托处于最佳位置：环形及杠杆（lever）子宫托应放置在宫颈后方（如果存在宫颈）并固定在耻骨后；而Gellhorn子宫托则

应完全置入阴道内，平坦面位于肛提肌平面以上；Gehrung子宫托必须借双臂分别与两侧肛提肌交连并支持在宫颈上；而球形或立方形子宫托则应占据并阻塞阴道上部。放置子宫托后，阴道壁和子宫托之间必须能轻松通过检查者的一个手指。需在初次放置5~7天后进行检查，以确认放置子宫托位置合适、卫生以及没有压迫组织（阴道损伤或坏死）。体弱的或需要额外帮助的患者则应更早进行评估（24~48小时内）。

• **健康教育**：参见美国妇产科医师协会健康教育手册AP012（盆底支持障碍），AP081（尿失禁）。AP166（压力性尿失禁手术）和AP183（盆腔器官脱垂手术）。

实施

• **注意事项**：子宫托是一种很好的手术治疗的替代方案，但其使用需要患者有良好的配合与依从性。患者若不能或不愿接受阶段性放入和取出子宫托，就不适于应用。患者如果体内雌激素水平低，使用子宫托会出现耐受不佳或不能发挥最优支持效果的问题。因此，建议应在子宫托开始治疗前，进行最少30天的局部雌激素治疗（未接受雌激素替代治疗的患者）。应对希望使用子宫托的患者进行放入和取出的指导。取出环形子宫托的要点：将手指伸入子宫托环内，轻压子宫托并轻轻用力取出。立方形子宫托也需要压迫，但是需自阴道壁将子宫托轻微分离，以去除子宫托与阴道壁之间的吸力。通常与子宫托相连的固定环不能作牵引用。充气式子宫托在取出前需放气。Gellhorn和Gehrung子宫托的取出是安装步骤的倒序。

参考文献

扫描书末二维码获取。

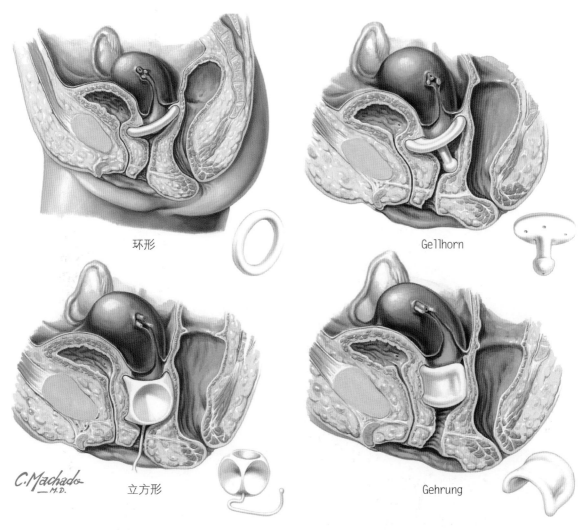

环形　　　　　　　　　　　Gellhorn

立方形　　　　　　　　　　Gehrung

图 55.1　各种类型的子宫托

性交后出血　56

概述

定义：性交后出现的阴道出血。

患病率：常见（每年 5% ~10% 女性）。

好发年龄：育龄期及以后的妇女。

遗传学：无遗传学倾向。

病因与发病机制

病因：子宫（妊娠、子宫内膜息肉、子宫内膜增生、子宫内膜癌、子宫平滑肌瘤），宫颈（息肉、宫颈炎、宫颈糜烂、宫颈不典型增生或宫颈癌），阴道（创伤、感染、萎缩），会阴（外阴病变、痔疮）。

危险因素：低雌激素状态［绝经后未行雌激素

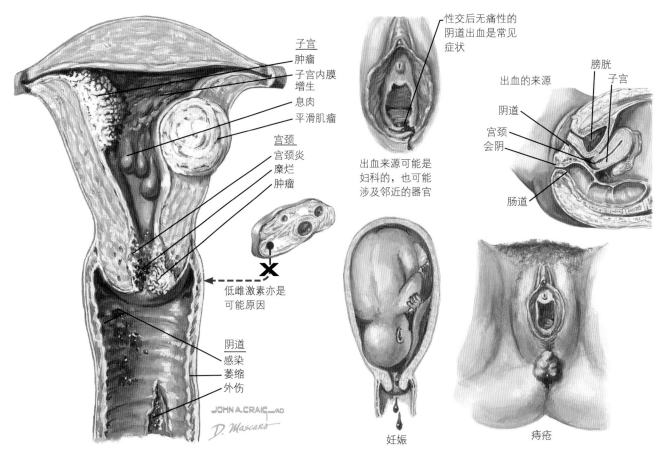

图 56.1　性交后出血的临床病因

替代治疗、过度性交、非自愿的性交（强奸）]。

症状与体征

- 与性交有关的无痛性阴道出血

诊断

鉴别诊断

- 妊娠（正常或异常）
- 宫颈息肉
- 子宫内膜息肉
- 子宫平滑肌瘤
- 宫颈炎或宫颈病变（包括宫颈癌：在 20~24 岁的女性中每 44 000 名中有 1 名，25~34 岁的女性中每 5600 名中有 1 名，35~44 岁的女性中每 2800 名中有 1 名，45~54 岁的女性中每 2400 名中有 1 名）

- 子宫内膜癌
- 子宫内膜异位症
- 阴道炎（包括萎缩性阴道炎）
- 出凝血性疾病（获得性或医源性）
- 非妇科疾病来源的出血（如会阴或直肠）

　　合并症：子宫内膜癌，子宫内膜息肉或子宫平滑肌瘤。其中约 1/3 的患者合并异常子宫出血，15% 的患者存在性交困难。

检查与评估

　　实验室检查：可检查衣原体、淋病、滴虫病及细菌性阴道病。

　　影像学：无特异性影像学表现。

　　特殊检查：如有可疑病变应行活检。

　　诊断步骤：病史和体格检查（包括阴道视诊）能为进一步检查提供线索，以寻找可能的病因。

病理学

　　基于潜在的病理状态。

处理与治疗

非药物治疗

一般处理：检查与评估。

特殊处理：重点处理潜在的病因。有些研究认为冷冻疗法有一定的疗效，但一般不推荐。

饮食：正常饮食。

活动：无限制。

健康教育：参见美国妇产科医师协会健康教育手册 AP095（异常子宫出血）。

药物治疗

因病因而定。

随访

监测：定期体检。

预防：无特殊。

并发症：性功能障碍（罕见）。

预后：通过纠正病因恢复正常性功能。

其他

妊娠：无影响。在妊娠期间较为常见。

ICD-9-CM 编码：N93.0（性交后和接触出血）。

参考文献

扫描书末二维码获取。

经前期综合征　57

概述

定义：经前期综合征（premenstrual syndrome，PMS），或者更严重的经前期焦虑性障碍（premenstrual dysphoric disorder，PMDD）是由躯体性和精神性症状组成的一组综合征，以与月经的特殊关系为主要特征：症状出现在月经期前的 5 天，在月经期结束时或结束后不久即完全缓解。症状必须持续超过 3 个或 3 个以上连续的月经周期。

患病率：生育年龄妇女的发病率为 25%~85%，其中生活方式受到影响的占 5%~ 10%，2%~5% 符合严格诊断标准。

好发年龄：生育年龄，最常见于 30~40 岁。

遗传学：有家族性倾向，初步证据表明，PMDD 与 *ESR1*（雌激素受体 -α 基因）改变有关。

病因与发病机制

病因：经前期综合征（PMS）、经前焦虑性障碍及经前期紧张（premenstrual magnification，PMM）的生理基础不详。最有希望的研究是 β- 内啡肽和血清素与经前期综合征有关。

危险因素：不详。有人认为与吸烟和低教育程度有关。

症状与体征

躯体性和精神性症状出现在月经期前的 5 天，在月经期结束时或结束后不久即完全缓解。有关经前期综合征的症状描述已经超过了 150 种（这种症状的特征并不重要，而它们出现的时间很重要）。平时存在，但在月经期加重的症状或是出现周期不规则的症状都不符合经前期综合征的诊断标准。它们应该被归类为 PMM。PMDD 的诊断需要至少有一种情感症状（情绪波动、易怒、愤怒、注意力难以集中、抑郁）。

诊断

鉴别诊断

- 乳腺疾病

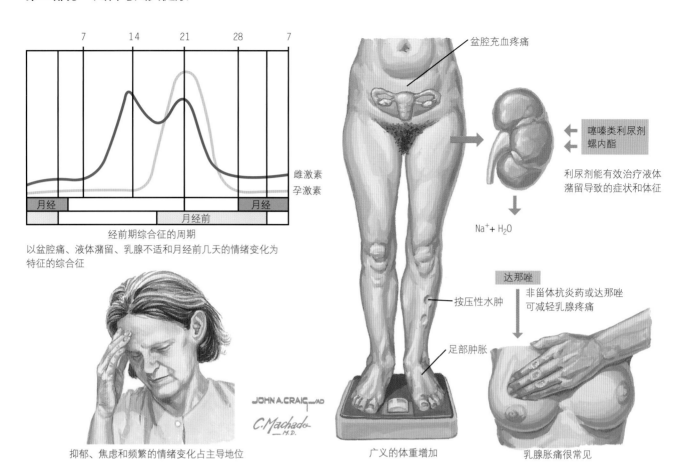

图57.1　经前期紧张综合征的症状和体征

- 慢性疲劳状态
- 药物滥用
- 内分泌功能障碍
- 家庭、婚姻和社会压力
- 胃肠道疾病
- 妇科疾病
- 特发性水肿
- 精神性和神经性障碍

　　合并症：双向情感障碍、睡眠障碍、慢性疼痛状态以及躯体化疾病。

检查与评估

　　实验室检查：全血细胞计数，肝脏酶学检查，内分泌检查［雄激素，卵泡刺激素（FSH）/黄体生成素（LH），糖耐量试验，催乳素，甲状腺功能检查（TSH，甲状腺激素，TRH刺激试验）］，这些都是为了排除其他疾病。

　　影像学：无特异性影像学表现。

　　特殊检查：月经周期记录表或其他日记记录症状持续3个月以明确诊断。

　　诊断步骤：病史，体格检查，月经周期记录表。研究表明自认为是"经前期综合征"的患者中多达80%不符合经前期综合征的严格诊断标准。许多患者查出同时患有诸如情感障碍、肠易激综合征或子宫内膜异位症等其他方面的疾病。这一观察结果使得经前期综合征的治疗必须以明确诊断为前提。

病理学

　　无特异。

处理与治疗

非药物治疗

　　一般处理：改变生活方式［有氧运动（20~45分钟，每周3次），戒烟，减轻压力］；改变饮食习惯以及补充足够的蛋白质和碳水化合物，避免酒精、咖啡因和单糖，少吃多餐，食物中的脂肪比例<15%，限制食盐摄入，增加或补充纤维素，

保证每天摄入 1000 mg 钙，50~200 mg 维生素 B₆ 和 150~300 IU 维生素 E 以及黄体期每天摄入镁 200 mg。这些方法均被提倡采用，但很少有数据支持。

特殊处理：根据特异症状而定。80% 的经前期综合征和 50% 的 PMM 患者需要支持治疗。

饮食：见一般处理。

活动：有氧运动（20~45 分钟，每周 3 次）。

健康教育：消除疑虑。参见美国妇产科医师协会健康教育手册 AP057（经前期综合征），AP106（抑郁症）。

药物治疗

- 氢氯噻嗪 25~50 mg，1 次 / 日，黄体期（针对液体潴留）。
- 选择性 5 - 羟色胺再摄取抑制剂（SSRIs）氟西汀每日 20 mg；舍曲林每日 50~150 mg，帕罗西汀每日 20~30 mg 或控释 25 mg；西酞普兰，每日 20~30 mg。
- 阿普唑仑 0.25 mg，3~4 次 / 日；或阿替洛尔 25 mg，2~3 次 / 日（针对兴奋和焦虑）。
- 丁螺环酮 5 mg，3 次 / 日；或氟西汀 20 mg，1 次 / 日（晨服）（针对情绪波动）。
- 三代口服避孕药（如含有去氧孕烯的药物）。
- 达那唑钠 200 mg，1 次 / 日，黄体期；或持续 GnRHa

（亮丙瑞林 3.75 mg，每月肌注一次，最多持续 6 个月；或醋酸那法瑞林鼻腔喷雾，200 μg，2 次 / 日，最多持续 6 个月）。

禁忌证：详见药物说明。

慎用：详见药物说明。

随访

监测：定期体检。

预防：减轻精神压力有可能抑制周期性症状的出现。

并发症：社交恐惧或社交隔离，影响工作和生活。黄体期自杀率增高。

预后：通过诊断，使患者了解病情，获得控制力，并通过药物干预缓解症状。

其他

妊娠：无影响。既往有经前期综合征的患者妊娠期的激素反应可能会增强。

ICD-10-CM 编码：N94.3（经前紧张综合征）。

参考文献

扫描书末二维码获取。

肛门瘙痒　58

概述

定义：肛门及肛周皮肤的急性或慢性瘙痒（通常较重）。患者亦可伴有外阴瘙痒或治疗无效的阴道感染。

患病率：常见（1%~5%）。

好发年龄：所有年龄。

遗传学：无遗传学倾向。

病因与发病机制

病因：

- 肛门疾病：肛裂，肛瘘，感染（细菌性、真菌性、蛲虫、疥疮），肿瘤，痔，粪漏。
- 皮肤性疾病：牛皮癣，湿疹，粪便刺激，接触性皮炎，脂溢性皮炎，外阴炎，化学性皮炎（刺激性腹泻），饮食不耐受（咖啡、可乐、西红柿、巧克力）。
- 其他因素：如洁癖、精神性问题。

危险因素：痔，肥胖。皮赘不会导致肛门瘙痒。

症状与体征

- 肛门和肛周瘙痒
- 肛周红肿
- 肛裂
- 外阴抓痕
- 排便后出血

诊断

鉴别诊断

- 外阴炎
- 阴道炎
- 外阴瘙痒症
- 接触性皮炎
- 牛皮癣
- 细菌或真菌感染
- 寄生虫（蛲虫，疥疮）
- 糖尿病
- 肝脏疾病
- 焦虑
- 特应性皮炎
- 绝经期外阴萎缩

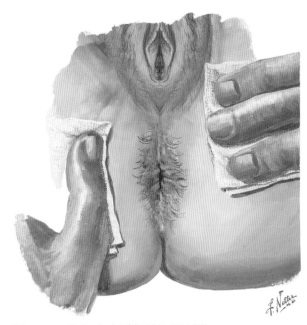

图 58.1　肛门瘙痒引起的肛周刺激

- 化脓性汗腺炎（反常性痤疮）

　　合并症：阴道炎，继发性感染，糖尿病，银屑病，痔。

检查与评估

　　实验室检查：基于不同诊断可以选择不同检测指标（如快速餐后血糖，皮肤涂片的真菌检查，大便中找寄生虫和虫卵）。

　　影像学：无特异性影像学表现。

　　特殊检查：肛门镜可用于肛门疾病诊断。

　　诊断步骤：病史和体格检查。

病理学

　　常见表皮脱落。

处理与治疗

非药物治疗

　　一般处理：诊断和评估，注意外阴卫生、冷水浴、外阴湿敷或使用润滑液如 Burow 洗液。建议患者穿着宽松衣物并保持肛周局部干燥透气，避免使用肥皂，可选择用水湿润的棉球或婴儿手帕进行擦洗。非医用滑石粉可用于吸收水分。如果彻夜瘙痒和搔抓严重，患者应在睡前戴棉质手套，防止睡眠中搔抓。

　　特殊处理：夜晚瘙痒症状严重而需要镇静的情况下，可使用抗组胺类药物。克罗米通（Eurax）可以一日 2 次局部应用以缓解瘙痒。偶尔局部可用表面麻醉药如 2% 利多卡因（塞洛卡因）凝胶。可使用含氧化锌的防护霜，同时治疗原发病。

　　饮食：正常饮食。如果疑似食物过敏或有刺激症状，应适当改变饮食，减少咖啡因、香料、柑橘类水果、维生素 C、奶制品及酒精的摄入。增加膳食纤维可能对因粪便污染引起的瘙痒有效。

　　活动：无限制。

　　健康教育：进行会阴清洁宣教，降低发病风险。

药物治疗

- Burow 洗液：（Domeboro，5% 醋酸铝水溶液，每日 3~4 次，每次持续 30~60 分钟）。
- 克罗米通（Eurax）局部应用，每日 2 次。
- 局麻药喷雾剂或药膏：苯佐卡因（Americaine，Hurricane），20% 喷雾或凝胶；1% 的狄布卡因

（Nupercainal）油膏。

- 止痒类和抗炎类药物：氢化可的松，1% 的普莫卡因（一次性肛门垫），50% 的金缕梅酊剂（置入卫生垫或呈凝胶剂）。
- 收敛剂：H 制剂。
- 局部使用辣椒素（0.006%），每日 3 次，连续 4 周。
- 皮下注射亚甲蓝已用于难治性病例，但尚无随机试验以支持其应用。

随访

　　监测：定期体检。

预防：会阴清洁，激素替代疗法，避免局部刺激及使用泻药。

并发症：搔抓或皮肤苔藓样改变后继发感染。

预后：明确病因的情况下预后良好。

其他

　　妊娠：无影响。

　　ICD-10-CM 编码：L29.0（肛门瘙痒）。

参考文献

　　扫描书末二维码获取。

强奸和强奸创伤综合征　　59

概述

　　定义：强奸和性侵犯是指一方在未经另一方许可的情况下进行经手或经口与生殖器的接触，并不需要插入、射精、强迫或抵抗的证据，关键在于未经同意。有关这方面的法律概述可能因地域不同而略有差别，但是通常都包括恐吓、欺骗、强迫或威胁。在某些地区，精神残疾者、因药物或酒精的作用导致神志不清，或未成年人被认为不具有同意进行性行为的能力时，就导致了"法定强奸"。强奸创伤综合征是发生在性侵犯之后的一系列易于辨认的行为。可以分为三个阶段：急性期，持续数小时到数天；中期，或再调整期，持续数天到数周；最终重组期或解决期，涉及持续终身的改变。

　　患病率：强奸占暴力犯罪的 5%~10%，在每 10 万名女性中超过 601 人次被强奸。在美国，这种犯罪经常被低估。强奸创伤综合征事实上在每一例中均有发生。

　　好发年龄：任何年龄。高发年龄在 16~24 岁。

病因与发病机制

　　病因：1/4~1/2 的强奸发生在家中（被强奸者或

强奸者的家中），但是男性入侵者只有 1/3。大部分入侵者对于受害者来说都是认识的人。再发的被强奸者中有 25% 是被很熟悉的人所强奸的，如旧情人、上司、同事、邻居或亲戚，2/3 的被强奸者都因精神失常、药物滥用或精神性疾病而易受伤害。30%~50% 的性侵犯事件中有武器的使用（手枪最常见）。大约 50% 校园强奸在约会时发生。据估计恋人关系中发生性暴力事件的 10%~25% 是高中生，20%~50% 是大学生，他们均已经历过某些形式的性暴力事件。强奸创伤综合征可能在强奸或其他形式的剧烈躯体或精神创伤后发生。

　　危险因素：曾经受害史、年轻、约会次数多或性伴侣多。研究表明半数以上的大学生强奸事件中都涉及到饮酒。使用非法药物，包括氟硝西泮（迷奸药）、3,4- 甲基二氧甲基苯丙胺（MDMA 或摇头丸）、氯胺酮和羟丁酸伽马（GHB），会增加强奸的风险。此外，在年龄 >40 岁、在家中被陌生人侵犯、既往有精神疾病史的患者中强奸创伤综合征更为常见。

症状与体征

- 强奸——有未达成双方同意的性活动史
  - 性活动的生理特征（并不局限于阴道性交）

急性损伤

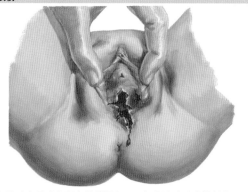

骑跨伤，如骑跨在男式自行车的横梁上，一般会造成对称性创伤，通常累及外阴前后部和会阴部。创伤仅限于外阴3~9点位置提示性虐待

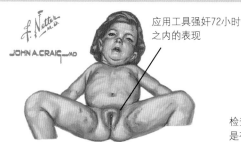

应用工具强奸72小时之内的表现

急性损伤表现为会阴水肿和瘀斑

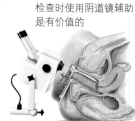

检查时使用阴道镜辅助是有价值的

慢性损伤

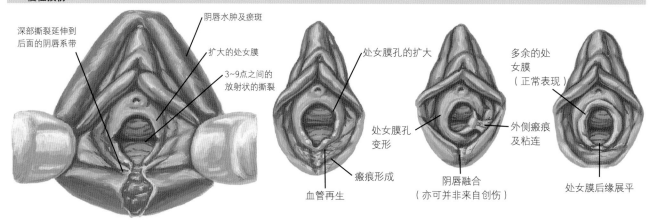

深部撕裂延伸到后面的阴唇系带

阴唇水肿及瘀斑

扩大的处女膜

3~9点之间的放射状的撕裂

瘢痕形成

血管再生

处女膜孔的扩大

处女膜孔变形

阴唇融合（亦可并非来自创伤）

多余的处女膜（正常表现）

外侧瘢痕及粘连

处女膜后缘展平

图 59.1　儿童的强奸伤害

- 创伤或强迫的身体迹象（包括由于药物、酒精或精神异常导致的损伤）
- **强奸创伤综合征——急性期**（失代偿，无法面对、情绪不稳定、恐惧、罪恶感、愤怒、抑郁、难以集中注意力等都是常见的问题，幻觉重现很常见，思维能力通常受损）
  - 中期或再调整期［此期常可解决很多问题（可能不是功能性的问题），出现幻觉重现、梦魇、恐惧症可能］
  - 重组期（认识到强奸是一种已经发生无法挽回的侵犯性行为）

诊断

鉴别诊断

- 双方一致同意的性交
- 与性无关的创伤

- 强奸创伤综合征——抑郁
  - 癫狂
  - 精神病

　　合并症：妊娠、性传播性疾病和抑郁。身体其他部位的外伤（70.4%）比生殖器外伤（26.8%）更常见，在大腿、上臂、面部或颈部有淤伤、擦伤或红斑。

检查与评估

　　实验室检查：见"特殊检查"中所列检查，以及血清妊娠试验，有关性传播感染的宫颈分泌物培养，梅毒螺旋体和 HIV 的血液学筛查，肝炎抗原，尿液检查（通常同时做尿细菌培养）。

　　影像学：如果不怀疑内在损伤则无相关检查。

　　特殊检查：许多司法辖区内都有专门的检查工具，条件允许时应当使用。Wood's 灯（紫外灯）能使精液显示荧光。

　　诊断步骤：在全麻下进行体格检查的适应证包

括：患者不能排尿或有血肿；下腹部压痛；或隐性失血的体征，如低血容量表现。

病理学

50% 的性受害者体检正常。通常表现为阴道壁、后穹隆、直肠子宫陷凹的裂伤。

处理与治疗

非药物治疗

一般处理：给予受害者同情、爱护及怜悯等精神支持。首要目标是为其提供消除疑虑，使其回到可控状态。应提供支持和帮助使其过渡到解决期。因为性侵犯是失控的行为，因此即使最轻微的体格检查也应尽可能使患者感觉是可控的。

特殊处理：在照顾可能被强奸或虐待者时，有三项基本职责：发现和治疗严重伤害、保存证据和防止后遗症。所有妇女都应该进行深入的随访和咨询。帮助其认识和适应受侵害后的各种改变。

饮食：正常饮食。

活动：无限制。

健康教育：参见美国妇产科医师协会健康教育手册 AP114（紧急避孕），AP068（酒精和妇女）和 AP083（家庭暴力）。

药物治疗

- 避免怀孕：左炔诺孕酮 0.75 mg（B 计划）口服每 12 小时一次，共 2 次；或炔雌醇 0.05 mg 加去甲孕酮 0.5 mg（Ovral）2 片口服，一日 2 次，连续 2~5 天。
- 预防性传播疾病：预防性传播感染：头孢曲松 250 mg 肌内注射或大观霉素 2 g 肌内注射，其后四环素 500 mg 口服一日 4 次，连续 7 天或多西环素 100 mg 口服一日 2 次，连续 7 天。
- 预防：如有可能感染，应给予破伤风类毒素。

禁忌证：明确或可疑过敏史，已经怀孕。

慎用：应用高剂量雌孕激素通常会有恶心。

其他药物

- 避免怀孕：炔雌醇 5 mg 口服，每日一次，共 5 天；或结合雌激素 10 mg 口服，每日 4 次，共 5 天。为了避孕，也可用含铜宫内节育器替代药物。
- 预防性传播疾病：阿莫西林 3 g 口服，或氨苄西林 3.5 g 口服，加丙磺舒 1 g 口服作为初始治疗，后续则按上述避孕方法进行。美国疾病控制和预防中心（CDC）建议接受暴露后接种乙肝疫苗，而不需乙肝免疫球蛋白。
- 红霉素 500 mg 口服，每日 4 次，共 7 天，可替代四环素或多西环素。

随访

监测：医护工作者、社会服务机构或支持团体的随访接触应做到早期、频繁。在 1~2 周、1 个月时随访，其后要周期性提供支持和帮助以解决可能继发的问题。在 1 周和 6 周时应再次查体，以发现迟发的盆腔感染症状和体征，如异常出血、月经推迟、自杀倾向或其他可能的后遗症。应在 12~18 周时复查 HIV 感染和乙型肝炎。医务工作者应留意受害者失去进一步解决的信心和出现适应不良导致的紧急情况。

预防：避免高危因素，尤其避免接触酒精或药物。

并发症：无法确定发生性传播疾病的风险，大概在 3%~5% 或更少。发生艾滋病的概率不清。在 72 小时内实施妊娠阻断，疗效接近 90%。越早实施紧急避孕效果越好，超过 72 小时则效果下降。大概有 1/3 的受害者会受到精神问题困扰。

预后：如果身体、精神的创伤得到及时处理，一般结局较好。应注意预防以减少复发风险（约 1/5 患者既往有过性侵史）。即使得到了治疗和支持，性侵犯综合征最后阶段常伴有痛苦转移，生活、工作或友谊的改变。在这段时期常有失眠、抑郁、躯体症状和自我贬低。对于有些患者这一时期会极其混乱和漫长。大概 1/3 被强奸者要经受长期精神问题的困扰。对于 40 岁以上、在家中受陌生人侵犯、既往有精神病史的患者风险更高。

其他

妊娠：对之前的怀孕无影响。如果避孕失败或使用的药物有致畸作用，推荐行治疗性流产。

ICD-10-CM 编码：Z04.41（遭遇成人强奸后进行检查和观察）和 F43.0（急性应激反应）。

参考文献

扫描书末二维码获取。

概述

定义：性功能障碍／性冷淡是指对性表达或性接触缺乏兴趣，或无法达到性高潮。大多数研究表明，只有 30%~40% 的女性能够在性交中体验到高潮，而高达 15% 的性活跃女性从未体验过性释放。

患病率：大多数人间断地经历过性功能障碍。性活跃的女性中，10%～15% 经历过高潮失败；大多数人只是偶尔经历性高潮。在幸福或非常幸福的婚姻中，近 2/3 的女性会出现性功能障碍，其中 3/4 的女性称自己的性生活困难，但这并非真正的性功能障碍（比如缺乏兴趣或无法真正地放松）。在一项调查中，几乎有一半的女性说她们很难有性兴奋，1/3 的人很难维持性兴奋，1/3 的人对性完全不感兴趣。几乎一半的女性报告说很难达到性高潮，15% 则从未达到过性高潮。

好发年龄：生育年龄及以上。

遗传学：无遗传学倾向。

症状与体征

- **性欲障碍**：对性表达缺少兴趣或干脆回避，缺少从性接触中得到快感。
- **性高潮障碍**：无法通过任何方式获得性释放。

原因：最常见的性功能障碍的原因是伴侣关系问题、心理因素和医学因素。伴侣关系问题是性问题的主要根源，但患者和医生都经常忽视这一点。婚姻或关系的压力可能通过性疏远、高潮失败或性利用来演绎。愤怒、隐藏动机、缺乏信任或者不忠都可能通过性疏远表达出来。性欲不匹配很常见，但如果再加上沟通不畅，就会导致性功能障碍。双收入家庭可能没有意识到，疲劳和快节奏的生活方式对他们传递温暖和性表达能力的影响。影响性行为的医学因素包括药物和酒精、抑郁、焦虑、慢性疾病、怀孕、围绝经期未用药治疗以及手术的影响。接近（求爱、调情和开始通过身体表达发展性的欲望的过程）和性唤起发生后，成功的性高潮需要在一个适宜的环境中，足够的时间内，具有足够的高质量的有效刺激。任何这些方面的失败都可能导致性高潮问题。

- **危险因素**：虐待、严苛的管教中长大、抑郁、疲劳、睡眠障碍。

诊断

鉴别诊断

- 抑郁和情感障碍
- 伴侣关系的压力
- 身体虐待或者性虐待
- 酗酒、吸毒或虐待
- 环境因素（重复的性高潮失败，严苛的管教中长大）
- 不恰当的期望
- 多发性硬化症或其他神经系统病变
- 以性高潮失败为表现的其他性功能障碍（性兴奋、润滑、性交困难等）

检查与评估

实验室检查：无特异性实验室检查。

影像学：无特异性影像学表现。

特殊检查：无。

诊断步骤：主要根据病史。

病理学

无特异。

处理与治疗

一般措施：安抚，评估，减压，放松训练，鼓励交流，感觉集中训练（愉悦）。性治疗最简单的模型之一是 PLISSIT 模型。该模式由四个层次的干预组成：许可（Permission）、有限信息（Limited Information）、特殊建议（Special Suggestions）和强化治疗（Intensive Therapy）。按顺序应用这些步骤。每一步都会有大量的功能障碍问题得到解决，只留下少数需要转诊接受强化或专门治疗的患者。

- **许可**：许多患者只需要通过许可就可以做他们正在做或想做的事情。
- **有限的信息**：当许可不够时，提供有限的信息往往可以解决问题。
- **特殊建议**：特殊建议不必很复杂或者很富有想象

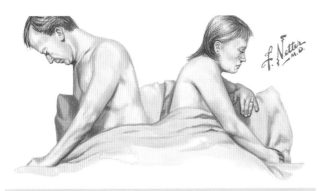

性不仅仅是性交 看看性感的图片
每次性活动都感觉很好 感觉良好即可，不必要求高潮
给予和接受快乐 享受给予和接受快乐
保持良好的交流 倾听而不是感觉被批评，保证合作性交流
学会说"是"而不是"不"（或者至少说"可能"） 学会提出替代方案，打破拒绝循环
提高质量，而不是数量 好的性爱比频繁的性爱更好
享受乐趣，而不是工作 性不是工作，更需要有兴趣和感兴趣的伴侣
给彼此留空间 给彼此留距离，但不放弃
慢慢来，请安心 不要着急

图 60.1 性咨询或治疗的目标（Reused with permission from Smith RP, Gynecology in Primary Care. Baltimore：Williams and Wilkins；1997：527.）

力。在大多数情况下，它们应该是显而易见的，且是根据患者情况提出的。

- **强化治疗：** 当问题比较复杂或根深蒂固时，应该考虑接受训练有素的性治疗师、精神科医生、心理学家或其他专家的强化、专业化治疗。

　　具体措施： 建议伴侣双方约定时间进行性咨询。许多在性交中没有达到高潮的患者通过额外的手刺激、口交刺激、振动器或手淫（30%～40%的女性需要同时刺激阴蒂来达到高潮）可以达到完全的高潮。这很常见，只有当患者及其伴侣共同关心时，才被视为一个问题

　　饮食： 没有特别的饮食建议（没有真正的催情剂，但如果患者相信一种食物可以增强性能力，亦不需否认）。

　　活动： 不受限。

健康教育：
- 美国妇产科医师协会健康教育手册 AP042（你和你的性行为），AP072（你的性健康），AP020（性交痛）。
- Bacos CS，The Sex Bible：The Complete Guide to Sexual Love. Beverly，MA，Quiver，2006.
- Comfort A，The New Joy of Sex. New York，Crown Publishers，Inc，2002.
- Keeling B，Sexual Healing：The Complete Guide to Overcoming Common Sexual Problems. Alameda，CA，Hunter House Publishing 2006.

药物治疗

　　无。绝经后妇女的激素替代疗法可以改善性功能，特别是当阴道干燥或萎缩导致性功能障碍时。睾酮治疗可以改善性欲，但不能改善性功能，除绝经期妇女外，一般不作为性功能障碍的治疗手段。氟班色林（Addyi）最近被美国食品和药物管理局（FDA）批准用于治疗性欲减退性性功能障碍（hypoactive sexual desire disorder，HSDD）。其副作用（低血压）较为常见，疗效有限（与安慰剂相比，满意性事件每月增加 0.51 次）。而且由于氟班色林可能与酒精、氟康唑和抗抑郁药物发生严重的相互作用，因此，氟班色林只能在通过认证的医疗机构或者药房开具处方。

其他治疗

　　生物反馈，放松治疗，婚姻或心理咨询。
　　监测： 定期体检。
　　预防： 沟通、保持身体健康、充分休息和锻炼。尼古丁和选择性 5 - 羟色胺受体抑制剂（SSRIs）会导致女性性欲低下和难以达到高潮。
　　并发症： 回避社交、抑郁、婚姻不和谐。
　　预后： 通过安抚、性咨询、减压和适当的分级练习等综合治疗，一般转归良好。
　　相关病症： 性高潮功能障碍，性交困难，抑郁。
　　妊娠注意事项： 无影响。
　　同义词： 性欲抑制。
　　ICD-10-CM 编码： F52.0（性欲减退障碍）和 F52.31（女性高潮障碍）。

参考文献

　　扫描书末二维码获取。

概述

　　定义： 软下疳由杜克雷嗜血杆菌（*H. ducreyi*）感染引起，是一种少见的性传播疾病。在非洲和东南亚的一些地区软下疳比梅毒更常见，但在美国较少见。

　　患病率： 在美国，每年约有 15 例，通常是小规模的、零星的暴发（漏报和缺乏检测可能导致实际发病率被低估）。

　　好发年龄： 育龄前期。

　　遗传学： 无遗传学倾向。

病因与发病机制

　　病因： 杜克雷嗜血杆菌不能通过皮肤接触传播，因此软下疳好发部位为性交时出现的损伤处。外阴溃疡处的毒素是致命的，可以感染身体其他部位。

　　危险因素： 性创伤，接触传染源，卖淫和 HIV 感染。

症状与体征

- 感染后 3~10 天会有 1~3 个疼痛性"软下疳"（在接触病原体后，感染部位出现小的炎性丘疹或脓疱，以后迅速变为脓疱，大约 2 周后形成浅的、逐渐增大的疼痛剧烈的溃疡。溃疡呈圆形或卵圆形，凹凸不平、质地柔软，容易出血，边缘粗糙不整齐，表面覆有恶臭的黄灰色渗出物。自身传播很常见，导致感染部位呈现不同阶段的皮损）。
- 可发展至单侧淋巴结肿大（"腹股沟化脓性淋巴结炎"占 50%）。
- 1/3 的患者同时出现痛性溃疡和轻度的腹股沟淋巴结压痛症状，提示软下疳。当伴有化脓性腹股沟淋巴结炎时，提示疾病进展。对软下疳的确定诊断需要在特殊培养基中培养出 *H.ducreyi*。即使用此方法，灵敏度也≤80%。

诊断

鉴别诊断

- 单纯疱疹
- 梅毒
- 腹股沟肉芽肿
- 性病淋巴肉芽肿

　　合并症： 其他性传播疾病，HIV 感染〔在美国，大约 10% 的软下疳患者同时感染梅毒螺旋体或单纯疱疹病毒（HSV）〕。这个发病率高于美国以外的软下疳患者。

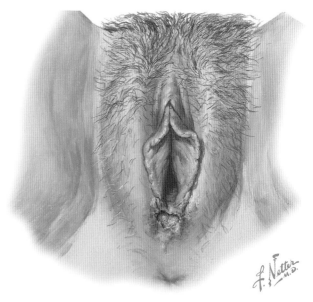

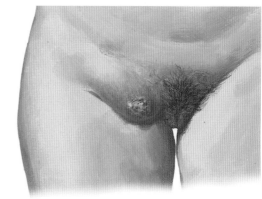

图 61.1　软下疳外观

检查与评估

实验室检查：革兰氏染色，或从开放的溃疡物中取材做培养。常并发 HIV 感染和梅毒，因此强烈建议同时行血清学检查。

影像学：无特异性影像学表现。

特殊检查：无。

诊断步骤：临床表现为诊断的依据。原发灶直接涂片检查发现革兰氏染色阴性杜克雷嗜血杆菌或在炎性淋巴结的穿刺物（少见）中培养中少量杜克雷嗜血杆菌。活检亦可协助诊断，但不常使用。

病理学

杜克雷嗜血杆菌为革兰氏阴性、不活动的兼性厌氧菌，在革兰氏染色或培养中可见。炎性肉芽肿的溃疡表面及深部的活检中亦可见。

处理与治疗

非药物治疗

一般处理：评估，培养或革兰氏染色，局部清洁和护理。

特殊处理：患者和其性伴侣接受抗生素治疗。对淋巴结脓肿，穿刺应从脓肿外的正常皮肤处刺入脓腔，吸净脓液。因切开引流后切口可能延迟愈合，故不推荐。

饮食：正常饮食。

活动：在病灶痊愈前应禁止性生活。

健康教育：参见美国妇产科医师协会健康教育手册 AP009（如何预防性传播疾病），患者应让其所有性伴侣进行检查，以便诊断和治疗。

药物治疗

- 阿奇霉素 1 g，单次口服；或头孢曲松 250 mg，单次肌内注射；或环丙沙星 500 mg 口服，每日 3 次，连续用 3 天；或红霉素 500 mg 口服，每日 4 次。治疗应持续至少 10 天或更长时间，直至病灶痊愈。

禁忌证：孕期禁止服用依托红霉素和环丙沙星。因常有并发症，故小于 18 岁者应慎用环丙沙星。

慎用：视个体而异。孕期应用阿奇霉素是否安全尚不清楚。

相互作用：视个体而异。

其他药物

- 甲氧苄啶 160 mg 加磺胺甲噁唑 800 mg 口服一日 2 次。治疗必须持续至少 10 天或更长时间，直到病灶愈合。
- 阿莫西林 500 mg 加用克拉维酸 125 mg 口服，每 8 小时用药 1 次，连用 7 天。

随访

监测：随访评价治疗情况（3~7 天改善）。根据培养或其他检查进行治疗后的预后评估，并筛查其他性传播疾病（如伴发性传播疾病，所有在 10 天内与患者有过性接触的性伴侣均应筛查和治疗可能的感染）。

预防：使用屏障避孕方法（避孕套、隔膜），减少和杜绝高危行为（性乱交）。

并发症：腹股沟化脓性淋巴结炎自然破溃流脓，形成慢性溃疡和窦道，引起广泛软组织和皮肤损害。局部瘢痕形成很常见。

预后：如果早期发现，可以成功治疗，较少遗留后遗症。如果出现化脓性淋巴结炎，可能需要数周时间治疗。高达 10% 的患者在旧溃疡处会复发。

其他情况

妊娠：无影响，合并其他感染时有母婴垂直传播的可能（比如 HIV 感染）。

ICD-10-CM 编码：A57（下疳）。

参考文献

扫描书末二维码获取。

概述

定义： 沙眼衣原体是世界范围内引起可治愈的性传播感染的最常见原因，是常见淋病奈瑟菌感染的3倍。沙眼衣原体感染是许多严重并发症和不孕的根源。

患病率： 20%的孕妇、30%有性生活的青春期女性患病。高达40%的有性生活的妇女已产生抗体，提示既往可能有感染史。2012年，美国疾病控制和预防中心（CDC）报告了来自50个州和哥伦比亚特区的1 422 976例衣原体感染病例（610.6/10万名妇女）。

好发年龄： 15~30岁（85%），高峰年龄15~24岁。CDC建议对所有年龄在26岁以下的性活跃女性进行筛查。

遗传学： 无遗传学倾向。

病因与发病机制

病因： 沙眼衣原体通过专性细胞内寄生感染。衣原体有很长的潜伏期（平均10天）并可作为携带者多年潜伏于子宫颈处。

高危因素： 当有3个或更多性伴侣时，感染沙眼衣原体的概率会提高5倍。当没有采取避孕措施时，风险会提高4倍。其他因素如：年龄小于25岁，新性伴侣的前3个月，合并其他性传播疾病，阴道冲洗等。

症状与体征

- 通常无症状（85%）
- 宫颈炎，PID，性病淋巴肉芽肿（少见）
- 尿道炎：无菌性脓尿（25%）
- 更少见：非淋球菌性尿道炎和结膜炎
- 宫颈黏膜外翻合并化脓性宫颈炎支持此诊断，但不能作为病理诊断

诊断

鉴别诊断

- 淋病
- PID
- 流产感染
- 阑尾炎
- 胃肠炎

合并症： 不孕、异位妊娠、化脓性宫颈炎、PID、慢性盆腔痛和子宫内膜炎。

检查与评估

实验室检查： 核酸扩增试验（NAATs）在总体敏感性、特异性和标本运输的方便性方面优于任何其他可用于诊断衣原体和淋球菌感染的实验。环己酰亚

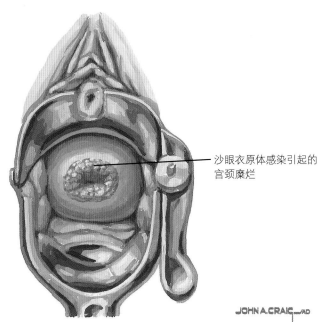

沙眼衣原体感染引起的宫颈糜烂

JOHN A.CRAIG—AD

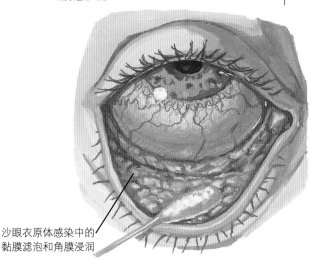

沙眼衣原体感染中的黏膜滤泡和角膜浸润

图 62.1 沙眼衣原体感染

胺处理的 McCoy 细胞培养是特异性的，可用于确诊，但较昂贵，因此难以大量应用。当做宫颈分泌物沙眼衣原体培养时，最好使用塑料或金属杆的棉签取样。

影像学：超声可以发现并发盆腔炎时子宫直肠陷凹的游离积液。

特殊检查：无。

诊断：体格检查、疑诊和宫颈培养。

病理学

感染只累及黏膜层，不累及其下方组织。因此，当输卵管感染时，可能发生广泛的损害而无明确症状。

处理与治疗

非药物治疗

一般处理：评估和诊断。

特殊处理：有感染征象的应用强力的抗生素治疗。大约 45% 衣原体感染者合并淋病，选择治疗方案时要同时考虑。

饮食：正常饮食。

活动：无限制（在感染治愈前应禁止性生活）。

健康教育：参见美国妇产科医师协会健康教育手册 AP009（如何预防性传播疾病）。患者应让其所有性伴侣进行检查和治疗。

药物治疗

- 阿奇霉素（1 g 单次口服）。
- 多西环素 100 mg 口服一日 2 次，连用 7 日。

禁忌证：喹诺酮类（氧氟沙星）、四环素（包括多西环素）和依托红霉素在妊娠期会引发并发症，禁用。

慎用：感染沙眼衣原体的孕妇应用阿奇霉素治疗，阿莫西林 500 mg 口服，一日 3 次，连用 7~10 日，以红霉素为基础，或琥乙红霉素。

其他药物

- 红霉素（红霉素 500 mg 口服，每日 4 次，连用 7 日，或琥乙红霉素 800 mg 口服，每日 4 次，连用 7 日），对于四环素过敏或怀孕的患者可替代四环素。
- 氧氟沙星（300 mg 口服，每日 2 次，连用 7 日）。
- 左氧氟沙星 500 mg 每日 1 次，连用 7 日。

随访

监测：治疗后的 3~4 周应作培养和其他检查以作为治疗后的评估，并筛查其他性传播疾病（如伴发性传播疾病，所有和患者有性接触的性伴侣应在最初 30 天内筛查和治疗可能的感染）。

预防：运用屏障避孕方法（避孕套、隔膜），限制和杜绝高危行为（性乱交）。

并发症：不孕，慢性盆腔痛。如果发生 PID，继发不孕的风险会在每次复发后变为原来的 2 倍；3 次发作后，不孕的风险会增加 40%。伴发输卵管炎的女性异位妊娠的概率会增加 4 倍。有 5%~15% 妇女因 PID 需要手术治疗。

预后：如果早期发现，可以成功治疗，较少遗留后遗症。但大部分感染是慢性感染，未能得到及时治疗，因此尽管后来接受了治疗，亦会有严重的和永久性的损害发生。患者对沙眼衣原体感染的免疫力并不长久，再感染或持续感染非常常见（1 年内高达 26%）。

其他

妊娠：会增加胎膜早破和早产的风险。如无充分预防，有可能发生新生儿结膜炎、眼炎。即使使用标准防护（1% 硝酸银或 0.5% 红霉素软膏），亦不能保证新生儿得到完全的保护。

ICD-10-CM 编码：A56.00（下泌尿生殖道衣原体感染）。

参考文献

扫描书末二维码获取。

概述

定义：尖锐湿疣是感染人乳头瘤病毒（HPV）后引起的疣状物。

患病率：常见的性传播疾病，每年发病 50 万例，女性占 2/3。

好发年龄：16~33 岁，高发年龄为 20~24 岁。

遗传学：无遗传学倾向。

病因与发病机制

病因：源于 HPV 感染（多为 6 和 11 亚型；占 90%）。此双链 DNA 病毒可在 2%~4% 的妇女中发现，通过聚合酶链式反应技术证实高达 60% 的患者有此病毒的感染。此病毒很顽固，可抵抗极其干燥的环境，有传染性，通常可以自我复制。有证据表明其很少通过污染物传播。通常是通过皮肤接触（多数为性接触）传播，潜伏期为 3 周到 8 个月，平均为 3 个月。与已感染的性伴侣发生性接触后约有 65% 的人被感染。

危险因素：多个性伴侣，合并其他阴道疾病如念珠菌性阴道炎、滴虫性阴道炎或细菌性阴道病，吸烟以及口服避孕药。

症状与体征

- 无症状（<2% 患有湿疣者）。
- 生长于外阴、阴道、宫颈、尿道口、会阴部以及肛周的无痛性、质软的肉样肿物（如果继发感染，可有轻度刺激或分泌物增多）。外阴部最常见，呈对称性分布（湿疣亦可见于舌、口腔、尿道、膀胱或直肠内）。约 1/3 的外阴尖锐湿疣患者有阴道内肿物或阴道上皮内瘤变（VAIN），约有 40% 的患者宫颈受累。宫颈湿疣多为扁平状，可通过阴道镜检查、巴氏抹片识别，也可以应用 3%~5% 醋酸使其直立、变白、发亮而显现。
- 异常的宫颈细胞学改变很常见。

诊断

鉴别诊断

- 扁平湿疣（梅毒）
- 乳头状瘤

合并症：其他性传播疾病（滴虫感染、细菌性阴道病），异常的宫颈细胞学改变，外阴及阴道肿瘤。肛门和口咽癌可能与上述部位感染有关。在确诊感染后的十多年里，患者患肛门癌、生殖器癌和头颈部癌的风险均有增加。

检查与评估

实验室检查：无特异性实验室检查（当可疑梅毒时可行梅毒螺旋体检测）。

影像学：无特异性影像学表现。

特殊检查：阴道镜检查，细胞学检查，或 3%~5% 醋酸涂抹使疣状物直立、变白、发亮而显现。单纯的尖锐湿疣感染，血清学没有指导意义。如果疣有色素沉着、硬化、固定、出血、溃疡，或者诊断不明确时，需进行活检。

诊断：体格检查、阴道镜检查和活检。

病理学

无蒂的角化病损。

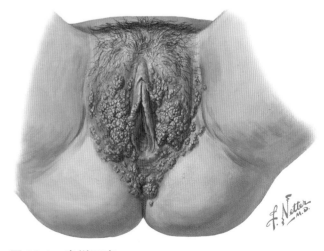

图 63.1 尖锐湿疣

处理与治疗

非药物治疗

一般处理：注意局部卫生。

特殊处理：对于小的、单个的尖锐湿疣通常采用细胞溶解剂法如鬼臼树脂、二氯醋酸或三氯醋酸，或者物理去除法如激光、冷冻或电灼等。极少数患者可选择手术切除或削除法。

饮食：正常饮食。

活动：在性伴侣治愈之前禁止同房。

健康教育：参见美国妇产科医师协会健康教育手册 AP009（如何预防性传播疾病），AP191（HPV疫苗接种）。应建议患者的所有性伴侣进行检查和治疗。

药物治疗

- 鬼臼树脂（安息香酊，浓度为 20%~50%，油膏 25%），鬼臼毒素（0.5% 溶液，普达非洛乙醇溶液），二氯醋酸或者三氯醋酸（80%~100% 的溶液，怀孕期间的一线治疗），小心涂抹于疣状物上，注意保护邻近的正常皮肤，保留 30 分钟至 4 小时后洗掉。
- 2~4 天后可见结痂脱落。
- 根据情况每 1~2 周可重复处理与治疗一次。
- 患者也可以自行上药，如普达非洛（5% 溶液或凝胶，2 次 / 日，连用 3 天）或者咪喹莫特（5% 药膏，每周 3 次，晚上使用，持续 16 周；或 3.75% 的乳霜，每日一次，共 8 周）。

禁忌证：鬼臼树脂不能用于妊娠期，可能引发流产，存在神经毒性和骨髓毒性。

慎用：为减少鬼臼树脂的毒副作用，总用量应少于 0.5 ml，药物使用面积小于 10 cm^2。咪喹莫特需要在清晨时用清水洗掉（即用药后 6~10 小时）。

其他药物

- 1% 或 5% 的 5- 氟尿嘧啶软膏可用于早期处理与治疗，也可以作为宫颈或阴道内病变的辅助治疗（每日涂抹直至局部水肿、红斑、水泡形成）。
- 有人主张应用自身疫苗，二硝基氯苯、儿茶素（一种绿茶提取物）和干扰素治疗，但目前其在临床实践中并未占主要地位。

随访

监测：坐浴、温和的止痛剂和宽松的衣服可以缓解不适并有助愈合。每周复诊一次，直到无新的疣状物生长。因此类患者存在宫颈上皮内瘤变的高危因素，因此推荐间隔 6~12 个月复查宫颈刮片和（或）阴道镜检查。需做梅毒螺旋体和 HIV 的血清学检查。感染 HPV 患者的性伴侣需做生殖道湿疣的检查。

预防：限制或杜绝高危行为（性滥交）。避孕套虽然并未发现能降低 HPV 传播，但可以降低其他性传播疾病的传播。四价和九价 HPV 疫苗（四价疫苗：HPV 6、11、16 和 18 型；九价疫苗：在上述四种 HPV 基础上增加 HPV 31、33、45、52 和 58 型）可提供部分保护。尽管其主要适应证是降低宫颈癌的风险，但在许多研究中，使用现有疫苗已使感染发病率下降，因此建议对 9~26 岁的女性青少年和成年人进行免疫接种。

并发症：自身免疫抑制患者如接受移植的患者、AIDS 患者或者妊娠妇女，可能会导致湿疣的快速生长。外在因素导致免疫抑制（甾体抗炎药、吸烟、代谢缺陷或合并其他病毒感染如疱疹）可能会发生同样情况。几种 HPV 亚型（16、18、31、33、35 等）和宫颈上皮内瘤变相关。约有 90% 宫颈癌患者的活检组织中有 HPV DNA 存在。目前认为在癌变发生前还存在一些致癌因素，如吸烟、其他病毒感染或者营养因素。

预后：祛除局部病灶的成功率为 75%，复发率为 65%~80%。若病灶持续存在或顽固性复发，则可采取冷冻术、电灼术、手术切除或激光术治疗。若采取冷冻术，通常需要 3~6 次的处理与治疗，治愈率高于应用鬼臼树脂涂抹法，和激光术相似（60%~80%）。应用激光切除术，其术后复发率各家报道不一，为 25%~100%。瘢痕很少见。HPV 16、18、31、33 和 35 型偶尔在生殖器疣中发现，并与外生殖器（外阴、阴茎和肛门）鳞状上皮内病变（如原位鳞状细胞癌、鲍温丘疹病、Queyrat 红斑增生或生殖器鲍温病）相关，因此，应对复发或治疗效果欠佳的病变进一步检查。

其他

妊娠：妊娠期尖锐湿疣生长迅速，且治疗效果不佳。对于广泛的外阴或阴道病变的患者需行剖宫产终止妊娠，以防止阴道分娩时造成广泛的生殖道裂伤和缝合困难。

ICD-10-CM 编码：A63.0［肛门 - 生殖器（性病）疣］。

参考文献

扫描书末二维码获取。

---

64 性传播疾病：淋病

概述

定义：淋病奈瑟菌，一种细胞内革兰氏阴性双球菌感染，发病率高。

患病率：2014 年，美国共报道淋病病例 350 062 例，全国淋病发病率上升至每 10 万人 110.7 例。

好发年龄：15~30 岁（85%），高发年龄在 15~19 岁。

遗传学：无遗传学倾向。

病因与发病机制

病因：细胞内革兰氏阴性双球菌——淋病奈瑟菌感染。

危险因素：和感染者发生一次性交，男性的感染率为 20%，女性则高达 60%~80%（正因如此，在 1 个月内接触淋病患者的患者需做病原体培养和预防性治疗）。无论是男性还是女性，如果 4 次或更多次与感染者发生性接触，则感染率上升为 60%~80%。高危人群为青少年、吸毒者以及性工作者。

症状与体征

- 无症状（50%）
- 尿道、尿道旁腺、宫颈、阴道或肛门（即使未肛交者）恶臭的脓性分泌物，多于接触后 3~5 天（40%~60%）出现
- 尿路刺激症状（70%~90%）
- 咽部感染（10%~20%）
- 淋球菌性结膜炎（可迅速导致失明）
- 多发性关节炎

- 感染性流产或者流产后败血症

诊断

鉴别诊断

- 衣原体感染
- 盆腔炎
- 感染性流产
- 阑尾炎
- 胃肠炎

合并症：不孕症、异位妊娠、化脓性宫颈炎、盆腔炎（10%~40% 未经治疗的病例）、慢性盆腔痛以及子宫内膜炎。

检查与评估

实验室检查：传统的在富含二氧化碳的 Thayer-Martin 琼脂凝胶上培养的方法已被核酸扩增检测（NAAT）取代，并已成为首选方法。宫颈分泌物培养诊断的敏感性为 80%~95%。培养物亦可自尿道及肛门获取，但并不会增加诊断的敏感性。革兰氏染色发现细胞内革兰氏阴性双球菌支持该诊断，但不能完全确诊（敏感性为 50%~70%，特异性为 97%）。同样，可以用固相酶联免疫法进行测定。虽然不用等待培养结果即可开始治疗，但是无论通过哪种方法确诊，均需做药敏试验，找出敏感的抗生素。

影像学：无特异性影像学表现。盆腔感染时，B 超可能发现子宫直肠陷凹有盆腔游离积液。

特殊检查：无。

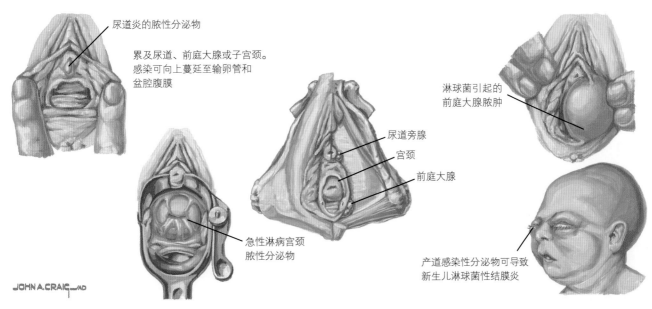

尿道炎的脓性分泌物

累及尿道、前庭大腺或子宫颈。感染可向上蔓延至输卵管和盆腔腹膜

淋球菌引起的前庭大腺脓肿

尿道旁腺
宫颈
前庭大腺

急性淋病宫颈脓性分泌物

产道感染性分泌物可导致新生儿淋球菌性结膜炎

JOHN A.CRAIG—AD

图 64.1　淋病

诊断步骤：体格检查，临床疑诊，宫颈分泌物培养。

病理学

细胞内革兰氏阴性双球菌，伴有弥漫性炎症反应（输卵管腔内）。

处理与治疗

非药物治疗

一般处理：评估，诊断。

特殊处理：高度疑似感染的患者，给予足量的抗生素治疗。

饮食：正常饮食。

活动：无限制（治愈前禁止性生活）。

健康教育：美国妇产科医师协会健康教育手册 AP009（如何预防性传播疾病）。建议患者的所有性伴侣进行检查和治疗。

药物治疗

• 头孢曲松 250 mg 单剂肌内注射或阿奇霉素 1 g 单剂口服。

禁忌证：头孢曲松或头孢克肟禁用于有 IgE 介导的耐 β- 内酰胺过敏史的患者，如过敏反应、Stevens-Johnson 综合征或中毒性表皮坏死松解症。

慎用：根据不同的药物决定。

相互作用：根据不同的药物决定。

其他药物

• 头孢克肟 400 mg 单次口服加阿奇霉素 1 g 单次口服。最近的临床试验表明，单用 320 mg 吉米沙星加 2 g 阿奇霉素口服进行双重治疗，或采用 240 mg 单剂量庆大霉素肌内注射和 2 g 阿奇霉素口服双重治疗，对无并发症的泌尿生殖道淋病有效。

随访

监测：应用目前推荐的头孢曲松 - 阿奇霉素方案进行治疗，很少失败，随访中无须进行培养。但对于高危患者要警惕再次感染可能，需在 1~2 个月后复查一次（和所有的性传播性疾病一样，需要对感染前 30 天内的所有性伴侣进行检查，并治疗潜在的可能感染）。

预防：应用屏障避孕方法（避孕套、阴道隔膜），限制或杜绝高危行为（性滥交）。

并发症：淋球菌感染引起的破坏，增加复发性盆腔感染、慢性盆腔痛和由于输卵管受损输卵管积水形成导致不孕的发病率。淋球菌感染对女性的影响大于男性。每 3 名男性感染，就要有 2 名女性住院 1 天或多天；每 18 名男性感染，就要有 1 名女性需要手术治疗。单次感染淋球菌的不孕发生率为15%，3 次或更多次感染淋球菌，其发生率上升至75%。有输卵管炎病史的女性，患异位妊娠的概率增加 7~10 倍。新生儿通过感染淋球菌的母亲获得垂直感染，表现为淋球菌性球结膜炎或肺炎。孕妇更易发生播散性淋球菌感染，占 7%~40%。

预防：早发现，成功治疗，则后遗症少。严重的持久性损伤通常发生在合并多种感染且治疗不彻底和不及时的情况下。

其他

妊娠：孕妇应采取上述综合治疗。对青霉素或头孢菌素严重过敏的患者可给予 240 mg 庆大霉素和 2 g 口服阿奇霉素的双重治疗。如果婴儿没有得到充分的预防，可能会导致新生儿结膜炎和新生儿眼炎。

ICD-10-CM 编码：A54.00（下泌尿生殖道淋球菌感染，未指明），A54.29（其他淋球菌性泌尿生殖道感染）；其他则基于慢性的器官受累。

参考文献

扫描书末二维码获取。

---

65 性传播疾病：腹股沟肉芽肿

概述

定义：腹股沟肉芽肿易发于热带、几内亚和加勒比地区，在美国每年发病少于 100 例。由细胞内革兰氏阴性细菌——肉芽肿荚膜菌感染所致。

患病率：不常见，在美国 100 例 / 年，在一些亚热带地区发病率上升至 25%。

好发年龄：年轻育龄女性。

遗传学：无遗传学倾向。

病因与发病机制

病因：由兼性革兰氏阴性细菌——肉芽肿荚膜菌感染所致。

危险因素：生殖道损伤或直接接触感染。

症状与体征

- 单个或多个无痛性皮下丘疹发展为隆起的红色肉芽肿病变，接触时易出血，易发生溃疡和坏死并且愈合缓慢（病损在 80% 的患者中局限于外生殖器，通常在感染后 2 周内出现）。
- 无痛的丘疹，边缘增厚隆起，基底质脆。
- 无明显淋巴结累及。
- 存在增生、坏死或溃疡等改变。

诊断

鉴别诊断

- 软下疳
- 淋巴肉芽肿
- 单纯疱疹
- 梅毒

  合并症：外生殖器水肿。

检查与评估

实验室检查：溃疡面分泌物进行革兰氏染色和培养。同时进行其他性传播疾病病原体的培养。

影像学：无特异性影像学表现。

特殊检查：溃疡边缘取材进行活检以确诊。破碎组织涂片可见杜诺万（Donovan）小体。

诊断步骤：依据临床特点或通过镜检发现单核细胞胞质内病原体（杜诺万小体）进行诊断。

病理学

肉芽组织伴发弥漫性慢性炎性细胞浸润和动脉内膜炎。充满纤维素渗出和坏死的溃疡；浆细胞和单核细胞浸润为主。杜诺万小体（增大的吞噬病原菌空泡化的巨噬细胞）具有诊断意义。晚期肉芽肿可通过淋巴转移传播。

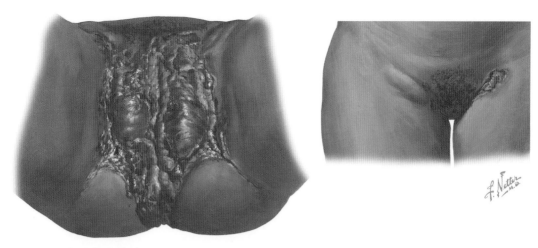

图 65.1 腹股沟肉芽肿

处理与治疗

非药物治疗

一般处理： 评估，培养，革兰氏染色，局部清洁和护理。

特殊处理： 抗生素治疗。

饮食： 正常饮食。

活动： 无限制（治愈前禁止性生活）。

健康教育： 参见美国妇产科医师协会健康教育手册 AP009（如何预防性传播疾病）。建议患者的所有性伴侣进行检查和治疗。

药物治疗

- 阿奇霉素 1 g 口服，每周 1 次，至少 3 周，直至所有病损完全愈合。
- 或多西环素 100 mg 口服，每日 2 次，至少 3 周。
- 或环丙沙星 750 mg 口服，每日 2 次，至少 3 周，直至所有病损完全愈合。
- 或红霉素 500 mg，每日 4 次，至少 3 周，直至所有病损完全愈合。
- 或三甲氧苄二氨嘧啶 - 磺胺甲基异噁唑双倍剂量口服，每日 2 次，至少 3 周。

禁忌证： 已知过敏或可疑过敏者。

慎用： 妊娠时禁用四环素类药物，因其可导致四环素牙及抑制骨骼生长。妊娠期禁用磺胺类药物。

相互作用： 根据不同的药物决定。

其他药物

- 环丙沙星 750 mg 口服，每日 2 次，至少 3 周

- 红霉素 500 mg 口服，每日 4 次，至少 3 周
- 如果治疗 1 周后无任何好转，考虑应用氯霉素（500 mg 口服，每日 3 次）或者庆大霉素（1 mg/kg，每日 2 次）治疗

随访

监测： 由于该病易复发和易形成瘢痕化，所以需对患者密切随访数周。随访中需通过培养或其他检查方法进行评估是否治愈，同时对其他性传播疾病进行筛查。与所有性传播疾病相同，所有 30 天内发生性关系者均应筛查及治疗可能的感染。

预防： 无特殊。

并发症： 未治疗的患者会发生继发感染、形成明显的瘢痕。

预后： 应用抗生素治疗多可逐渐治愈。但常常会形成瘢痕或外阴狭窄，需手术治疗。

其他

妊娠： 对妊娠无直接影响。对妊娠期或哺乳期妇女需给予大环内酯类抗生素（红霉素或阿奇霉素）治疗。然而，由于使用红霉素乙酯与高达 10% 的妊娠肝毒性相关，因此，应使用红霉素碱或琥乙红霉素。

ICD-9-CM 编码： A58（腹股沟肉芽肿）。

参考文献

扫描书末二维码获取。

性传播疾病：疱疹

概述

定义：单纯疱疹病毒感染导致症状反复发作，症状从不适到丧失劳动能力。妊娠期感染疱疹病毒，对新生儿是高危因素。

患病率：每年有 4500 万 ~5000 万复发病例；100 万新发病例。每 4 位女性当中就有 1 位感染者。

好发年龄：15~30 岁（85%）。

遗传学：无遗传学倾向。

病因与发病机制

病因：约 80% 的生殖器疱疹是由 2 型单纯疱疹病毒感染所致，其余 20% 是由 1 型单纯疱疹病毒感染所致。高达 50% 的生殖器疱疹首次发病是由 1 型单纯疱疹病毒感染引起。1 型单纯疱疹病毒感染通常发生在青少年阶段，会导致口腔"冻疮样损伤"。既往感染 1 型单纯疱疹病毒对 2 型单纯疱疹病毒也有一定的免疫力。从感染病毒到出现症状为潜伏期，通常约为 6 天（3~9 天），初次发作后一般持续10~12 天。大多数因感染 2 型单纯疱疹病毒而首次发病的有症状的患者均会复发，而首次感染 1 型单纯疱疹病毒者较少复发。

危险因素：如果病毒排出期与伴侣同房则感染率约为 75%。从具有前驱症状到病损结痂，患者均具有传染性。但是病毒排出期可以无症状。大多数生殖道疱疹的传播发生于未发现已感染或者无症状的人群。目前还未发现非性接触传播的途径。

症状与体征

- 前驱症状：轻度感觉异常和烧灼感（发生于感染后的 2~5 天）。
- 感染后 3~7 天，进展为剧痛的小疱疹并形成溃疡（可能使 10% 的患者就诊）。
- 外阴病损可导致排尿困难，尿路和膀胱受累症状，自主神经功能紊乱（可能引起尿潴留）。
- 不适感，低热，腹股沟淋巴结肿大（40%）。
- 全身症状包括无菌性脑膜炎、发热和头痛，70% 的初次感染患者在发现生殖器病损后的 5~7 天出现。

诊断

鉴别诊断

- 软下疳
- 梅毒
- 腹股沟肉芽肿
- 毛囊炎
- 药疹
- 白塞综合征

合并症：其他性传播疾病，包括 HIV 感染、宫颈炎。

检查与评估

实验室检查：病毒培养（包括型别特异性血清学检测），采用棉拭子在病损部位取材（敏感性 95%）。疱疹囊内液涂片，Wright 染色，可见多核细胞，核内有特征性的嗜曙红细胞包涵体。

影像学：无特异性影像学表现。

特殊检查：在疱疹基底部刮片用免疫荧光技术检测病毒颗粒。

诊断步骤：病史、体格检查、病毒培养以及血清学检查。

病理学

病毒在皮肤的基底层周围细胞和间质细胞中复制。感染在细胞与细胞间扩散，直至进入神经末梢，最终进入神经节。典型的病损为透明疱疹，破溃后进展为浅表溃疡，疼痛，边界红。病变可以融合，可以继发感染和坏死。

处理与治疗

非药物治疗

一般处理：保持局部清洁，坐浴，随后用烤灯或电吹风保持外阴干燥，止痛。

特殊处理：局部应用止痛药（2% 利多卡因凝胶，非处方药咽部苯酚喷雾剂）和抗病毒治疗。如果继发感染，局部加用抗生素软膏如新孢霉素软膏。

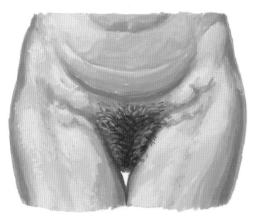

局部淋巴结肿大，在生殖道疱疹中较常见

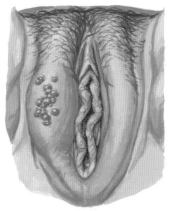

初次病毒感染后明显水肿及水泡形成

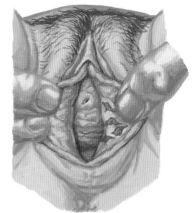

生殖道溃疡样病损

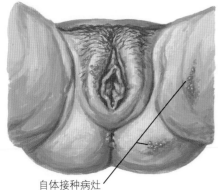

自体接种病灶

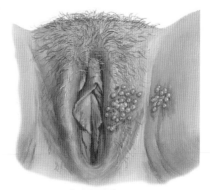

生殖道疱疹

图 66.1　单纯疱疹病毒感染皮损

饮食： 无特殊要求。

活动： 盆腔休息，直至治愈。

健康教育： 参见美国妇产科医师协会健康教育手册 AP009（如何预防性传播疾病）。建议患者的所有性伴侣进行检查和治疗。宣教内容涉及生殖器疱疹的自然病程、性行为、新生儿的传播以及减少传播的方法，这些都是临床治疗不可或缺的一部分。

药物治疗

- 急性期（发病后 48 小时内）：阿昔洛韦软膏（一般 5% 浓度，每 3 小时局部应用）或者皮疹出现时口服阿昔洛韦（400 mg 口服，每日 3 次；或 200 mg 口服，每日 5 次），或泛昔洛韦（250 mg 口服，每日 3 次，7~10 天），或伐昔洛韦（1 g 口服，每日 2 次，连服 5 天），可缩短症状持续时间，并减少病毒排出。

- 对于经常复发者可采用抑制疗法，即阿昔洛韦 400 mg 口服，每日 3 次；或 800 mg 口服，每日 2

次，如有病损，则增加至一日 5 次口服；或者泛昔洛韦 500 mg 口服，每日 2 次，或者伐昔洛韦 500 mg，每日 2 次，可以减少复发的频率和复发后病情的严重程度。但用药时间不能超过 6 个月。

禁忌证： 过敏或可疑过敏者禁用。阿昔洛韦为妊娠期 C 类药，泛昔洛韦及伐昔洛韦为妊娠期 B 类药，避免在妊娠期应用抑制疗法。

慎用： 有报道 HIV 感染者服用伐昔洛韦后可导致血栓性血小板减少性紫癜、溶血性尿毒症综合征。免疫能力正常的患者并未见此副作用。肾功能不全的患者要慎用抗病毒治疗。

相互作用： 抗病毒治疗药物可能与肾毒性药物相互作用或加重肾毒性。

其他药物

在严重感染时，阿昔洛韦 5~10 mg/kg，每 8 小时一次静脉输入，连用 5~7 天。

随访

监测：定期体检。监测可能复发者。

预防：治愈后方能开始性生活，工具避孕可降低危险性，单一性伴侣。既往感染过 1 型单纯疱疹病毒并不影响 2 型单纯疱疹病毒的感染率，但使无症状感染的可能性增加了 3 倍。

并发症：60%~90% 的患者可能在初次感染后的 6 个月内复发。尽管感染时间较短，程度更轻，但毒性并无降低。2 型单纯疱疹病毒感染增加了 HIV 感染的风险。

预后：病损通常能完全治愈，腹股沟淋巴结肿大会在外阴病损消除后再持续数周。化脓并不常见。症状在 2~4 周内会完全消失。

其他

妊娠：分娩及胎膜早破时发生急性感染或病毒

排出，则新生儿的感染概率显著升高。此病毒的感染也与早期流产相关。在临近分娩时感染单纯疱疹病毒的患者中母婴传播的风险高达 30%~50%，而在分娩时有复发性单纯疱疹病毒发病史，或在妊娠前半期感染病毒的患者中，母婴传播风险很低（1%）。对于在动产时有复发性生殖器疱疹病变的女性，应行剖宫产，以预防新生儿疱疹。然而剖宫产也不能完全消除感染的风险。对于首次感染生殖器疱疹或严重复发性疱疹的孕妇，应予阿昔洛韦口服治疗，对于严重单纯疱疹病毒感染的孕妇应行静脉给药治疗。妊娠晚期接受阿昔洛韦治疗（从妊娠 36 周开始口服阿昔洛韦，400 mg，每日 3 次）可通过减少妊娠足月疱疹复发的频率，而降低复发性生殖器疱疹女性的剖宫产率。复发性单纯疱疹病毒感染与流产或胚胎异常无关。

ICD-10-CM 编码：A60.04（疱疹病毒性外阴阴道炎）。

参考文献

扫描书末二维码获取。

---

67 性传播疾病：人类免疫缺陷病毒感染

概述

定义：由于人类免疫缺陷病毒（HIV）感染，侵犯免疫系统，导致患者免疫功能渐进性损害。妇女在 HIV 感染人群中增长迅速。感染产生一系列疾病状态，从临床上潜在的无症状感染到作为晚期表现的获得性免疫缺陷综合征（AIDS）。疾病进展的速度也有所不同，在未治疗的人群中，从感染到发展成 AIDS 的时间可以从数月到 17 年（中位时间为 10 年）。很多地区已特殊立法规范管理 HIV 感染的筛查、报告、公布和确诊等。所有的保健机构都应熟悉该地区相关的制度和要求。

患病率：超过 120 万美国人感染 HIV，并且，近 1/8（12.8%）并不知其已感染 HIV。

好发年龄：中位年龄为 35 岁，84% 的患者发病

于 15~44 岁。在美国，黑人 / 非洲裔美国妇女感染 HIV 的风险比其他妇女高 5 倍。

遗传学：无遗传学倾向。

病因与发病机制

病因：HIV 为一种逆转录病毒，倾向于感染辅助淋巴细胞，但也可能感染巨噬细胞、中枢神经系统细胞以及胎盘。潜伏期（从感染到出现临床症状）为 5 天到 3 个月，平均 2~4 周。

危险因素：性生活（多个性伴侣或已感染的性伴侣，占所有感染的 37%）、血液传播（使用同一个注射器或不慎被感染者使用过的针头扎伤）以及母婴垂直传播。没有发现 HIV 通过机会接触感染、免疫球蛋白制品、乙肝疫苗以及昆虫叮咬传播的证据。有报道可通过供精者进行传播。

症状与体征

- 无特殊症状，经常表现为单核细胞增多症样无菌性脑脊膜炎（发热性咽炎较常见，表现为发热、多汗、嗜睡、关节痛、肌痛、头痛、畏光以及淋巴结肿大，约持续2周）。
- 丧失免疫功能的体征：发热、体重下降、不适、淋巴结肿大、中枢神经系统功能障碍、异常的宫颈细胞学涂片、复发性宫颈上皮内瘤变（CIN）、阴道及口腔的念珠菌感染。杰氏肺囊虫肺炎是最常见

的AIDS相关感染。
- 患者通常在疾病进展过程中诊断为晚期（在发展为AIDS后1年内高达40%）。

诊断

鉴别诊断

- 单核细胞增多症
- 系统性红斑狼疮（SLE）

　　合并症：与心脏病和骨髓、肾、肝功能异常有

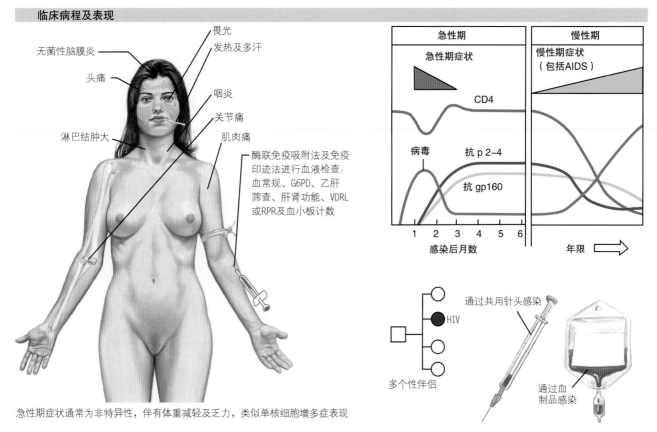

急性期症状通常为非特异性，伴有体重减轻及乏力，类似单核细胞增多症表现

丧失免疫功能的表现

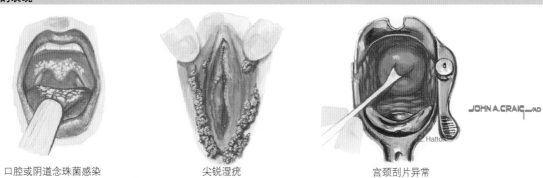

口腔或阴道念珠菌感染　　　　　尖锐湿疣　　　　　宫颈刮片异常

AIDS，获得性免疫缺陷综合征；G6PD，葡萄糖6-磷酸脱氢酶；RPR，快速血浆反应素；VDRL，性病研究实验室

图67.1　HIV感染的临床病程及症状

关。心理及精神认知问题非常常见。妇科疾病如宫颈细胞学异常、CIN以及宫颈或肛门癌、尖锐湿疣增加流产、早产风险。

检查与评估

实验室检查：酶联免疫法检测阳性者通过Western blot分析及病毒检测（HIV RNA水平）确诊（敏感性以及特异性都大于99%）。建议在检测前签署知情同意书。Western blot的假阳性率很少，约为1/13万。感染6~12周后才可检测到抗体。其他检测方法包括全血细胞计数和白细胞分类计数、血电解质、6-磷酸葡萄糖脱氢酶测定、乙肝筛查、肝肾功能检测、血小板计数、性病检测或者快速血浆反应素（rapid plasma reagent，RPR）检测。

影像学：无特异性影像学表现。

特殊检查：对于HIV感染的患者，应考虑结核［结核菌素试验并设立对照（念珠菌、腮腺炎、破伤风）］以及其他感染的可能，并进行相应检查。行宫颈涂片检查。

诊断步骤：ELISA以及Western blot分析。

病理学

CD4细胞减少，广泛的免疫功能缺陷。

处理与治疗

非药物治疗

一般处理：保持身体健康，避免压力及感染。

特殊处理：HIV感染治疗集中于控制病情的稳定、避免机会感染、避免母婴垂直传播。当CD4细胞数少于 $200/mm^3$，开始预防性应用抗生素。

饮食：正常饮食。

活动：无限制。

健康教育：参见美国妇产科医师协会健康教育手册AP009（如何预防性传播疾病）。对患者的辅导包括HIV的感染危险行为（性接触、静脉吸毒和垂直传播）、减少感染的治疗方法和治疗的利弊。

药物治疗

• 孕期抗逆转录病毒治疗用于减少垂直传播。对HIV感染患者采用多种药物治疗非常普遍，但最佳组合方式尚无定论且相关指南更新迅速。建议咨询专家意见。

• 预防性用药：甲氧苄啶（160 mg）、磺胺甲基异噁唑（800 mg）每日应用，用于CD4细胞数 < $200/mm^3$ 者。明显的感染需要具有特异性、抗感染能力强的药物治疗。

随访

监测：加强监管，增加检查次数，包括定期评估血细胞和CD4细胞数计数。监测的频率取决于HIV感染的阶段、并发症、抗逆转录病毒疗法的使用以及是否存在其他医学或社会问题。

预防：避免高危行为如静脉吸毒和多个性伴侣、医护人员普遍采取防护措施、坚持使用避孕套、阻止药物滥用、规范治疗程序和宣教。已证实对于急性暴露（如针刺）后采用预防用药（如单用齐多夫定或联合其他药物）可减少感染的概率。

并发症：机会感染（细菌、病毒、真菌），增加恶性肿瘤（宫颈癌、卡波西肉瘤、淋巴瘤）以及中枢神经系统功能障碍的风险。激素类口服避孕药可影响抗逆转录病毒药物及其他常用药物的效果。

预后：初次感染治愈后，患者进入无症状携带期，但是具有传染性。大约初次感染10年后出现明显的免疫功能缺陷。感染后3年内一般很少免疫耐受，感染后5年内低于35%的患者发展为AIDS。对HIV感染和AIDS的治疗不断改进，使大多数早治疗、适当治疗和维持治疗的患者处于缓解期或无进展状态。

其他

妊娠：垂直传播概率高，可导致产妇病情恶化。产前筛查和抑制疗法已将垂直传播风险降低至大约2%。依法韦仑有潜在的胎儿风险。

ICD-10-CM编码：Z72（无症状人免疫缺陷病毒感染状况），B20（人免疫缺陷病毒疾病）。

参考文献

扫描书末二维码获取。

概述

定义：感染一种或多种人乳头瘤病毒（human papillomaviruses，HPVs）亚型（已知超过 100 种）引起皮肤和黏膜的上皮增生。一些血清型与手、足及其他部位（包括生殖器疣）的疣样生长相关，而在超过 99% 的宫颈癌中发现高危型 HPV 阳性。

患病率：该病是世界上最为常见的性传播疾病。近 2000 万人（美国）感染 HPV。至少 50% 性活跃的人群会在其人生中的某一时刻发生生殖道 HPV 感染。一项研究估计 64%~82% 的青春期女孩至少会感染一种 HPV。到 50 岁，至少 80% 的女性患过生殖道 HPV 感染。每年近 6200 万美国人发生新的生殖道 HPV 感染。很多研究显示现有疫苗的接种使感染率有所降低。

好发年龄：育龄及以上。

遗传学：无遗传学倾向。致癌血清型可以通过病毒的遗传学特征加以识别。

病因与发病机制

病因：双链 HPV-DNA。已知超过 40 种血清型通过性传播。在孩子出生时可发生母婴垂直传播，但鲜有导致喉息肉者（约 2/10 万）。乳头瘤病毒首先感染上皮的基底层，而后各分化细胞中开始出现病毒基因组的扩增。感染后，正常情况下不分裂的分化上皮细胞处于活跃的细胞周期，造成上皮增厚，乃至外生性的上皮病变。当细胞从上皮脱落时，将释放出病毒。研究表明 HPV 蛋白（E5，E6，E7）可干扰抑癌基因 p53 蛋白，而 p53 蛋白在 DNA 损伤时会阻止细胞周期。

危险因素：与感染者直接接触。有多个性伴侣者或与多个性伴侣者直接接触增加感染风险。病毒在免疫力降低及吸烟者中易持续存在。其他与宫颈癌相关的流行病学因素包括长期使用口服避孕药、同时感染衣原体、多产以及营养因素。

症状与体征

- 大多数无症状并可自然清除（一年清除率 70%，2

年内 90%；中位感染时间 8 个月）。
- 持续感染与感染部位生长尖锐湿疣有关，而细胞的变化与非典型增生及癌变相关（包括肛门、外阴、阴道、宫颈及某些喉癌）。
- 症状出现前的潜伏期从数周到数年不等。

诊断

鉴别诊断

- 二期梅毒（扁平湿疣），其他病毒感染
  并发症：其他性传播疾病。

检查与评估

实验室检查：无特异性实验室检查（见特殊检查）。

影像学：无特异性影像学表现。

特殊检查：对细胞学异常（宫颈刮片）者行 HPV 分型，对持续细胞学异常者或监测到高危型 HPV 者行阴道镜检查。

诊断步骤：从宫颈细胞获得 HPV 分型。此检查对于宫颈细胞学异常者（未明确意义的非典型鳞状细胞及以上病变）尤为重要，或者与细胞学一起双筛以减少细胞学检查频率。此检查可识别 14 种高危型 HPV。因为即使是高危型 HPV，大多数年轻患者可以清除而不留有后遗症，从而 HPV 分型及针对细胞学检查异常者严密随访的建议已转变为更为保守的治疗策略。

病理学

在感染的细胞中可发现细胞异型性。研究发现异型性的程度与所涉及的 HPV 亚型有关。

处理与治疗

非药物治疗

一般处理：目前尚无针对 HPV 感染的特殊治疗方法，大多数（>90%）可由机体自然清除，而几乎没有症状和后遗症。

特殊处理：仅那些由于持续感染而产生特异性

症状者、尖锐湿疣或宫颈上皮病变者需要特殊处理。

饮食：无特殊要求。

活动：不受限。

健康教育：参见美国妇产科医师协会健康教育手册 AP163（宫颈癌），AP187（宫颈癌筛查结果异常），AP191（HPV 疫苗接种）。

药物治疗

无。

禁忌证：HPV 疫苗禁用于对任何已知成分过敏或妊娠者。

慎用：无。

相互作用：HPV 疫苗可与其他适龄疫苗（如百白破）和四价脑膜炎球菌结合疫苗（MCV4）同时接种。

随访

监测：定期体检。对持续高危型感染者定期行宫颈检查（细胞学和 / 或阴道镜）。

预防：禁欲。避孕套可降低传播风险（一项针对新近性生活活跃的大学女性的研究表明，如果其性伴侣坚持正确地使用避孕套，其 HPV 感染的概率减少 70%）。疫苗可针对 16、18 高危型 HPV（与 70% 宫颈癌相关）以及 6、11 低危型 HPV（与尖锐湿疣相关）产生免疫。四价（针对 6、11、16 和 18 型）和 9 价 HPV 疫苗（针对上述四种外还包括 31、33、45、52 和 58 型）推荐用于 9~26 岁的青少年及成人女性。目前可用的疫苗在 6 个月内完成 3 次接种（0、2 和 6 个月），接种后可能有接种部位局部疼痛、红肿、瘙痒，以及发热、恶心或头晕。

并发症：无论高危还是低危型 HPV 均可引起异常细胞生长，但总体而言，仅高危型（HPV16、18、31、33、35、39、45、51、52、56、58、59、68、69，可能的少数其他类型）与宫颈癌相关。这些高危型可引起扁平疣，而扁平疣与低危型如 HPV 6、11 型引起的尖锐湿疣相对更不易察觉。HPV 16 是最常见的高危型，导致近乎一半的宫颈癌（HPV 18 引起 10%~12% 的宫颈癌）。HPV 16 在非肿瘤的女性中也最为常见。宫颈癌患者中 99% 可检测到 HPV 阳性。但高危型和低危型 HPV 感染大多数均可自然清除而不

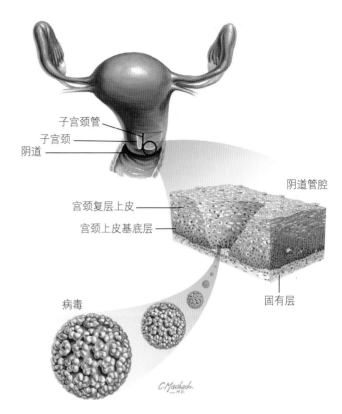

图 68.1　人类乳头瘤病毒感染

引起临床病变。

预后：大多数感染可自然清除。对于持续感染者，随着时间的推移，可能会出现疣、细胞异常增生及上皮癌。

表 68.1　HPV 亚型及常见临床表现

疾病	HPV 亚型
生殖器疣	6 及 11（90%）、42、43、44、55 及其他
宫颈癌、外阴鳞癌	16 及 18（70%）、31、33、35、39、45、51、58
鲍温病	16、18、31、32、34 及其他
寻常疣	2、1、7
疣状表皮发育不良	超过 15 种亚型
扁平上皮疣	3、10
局灶上皮增生	12、32
口腔乳头状瘤	6、7、11、16、32
口咽鳞状细胞癌	16 及其他
跖疣	1、2、4
呼吸道乳头状瘤	6 及 11

其他

妊娠：对妊娠无直接影响。分娩时可能垂直传播给婴儿。虽然妊娠期疫苗接种为禁忌，但哺乳期女性可接种疫苗。

其他注意事项：所有疣均由乳头瘤病毒引起，但每种HPV亚型仅在身体的某些特异部位生长，如常见于手、足疣的亚型不通过性传播。宫颈细胞学呈现鳞状上皮内低度病变（LSIL）或高度病变（HSIL）的患者几乎均为高危型HPV感染。但是，对这些患者进行HPV分型对其治疗并无影响，因此，无须对其进行分型。5%~30%的患者感染多种类型的HPV。

ICD-10-CM编码：B97.7（乳头瘤病毒引起的任何部位的疾病），R87.810（宫颈高危型HPV-DNA阳性），A63.0（生殖器疣）。

参考文献

扫描书末二维码获取。

性传播疾病：性病淋巴肉芽肿   69

概述

定义：性病淋巴肉芽肿（lymphogranuloma venereum，LVG）是由L1、L2、L3血清型沙眼衣原体引起的具有潜在破坏力的感染。在美国并不常见，但这种感染的死亡率很高。

患病率：很低（美国每年约有600例）。在非洲、印度、南亚、南美及加勒比部分地区流行。

好发年龄：年轻的生育年龄妇女。

遗传学：性病淋巴肉芽肿（LVG）男性的发病率是女性的20倍。

病因与发病机制

病因：由沙眼衣原体的几种血清型感染所致。

危险因素：性伤害或暴露于病原体。

症状与体征

- 外阴和前庭后部的无痛性小丘疹，很快愈合，不留瘢痕（3~12天）。
- 肛门直肠感染时出现直肠炎，里急后重感，脓血便（肛交后）。
- 腹股沟淋巴结进行性肿大伴有腹股沟淋巴结炎（呈凹槽征：凹槽征不是性病淋巴肉芽肿的特异性体征，在其他感染性疾病如化脓性汗腺炎中也可见到）。
- 严重纤维化和瘢痕形成（象皮肿）（可能出现直肠狭窄）。

诊断

鉴别诊断

- 腹股沟肉芽肿
- 软下疳
- 单纯疱疹
- 梅毒
- 癌症（外阴和直肠）
- 炎性肠病（直肠炎）

合并症：其他性传播性疾病，HIV，性交困难，直肠挛缩、狭窄。

检查与评估

实验室检查：血清补体结合实验（滴度大于1:64高度怀疑LGV）。约有20%的LGV患者VDRL实验呈假阳性。核酸扩增实验可用于商业或公共卫生实验室。

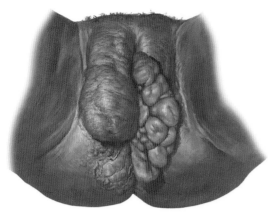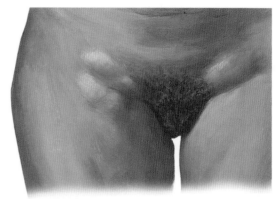

图 69.1　性病淋巴肉芽肿

影像学：无特异性影像学表现。

特殊检查：无。由于无特异性病损表现，因此活检不具有诊断意义。不要对增大的淋巴结进行活检或切开，因其可能导致慢性窦道形成。

诊断步骤：血清补体结合实验：80% 的患者滴度 ≥ 1：16。生殖道和淋巴结标本（如病损部位拭子或炎性物质抽吸）可通过培养、直接免疫荧光或核酸测定来检测沙眼衣原体。

病理学

无（非特异性炎症改变）。

处理与治疗

非药物治疗

一般处理：评估，培养或革兰氏染色；清洁和护理。

特殊处理：积极抗生素治疗。抗感染治疗应在实验室确诊前开始。

饮食：正常饮食。

活动：无限制（感染治愈后方可性交）。

健康教育：参见美国妇产科医师协会健康教育手册 AP009（如何预防性传播疾病）。患者的所有性伴侣都应当进行检查和治疗。

药物治疗

多西环素 100 mg 口服，每日 2 次，共 3 周；或

四环素 500 mg 口服，每日 4 次，共 3 周。

禁忌证：妊娠期禁用红霉素丙酸酯十二烷基硫酸盐和四环素。

慎用：根据不同药物决定。

相互作用：根据不同药物决定。

其他药物

也可以选择琥乙红霉素（500 mg 口服，每日 4 次，共 3 周）或磺胺嘧啶（2 g 口服，首次；1 g 口服，每日 4 次，共 14~21 天）。阿奇霉素建议 1 g 口服，一周 1 次，共 3 周，但尚缺乏临床数据。

随访

监测：定期复查进行分泌物培养或其他实验以评估是否治愈，同时筛查其他性传播疾病（所有的性传播疾病患者，其 30 天内的性伴侣均应进行相应的检查和治疗）。

预防：使用避孕套或避孕隔膜，限制或杜绝危险的性行为（性滥交）。

并发症：1/3 的患者形成脓肿、破溃和瘘管。慢性淋巴结炎不断进展，水肿、瘢痕、纤维化，导致广泛性外阴组织破坏。有可能发生严重的直肠狭窄，可能危及生命。

预防：早发现，早治疗，可将不良结局降到最低。远期瘢痕、缺损形成较为常见。

其他

妊娠：虽然其他伴随疾病（如 HIV）在妊娠期存在垂直传播的可能，但此病对妊娠无影响。

ICD-10-CM 编码：A55［衣原体淋巴肉芽肿（性病）］。

参考文献

扫描书末二维码获取。

性传播疾病：传染性软疣 70

概述

定义：该病是一种由痘病毒感染引起的乳头状病变，通过皮肤接触传播。于 1817 年首次报道。

患病率：2/10 万，每 40~60 位淋病患者中有 1 人患传染性软疣。在美国所有皮肤病中占约 1%。

好发年龄：年轻生育年龄人群。

遗传学：无遗传学倾向。这种病毒拥有天花病毒和牛痘病毒一半的基因。

病因与发病机制

病因：传染性软疣是由大量痘病毒感染所致。

临床表现

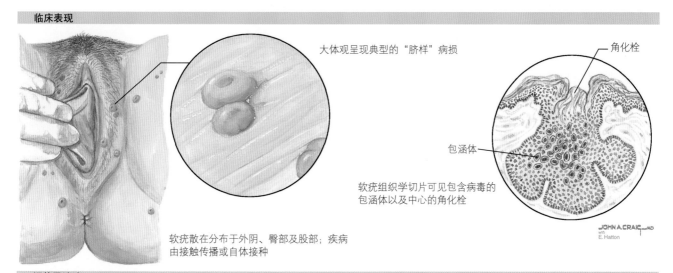

大体观呈现典型的"脐样"病损

角化栓

包涵体

软疣组织学切片可见包含病毒的包涵体以及中心的角化栓

软疣散在分布于外阴、臀部及股部；疾病由接触传播或自体接种

评估及治疗

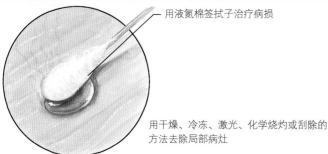

用液氮棉签拭子治疗病损

用干燥、冷冻、激光、化学烧灼或刮除的方法去除局部病灶

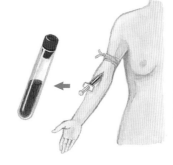

由于软疣常见于免疫缺陷患者，所以建议此类患者进行 HIV 检测

图 70.1　传染性软疣的临床表现、评估及处理

这种传染性 DNA 病毒首先感染上皮组织，然后自行播撒到其他部位。

危险因素：性交和暴露于感染者。

症状与体征

- 无症状。
- 经过几周的潜伏，病变处出现一个圆形中间凹陷的丘疹，1~5 mm 大小，伴干酪样黄色蜡样核心（这些病变缓慢生长数月，可以单独或者成簇出现）。除掌跖外，可以出现在身体任何部位。
- 湿疹（10%）
- 这种软疣病变具有高度的传染性，所以在对病变进行检查和从病变取材时应采取适合的预防措施以免被感染。

诊断

鉴别诊断

- 皮脂腺囊肿
- 毛囊炎
- 单纯疱疹
- 皮肤乳头状瘤
- 痣

合并症：其他性传播疾病感染。

检查与评估

实验室检查：无特异性实验室检查。处于免疫抑制状态的患者极易感染传染性软疣，因此，应考虑进行 HIV 检测。

影像学：无特异性影像学表现。

特殊检查：从病变核心处取材，在显微镜下观察，病变的细胞质内可见病毒包涵体（软疣小体或 Henderson-Paterson 小体）。

诊断步骤：临床表现和病损部位取材检查。

病理学

病损核心部位取材镜检可见嗜酸性包涵体（细胞质内）。

处理与治疗

非药物治疗

一般处理：局部护理。

特殊处理：软疣病损可于 6~9 个月内自行消除，但可通过自体接种持续存在，甚至长达 4~5 年。治疗主要是去除病灶。可以通过干燥、冷冻、手术刮除、激光切除或者化学烧灼（硝酸银，可能造成色素沉着和瘢痕；斑蝥素、三氯乙酸或 10% 氢氧化钾溶液）。免疫调节剂（5% 咪喹莫特乳膏）也可选择性用于某些病例。刮除术必须刮除病灶基底部（可用 18 号针或刮匙）。可以用 Monsel's 溶液（20% 硫酸亚铁溶液）止血。

饮食：正常饮食。

活动：无限制。感染治愈前禁止性生活。

健康教育：参见美国妇产科医师协会健康教育手册 AP009（如何预防性传播疾病）。建议患者的所有性伴侣进行检查和治疗。

药物治疗

无。

随访

监测：每个月进行一次随访以便发现新的病灶。

预防：限制或减少高危性行为（性滥交）。

并发症：局部继发感染。

预防：预后良好，病损愈合后多不遗留瘢痕或仅遗留很小的瘢痕。

其他

妊娠：无影响。垂直传播鲜有报道。

ICD-10-CM 编码：B08.1（感染性软疣）。

参考文献

扫描书末二维码获取。

概述

定义：虱（阴虱）和疥虫（疥疮或痒螨）等寄生虫可通过性生活或接触污染的衣物或床上用品传染。

患病率：在美国每年有 300 万例患者。

好发年龄：生育年龄。

病因与发病机制

病因：寄生虫感染（人感染阴虱和疥虫）。

危险因素：接触感染患者。

遗传：无遗传学倾向。

症状与体征

- 剧烈的瘙痒（特别是在夜里），最常见于阴毛处。
- 最常见的感染区域为阴毛处，可传播到其他有毛发的地方。疥虫感染并不局限于毛发区域，可分布于身体的任何部位。

诊断

鉴别诊断

- 皮肤病
- 接触性皮炎
- 挪威疥虫

合并症：其他性传播疾病。

检查与评估

实验室检查：无特异性实验室检查。

影像学：无特异性影像学表现。

特殊检查：在感染区域发现寄生虫的卵、排泄物、洞穴或寄生虫本身。

临床表现

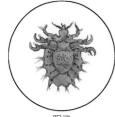

阴虱

阴毛上的阴虱卵

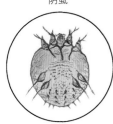

疥螨

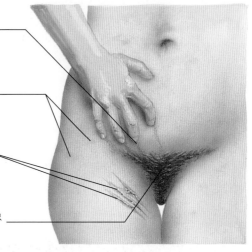

阴部剧烈瘙痒（夜间尤甚）是寄生虫感染的典型特征，且皮肤抓痕常见

阴虱感染患者常常发现局部皮肤蓝色变（蓝斑）

皮肤抓伤及寄生虫咬噬后的继发感染可出现湿疹样病损

检查会阴部及阴毛可发现虫卵及寄生虫

治疗

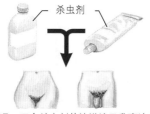

杀虫剂

改善身体卫生情况、用含杀虫剂的沐浴液及乳膏治疗共同居住者及所有性伴侣

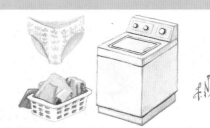

居住环境全面打扫，重点在于内衣及床上用品的灭菌和洗涤

图 71.1　寄生虫感染的临床表现及处理

诊断步骤：病史和体格检查，显微镜下发现虫卵。

病理学

在虫卵、洞穴或寄生虫的排泄物周围发生炎症反应。

处理与治疗

非药物治疗

一般处理：局部清洗、使用止痒乳剂或洗剂。

特殊处理：局部应用杀虫剂。同时，其他家庭成员也需治疗及使用家用消毒剂。疥疮：床上用品和衣物应进行去污（如，机洗及用热循环进行干燥或干洗）或避免身体接触至少72小时。没有必要对生活区进行熏蒸。

饮食：正常饮食。

活动：无限制。

健康教育：美国妇产科医师协会健康教育手册AP009（如何预防性传播疾病）。患者的所有性伴侣应进行诊断和治疗。

药物治疗

- 5% 扑灭司林软膏涂抹于颈部以下的皮肤，8~14小时后彻底清洗。
- 外用1% 林丹洗液，沐浴4分钟后彻底清洗。
- 0.5% 马拉硫磷乳剂，8~12小时洗净或用伊维菌素 250 μg/kg，2周内重复使用。

禁忌证：林丹洗液对于早产儿、孕妇、哺乳期妇女、2岁以下的婴儿或合并挪威疥虫感染的人禁用，有癫痫病史或者已知或怀疑有高敏体质的患者不能使用。

慎用：使用时避免进入眼睛；因为老年人皮肤吸收增加，林丹洗液的使用剂量要相应减少。洗澡或淋浴后或患有广泛性皮炎的人不应立即使用林丹洗液（洗澡后立即使用或患有广泛性皮炎的患者使用林丹洗液后曾出现癫痫发作）。使用林丹洗液后发生再生障碍性贫血也有报道。由于其毒性，不推荐林丹洗液作为一线治疗。仅当患者无法耐受其他疗法或其他治疗失败时，才可将其作为替代方案。

相互作用：其他油剂和软膏因增加药物的吸收而不建议使用。

其他药物

10% 克罗他米通涂抹于自颈部以下所有皮肤两个晚上，第三晚彻底清洗，第四晚可以开始重复使用。

随访

监测：健康体检。患者应注意，皮疹和瘙痒仍可能在疥疮治疗后持续2周。

预防：单一性伴侣。

并发症：由于抓伤造成继发皮肤感染。

预后：一般来说寄生虫感染的治疗结局良好，如果性伴侣、家庭成员或污染物品没有同时处理可能再次感染。

其他

妊娠：无直接影响。林丹洗液妊娠期禁用。

ICD-9-CM 编码：B85.3（阴虱），1B86（疥疮）。

参考文献

扫描书末二维码获取。

72　性传播疾病：梅毒

概述

定义：梅毒自古以来就是一种典型的性病。梅毒在第一阶段很容易被忽视，如果不治疗将缓慢进展，对神经系统、心血管系统和肌肉骨骼系统造成损伤。

患病率：有增加趋势。2014年，美国报道共有

19 999 例原发及继发梅毒病例，发生率为 6.3/10 万。男性占大多数，且大多数发生在男性之间有性行为者中。在 2014 年，梅毒的女性发病率为 1.1/10 万。1990 年报道 50 000 新发病例。

好发年龄： 85% 的患者在 15~30 岁。
遗传学： 无遗传学倾向。

病因与发病机制

病因： 梅毒螺旋体是一种非常小的螺旋体，对人有很强的致病力。这种活动的厌氧螺旋体能够快速地侵犯湿润的黏膜（上皮组织）。

危险因素： 与早期梅毒患者接触者约 1/3 发病。

症状与体征（依据期别）

- 感染后 10~60 天（平均 21 天）出现无痛下疳（在外阴、肛门、直肠、咽部、舌、嘴唇、手指，或几乎身体的所有部位出现的表浅、质硬、基底平滑、边缘卷起的突起）。
- 二期梅毒：低热、头痛、乏力、咽喉痛、厌食、淋巴结肿大、掌跖出现弥漫的对称的无症状斑丘疹、黏膜斑、扁平湿疣、虫噬样脱发。
- 三期梅毒：心脏或眼科表现，听力异常或牙龈病变。

诊断

鉴别诊断

- 外阴疱疹
- 尖锐湿疣
- 性病性淋巴肉芽肿
- 软下疳

合并症： 脊髓痨，主动脉瘤，树胶瘤，其他性传播疾病，包括 HIV 感染。

检查与评估

实验室检查： 性病研究实验室玻片试验（VDRL）和快速血浆反应素（RPR）试验虽是非特异性试验，但因其快速且廉价而成为很好的筛查试验。荧光螺旋体抗体吸收试验和梅毒螺旋体微量血凝试验是检测梅毒抗体的特异性试验，用于确诊梅毒；不属于常规

筛查，经常用于排除假阳性的筛查试验。如果怀疑神经梅毒，需要进行腰穿对脑脊液进行 VDRL（除非患者有神经或眼受累的症状或体征，否则脑脊液检查不作为一期或二期梅毒的常规检查）。强烈建议同时行 HIV 感染筛查。狼疮、肝炎、结节病、近期患免疫病、滥用药物或妊娠妇女中可能出现假阳性的筛查结果。在二期梅毒患者中因出现高水平的抗心磷脂抗体干扰，可造成试验结果假阴性。在疾病初期高达 30% 的患者出现阴性结果（15%~20% 在一期梅毒阶段接受治疗的患者在 2~3 年后出现血清学阴性）。

影像学： 无特异性影像学表现。

特殊检查： 在暗视野显微镜下观察从初期或二期患者的皮肤损害处或淋巴结吸取物，见活动的螺旋体或通过荧光抗体检查即可诊断。

诊断步骤： 体格检查，可疑性行为，血清学检查。

病理学

根据疾病的不同阶段而不同。

处理与治疗

非药物治疗

一般处理： 评估和明确诊断。
特殊处理： 根据疾病阶段应用抗感染治疗。
饮食： 正常饮食。
活动： 无限制，感染治愈后方可进行性生活。
健康教育： 美国妇产科医师协会健康教育手册 AP009（如何预防性传播疾病）、AP071（淋病、衣原体和梅毒）。所有的性伴侣都应当就诊，以便进行诊断和治疗。

药物治疗

- 苄星青霉素 G，240 万 U，单次肌内注射。
- 三期：苄星青霉素 G，总量 720 万 U，240 万 U 肌内注射，每周 1 次，共 3 周。
- 青霉素 G 注射是治疗梅毒各阶段的首选药物。剂量根据疾病的分期而定。
- 禁忌证：已知或者怀疑过敏者。

其他药物

- 多西霉素 100 mg 口服，一天 2 次，或四环素 500 mg 口服，一天 4 次，均持续 28 天。孕妇对青霉素过

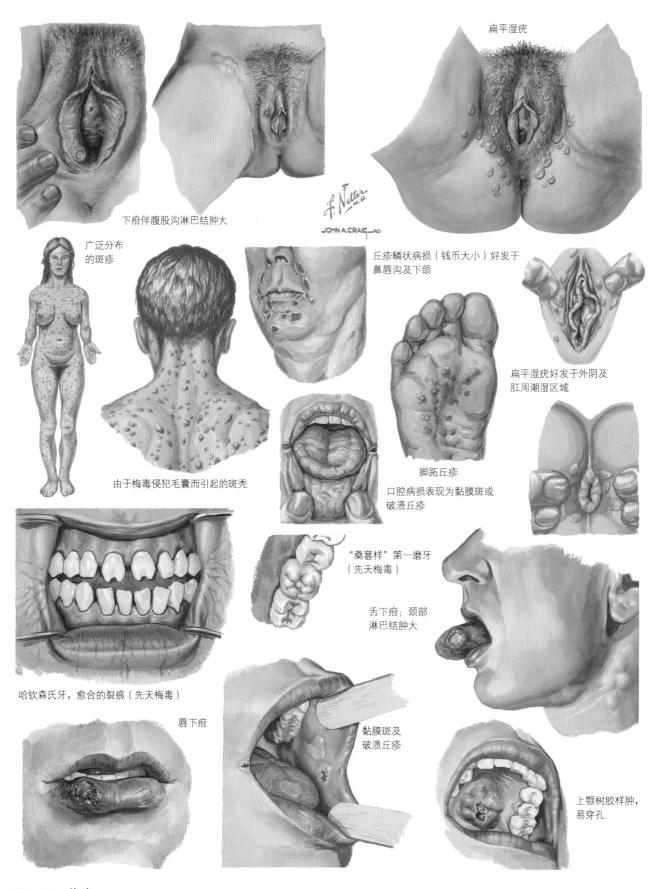

扁平湿疣

下疳伴腹股沟淋巴结肿大

广泛分布的斑疹

丘疹鳞状病损（钱币大小）好发于鼻唇沟及下颌

扁平湿疣好发于外阴及肛周潮湿区域

由于梅毒侵犯毛囊而引起的斑秃

脚跖丘疹

口腔病损表现为黏膜斑或破溃丘疹

"桑葚样"第一磨牙（先天梅毒）

舌下疳；颈部淋巴结肿大

哈钦森氏牙，愈合的裂痕（先天梅毒）

唇下疳

黏膜斑及破溃丘疹

上颚树胶样肿，易穿孔

图72.1 梅毒

敏者需要脱敏后再应用青霉素。

• 阿奇霉素 2 g 单次口服也有有限的临床试验结果，但大环内酯类耐药报告越来越多限制了其应用。

随访

监测： 进行其他性传播疾病筛查。与所有的性传播疾病一样，在 90 天内的所有性伴侣均应进行筛查并对可能感染者给予相应治疗。

预防： 限制或杜绝高危性行为（性滥交）。

并发症： 如果未经治疗，中枢神经系统和骨骼系统、心血管系统经常发生致残性损伤，在初次感染后 1~10 年形成坏死性肉芽肿。5%~20% 的患者出现严重的心血管、神经系统并发症。

预后： 早期治疗可以治愈，晚期才开始治疗将遗留永久性损害。Jarisch-Herxheimer 反应是一种急性发热反应，常伴有头痛、肌痛和其他症状，通常在梅毒治疗后 24 小时内出现。

其他

妊娠： 青霉素 G 注射是妊娠期梅毒唯一的治疗方案。梅毒螺旋体在孕期的各个时期均可以通过胎盘，导致新生儿先天梅毒。未经治疗的一期和二期梅毒垂直传播率约为 50%，半数患者出现早产、胎儿生长受限或死产。患任何期别的梅毒的孕妇如对青霉素过敏，需要脱敏后再应用青霉素。

ICD-10-CM 编码： A51.0（初期生殖道梅毒），A51.31（扁平湿疣），A51.39（其他二期梅毒皮肤表现）。其他基于器官系统及疾病程度。

参考文献

扫描书末二维码获取。

性传播疾病：滴虫性阴道炎   73

概述

定义： 滴虫性阴道炎由厌氧性有鞭毛的阴道毛滴虫感染所致，绝大多数通过与感染者性接触传播。

患病率： 每年大约 3 百万病例，占阴道感染的 25%。

好发年龄： 15~50 岁（可以发生于任何年龄）。

遗传学： 无遗传学倾向。

病因与发病机制

病因： 厌氧的阴道毛滴虫。

危险因素： 多个性伴侣，阴道 pH 值上升。血液、精液、细菌病原体增加感染风险。30%~80% 无症状的女性患者阴道滴虫培养阳性。滴虫感染的潜伏期为 4~28 天。有报道处女也可感染滴虫（罕见），这说明滴虫也可通过非性传播的方式传播。女性间可相互传染，但男性间通常不相互传染。

症状与体征

• 40% 可无症状，携带者状态可能持续多年
• 外阴瘙痒或灼痛
• 大量的腐臭味白带，通常为稀薄鼻涕样，黄绿色或灰色，25% 呈"泡沫样"
• 宫颈和阴道上部有草莓样突出的结节（15%）
• 排尿困难
• 性交痛
• 外阴水肿或红斑

诊断

鉴别诊断

• 细菌性阴道炎

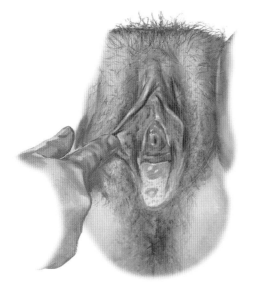

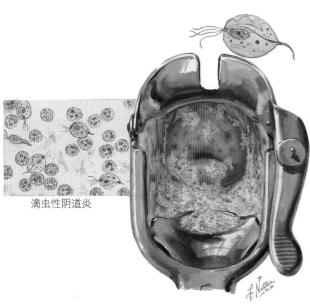

滴虫性阴道炎

图 73.1　滴虫病

- 细菌性阴道病
- 衣原体性宫颈炎
- 淋球菌性宫颈炎

合并症：其他性传播疾病，特别是淋球菌和衣原体感染。对 HIV 的易感性增加 2 倍。

检查与评估

实验室检查：可行培养或单克隆抗体试验，但是很少应用。进行其他性传播疾病的检查。滴虫涂片检查的误诊率为 50%。其他实验包括免疫色谱流式技术和快速抗原检测、DNA 杂交探针，虽然这些实验的敏感性高于 83%，特异性超过 97%，当患病率较低时，假阳性的结果仍较为常见。

影像学：无特异性影像学表现。

特殊检查：阴道 pH 值 6~6.5 或更高。

诊断步骤：体格检查，阴道分泌物生理盐水悬滴法检查。

病理学

滴虫是梭形的原虫，比白细胞略大，有 3~5 个鞭毛从缩窄的末端伸出，使之能够运动。

处理与治疗

非药物治疗

一般处理：注意会阴卫生，性传播疾病宣教。

特殊处理：药物治疗，阴道酸化。

饮食：正常饮食，甲硝唑或替硝唑治疗期间不要饮酒。

活动：无限制，治愈后可恢复性生活。

健康教育：参见美国妇产科医师协会健康教育手册 AP009（如何预防性传播疾病）、AP028（阴道炎）。所有的性伴侣均需就诊，进行诊断和治疗。

药物治疗

- 甲硝唑 2 g，顿服；或甲硝唑 250 mg 口服，一天 2 次，共 7 天。
- 对于复发且除外再次感染者：甲硝唑 500 mg 口服，一天 2 次，共 7 天；或替硝唑 2 g 顿服。
- 性伴侣需同时治疗。

禁忌证：甲硝唑在孕早期相对禁忌（妊娠期药物分类 B 类）。多项研究及 meta 分析均表明甲硝唑与致畸和致突变作用无相关性。替硝唑在妊娠药物分类中为 C 类。

慎用：如果患者饮酒，甲硝唑及替硝唑会产生双硫仑（戒酒药）样副反应，如恶心、呕吐、头痛或其他症状。患者如果在过去的 2 周内使用双硫仑，则不能服用甲硝唑或替硝唑，肝病患者要慎用或减量服用。

相互作用：甲硝唑与华法林、香豆素、酒精同时应用能够产生促进作用（如上所述）。

其他药物

- 替硝唑 2 g 顿服。
- 局部使用克霉唑、聚维酮碘（局部）、20% 高渗盐水灌洗。

- 甲硝唑凝胶治疗滴虫病的效果（<50%）明显低于口服用药，因此不应使用。
- 也可应用高渗盐水灌洗，利用渗透压溶解病原体。

随访

监测：梅毒和 HIV 感染的血清学检查。

预防：单一性伴侣，性交时使用避孕套。

并发症：膀胱炎、尿道旁腺或前庭大腺感染、盆腔炎症性疾病感染概率增加，盆腔痛、不孕和其他性传播疾病感染后遗症。

预后：甲硝唑耐药很少见（低剂量治疗 <5%，高水平耐药罕见），绝大多数的治疗失败是由于感染复发或未彻底治疗所致。

其他

妊娠：阴道感染增加胎膜早破、早产（增加40%）及低出生体重儿的概率。数据表明甲硝唑治疗不能降低围产儿的发病率。在甲硝唑治疗期间和最后一次给药后 12~24 小时停止母乳喂养。使用替硝唑时，在治疗期间和最后一次给药后 3 天停止母乳喂养。

ICD-10-CM 编码：A59.00（尿生殖道滴虫病，非特异性），A59.01（滴虫性阴道炎）。

参考文献

扫描书末二维码获取。

血栓性静脉炎 74

概述

定义：血管炎症造成继发性血栓形成。存在两种类型：无菌性或化脓性（感染性）。血管可以是表浅的也可以是深部的，在有危险因素存在时也可能是自发的。风险随部位和病因的不同而变化。

患病率：美国每年有 200 万病例，占院内感染的 10%，与静脉或动脉内放置导管相关的占 88/10万，孕期 1/1600。肺栓塞是引起孕产妇死亡的第 7位原因，占孕产妇死亡的 9%。

好发年龄：感染性血栓性静脉炎好发于儿童，无菌性血栓性静脉炎好发年龄 20~30 岁，表浅性血栓性静脉炎的好发年龄大于 40 岁。

遗传学：罕见，如抗凝血酶Ⅲ、蛋白 C、蛋白 S、因子Ⅻ缺乏（常染色体显性遗传）、Ⅴ 因子以及凝血酶原 C-20210-a 基因。

病因与发病机制

病因：败血症（葡萄球菌占 65%~75%，混合感染占 14%），高凝状态（先天缺陷、恶性肿瘤、妊娠、大剂量口服避孕药、Behcet 综合征、Buerger 病、凝血因子 V 缺乏），静脉淤血（静脉曲张），静脉壁损伤。感染性血栓性静脉炎少数也可由白色念珠菌感染引起 [Virchow 三联征：内膜损伤（创伤、感染或炎症）、淤血或血液成分改变（凝血异常）]。

危险因素：普通创伤或血管创伤，长时间不活动（住院或长时间坐飞机旅行），高龄，肥胖，妊娠或产褥期（多胎妊娠高发），近期的外科手术史，血管内置管，类固醇或高剂量雌激素治疗（高剂量口服避孕药），高海拔，血红蛋白增多症，恶性肿瘤，肾病综合征，同型半胱氨酸尿症，先天畸形。

症状与体征

- 无症状
- 肢体疼痛或肿胀
- 沿静脉走行位置色红、肿胀、压痛
- 发热（70% 的感染性血栓性静脉炎）
- 皮温高，红斑，压痛，淋巴管炎（32%）
- 全身的脓毒血症（占化脓性病例的 84%）

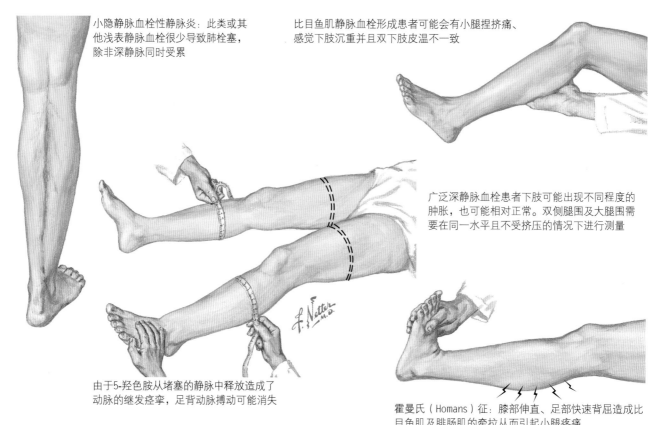

小隐静脉血栓性静脉炎：此类或其他浅表静脉血栓很少导致肺栓塞，除非深静脉同时受累

比目鱼肌静脉血栓形成患者可能会有小腿捏挤痛、感觉下肢沉重并且双下肢皮温不一致

广泛深静脉血栓患者下肢可能出现不同程度的肿胀，也可能相对正常。双侧腿围及大腿围需要在同一水平且不受挤压的情况下进行测量

由于5-羟色胺从堵塞的静脉中释放造成了动脉的继发痉挛，足背动脉搏动可能消失

霍曼氏（Homans）征：膝部伸直、足部快速背屈造成比目鱼肌及腓肠肌的牵拉从而引起小腿疼痛

图 74.1　下肢血栓性静脉炎的临床表现

- 红色触痛条索
- 侧支静脉肿胀

诊断

鉴别诊断

- 蜂窝织炎
- 结节性红斑
- 皮肤的多结节动脉炎
- 肉瘤样病变
- 卡波西肉瘤
- 滑膜破裂囊肿（Baker 囊肿）
- 淋巴水肿
- 肌肉的撕裂、扭伤、过度疲劳
- 静脉梗阻（继发于肿瘤、淋巴结增大）

　　合并症： Budd-Chiari 综合征（肝静脉血栓），肾静脉血栓，同型半胱氨酸尿症，高凝状态（抗磷脂抗体综合征），Behcet 综合征，静脉曲张。

检查与评估

　　实验室检查： 全血细胞计数，血培养（表浅者

80%~90% 阳性），D- 二聚体化验，凝血功能（抗凝血酶 III 水平在急性期处于抑制状态，在治疗结束时再评价其异常状况），部分凝血活酶时间（APTT）和凝血酶原时间（PT）可以用来监测抗凝治疗。对于感染性血栓性静脉炎患者应定期进行白细胞计数检查。

　　影像学： 增强静脉造影是诊断的金标准，多普勒血流检测对一些深部静脉有意义。如果怀疑栓塞可行胸部的 X 线或螺旋 CT 检查。

　　特殊检查： 阻抗体积描记，^{125}I 纤维蛋白原扫描（未广泛应用，需要 41 小时），骨扫描或镓扫描对骨膜脓毒血症有意义，如果怀疑有栓塞可行肺的通气 / 灌注扫描。超声多普勒也可用于静脉血栓的诊断。

　　诊断步骤： 病史，体格检查，影像或其他诊断（阻抗体积描记，^{125}I 纤维蛋白原扫描）。

病理学

　　血凝块附着在血管壁上可造成不同程度的炎症。血管壁增厚扩大很常见，可见血管壁炎症或出血。

处理与治疗

非药物治疗

一般处理： 表浅无菌性静脉炎可行热敷，抬高患肢，观察。深部或感染性血栓性静脉炎需住院行抗凝治疗，卧床休息 1~5 天，逐渐恢复正常活动。局限于小腿（腘窝远端）的深部血栓性静脉炎患者也可在门诊进行治疗。

特殊处理： 最初肝素抗凝治疗后维持口服华法林治疗，初发患者 3~6 个月，复发患者 12 个月。对不能接受抗凝治疗或有证据显示有栓子存在的患者，应考虑滤网置入。对表浅静脉血栓可以采用外科切开治疗。

饮食： 正常饮食。

活动： 深部静脉血栓和广泛血栓患者治疗早期需卧床休息，1~5 天内逐渐恢复活动，一旦渡过急性期则活动不受限制。

健康教育： 对有血栓史的患者给予降低再发风险的指导，并针对患者的血栓预警信息进行指导。

药物治疗

- 肝素 5000~10 000 U，静脉入壶，而后每小时 1000 U（也可以按照 80 U/kg 静脉入壶），随后每小时 18 U/kg 持续静脉滴入。根据 APTT 值调整剂量：要控制在正常 APTT 值的 2 倍以上。也可应用低分子肝素。
- 华法林（双香豆素）第 1~5 天开始，维持给药，最初为 5~10 mg 口服，每日一次，根据 PT 调整剂量，目标控制在正常 PT 值的 1.3~1.5 倍以上，INR 2.0~3.0。也可以间断皮下注射肝素 15 000 U，每日 2 次。新型抗凝药无须监测华法林水平，但其作用仍有待确定。
- 对怀疑有感染的患者均应加用抗生素治疗（萘夫西林 2 g 静脉滴入，每 6 小时一次；庆大霉素 1~1.7 mg/kg，静脉滴入）。

禁忌证： 急性出血、近期神经外科手术、已明确有不良反应者。华法林孕期禁用，孕妇必须持续使用肝素治疗。相对禁忌包括近期出血或手术、严重的消化系统溃疡、近期非血栓性脑卒中。

慎用： 患者应该接受肝素治疗使 PT 达到目标水平，肝素治疗可以造成血小板减少。当患者接受抗凝治疗时应避免肌内注射。华法林治疗可造成小部分人局部皮肤坏死，长期口服孕三烯酮避孕较其他避孕药发生血栓的风险增加（20~30/10 万，左炔诺孕酮为 10~15/10 万，非孕期女性 4/10 万）。

相互作用： 延长或增加抗凝药作用的包括酒精、别嘌呤醇、类固醇、雄激素、多种抗生素、西咪替丁、水合氯醛、戒酒硫。

所有的非类固醇抗炎药、磺吡酮及他莫昔芬、甲状腺激素、维生素 E、水杨酸、氨鲁米特、抗酸剂、苯巴比妥、卡马西平、考来烯胺、利尿剂、灰黄霉素、利福平和口服避孕药等药物能够降低抗凝药的作用。

其他药物

- 溶栓药物（尿激酶、链激酶、血浆酶原激活物）能够有效地溶化斑块，但治疗血栓作用需进一步考证。
- 对轻度表浅的斑块可以使用非类固醇抗炎药。

随访

监测： 必须对患者有无血栓和是否继续形成血栓进行严密监测。肝素治疗的初期需每日数次监测 APTT 直到剂量稳定。华法林的剂量要根据周期性地评价 PT 来决定，必须每天监测以达到目标要求。在维持治疗期间可以每周一次，数周后每月一次进行监测。要定期检查有无血尿和大便潜血。

预防： 避免长期不活动。积极预防（特别是对外科手术后的患者），低剂量肝素皮下注射，应用低分子肝素（依诺肝素），机械性腿部加压，术后早期行走。每隔 48 小时改变静脉穿刺点可以降低感染和炎症的风险。

并发症： 肺栓塞（20% 以上患者死亡）、股青肿（较少见）。当患者接受抗凝治疗时可能出现血尿或胃肠道出血。任何时候发生出血必须仔细检查，不能认为均与治疗有关，治疗可能掩盖一些疾病，如癌症或溃疡病。血栓后肢体会出现持续性的疼痛和肿胀。感染性血栓性静脉炎与菌血症（85%）、脓毒栓子（45%）、脓肿形成或肺炎（45%）的发生有关。

预后： 浅表血栓性静脉炎和末梢深部的血栓得到及时治疗，症状可以完全缓解。高达 20% 的近端血栓将引起栓塞。

其他

妊娠：华法林孕期禁用，必须接受抗凝治疗者应使用肝素或低分子肝素（间断皮下注射）。孕妇患静脉炎的概率是正常人的 49 倍，高危因素包括高龄、多产、多胎、高血压及先兆子痫。孕期 D-dimer 的自然升高而限制了其应用，随着分娩，D-dimer 将缓慢降至正常。

ICD-10-CM 编码：与发生的部位和类型有关。

参考文献

扫描书末二维码获取。

75 中毒性休克综合征

概述

定义：中毒性休克综合征（toxic shock syndrome，TSS）是由葡萄球菌产生的毒素引起的，往往无明显的感染症状。多与长期覆盖敷料有关，但大约 50% 的中毒性休克综合征与其他原因相关。

患病率：15~44 岁女性中少于 1/10 万（最近一次监测是在 1987 年进行的，目前美国每月约有 35 例病例，与月经无关的病例比例继续增加）。

好发年龄：30~60 岁。

遗传学：无遗传学倾向。

病因与发病机制

病因：葡萄球菌的外毒素（中毒性休克综合征毒素 - 1，内毒素 A、B 和 C）。中毒性休克的发生必须具备 3 个条件：细菌繁殖，细菌产生毒素，毒素侵入。卫生棉条等异物可以降低镁的水平，从而促进细菌毒素的产生。

危险因素：葡萄球菌感染，应用超高吸水性卫生棉条，普通卫生棉条应用时间过长，屏障避孕，鼻手术，以及术后葡萄球菌伤口感染。

症状与体征

- 常见表现：发热 >38.9℃（102 ℉），低血压，弥漫性皮疹（无皮疹出现通常是因为局部衣物过紧，皮肤受压迫）。低血压可进展为严重低血压或血压测不出以及多系统功能衰竭。
- 其他典型的表现：焦躁，关节痛，意识模糊，腹泻，咽部、外阴、阴道、球结膜等黏膜红斑，头痛，肌痛，恶心，呕吐。
- 脱皮，尤其是手掌和脚底，可能在发病后 1~2 周发生。

诊断

鉴别诊断

- 其他皮疹（急性风湿热，脓疱病，药物反应，多形性红斑，川崎病，细螺旋体病，脑膜炎球菌血症，洛基山斑疹热，风疹，麻疹，猩红热，病毒性疾病）
- 胃肠疾病（阑尾炎，痢疾，胃肠炎，胰腺炎，葡萄球菌食物中毒）
- 急性肾盂肾炎
- 溶血性尿毒症综合征
- 军团菌病
- 脑膜炎球菌血症
- 盆腔感染性疾病
- Reyes 综合征
- 横纹肌溶解
- 脓毒性休克
- Stevens-Johnson 综合征
- 系统性红斑狼疮
- 斑疹伤寒

合并症：外科创伤（包括清宫术），非外科病灶

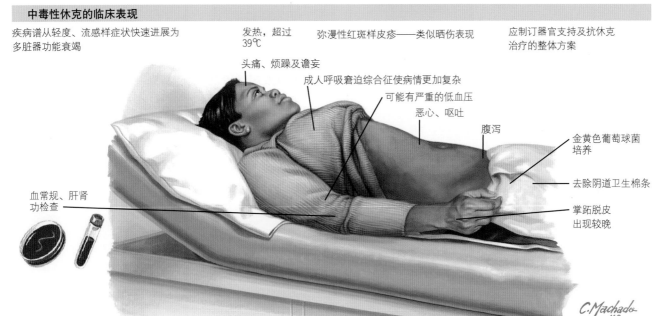

病因学及发病机制

通常与阴道卫生棉条使用有关

葡萄球菌外毒素（TSS-1）
内毒素（(A, B, C)

金黄色葡萄球菌阴道内定植产生外毒素

进展为中毒性休克需要的
条件：
1. 细菌定植
2. 外毒素
3. 毒素进入的门户

早期表现为发热、皮疹及低血压
类似流感的症状

中毒性休克的临床表现

疾病谱从轻度、流感样症状快速进展为
多脏器功能衰竭

发热，超过
39℃

弥漫性红斑样皮疹——类似晒伤表现

应制订器官支持及抗休克
治疗的整体方案

头痛、烦躁及谵妄

成人呼吸窘迫综合征使病情更加复杂

可能有严重的低血压

恶心、呕吐

腹泻

金黄色葡萄球菌
培养

去除阴道卫生棉条

血常规、肝肾
功检查

掌跖脱皮
出现较晚

图 75.1　中毒性休克的病因学、发病机制及临床特征

的感染，蜂窝织炎，皮下脓肿，乳腺炎，昆虫咬伤感染，产褥感染（可传染新生儿），非月经期阴道疾病，阴道感染，盆腔感染性疾病，类固醇乳膏的应用。偶见于应用海藻棒扩张宫颈者。

检查与评估

实验室检查： 葡萄球菌培养，全血细胞计数，肝肾功能检测。可不出现白细胞增多。早期即可出现血小板减少和贫血。

影像学： 无特异性影像学表现。

特殊检查： 无。

诊断步骤： 病史，体格检查。

病理学

淋巴细胞减少，皮下组织分层，宫颈或阴道溃疡。

处理与治疗

非药物治疗

一般处理： 迅速评估并给予支持治疗。对休克给予强有力的支持疗法和护理非常重要。苍白性休克是大部分患者的首发症状，在护理过程中应当格外注意。

特殊处理： 确认感染部位并引流，最常见的为取出污染的卫生棉条。可应用抗 β- 内酰胺酶抗葡萄球菌抗生素，但无法改变疾病的初始过程。其他支持治疗（如机械通气、升压药物）是必要的。

饮食：急性期根据患者临床状态决定。

活动：诊断和治疗初期需卧床休息。

健康教育：美国妇产科医师协会健康教育手册AP049（初潮［青少年］），AP042（采用屏障的计划生育方法：隔膜、棉塞、宫颈帽、避孕套），AP041（你不断变化的身体——［青少年］）。

专栏 75.1 中毒性休克综合征的特征

- 发热 >38.9℃（102℉）
- 意识模糊，斑疹，出血性皮疹
- 发病 1~2 周后出现手掌和脚底的脱皮
- 低血压（收缩压 <90 mmHg 或体位性）
- 血、咽、脑脊液培养阴性
- 麻疹、钩端螺旋体病、洛基山斑疹热的血清学试验检查阴性
- 3 个或更多的器官受累：
  - 心肺（呼吸窘迫，肺水肿，心脏传导阻滞，心肌炎）
  - 中枢神经系统（方位感缺失或错位感觉）
  - 胃肠系统（呕吐，腹泻）
  - 血液系统（血小板减少，计数 ≤ 100×10^9/L）
  - 肝脏（总胆红素升高 2 倍以上或肝酶升高，白蛋白 > 2 g/dl）
- 黏膜炎症（阴道，口咽黏膜，球结膜）
- 骨骼肌（肌痛，肌酸磷酸酶升高 2 倍以上）
- 肾（脓尿，血尿素氮或肌酐升高 2 倍以上）

药物治疗

克林霉素 900 mg 每 8 小时静脉注射加万古霉素 15~20 mg/kg 每 8~12 小时一次（每次不超过 2 g）。

禁忌证：已知或怀疑过敏的患者。

慎用：肾衰竭患者苯唑西林应减量。

相互作用：详见各药物说明。

其他药物

苯唑西林或萘非西林每日 100 mg/kg，每 6 小时分次给药。

随访

监测：在治疗的最初阶段需要严密监测。治愈后，正常体检即可。

预防：经常更换卫生棉条，夜间使用卫生巾。虽然复发的概率很低（10%~15%），但患过中毒性休克综合征的患者以后应避免使用卫生棉条。

并发症：成人呼吸窘迫综合征是常见的并发症，需严密监测。急性肾衰竭、脱发、脱甲也可能发生。

预后：虽然中毒性休克综合征通常预后良好，但亦可发生死亡，发生率为 5%~10%。

其他

妊娠：妊娠期不常见，可于产后作为手术产、子宫内膜炎、外阴切口感染或哺乳等的并发症而发生。

ICD-10-CM 编码：A48.8（其他特异性细菌感染）。

参考文献

扫描书末二维码获取。

76 溃疡性结肠炎

概述

定义：溃疡性结肠炎是一种炎症性肠病，其特点为炎症局限于结肠黏膜并且最早见于降结肠和直肠，也可累及全部肠管。疾病的特点是间断发作，间断缓解。

患病率：（70~150）/10 万。

好发年龄：20~50 岁，20% 的患者不足 21 岁。通常 15~30 岁初始发作，50~70 岁发作频率下降。

遗传学：20% 以上患者有家族史（溃疡性结肠炎或者克罗恩病），某些种族更为常见（例如犹太人）。

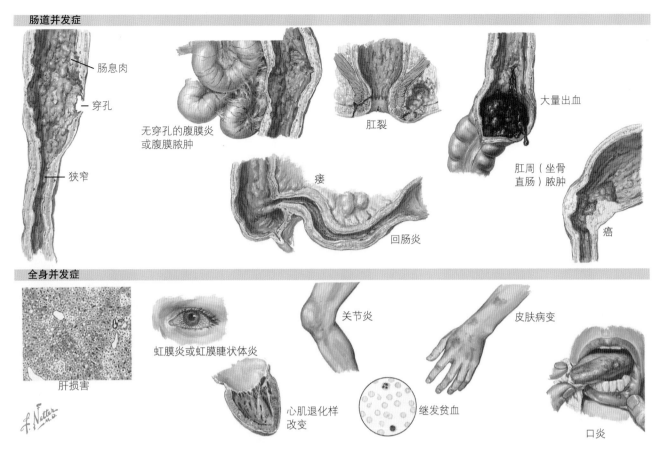

肠道并发症

肠息肉

穿孔

狭窄

无穿孔的腹膜炎或腹膜脓肿

肛裂

瘘

回肠炎

大量出血

肛周（坐骨直肠）脓肿

癌

全身并发症

肝损害

虹膜炎或虹膜睫状体炎

心肌退化样改变

关节炎

继发贫血

皮肤病变

口炎

图 76.1　溃疡性结肠炎局部和全身并发症

病因与发病机制

病因： 炎症局限于大肠黏膜并且最早见于降结肠和直肠，也可累及全部肠管。与遗传、感染、免疫和心理因素有关。

危险因素： 家族史。与吸烟无关。

症状与体征

- 轻到中度的腹痛（疼痛常因肠蠕动而缓解，但不能完全消退）
- 腹泻（大量水样便，偶有便血）
- 发热和体重减轻
- 关节痛、关节炎（15%~20%）
- 口腔溃疡（5%~10%）

诊断

鉴别诊断

- 肠易激综合征（溃疡性结肠炎可频繁出现发热和便血，与肠易激综合征不同）
- 克罗恩病
- 痔疮
- 结肠癌
- 肠憩室炎
- 感染性腹泻（大肠杆菌、沙门氏菌、痢疾杆菌、溶组织阿米巴）
- 医源性（抗生素相关）
- 放射性直肠炎 / 结肠炎

　　合并症： 眼合并症（眼色素膜炎、白内障、角膜病、角膜溃疡、视网膜病，占所有患者的4%~10%）；肝脏和胆管合并症（肝硬化1%~5%，胆管炎1%~4%，胆管癌）；强直性脊柱炎和骨质疏松。

检查与评估

实验室检查：无特异性实验室检查。全血细胞计数评估失血量及炎症。大便检查：难辨梭状杆菌毒素，粪便培养物（沙门氏菌、志贺氏菌、弯曲杆菌、耶尔森菌），大肠杆菌O157：H7特异性检查，显微镜下检查虫卵或寄生虫，贾第鞭毛虫粪便抗原检查（如果患者最近去过流行区）。白蛋白和钾水平可能降低，肝功能检查结果可能升高。

影像学：钡灌肠，诊断不需此结果。

特殊检查：乙状结肠镜，结肠镜，直肠活检。

诊断步骤：病史，乙状结肠镜，钡灌肠或直肠活检。

病理学

表浅的炎症伴溃疡、充血和出血等改变均常见。95%的病例累及直肠，炎症连续蔓延，有时可达到回肠末端。

处理与治疗

非药物治疗

一般处理：评估，控制炎症，预防并发症，保持充足营养（包括摄入充足的铁）。

特殊处理：严重恶化需住院治疗。对药物治疗无效的患者，需要手术切除（25%~40%的溃疡性结肠炎患者最终会因大出血、疾病严重、结肠破裂或癌症风险而接受结肠切除术）。

饮食：除特殊情况外（如不能食用乳糖）没有限制，可正常饮食。

活动：无限制。

药物治疗

- 柳氮磺胺吡啶1~4 g，口服，每日1次。适用于轻型和慢性患者，大约10%的患者需要长期治疗。

- 类固醇激素灌肠或美沙拉嗪［5-氨基水杨酸（5-ASA）］灌肠或栓剂。
- 泼尼松40~60 mg口服，疾病发作期每日1次，2个月后可减量。

  禁忌证：已知或怀疑过敏或不耐受药物者。

  慎用：止泻药可导致中毒性巨结肠。

  相互作用：视个体情况而定。

其他药物

- 对5-ASAs或皮质激素无反应的患者或依赖皮质激素的患者可使用硫唑嘌呤或6-巯基嘌呤（6-MP）。
- 其他口服5-ASA衍生物正在研究中。可以使用止泻药物（苯氧苄啶、阿托品和洛哌丁胺），但可能导致中毒性巨结肠。

随访

监测：健康体检。周期性随访监控疾病的状况及可能的并发症。在发病7~8年后，应每1~2年进行一次结肠镜检查，以便及时发现癌变。每年检查肝功能。

预防：无法预防疾病的发生，但可预防并发症。

并发症：肠穿孔，中毒性巨结肠，肝病，肠梗阻，结肠癌（30%的人发生在25年后，左半结肠相对少见）。初次发作的死亡率约为5%。

预后：差异较大，75%~85%的患者复发，20%~30%的患者需切除结肠，超过20%的患者在5年内疾病进展。发生结肠癌的风险是影响预后和治疗的最主要因素。

其他

妊娠：没有影响。30%的患者在妊娠期复发；15%在妊娠早期复发；柳氮磺胺吡啶治疗不影响妊娠结局；建议疾病缓解后再妊娠。

ICD-9-CM编码：K51.90（溃疡性结肠炎，非特异性，无合并症）。

参考文献

扫描书末二维码获取。

尿失禁：分流性尿失禁和充溢性尿失禁　77

概述

定义：尿失禁既是一种症状，也是一种体征，又是一种疾病状态。**分流性尿失禁**（尿瘘）：由于异常的瘘管使正常的控尿机制失去作用而产生的持续性尿失禁。症状可以间断出现，也可以持续存在，造成某些患者的确诊较为困难。**充溢性尿失禁**是由于膀胱过度充盈或无张力而导致的持续或间歇性的无意识少量尿液溢出。

患病率：子宫切除术后的妇女中，0.05% 发生瘘管和继发性分流性尿失禁（广泛性子宫切除术后高达 10%）。充溢性尿失禁少见，多继发于损伤、器械操作、手术或麻醉后。

好发年龄：生育年龄后期或者老年为高发年龄。充溢性尿失禁在老年中常见。

遗传学：无遗传学倾向。

病因与发病机制

病因：**分流性尿失禁**：尿瘘可继发于手术或产科损伤（发展中国家）、放疗或恶性肿瘤。但迄今为止，尿瘘大多数发生于未被发现的手术损伤（发达国家）和梗阻性难产（世界其他地区）。约 75% 的尿瘘发生在经腹子宫切除术后。尿瘘的症状（水样排出物）通常出现在术后 5~30 天，也可术后立即出现。手术放置的网片侵蚀导致的尿瘘可能要到术后 1 个月才会出现。

充溢性尿失禁：损伤（外阴、会阴、广泛盆腔手术），刺激 / 感染（慢性膀胱炎、疱疹性外阴炎、带状疱疹），麻痹（脊髓、硬膜外、马尾），外压（子宫肌瘤、妊娠子宫），解剖学缺陷（膀胱膨出、子宫后倾或子宫脱垂），神经性疾病（多发性硬化症、糖尿病、脊髓肿瘤、椎间盘突出、脑卒中、淀粉样变、恶性贫血、Guillain-Barré 综合征、神经梅毒），全身疾病（甲状腺功能减退症、尿毒症），药物作用（抗组胺类、食欲抑制剂、β 肾上腺素制剂、副交感神经阻滞剂、长春新碱、卡马西平），放疗，行为学异常（精神性、心理性）。

危险因素：①分流性尿失禁：手术和放疗。虽然盆腔粘连，如子宫内膜异位症、盆腔肿瘤使其发病率增加，但是多发生在单纯子宫切除术后。②充溢性尿失禁：与上述危险因素类似。

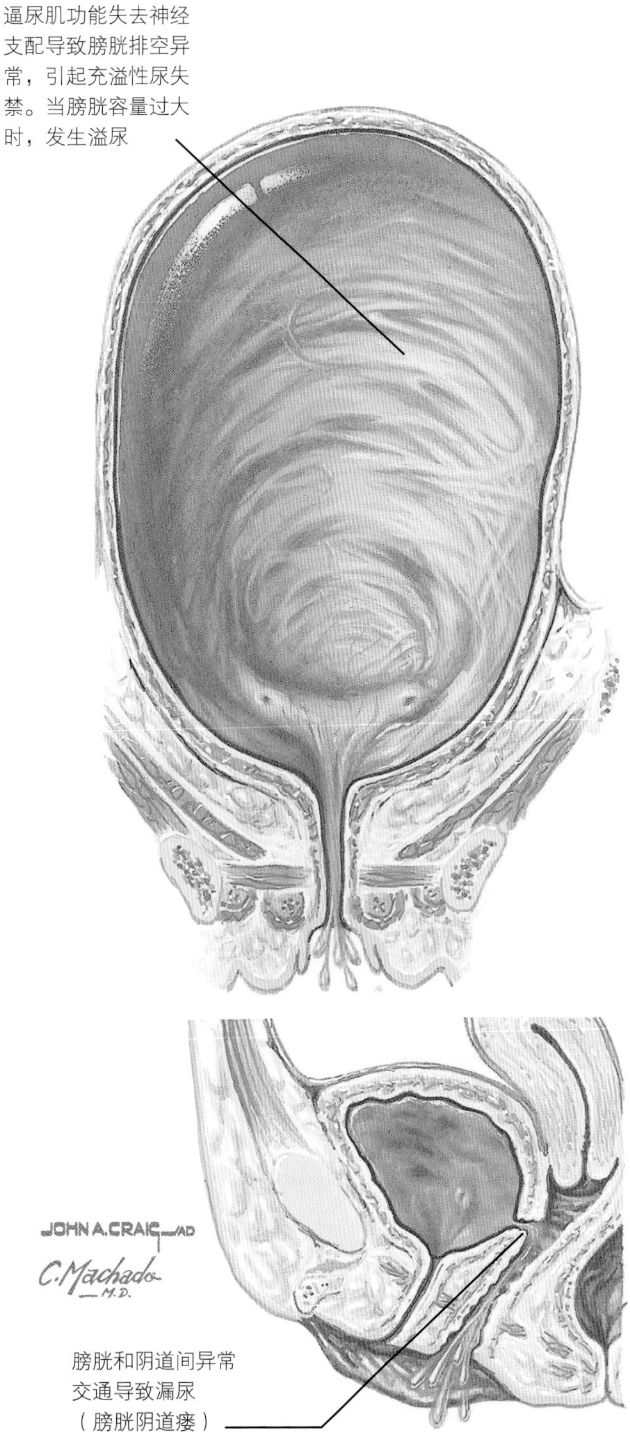

逼尿肌功能失去神经支配导致膀胱排空异常，引起充溢性尿失禁。当膀胱容量过大时，发生溢尿
JOHN A.CRAIG AD
C.Machado M.D.
膀胱和阴道间异常交通导致漏尿（膀胱阴道瘘）

图 77.1　分流性尿失禁和充溢性尿失禁

症状与体征

分流性尿失禁

- 持续性漏尿（通常从阴道或直肠）
- 膀胱阴道瘘、尿道阴道瘘、输尿管阴道瘘（膀胱子宫瘘少见，发病机制相似。约15%的患者有多发性瘘管）

充溢性尿失禁

- 频繁地少量漏尿（与腹内压增加可能相关或无关）
- 中下腹包块（有或无压痛），导尿后消失
- 自行排尿能力受损或不受损

诊断

鉴别诊断

分流性尿失禁

- 充溢性尿失禁
- 急迫性尿失禁
- 异位输尿管

充溢性尿失禁

- 其他类型的尿失禁（压力性、分流性/瘘）
- 慢性泌尿系统感染
- 泌尿道梗阻
- 神经性因素引起的膀胱无力

　　合并症： 外阴炎、阴道炎。

检查与评估

　　实验室检查： 无特异性实验室检查。通常推荐进行尿常规检查，但结果不具特异性。当老年人突然发生尿失禁时应首先考虑感染，可进行尿常规和尿培养确诊。

　　影像学： 输尿管阴道瘘可进行排泄性尿路造影（IVP），了解有无输尿管扩张和梗阻（目前研究提示MRI比IVP和CT更为敏感）；有时还需要采用输尿管支架进行逆行尿路造影。对于充溢性尿失禁患者超声检查可发现过度充盈的膀胱。

　　特殊检查： 膀胱阴道瘘患者，需进行膀胱镜检查，了解瘘管的开口与输尿管开口及膀胱三角区的关系。对于复发性或无明确原因的充溢性尿失禁患者，应考虑尿动力学检查（包括膀胱内压力容积测量）。

　　诊断步骤： 如果怀疑存在瘘管，可在膀胱内注入亚甲蓝溶液（或无菌牛奶）、阴道内放棉塞来证实膀胱阴道瘘。对输尿管阴道瘘的患者可采取相似的试验，静脉注射靛胭脂来证实。对于充溢性尿失禁患者，体格检查和导尿检查有助于诊断。尿动力学检查（膀胱内压测量）可辅助诊断。

病理学

　　与病因相关。充溢性尿失禁患者的过度膨胀低张性膀胱是典型表现。

处理与治疗

非药物治疗

　　一般处理： ①分流性尿失禁：尿流改道、保持外阴干燥（氧化锌、尿布湿疹软膏制剂）；②充溢性尿失禁：治疗泌尿系感染（如果存在）。

　　特殊处理： ①分流性尿失禁：手术后短期内发生的膀胱阴道瘘，经尿道留置粗的导尿管，2~4周瘘管可自行愈合。同样，输尿管阴道瘘者立即放置输尿管支架，持续2周，25%患者可治愈。泌尿生殖瘘修复手术多推迟到术后2~4个月后，以保证原有手术损伤的修复。在所有的病例中，成功的修复手术包括瘘管精确切除和恢复正常解剖关系。②充溢性尿失禁：尿潴留发生时要立即留置尿管持续引流，定时排尿减小膀胱容积，耻骨上加压和Crede手法按摩减轻尿潴留。

　　饮食： 正常饮食。

　　运动： 无限制。

　　健康教育： 参见美国妇产科医师协会健康教育手册AP081（尿失禁）。

药物治疗

- 分流性尿失禁：无。
- 充溢性尿失禁：药物治疗通常疗效不满意，一些患者需要长期留置导尿管或间断导尿来解决病痛。
- 泌尿系感染存在时应用抗炎药物。
- 乙酰胆碱类药物［氯贝胆碱（乌拉胆碱）10~50 mg，

3~4 次 / 日，也可以 2.5~5 mg SC]。

禁忌证： 充溢性尿失禁：甲状腺功能亢进症、消化道溃疡、潜伏期或活动期支气管哮喘、心动过缓、高血压、血管舒缩不稳定、冠心病、癫痫、帕金森病。

慎用： 充溢性尿失禁：首选氯贝胆碱口服，空腹（餐前 1 小时或餐后 2 小时）服用，但禁止肌内注射或静脉给药。当膀胱壁和胃肠道有缺损或有机械性梗阻时禁忌使用。

相互作用： 充溢性尿失禁：氯贝胆碱在接受神经阻滞剂治疗的患者应慎重应用。

其他治疗： 充溢性尿失禁：间断自行导尿、电刺激疗法、膀胱成形术、尿道改道术。

随访

监测： 定期体检。患者容易发生继发性泌尿系感染、阴道炎、外阴炎。有充溢性尿失禁病史的患者容易复发。

预防： 手术中仔细操作避免发生术后瘘管的风险。注意对导致尿潴留高危因素（如：局部麻醉和分娩）的监测。

并发症： 社交恐惧以及外阴和会阴部的刺激症状是各类尿失禁的并发症。尿瘘和膀胱扩张的患者容易继发尿路感染（包括肾盂肾炎）。

预后： 瘘管修复手术后复发比较常见，尤其是恶性肿瘤进行放疗后的患者。对于时间限制性因素导致的充溢性尿失禁，通过留置导尿管有希望完全缓解。特发性或由于慢性原因、反复发作的尿潴留患者，可依赖自行导尿、尿流改道或电刺激疗法治疗。

其他

妊娠： 对妊娠无影响。但妊娠（及阴道分娩）可增加尿路扩张和充溢性尿失禁。在发展中国家，梗阻性难产是膀胱阴道瘘最重要的原因。

ICD-9-CM 编码： 分流性尿失禁：R32（非特异性尿失禁），N39.45（持续性漏尿）。充溢性尿失禁：N39.498（其他特异性尿失禁），R39.14（膀胱排空不全），R39.42（无意识排尿）。

参考文献

扫描书末二维码获取。

压力性尿失禁　78

概述

定义： 尿失禁既是一种症状，也是一种体征，又是一种疾病状态。压力性尿失禁几乎只发生在女性。当腹内压增加时，如咳嗽、大笑、喷嚏时发生的被动性漏尿。

患病率： 约 10%~15% 的女性有压力性尿失禁，绝经后妇女发生率为 30%~60%。

好发年龄： 生育年龄及生育年龄以后为高发年龄。压力性尿失禁一般发生在 40 岁以后，尤其在绝经后更常见。

遗传学： 无遗传学倾向。

病因与发病机制

病因： 腹内压向膀胱和尿道的不均匀传递所致。通常与解剖缺陷有关，如膀胱膨出、尿道膨出或膀胱尿道膨出。但尿失禁程度与盆底松弛程度并不成比例。

危险因素： 多产、肥胖、慢性咳嗽、提重物、自体组织薄弱、雌激素低落后的萎缩性改变。

症状与体征

• 短暂腹压增加时出现漏尿

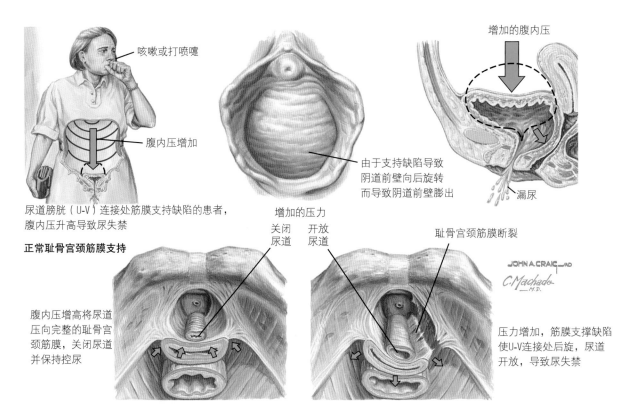

图 78.1 女性压力性尿失禁

• 多合并有膀胱膨出、尿道膨出或膀胱尿道膨出

诊断

鉴别诊断

• 混合性尿失禁（压力性和急迫性）
• 急迫性尿失禁（逼尿肌不稳定）
• 尿道内括约肌缺陷（ISD）
• 尿道低压力
• 泌尿系感染
• 泌尿系瘘管
• 尿道憩室
• 充溢性尿失禁

　　合并症：外阴炎、阴道炎，盆底松弛、子宫脱垂、其他疝，反复泌尿系感染。

检查与评估

　　实验室检查：无特异性实验室检查。通常推荐进行尿常规检查，但结果不具有特异性。当老年人突然发生尿失禁时应首先考虑感染，可进行尿常规和尿培养确诊。

　　影像学：影像学检查有时可以作为复杂尿动力学检查的一部分，但价值有限。

　　特殊检查：对于压力性尿失禁患者需要行"棉签试验"（用蘸有 2% 利多卡因的棉签放入尿道，测量屏气状态下棉签前部的倾斜角度，超过 30° 为异常）。应进行排尿功能评估，特别是在考虑手术治疗之前更应如此。既往通过（用手指或器械）抬高膀胱颈，嘱患者用力以评价膀胱尿道膨出时的功能改变（Bonney 试验或 Marshall-Marchetti 试验）。但由于缺乏特异性和可靠性，该试验已不再推荐使用。

　　诊断步骤：确诊压力性尿失禁的最好方法是盆腔检查时观察患者用力或咳嗽时有无尿液漏出。尿动力学检查（单纯性或复杂性）可用于评估尿失禁其他可能的原因。

病理学

　　与病因相关。压力性尿失禁患者体格检查时常发现尿道或膀胱支持组织明显松弛。

处理与治疗

非药物治疗

　　一般处理：压力性尿失禁：减轻体重、治疗慢性咳嗽（如果存在）、按时排尿、局部或全身激素替代治疗[女性健康研究项目（WHI）对此有争议]。

特殊处理： 可采用子宫托、盆底肌锻炼（Kegel锻炼，可加阴道哑铃）、胶原注射（ISD患者适用）、手术治疗，药物治疗疗效有限。长期带尿垫会导致接触性皮炎和皮肤剥脱。

饮食： 正常饮食。

运动： 无限制。但压力性尿失禁患者尽量减少负重是明智的。

健康教育： 参见美国妇产科医师协会健康教育手册AP081（尿失禁）、AP012（盆底支持障碍）和AP166（压力性尿失禁手术治疗）。

药物治疗

- 盐酸丙咪嗪50~150 mg/d，口服，适用于混合性尿失禁和遗尿患者。但是老年患者慎用。
- 度洛西汀是一种有效且相对平衡的5-羟色胺和去甲肾上腺素再摄取抑制剂，已通过Ⅱ期和Ⅲ期临床研究评估证实该药安全有效，也用于治疗中重度压力性尿失禁症状的女性。在美国其上市批准被延迟。
- 雌激素，局部或全身应用，用于提高组织张力，减轻局部刺激症状，为手术和子宫托治疗做准备。

禁忌证： 已知或可疑药物过敏、不明原因阴道出血、乳腺癌。

慎用： 治疗高血压的α受体阻滞剂可减低尿道张力，使患者盆底支持组织张力减低，导致压力性尿失禁。血管紧张素酶抑制剂有咳嗽的药物副反应，会加重尿失禁症状并加剧膀胱尿道膨出。

相互作用： 视个体情况而定。

其他治疗： 目前尚无。

随访

监测： 定期体检。患者容易发生继发性泌尿系感染、阴道炎、外阴炎。

预防： 选择性剖宫产在减少盆底损伤方面的作用一直有争议，但有研究表明，盆腔神经损伤可能发生在妊娠晚期，而不是经阴道分娩时。因此，即使行剖宫产，最终压力性尿失禁的风险也会增加。

并发症： 社交恐惧以及会阴部的刺激症状常见于各类尿失禁。

预后： 有压力性尿失禁症状的患者应用合适的子宫托效果良好。手术治疗可以纠正解剖学缺陷，缓解伴随症状，有效率达40%~95%（成功率取决于手术方式和随访时间）。

其他

妊娠： 对妊娠无影响。但妊娠和阴道分娩可能会加重盆腔支持组织的缺陷。

ICD-9-CM 编码： N39.3[压力性尿失禁（女性）]。

参考文献

扫描书末二维码获取。

急迫性尿失禁　79

概述

定义： 尿失禁既是一种症状，也是一种体征，又是一种疾病状态。急迫性尿失禁是一种伴有紧迫感的不自主漏尿，与膀胱过度活动有关。

患病率： 急迫性尿失禁占尿失禁患者的35%。

好发年龄： 生育年龄及生育年龄以后为高发年龄。急迫性尿失禁一般发生在40岁以后，尤其在绝经后更常见。

遗传学： 无遗传学倾向。

继发性逼尿肌不稳定

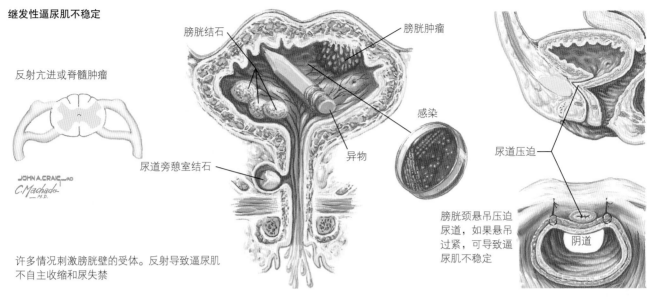

图 79.1　尿失禁的其他原因

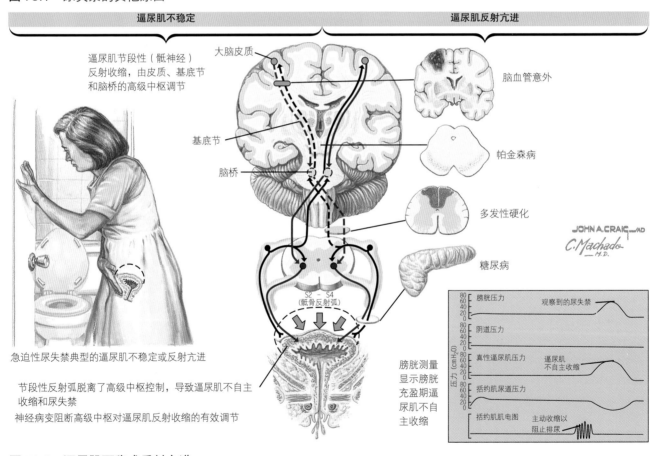

图 79.2　逼尿肌不稳或反射亢进

病因与发病机制

病因：过敏症、膀胱结石、膀胱肿瘤、咖啡因中毒、中枢神经系统肿瘤、膀胱逼尿肌不稳定、间质性膀胱炎、多发性硬化症、帕金森病、放射性膀胱炎、广泛性盆腔手术、脊髓损伤、泌尿系感染（urinary tract infections，UTI，急性或慢性）。

危险因素：常见于泌尿系感染。

症状与体征

- 急迫性尿失禁：膀胱容量减少，过早出现强烈的膀胱充盈感。
- 自发的、不可抑制的膀胱肌收缩，导致不可控制的大量尿液漏出。
- 漏尿多由洗手、体位或姿势改变诱发。腹内压增加（如咳嗽、喷嚏）亦可诱发急迫性尿失禁。但漏尿发生于腹内压增加后而不是腹内压增加过程中。

诊断

鉴别诊断

- 混合性尿失禁（压力性和急迫性）
- 压力性尿失禁
- 泌尿系感染
- 泌尿系瘘管
- 间质性膀胱炎
- 尿道炎

　　合并症：外阴炎、阴道炎、夜尿增多和遗尿（尿床）。

检查与评估

　　实验室检查：无特异性实验室检查。通常推荐进行尿常规检查，但结果不具有特异性。当老年人突然发生尿失禁时应首先考虑感染，可进行尿常规和尿培养确诊。

　　影像学：影像学检查有时可作为复杂性尿动力学检查的一部分，但作用有限。

　　特殊检查：残余尿量测定。

　　诊断步骤：病史和体格检查、尿动力学检查、膀胱括约肌张力和功能检查（反映神经系统的功能）有助于急迫性尿失禁的诊断。

病理学

　　与病因相关。急迫性尿失禁患者膀胱容积缩小，过早出现排尿感和不自主的膀胱收缩。

处理与治疗

非药物治疗

　　一般处理：治疗泌尿系感染（如果存在）、按时排尿，戒烟。

　　特殊处理：药物治疗，手术治疗疗效欠佳。

　　饮食：正常饮食。减少咖啡因和其他刺激膀胱的饮食摄入，可减轻一些急迫性尿失禁患者的症状。

　　运动：无限制。

　　健康教育：参见美国妇产科医师协会健康教育手册 AP081（尿失禁）。

药物治疗

- 盐酸黄酮哌酯（Urispas）100~200 mg 口服，3~4 次 / 日（副作用少，但是费用较高）。
- 盐酸丙咪嗪（Tofranil）25~50 mg 口服，2~3 次 / 日（适用于混合性尿失禁和遗尿患者，有效率 60%~75%）。
- 盐酸奥昔布宁（Ditropan）5~10 mg 口服，3~4 次 / 日［副作用常见（75%），有效率 60%~80%］。
- 溴化丙胺肽林（Pro-Banthine）15~30 mg 口服，3~4 次 / 日（副作用少，吸收率有个体差异，60%~80% 有效）。
- 达瑞芬酸（Enablex）每日 7.5 mg 口服（阻断控制膀胱收缩的 M3 乙酰胆碱受体）。
- 索利那新（Vesicare）5 mg/d 口服（抗胆碱能类尿路解痉药）。

　　禁忌证：对于尿潴留、闭角型青光眼和已知或可疑过敏的患者大多数药物禁忌使用。

　　慎用：抗胆碱能药物在胃肠道梗阻性疾病或心动过速的患者中慎用，40%~50% 的患者会出现口干症状。达非那新和索利那新是尿潴留、胃潴留或无法控制的闭角型青光眼的禁忌证，属于妊娠 C 类。抗乙酰胆碱受体药物与痴呆症有关。严重或不受控制的高血压患者不应开具米拉贝隆。

　　相互作用：急迫性尿失禁：应用细胞色素 P450 3A4 抑制剂（大环内酯类、抗真菌类）的患者需要减少酒石酸托特罗定的用量。

　　其他治疗：急迫性尿失禁：托特罗定 1~2 mg 口服，2 次 / 日、盐酸双环胺 20 mg 肌内注射，4 次 / 日，非索替罗定缓释剂（ER）4 mg/d；米拉贝隆（Myrbetriq，一种 β$_3$- 肾上腺素受体激动剂）25 mg/d（药效以 8 周为单位进行评估；剂量可增至 50 mg）；盐酸特罗地林（Micturin）12.5~25 mg 口服，2 次 / 日（美国境外应用；有一定的食管和胃腐蚀风险）。有人建议骶神经调节（在 S$_3$ 椎间孔放置导线，与骶神经调节器相连），但由于有一定不良事件，包括后续需手术取出，因此，该手术应保留给非手术治疗失败的患者。

随访

监测：定期体检。患者容易发生继发性泌尿系感染、阴道炎、外阴炎。

预防：避免和立即治疗泌尿系感染，减少进展为急迫性尿失禁的风险。

并发症：社交隔绝以及会阴部的刺激症状是各类尿失禁的并发症。

预后：药物治疗和定时排尿治疗急迫性尿失禁

的效果较好。

其他

妊娠：对妊娠无影响。但妊娠和阴道分娩可能会加重盆腔支持组织的缺陷。妊娠晚期由于胎先露压迫膀胱常会引起尿频和尿急症状。氯贝胆碱是妊娠期 C 类药物。

ICD-10-CM 编码：R39.41（急迫性尿失禁）。

参考文献

扫描书末二维码获取。

80　泌尿系统感染

概述

定义：泌尿系统感染包括尿道炎、膀胱炎（包括膀胱三角炎）或肾盂肾炎。由于女性尿道比较短，尿道口部在性生活过程中易受损伤和病原体侵袭，因此女性易发生泌尿系感染。

患病率：3%~8%（占机体感染第 2 位，每年就医 830 万人次）。15~60 岁的女性中，约 45% 至少经历一次泌尿系感染。

好发年龄：任何年龄，随年龄增长发病率增高。

遗传学：无遗传学倾向。

病因与发病机制

病因：大多数女性泌尿系感染是经尿道上行性感染，多继发于仪器操作、损伤、性生活（75% 的急性泌尿系感染发生于性生活后 24~48 小时内）。大肠杆菌属，尤其是大肠埃希菌是无症状性菌尿、膀胱炎、肾盂肾炎的主要致病菌。90% 的初次感染患者和 80% 的复发性感染患者为大肠埃希菌感染，10%~20% 为腐生性葡萄球菌感染。其他致病菌如克

雷白杆菌（5%）和变形菌（2%）常引起持续性感染。除糖尿病、免疫抑制状态和长期留置尿管的患者外，厌氧菌、毛滴虫、酵母菌感染比较罕见。当可疑有尿道炎时，需考虑到还有淋球菌、沙眼衣原体、支原体、解脲脲原体感染的可能。

危险因素：性生活、器械检查、产毒素病原体感染、宿主防御能力改变、排尿不尽或排尿次数少、异物或结石、梗阻、尿液性质改变（糖尿病、血红蛋白病、妊娠）、雌激素缺乏、阴道隔膜或杀精剂。

症状与体征

- 无症状（5%）
- 尿频、尿急、尿痛、夜尿
- 盆腔下坠感或耻骨上疼痛（膀胱炎）
- 发热和寒战（肾盂肾炎）
- 脓尿（离心尿液镜检大于 5 个白细胞计数 / 高倍视野）
- 血尿（少见）
- 肋腰点压痛（肾盂肾炎）

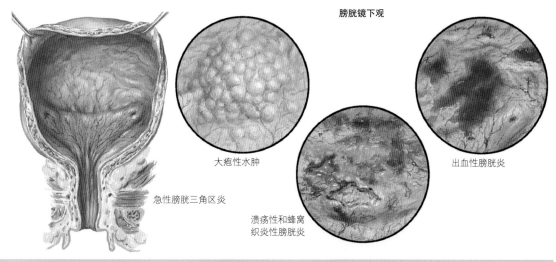

膀胱镜下观

大疱性水肿

出血性膀胱炎

急性膀胱三角区炎

溃疡性和蜂窝
织炎性膀胱炎

急性肾盂肾炎的临床表现和实验室检查

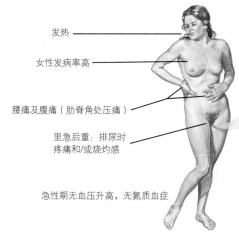

发热

女性发病率高

腰痛及腹痛（肋脊角处压痛）

里急后重；排尿时
疼痛和/或烧灼感

急性期无血压升高，无氮质血症

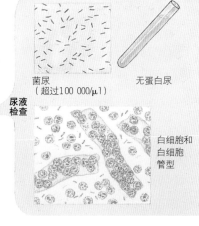

尿液
检查

菌尿
（超过100 000/μl）

无蛋白尿

白细胞和
白细胞
管型

图 80.1　泌尿系感染

诊断

鉴别诊断

- 损伤性膀胱三角区炎
- 尿道综合征
- 间质性膀胱炎
- 膀胱结石或肿瘤
- 外阴炎和阴道炎（可引起外因性排尿困难）
- 尿道憩室
- 尿道旁腺感染
- 逼尿肌不稳定

　　合并症：性交困难。

检查与评估

　　实验室检查：非妊娠妇女首次出现典型的临床

症状即可诊断急性泌尿系统感染，无需实验室检查确诊，可开始经验性治疗（研究发现，对于每年发作少于 3 次，缺乏明显的腹痛、发热和近期没有因类似症状治疗的患者，上述经验治疗是可接受的）。其他患者需要进行尿常规检查和尿培养确诊。未离心尿液标本中，白细胞计数大于 1 个 / 高倍视野，90% 提示感染。清洁尿"试纸"检测显示白细胞酯酶、亚硝酸盐或细菌有助于临床诊断，但并不是诊断性试验（如果存在使尿液变红的物质，如膀胱止痛药苯唑吡啶或食用甜菜，则亚硝酸盐检测可为假阳性）。尿液或尿沉渣革兰氏染色检查可用于确诊并且提示致病菌。

　　影像学：无特异性影像学表现。

　　特殊检查：当怀疑尿道炎时，行尿道拭子取样，做细菌培养和革兰氏染色检查来确诊。怀疑抗生素耐药时尿培养具有一定价值。

　　诊断步骤：病史、体格检查、尿检。

病理学

脓尿者通常可见白细胞管型。

处理与治疗

非药物治疗

一般处理：多饮水、多排尿、应用解热药物。针对不同患者可以采用酸化尿液（维生素 C、氯化铵、酸性果汁）或泌尿道消炎镇痛药［苯偶氮吡胺（Pyridium）］治疗。

特殊处理：抗生素治疗。

饮食：多饮水，减少咖啡因摄入。

运动：无限制。

健康教育：参见美国妇产科医师协会健康教育手册 AP050（泌尿系感染）。

药物治疗

- **非妊娠女性**：单次疗法：阿莫西林 3 g，氨苄西林 3.5 g，头孢菌素（一代）2 g，呋喃妥因 200 mg，磺胺异噁唑 2 g，甲氧苄啶（TMP）400 mg，三甲氧苄啶 / 磺胺甲基异噁唑 320/1600 mg，磷霉素氨丁三醇（Monurol）3 g，口服；磷霉素 3 g 单次给药。

- **3~7 日疗法**：阿莫西林 500 mg/8 h，头孢菌素（一代）500 mg/8 h，环丙沙星 250 mg/12 h，呋喃妥因 100 mg/12 h，诺氟沙星 400 mg/12 h，氧氟沙星 200 mg/12 h，磺胺异噁唑 500 mg/6 h，四环素 500 mg/6 h，三甲氧苄二氨嘧啶 / 磺胺甲基异噁唑 160/800 mg/12 h，三甲氧苄二氨嘧啶 200 mg/12 h。

  禁忌证：过敏或可疑过敏。

  慎用：泌尿系消炎镇痛药［苯偶氮吡胺（Pyridium）］使用不应超过 48 小时，且可能使某些隐形眼镜着色。

  相互作用：参考相应药物说明。

其他药物

妊娠期患者：7 日疗法：阿莫西林 500 mg/8 h，头孢菌素（一代）500 mg/6 h，呋喃妥因 100 mg/12 h。

随访

监测：单次疗法治疗后或者多日疗法治疗后症状缓解者无需随访。其他患者可通过尿检和尿培养明确是否治愈。对于反复感染的患者需寻找潜在病因，单次疗法治疗后建议预防性给药（根据患者个体情况，采用性交后、每日给药或者每周 3 次给药方式）。复发的高危因素包括治疗不当或者治疗不彻底、机械性因素（如梗阻、结石）、宿主防御力下降。

预防：经常排尿、摄入足量液体、性生活后排尿。

并发症：尿道综合征和间质性膀胱炎。菌血症、感染性休克、成人呼吸窘迫综合征和其他继发于肾盂肾炎的严重后遗症，复发率可高达 20%，1/3 的患者进展为肾盂肾炎。

预后：大多数患者，治疗后 2~3 天症状可缓解。有学者认为约 50% 的患者无需治疗可自行缓解。

其他

妊娠：妊娠期无症状性菌尿很常见（5%），有高危因素（如糖尿病）的患者更应引起重视。

ICD-9-CM 编码：N93.0（泌尿系感染，位置不特异）和 NO23.40（妊娠期非特异性泌尿系感染）。

参考文献

扫描书末二维码获取。

挑战

评估膀胱功能的尿动力学检查是对泌尿系统症状和各种尿失禁进行评价的重要部分。尿动力学检查可在安置特殊仪器的诊室进行，也可能需要复杂的仪器和专业技能。

范围：大约半数的女性在一生中有不自主漏出少量尿液的经历，约 10%~15% 出现明显的、反复漏尿。据统计，超过 1/4 的生育年龄妇女曾有不同程度的尿失禁，绝经后增加到 30%~40%。

目的：评估膀胱功能，协助膀胱症状的诊断，如尿急和尿失禁。

策略

病理生理：尿液不断经输尿管注入膀胱，使膀胱逐渐充盈。在膀胱膨胀过程中（膀胱顺应性正常时），膀胱内压轻微改变或无改变。当膀胱容量达到一定程度（一般 150~200 ml）时，初感膀胱充盈，尿意出现。膀胱继续充盈，尿意增加，但无膀胱不自主收缩和尿失禁。在可以排尿的情况下，排尿过程迅速。尿动力学检查包括多种不同的检查项目，最基本的检查包括膀胱容量测定和激发试验（如膀胱充盈时咳嗽或用力），多数还包括膀胱顺应性、收缩能力分析，膀胱镜检查和膀胱排尿过程的评价，另外还可有膀胱和尿道压力描记、肌电图描记、荧光透视检查。

检查：

（1）简单门诊尿动力检查：患者排空膀胱、取仰卧位，无菌条件下置入直导尿管。计量残余尿，并送细菌培养排除隐匿性感染可能。通过重力作用缓慢注入无菌生理盐水（速度小于 3 ml/s）充盈膀胱。告知患者报告膀胱初感尿意的时间，记录此时灌注的液体量；继续以每次 25 ml 灌注直到患者无法耐受，此时的灌注总量为膀胱最大容积。灌注液面上移、显著尿急感和沿导尿管外漏尿者为异常，提示逼尿肌不稳定。更加精确的膀胱功能测定需要采

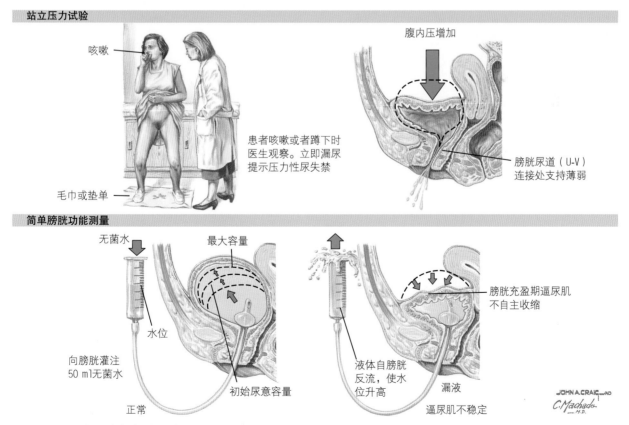

站立压力试验

咳嗽

患者咳嗽或者蹲下时医生观察。立即漏尿提示压力性尿失禁

毛巾或垫单

腹内压增加

膀胱尿道（U-V）连接处支持薄弱

简单膀胱功能测量

无菌水

最大容量

水位

向膀胱灌注 50 ml 无菌水

正常

初始尿意容量

膀胱充盈期逼尿肌不自主收缩

液体自膀胱反流，使水位升高

漏液

逼尿肌不稳定

图 81.1　门诊尿动力学检查步骤

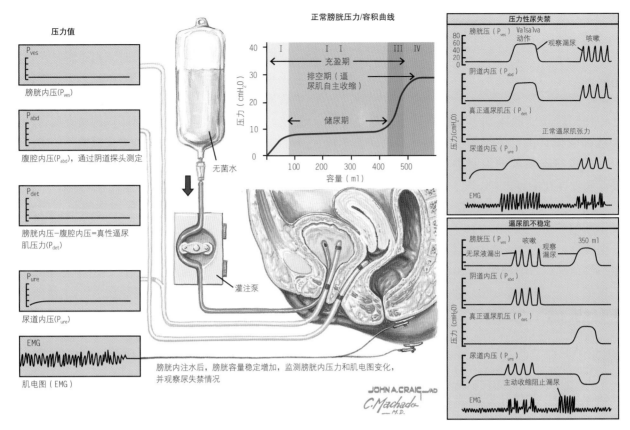

图 81.2　复杂尿动力学检查

用静脉导管、压力计以及三通连接器，可用于监测液体压力，膀胱收缩的监测和记录也更为方便。如果要求测量结果更加精确，则倾向于应用更正式的尿动力学检查。拔出导尿管，嘱患者咳嗽数次，观察漏出量。拔出导尿管后立即出现的漏尿、长时间漏尿或大量漏尿均提示膀胱逼尿肌不稳定；以上步骤可在患者站立时重复进行。

（2）复杂尿动力学检查：需要采用多通道尿动力检查设备，根据设备条件的不同而不同。膀胱充盈采用的不是单纯的直导尿管，而是带有感受器的导尿管系统，可以检测膀胱和尿道压力（直肠或阴道的压力也可同时记录）。膀胱充盈后，经尿道内缓慢拉出导尿管，测定功能性导尿道长度和压力。充盈试验结束后，嘱患者在特定的容器内排空膀胱，测定尿流率和排尿量。有些中心采用放射显像的方法检测膀胱和尿道功能。

健康教育：参见美国妇产科医师协会健康教育手册 AP081（尿失禁）、AP050（泌尿系感染）、AP012（盆底支持障碍）和 AP166（压力性尿失禁手术治疗）。

实施

注意事项："尿失禁"可以是症状、体征，也可以是一种疾病状态。它被概述为不自主性的尿液漏出，并且成为社会和卫生问题。相比漏尿量的多少，漏尿本身对患者身体和生活的影响更为重要。膀胱排尿功能检测是通过向膀胱内注入 200 ml 液体后，在厕所外或屏风后面倾听患者的排尿声来了解患者的排尿情况。排尿声可反映排尿量（尿流率），可用秒表记录排尿时间。精确的排尿参数测定均包括标准的尿流动力学检查。膀胱内残余尿量可通过特殊的超声检查来确定。

参考文献

扫描书末二维码获取。

概述

定义：因静脉功能不全或先天性瓣膜缺失导致的浅表静脉扩张、伸长和扭曲。可发生在身体任何部位，但腿部因受重力影响较常见。女性的发病率是男性的 5 倍。

患病率：成人中 20% 发病，50 岁以上每 2 人中有 1 人患病。

好发年龄：中年及中年以上。

遗传学：X- 染色体显性遗传的家族性疾病。

病因与发病机制

病因：大隐静脉单支或多支交通静脉的静脉瓣存在缺陷或缺失，导致静脉瓣功能异常。其他因素如深静脉血栓、静脉压增高（如肿瘤引起的梗阻、妊娠、盆腔包块）或者肌肉泵功能不足。

危险因素：妊娠，家族史，长时间站立，体重指数大，吸烟，久坐不动。

症状与体征

- 无症状
- 腿痛和痛性痉挛（月经期加重）
- 浅表静脉扩张、扭曲
- 蜘蛛样静脉（自发性毛细血管扩张症）
- 肢体水肿
- 浅表性溃疡

诊断

鉴别诊断

- 神经根病（神经根压迫）
- 关节炎
- 末梢神经炎

合并症：阻塞性溃疡和皮炎。

检查与评估

实验室检查：无特异性实验室检查。

影像学：超声检查可用于鉴别深静脉血栓性疾病，静脉曲张的诊断无需超声辅助。

特殊检查：Trendelenbure-Brodie 试验（抬高下肢、在大腿中部压迫大隐静脉，然后嘱患者站起，如静脉迅速充盈提示交通静脉功能缺陷）。

诊断步骤：病史，体格检查。

病理学

伸长、扭曲的静脉，静脉瓣缺失、萎缩和纤维化。

处理与治疗

非药物治疗

一般处理：经常休息，抬高患侧肢体，穿弹力袜，避免近端受压（腰带过紧）。

特殊处理：向毛细血管内注射高张盐水（20%~25%）或 1%~3% 十四烷基硫酸钠（必须压迫 3 周）可消除浅表静脉曲张。伴有疼痛、溃疡、反复性静脉炎、明显色素沉着的患者可考虑隐静脉剥除或结扎。

饮食：无需特殊的饮食改变，可适当减轻体重。

活动：避免长时间站立或不活动，坚持散步等日常锻炼，穿弹力袜（发生静脉曲张前穿用）。

健康教育：普及高危因素教育并避免高危因素。参见美国妇产科医师协会健康教育手册 AP174（预防深静脉血栓）和 AP169（妊娠时期的皮肤状况）。

药物治疗

无。

慎用：有学者建议硬化治疗后 6 周内不要口服避孕药。

其他药物

感染性溃疡时需要抗感染治疗。

随访

监测：定期体检，评估疾病进展和出现的并发症（皮肤溃疡）。

预防：避免长时间站立或不活动，穿弹力袜，锻炼，减轻体重，休息时下肢抬高。

临床表现

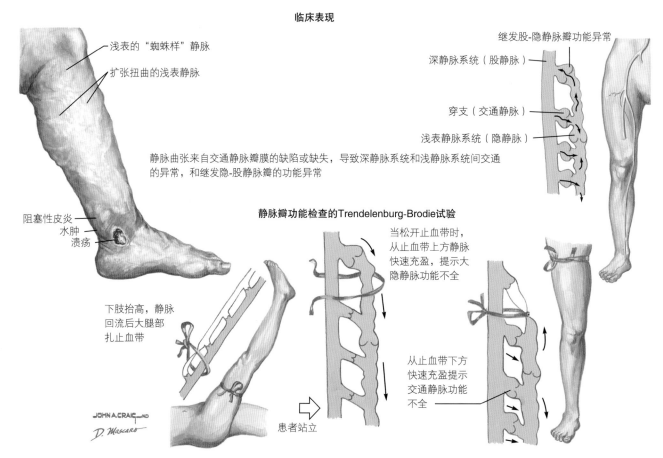

浅表的"蜘蛛样"静脉

扩张扭曲的浅表静脉

继发股-隐静脉瓣功能异常

深静脉系统（股静脉）

穿支（交通静脉）

浅表静脉系统（隐静脉）

静脉曲张来自交通静脉瓣膜的缺陷或缺失，导致深静脉系统和浅静脉系统间交通的异常，和继发隐-股静脉瓣的功能异常

阻塞性皮炎
水肿
溃疡

静脉瓣功能检查的Trendelenburg-Brodie试验

当松开止血带时，从止血带上方静脉快速充盈，提示大隐静脉功能不全

下肢抬高，静脉回流后大腿部扎止血带

从止血带下方快速充盈提示交通静脉功能不全

JOHN A.CRAIG—MD

D. Mascaro

患者站立

图82.1 静脉曲张的临床表现及检查

并发症：点状皮下出血、慢性水肿、浅表性溃疡和感染、色素沉着、湿疹。

预后：通常治疗后慢性病程可以得到控制。

其他

妊娠：对妊娠无影响，但妊娠常加重原有疾病，增加远期复发风险。对于高危患者提倡穿弹力袜。

ICD-10-CM 编码：I83（下肢静脉曲张）。

参考文献

扫描书末二维码获取。

（潘宁宁　林明媚　杨纨　李嘉　李莉　刘娜娜　王晓晔　贺豪杰　梁华茂 译
杨艳　杨硕　杨蕊　黄铄　范燕宏　梁华茂 校）

外阴疾病

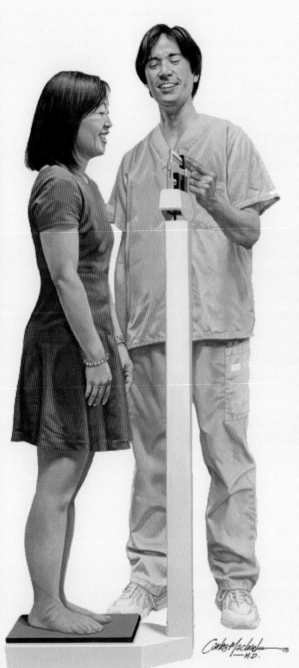

注：本篇章节顺序按疾病英文名称首字母排序。

概述

定义： 反常性痤疮（acne inversa，又称化脓性毛囊炎）是一种皮肤和皮下组织发生的慢性的、顽固性、难治的感染，是由皮脂腺发生梗阻，并继发炎症导致的，表现为窦道和脓肿形成。可发生于腋窝、外阴及会阴部。

患病率： 不常见。女性比男性高 4~5 倍。有研究报道女性发病率为 4%。

好发年龄： 生育年龄，青春期前未见。

遗传学： 有家族发病倾向，但缺乏有力的遗传学证据（在某些研究中，38% 的患者有类似症状的亲属，定位于染色体 1p21.1-1q25.3，与分泌酶相关的基因 *NCSTN*，*PSENEN* 和 *PSEN1* 有突变。化脓性关节炎、坏疽性脓皮病、痤疮和化脓性毛囊炎与 *PSTPIP1* 基因突变有关）。

病因与发病机制

病因： 皮下结节的反复感染。推测与对雄激素和卵泡破裂导致的激素变化过于敏感有关。

危险因素： 未知。推测包括过热、出汗、紧身衣、吸烟和肥胖等。

症状与体征

- 阴唇反复发生的慢性炎症和溃疡，伴有疼痛和恶臭分泌物
- 多个引流性窦道和脓肿

诊断

鉴别诊断

- 性传播疾病（腹股沟肉芽肿、性病淋巴肉芽肿）
- 克罗恩病
- Fox-Fordyce 病
- 细菌性毛囊炎和糠疹

合并症： 性交困难，外阴疼痛。有合并代谢综合征和克罗恩病的报道。

检查与评估

实验室检查： 无特异性实验室检查。

影像学： 无特异性影像学表现。

特殊检查： 病变处活检有助于诊断。

诊断步骤： 病史，体格检查。

病理学

皮脂腺炎症，伴有导管阻塞、囊性扩张，充满角化物。常见多发性引流窦道和脓肿。

处理与治疗

非药物治疗

一般处理： 会阴卫生，坐浴，穿宽松衣服，戒烟、减肥、避免外伤。

特殊处理： 最有效的治疗方法是早期、积极、广泛地切除受感染区域。早期或轻度病例可使用抗生素、局部类固醇、口服避孕药、抗雄激素和异维 A 酸进行局部治疗。

饮食： 正常饮食。

活动： 无限制。患者常因疼痛、分泌物、异味和尴尬放弃性交。

健康教育： 保持个人卫生，需要长期治疗，参见美国妇产科医师协会健康教育手册 AP088（外阴疾病）。

药物治疗

抗生素： 每日四环素 2 g 口服，克林霉素外用；局部类固醇药物；口服避孕药；抗雄激素非那雄胺（Proscar，Propecia 等），异维 A 酸（acutane）0.5~2.0 mg/kg，分两次给药，持续 15~20 周。间歇 2 个月后可考虑进行第二疗程。

禁忌证： 异维 A 酸不能在怀孕期间服用。因此，异维 A 酸不应用于怀孕或可能怀孕的妇女。

慎用： 异维 A 酸应与食物一起服用。其与假性脑肿瘤的发生有关。接受异维 A 酸治疗的患者应定期评估肝功能、胆固醇、甘油三酯水平以及白细胞计数。

相互作用： 见相关药物。

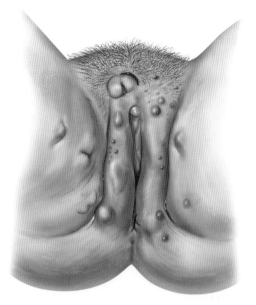

图 83.1　反常性痤疮（化脓性毛囊炎）外观

其他药物

- 亦可考虑应用地塞米松或促性腺激素释放激素激动剂，但成本和副作用限制了其使用。
- 英夫利昔单抗（Remicade）和其他免疫抑制剂已显示出应用前景，但仅作为耐药病例的二线疗法。

随访

监测：保持健康状态。警惕周期性恶化和继发感染。

预防：保持会阴清洁干燥。

并发症：继发感染，脓肿形成，瘢痕形成，性功能障碍。

预后：复发和慢性感染较为常见。手术切除后预后良好，但可造成瘢痕形成和性交困难并可能持续存在。

其他

妊娠：对妊娠无影响，但怀孕或可能怀孕时不能应用异维 A 酸。

ICD-10-CM 编码：L73.2（化脓性毛囊炎）。

参考文献

扫描书末二维码获取。

前庭大腺脓肿 / 感染　　84

概述

定义：一侧或双侧前庭大腺感染引起的肿胀或脓肿形成。通常为单侧，以疼痛和肿胀为主要特征。除严重病例外，全身症状轻微。

患病率：2% 的成年女性发生过一侧或双侧前庭大腺感染或肿大。

好发年龄：85% 的前庭大腺感染发生在生育年龄。

遗传学：无遗传学倾向。

病因与发病机制

病因：淋球菌感染，其他病原体的继发感染（如埃希氏菌属）。

危险因素：性传播疾病，损伤。

症状与体征

- 在阴唇前庭大腺区域（阴部的 5 点和 7 点）在 2~4 天内迅速形成疼痛、肿胀明显的囊肿，其直径可达 8 cm 或更大。
- 发热和乏力（少见）。

诊断

鉴别诊断

- 蜂窝织炎
- 坏死性筋膜炎
- 中胚层来源的阴道壁囊肿
- 脂肪瘤
- 纤维瘤
- 疝
- 积水
- 表皮包涵囊肿或皮脂腺囊肿
- 前庭大腺恶性肿瘤（少见）
- 神经性纤维瘤
- 卡波西肉瘤（通常与免疫抑制有关）

　　合并症：性交困难。

检查与评估

　　实验室检查：因为前庭大腺炎或者前庭大腺脓肿多起源于淋球菌感染，所以对其他性传播疾病的诊断需更谨慎。大多数情况下，脓肿培养结果多为继发的大肠杆菌或是多种病菌混合感染，这些均限制了常规培养的价值。

　　影像学：无特异性影像学表现。

　　特殊检查：无。

　　诊断步骤：体格检查。

病理学

　　炎症，前庭大腺导管扩张，脓肿形成。

处理与治疗

非药物治疗

　　一般处理：评估，注意会阴卫生。

　　特殊处理：轻度感染抗生素或局部治疗有效。温水坐浴有利于缓解症状，促进脓液排出。1~4天内脓肿常自发破裂，排出脓液。但单纯破裂后易复发，因此，放置Word引流管、碘仿纱条填塞或行前庭大

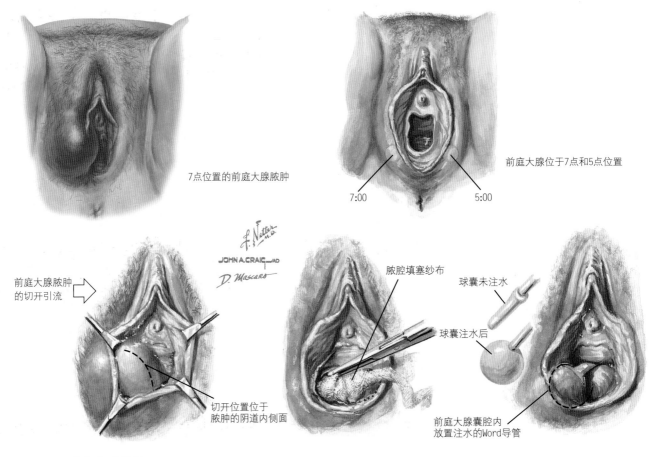

7点位置的前庭大腺脓肿

前庭大腺位于7点和5点位置

7:00　　　5:00

前庭大腺脓肿的切开引流

切开位置位于脓肿的阴道内侧面

脓腔填塞纱布

球囊未注水

球囊注水后

前庭大腺囊腔内放置注水的Word导管

图 84.1　前庭大腺脓肿

腺造口术效果更佳。

饮食：正常饮食。

活动：无限制。

健康教育：参见美国妇产科医师协会健康教育手册 AP088（外阴疾病）和 AP190（外阴阴道疾病）。

药物治疗

- 甲氧苄啶磺胺甲噁唑，每天 2 次，连续 7 天。
- 氨苄西林 500 mg，口服，每日 4 次，如有蜂窝织炎也可选用其他广谱抗生素。
- 淋病用头孢曲松 125 mg 肌内注射，头孢噻肟 400 mg 口服，单次给药；500 mg 环丙沙星，单次给药。

禁忌证：已知过敏或对药物过敏。

其他治疗

囊肿切除术操作困难，易导致术中出血、术后血肿及瘢痕形成、继发感染、性交困难等，所以并不推荐。

随访

监测：随访监测脓肿是否自发性消退以及是否需要手术干预。

预防：减少性传播疾病的感染，避免会阴外伤。

并发症：慢性囊肿形成。

预后：前庭大腺脓肿造口术后患者的复发率为 5%~10%。

其他

妊娠：无影响。

ICD-10-CM 编码：N75.1（前庭大腺脓肿）。

参考文献

扫描书末二维码获取。

前庭大腺囊肿 85

概述

定义：既往前庭大腺感染后腺体和导管慢性扩张形成的肿物。

患病率：2% 的成年女性发生过一侧或双侧前庭大腺感染或增大。

好发年龄：85% 的前庭大腺囊肿发生在生育年龄（高峰年龄 20~29 岁）。40 岁以后罕有发生，需考虑恶变。

遗传学：无遗传学倾向。

病因与发病机制

病因：前庭大腺腺体感染，发生脓肿，导致前庭大腺导管堵塞。

危险因素：性传播疾病感染，外伤，既往前庭大腺脓肿史。

症状与体征

前庭大腺导管堵塞形成体积较小的慢性炎症囊肿，在大阴唇底部可以触及。囊肿表面光滑，质地偏硬，触诊有不同程度的硬结，伴表面红斑。囊肿多为清亮、黄色或偏蓝色。

诊断

鉴别诊断

- 表皮包涵囊肿或皮脂腺囊肿
- 中胚层来源的阴道壁囊肿
- 脂肪瘤
- 纤维瘤

- 疝
- 积水
- 前庭大腺恶性肿瘤（少见）
- 神经纤维瘤
- 卡波西肉瘤（通常与免疫抑制有关）

合并症：性交困难。

检查与评估

实验室检查：无特异性实验室检查。80% 以上的前庭大腺囊肿液体细菌培养结果是阴性。

影像学：无特异性影像学表现。

特殊检查：无。

诊断步骤：体格检查。

病理学

腺体或导管扩张，通常伴有慢性硬化或炎症。

处理与治疗

非药物治疗

一般处理：评估，注意会阴卫生。

特殊处理：无症状的小的前庭大腺囊肿不需治疗。较大或有症状的需行手术造口，其间要保证无菌操作。

饮食：正常饮食。

活动：无限制。

健康教育：参见美国妇产科医师协会健康教育手册 AP088（外阴疾病）和 AP190（外阴阴道疾病）。

药物治疗

无。

其他治疗

囊肿切除术操作困难，术中、术后容易发生出血、血肿、瘢痕形成、继发感染和性交困难等情况，一般不推荐切除术。

随访

监测：定期体检。

预防：减少其他性传播疾病的感染和会阴外伤。

并发症：性交困难，反复炎症。

预后：前庭大腺囊肿造口术后患者的复发率为

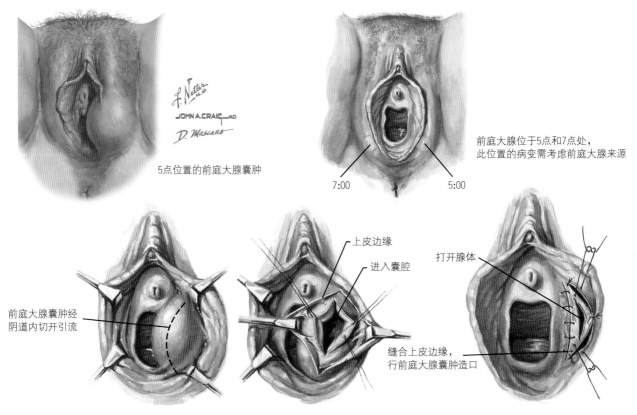

5点位置的前庭大腺囊肿

前庭大腺位于5点和7点处，此位置的病变需考虑前庭大腺来源

7:00　　5:00

前庭大腺囊肿经阴道内切开引流

上皮边缘

进入囊腔

打开腺体

缝合上皮边缘，行前庭大腺囊肿造口

图 85.1　前庭大腺囊肿

5%~10%。

其他

妊娠：无影响。

ICD-10-CM 编码：N75.0（前庭大腺囊肿）。

参考文献

扫描书末二维码获取。

接触性外阴炎 | 86

概述

定义：因接触刺激性物质或过敏原引起的外阴炎。
患病率：相对常见。
好发年龄：任何年龄均可发病，多见于生育年龄或绝经期女性。
遗传学：无遗传学倾向。

病因与发病机制

病因：刺激物可为原发性的或者免疫原性的。刺激性物质范围广泛，包括过度清洁（"女性卫生护理"喷雾剂、除臭剂、除臭香皂）、卫生棉条和卫生巾（尤其带除臭剂和增香剂的）、紧身的或人工合成的化纤内衣、有颜色的或香味的卫生纸、肥皂、纤维柔软剂残留物。即使是外用避孕工具、橡胶避孕套、润滑剂、性辅助工具或精液都可能是引发外阴炎的刺激物。外阴表面被尿液或粪便污染也有可能出现特异性症状。更严重的外阴皮炎通常是因接触有毒物质引起的。

危险因素：皮肤暴露于刺激物或过敏原（大部分是化妆品或局部外用药物），免疫抑制性疾病或糖尿病。

症状与体征

- 外阴弥漫性红肿，伴瘙痒感或灼热感
- 组织呈对称性红肿
- 形成疼痛剧烈的外阴溃疡，甚至可能继发感染

诊断

鉴别诊断

- 阴道炎
- 局部真菌感染
- 外阴皮肤病
- 萎缩性外阴炎
- 外阴营养不良
- 寄生虫
- 银屑病
- 脂溢性皮炎
- 神经性皮炎
- 脓疱疮
- 化脓性毛囊炎

合并症：性交困难，排尿困难。

检查与评估

实验室检查：将阴道分泌物滴到生理盐水和 10% 的氢氧化钾中镜检可帮助排除有无阴道感染。
影像学：无特异性影像学表现
特殊检查：虽然外阴活检可以确诊，但临床上很少进行活检。
诊断步骤：仔细询问病史，尤其是可能致病的诱因，有助于明确诊断并确定治疗方法。

病理学

外阴活检表现为慢性的炎症性改变和组织增生。

处理与治疗

非药物治疗

一般处理：保持会阴部清洁、干燥；不穿紧身和合成材料的内裤，重视预防，鼓励坚持完成治疗。

特殊处理：去除已明确或可能的过敏原，局部治疗。

饮食：正常饮食。

活动：无限制。

健康教育：解释病因，尽量避免或减少接触刺激性物质。参见美国妇产科医师协会健康教育手册AP088（外阴疾病），AP190（外阴阴道疾病）。

药物治疗

用 2%~5% 的 Burow 溶液（醋酸铝溶液湿敷或浸泡，每日 3~4 次，每次 30~60 分钟），然后自然干燥或用吹风机（冷风）吹干。穿宽松内衣，少量应用非医疗用婴儿护肤粉可加快干燥过程。

必要时可每日外涂 2~3 次类固醇激素霜，如0.5%~1% 氢化可的松或氟化皮质类固醇，0.1% 戊酸倍他米松，0.01% 醋酸氟轻松。

注意事项：如果初期治疗效果不明显，需做进一步检查（包括活检）。

其他药物

Eucerin 霜可用于皮肤补水，减轻瘙痒。

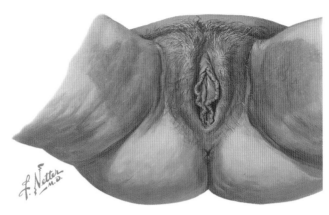

图 86.1　接触性外阴炎外观

随访

监测：定期体检。

预防：避免接触可能致病的过敏原。

并发症：表皮脱落，外阴皮肤增厚。

预后：去除致病过敏原，应能完全治愈。

其他

妊娠：无影响。

ICD-10-CM 编码：N76.2（急性外阴炎）和 N76.3（亚急性和慢性外阴炎）。

参考文献

扫描书末二维码获取。

87　性交困难

概述

定义：性交过程中出现的疼痛被认为是插入性性交困难。这可能表现为轻微不适，或完全阻止进入的疼痛，或介于两者之间的任何程度的疼痛。严重情况下，疼痛可能导致严重的阴道痉挛而阻止继续性交。

患病率：每年约 15% 的妇女会出现这种情况（至少 2% 的女性程度严重）。

好发年龄：生育年龄及之后。

遗传学：无遗传学倾向。

病因与发病机制

病因：先天性因素（阴道畸形、处女膜狭窄、阴道发育不全、阴道纵隔膜）、膀胱炎（急性或慢性）、痔疮、润滑不足（性虐待、性兴奋障碍、前戏不足、药物、恐惧症）、盆底肌肉痉挛、骨盆瘢痕［外阴切开术，手术重建（阴道修补缝合术）］、直肠炎、创伤（急性或慢性后遗症）、尿道憩室、尿道综合征、尿道炎（细菌性或衣原体）、阴道炎、萎缩性外阴炎、软下疳、化学刺激（除臭剂、辅助剂、润滑剂）、疱疹性外阴炎、外阴肥大性营养不良、硬化性苔藓、性病淋巴肉芽肿、前庭炎、外阴炎（感染性）、外阴疼痛。

危险因素： 与病理因素有关的因素。

体征与症状

在尝试进入阴道（不限于阴茎）时，感觉到外部（外阴和会阴）的尖锐、灼热或针刺样不适。不适通常局限于外阴、会阴或阴道外部。这些症状可能有助于确定病因，但通常不特异。

诊断

鉴别诊断

- 外阴炎（包括湿疣）
- 阴道前庭炎
- 阴道炎
- 前庭大腺感染、脓肿、囊肿
- 萎缩性改变
- 焦虑症、抑郁症、恐惧症
- 性虐待或其他方式的虐待
- 疱疹后神经痛
- 处女膜狭窄
- 处女膜肉阜
- 间质性膀胱炎

合并症： 阴道痉挛，性高潮障碍。

检查与评估

实验室检查： 无特异性实验室检查。尿液分析、阴道分泌物显微镜检查和培养（宫颈和尿道）仅用于评估特定疾病和相应临床疑诊病例。

影像学： 无特异性影像学表现。

特殊检查： 如果怀疑前庭炎，可行阴道视诊检查外阴和阴道内情况。

诊断步骤： 病史结合盆腔查体。

病理学

无特异。

处理与治疗

非药物治疗

一般处理： 使患者心情放松。阴道润滑剂（水溶性或长效保湿剂）、局部麻醉药（针对外阴损伤）或盆腔松弛锻炼均有一定的疗效，一些特殊的治疗方法还在研究中。由于疼痛会影响性兴奋，在治疗的早期阶段这些方法尤其有用。

特殊处理： 由于性交困难是一种症状，因此目前针对性交痛的治疗重点放在对原发病的治疗。

饮食： 正常饮食。

活动： 无限制。

健康教育： 消除疑虑，使患者学会放松心情，渐进性脱敏。美国妇产科医师协会健康教育手册AP020（性交痛），AP042（你和你的性伴侣），AP088（外阴疾病）。

药物治疗

对于部分患者可以适当应用治疗焦虑症或抑郁症的药物，但是使用时间不宜过长。

其他治疗

夫妻双方调整性交技巧，达到高潮时再将阴茎

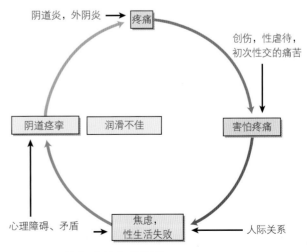

图 87.1　性交痛的自我评估

插入阴道可以增加阴道的润滑，促进阴道扩张，同时对女性也有一定控制。某些性交姿势可以使女方握有主动权，能够控制阴茎进入的方向及深度，这样也可以缓解性交痛（如女上位）。

随访

监测：定期体检。观察有无性虐待、焦虑症、抑郁症。

预防：无特殊。

并发症：婚姻不和谐，性高潮或性欲障碍。

预后：明确原发疾病后，对症治疗效果较好。

其他

妊娠：对妊娠无影响。

ICD-10-CM 编码：N94.1（性交困难）。

参考文献

扫描书末二维码获取。

---

88 女性外阴环形切除术

概述

定义：切除部分或全部外生殖器，包括大阴唇、小阴唇和（或）阴蒂。女性外阴环形切除术（女性外生殖器切除术和阴部缝合术）经常被当作一种宗教行为，大部分在无麻醉、无消毒的情况下进行。术后形成的瘢痕可能会影响性生活。阴部切除缝合术的类型取决于切除组织的面积和部位：

- I型：阴蒂包皮切除，同时切除部分或全部阴蒂。
- II型：阴蒂切除术伴小阴唇部分或全部切除术（最常见的形式）。
- III型：切除部分或全部外生殖器，缝合/缩小阴道开口（阴道缝合）。
- IV型：穿刺或切开阴蒂、阴唇，牵拉两者，烧灼阴蒂和周围组织。

其他类型的女性生殖器官切割包括：

- 刮除阴道口周围的组织（angurya 切口）或切除阴道（gishiri 切口）。
- 将腐蚀性物质或草药置入阴道，导致阴道出血或缩窄。
- 其他与上述方法相类似的手术。

患病率：在美国约有 168 000 名妇女接受这种手术；一些非洲国家（如索马里）约 96% 的妇女会行此类手术。据国际特助组织估计，全世界有 1.3 亿妇女接受了此项手术。

好发年龄：大多数在青少年早期。

遗传学：无遗传学倾向。

病因与发病机制

病因：这种术式是仪式或宗教信仰的产物，绝大多数女性本人既不同意也不合作。

危险因素：在一些非洲和东南亚文化中最常见。

体征与症状

- 外生殖器有明显的瘢痕和畸形，通常达到阴道口完全封闭的程度（因手术类型和程度而异）
- 闭锁足以导致闭经或痛经
- 性交困难
- 性高潮障碍
- 性欲障碍
- 阴道分娩受阻

诊断

鉴别诊断

- 幼时烧伤

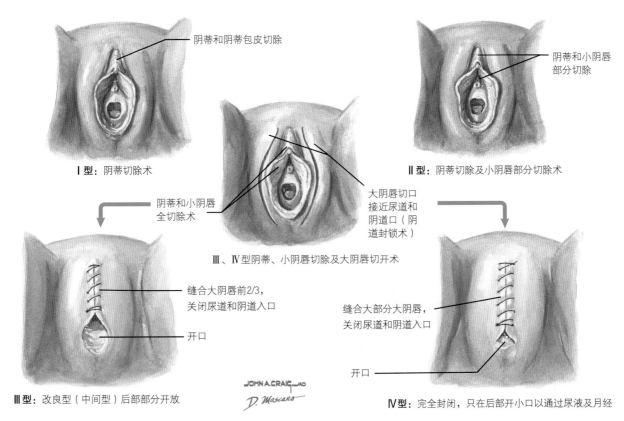

图中标注：
- 阴蒂和阴蒂包皮切除
- Ⅰ型：阴蒂切除术
- 阴蒂和小阴唇部分切除
- Ⅱ型：阴蒂切除及小阴唇部分切除术
- 阴蒂和小阴唇全切除术
- 大阴唇切口接近尿道和阴道口（阴道封锁术）
- Ⅲ、Ⅳ型阴蒂、小阴唇切除及大阴唇切开术
- 缝合大阴唇前2/3，关闭尿道和阴道入口
- 开口
- Ⅲ型：改良型（中间型）后部部分开放
- 缝合大部分大阴唇，关闭尿道和阴道入口
- 开口
- Ⅳ型：完全封闭，只在后部开小口以通过尿液及月经

JOHN A. CRAIG_MD
D. Mascaro

图 88.1　女性外阴切除术

- 两性畸形
- 处女膜闭锁

　　相关疾病：性交困难、性欲障碍和性高潮障碍。

检查与评估

　　实验室检查：无特异性实验室检查。

　　影像学：无特异性影像学表现。

　　特殊检查：无特异性检查。

　　诊断步骤：病史及盆腔查体。

病理学

　　无特异，或严重瘢痕和变形的外生殖器组织。

处理与治疗

非药物治疗

　　一般处理：评估，支持，进行文化观念教育。

　　特殊处理：手术切开外生殖器的瘢痕组织，使月经畅通，恢复性功能。无论是否需要后续修复，分娩时可能需要行会阴前部切开术（见下文）。

　　饮食：正常饮食。

　　活动：无限制。

　　健康教育：注重女性生殖系统解剖、性功能及月经生理卫生等相关性文化的教育。

药物治疗

　　无。

随访

　　监测：定期体检。对于有广泛瘢痕的患者，手术修复之前很难获得宫颈细胞学检查样本。

　　预防：对少女父母进行相关宣教。

　　并发症：

　　急性（手术时）：出血和感染（包括破伤风）、尿潴留、疼痛。

　　长期：性功能障碍，月经相关卫生难以保持，反复阴道或泌尿道感染，经血逆流，便血，慢性盆腔炎。

　　预后：即便行外科手术修复，性功能方面的后遗症可能会伴随一生，尤其是阴蒂切除术后。

其他

妊娠：对妊娠无影响，但是受孕和分娩会更加困难。分娩可能需要会阴前部切开术，出血风险增加。在一些地方例如英国等，会阴切开术后的修复性手术是非法的，因为这相当于再次阴道封锁。

ICD-10-CM 编码：N90.81（女性外阴残缺状态）、N90.811（女性外阴残缺Ⅰ型）、N90.812（女性外阴残缺Ⅱ型）、N90.813（女性外阴残缺Ⅲ型）和 N90.814（女性外阴残缺Ⅳ型）。

参考文献

扫描书末二维码获取。

---

89 处女膜狭窄

概述

定义：处女膜为一层厚厚的膜状物或开口狭窄，导致使用卫生棉条和性交困难。

患病率：偶见。

好发年龄：先天性，一般在生育年龄早期诊断。

遗传学：无遗传学倾向。

病因与发病机制

病因：先天性处女膜狭窄或创伤、手术后的瘢痕。

危险因素：阴道手术（医源）。

症状与体征

- 插入性性交困难
- 卫生棉条使用困难
- 阴道口狭窄

诊断

鉴别诊断

- 前庭大腺炎
- 阴道痉挛
- 其他外阴炎
- 筛状处女膜

合并症：性交困难，性高潮或性欲障碍。

检查与评估

实验室检查：无特异性实验室检查。

影像学：无特异性影像学表现。

特殊检查：无。

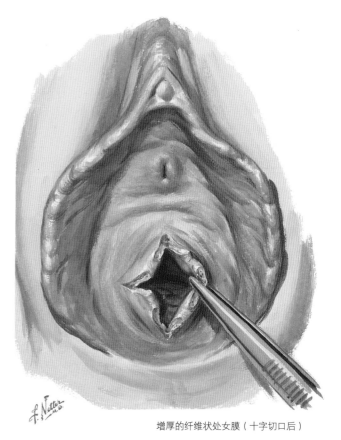

增厚的纤维状处女膜（十字切口后）

图 89.1 处女膜狭窄

诊断步骤：病史及体格检查。

病理学

无特异。

处理与治疗

非药物治疗

一般处理：评估，解释。
特殊处理：轻柔的手指扩张，手术切开。
饮食：正常饮食。
活动：无限制。

药物治疗

无。

随访

监测：定期体检。
预防：无特殊。
并发症：性交障碍。
预后：一般较好，但继发性问题（如性功能障碍）可能会持续存在。

其他

妊娠：无影响。一般不影响分娩路径。分娩（无论是否行会阴切开术）通常会导致症状的改善或缓解。
ICD-10-CM 编码：N89.6（处女膜环过紧）

参考文献

扫描书末二维码获取。

增生型外阴营养不良（鳞状细胞增生、慢性单纯性苔藓） 90

概述

定义：肥厚性外阴营养不良（慢性单纯性苔藓）导致大阴唇、小阴唇外部和阴蒂的外阴皮肤增厚，可同时存在炎性湿疹或角化过度。
患病率：常见，40%~45% 为非瘤样上皮细胞异常。
好发年龄：中晚期生育年龄的女性或老年女性。
遗传学：无遗传学倾向。

病因与发病机制

病因：不详。皮肤对慢性瘙痒 - 抓挠循环的反应。与压力大有关，精神紧张可加重病情，可被视为特应性皮炎的局部表现。其代表了各种启动过程包括环境因素和皮肤病变的终极反应。

危险因素：绝经后生殖器萎缩，复发性外阴炎。

症状与体征

- 外阴瘙痒（几乎全部存在）
- 外阴表面为暗红或增厚的白色区域
- 皲裂和抓痕（常见）

诊断

鉴别诊断

- 外阴癌（癌前病变或癌变）
- 慢性外阴真菌感染
- 接触性外阴炎
- 牛皮癣

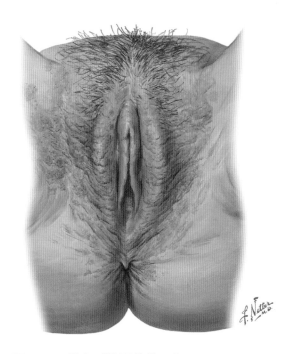

图 90.1 增生型外阴营养不良

- 硬化性苔藓
  合并症：外阴疼痛，外阴瘙痒，性交困难。

检查与评估

实验室检查：无特异性实验室检查。

影像学检查：无特异性影像学表现。

特殊检查：确诊有赖于活检。培养出酵母菌或皮肤真菌可辅助诊断。

诊断步骤：病史，体格检查，阴道镜或病变活检。

病理学

棘细胞层增厚，上皮层折叠延长，慢性炎症表现（淋巴细胞和浆细胞），角化过度。

处理与治疗

非药物治疗

一般处理：注意会阴卫生，坐浴，减轻精神压力。降低或去除可能引发此病的病源：如念珠菌感染或接触过敏原。穿白色纯棉内衣（尤其夜晚），减少衣物摩擦引起的损伤。

特殊处理：重点在于阻断其瘙痒 - 抓挠 - 皮疹 - 瘙痒的恶性循环。局部应用氢化可的松、润滑剂、止痒药物大多有效。如治疗 3 个月仍无明显改善，

建议活检，进一步明确诊断。

饮食：正常饮食。

活动：无限制。

健康教育：参见美国妇产科医师协会健康教育手册 AP088（外阴疾病）。

药物治疗

- 0.025% 或 0.01% 氟轻松、0.01% 曲安西龙或 0.1% 倍他米松戊酸盐或类似皮质类固醇药物每天 2~3 次可以缓解症状。
- 一旦缓解，改换 2.5% 氢化可的松软膏或霜剂。
- 止痒：夜晚使用联苯甲酰环亚胺氢氯化物（二苯醇胺）或者羟嗪氢氯化物。

  禁忌证：详见药物说明。

  注意事项：氟轻松应该短期应用，可能时用氢化可的松或非甾体类药物替代。

  相互作用：详见各药物说明。

替代药物

- 如果药效稍小的药物不能止痒，可局部用丙酸氯倍他索（0.05%）。
- 有报道称皮下注射曲安奈酮（5 mg 混悬液和 2 ml 生理盐水）或乙醇（0.1~0.2 ml 无水乙醇），用于最难治病例。
- 外用孕激素和雄激素可作为替代疗法。

随访

监测：一定要警惕与这种苔藓病外表相似的癌前或类癌病变。

预防：避免局部刺激。

并发症：可能掩盖外阴恶性肿瘤表现；继发感染很容易导致表皮脱落。

预后：如能中断瘙痒 - 抓挠的恶性循环，大部分效果较好。

其他

妊娠：无影响。

ICD-10-CM 编码：N90.6（外阴肥大）。

参考文献

扫描书末二维码获取。

概述

　　定义：处女膜闭锁是由于苗勒氏管发育异常导致的一种最常见的畸形。
　　患病率：偶见。
　　好发年龄：直至青春期才被诊断。
　　遗传学：无遗传学倾向。

病因与发病机制

　　病因：胚胎发育期泌尿生殖窦和外阴阴道上皮层融合或未形成孔道。
　　危险因素：不详。

症状与体征

* 阴道阻塞
* 初潮时间推迟
* 周期性下腹疼痛
* 阴道积血

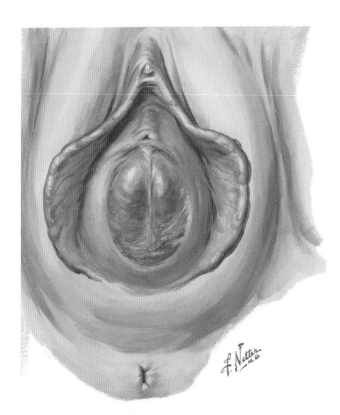

图 91.1　处女膜闭锁

诊断

鉴别诊断

* 阴道发育不全
* 两性畸形

　　合并症：子宫内膜异位症，阴道腺病，不孕症，慢性盆腔疼痛，性交困难，阴道积血。

检查与评估

　　实验室检查：无特异性实验室检查。
　　影像学检查：超声检查生殖道上部。
　　特殊检查：无。
　　诊断步骤：病史，体格检查。

病理学

　　无特异。

处理与治疗

非药物治疗

　　一般处理：评估，解释。
　　特殊处理：切开处女膜，使阴道畅通。
　　饮食：正常饮食。
　　活动：无限制。

药物治疗

　　无。

随访

　　监测：定期体检。
　　预防：无特殊。
　　并发症：阴道积血，子宫内膜异位症，处女膜切开术后形成瘢痕或狭窄。
　　预后：早期切开效果良好。如延误诊断可能因继发子宫内膜异位症等病变导致不孕症。

其他

　　妊娠：无影响。但如果继发子宫内膜异位症会影响受孕率。早期诊断并治疗，生育的远期效果良好。

ICD-10-CM 编码：Q52.3（处女膜闭锁）。

参考文献

扫描书末二维码获取。

92 外阴粘连

概述

定义：外阴在中线处粘连融合。

患病率：约有 1%~2% 女性幼童发病。

好发年龄：2~6 岁高发，但可在青春期前任何时期发现。也可能发生在绝经后妇女外阴萎缩或硬化性苔藓，或者作为阴道或外阴整形手术的并发症。

遗传学：无遗传学倾向。

病因与发病机制

病因：局部炎症和青春期前的低雌激素水平。

危险因素：外阴感染或局部刺激。

症状与体征

- 大阴唇在中线处融合（从阴蒂向下延至会阴体处）
- 尿潴留可能导致刺激，分泌物增多、异味

诊断

鉴别诊断

- 两性畸形
- 女性阴蒂环切术
- 性虐待

　　合并症：泌尿系统感染。

检查与评估

实验室检查：无特异性实验室检查。

影像学检查：无特异性影像学表现。

特殊检查：无。

诊断步骤：病史，体格检查。

病理学

无特异。

处理与治疗

非药物治疗

一般处理：评估，解释，注意外阴卫生，坐浴。

特殊处理：只有在排尿受到影响、反复感染

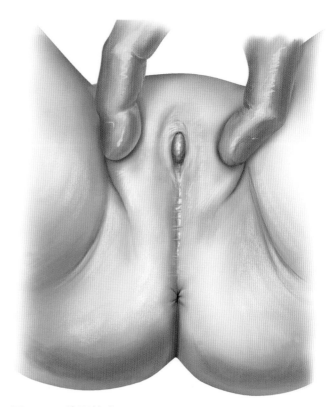

图 92.1　外阴粘连

或疼痛时才进行治疗，否则在青春期，随着雌激素分泌的增加，这些症状会自然消退。可外用雌激素药物，轻柔牵拉分开外阴（通常没有必要，并不推荐）。通常不需要外科手术。

饮食：正常饮食。

活动：无限制。

健康教育：参见美国妇产科医师协会健康教育手册 AP041（成长）。

药物治疗

- 局部用雌激素药膏（结合雌激素阴道软膏、双烯雌酚软膏），小剂量涂抹于会阴区，每天 2 次，共 7~10 天。如有效，可继续使用，每天 1~3 次，持续 1 周，非必需。
- 0.05% 倍他米松作为外用激素的替代品，每天 2 次。

禁忌证：不明原因的阴道出血。

随访

监测：定期体检。

预防：注意女性会阴卫生。

并发症：阴道炎，泌尿系感染，尿潴留，阴道囊肿。

预后：良好。

其他

ICD-10-CM 编码：N90.9（外阴和会阴非炎症性疾病）。

参考文献

扫描书末二维码获取。

外阴扁平苔藓　93

概述

定义：非瘤样上皮细胞异常，可影响光滑的皮肤层、毛发覆盖的皮肤层、头皮、指甲、黏液腺表皮或者口腔及阴道。

患病率：不详，较常见。估计影响 0.5%~2% 的人口。

好发年龄：30~60 岁，高峰年龄 50~60 岁。

遗传学：无遗传学倾向。

病因与发病机制

病因：不详。可能是一种自身免疫病，由某些药物如 β 受体阻滞剂和血管紧张素转换酶（ACE）抑制剂引起，可能是由 T 细胞介导的对基底角质形成细胞的自身免疫反应引起。

危险因素：不详。

症状与体征

- 会阴区、小阴唇内侧红肿，溃疡，33% 的患者几年后出现口腔病变。
- 小阴唇形成瘢痕，粘连，狭窄，甚至出现阴道完全闭锁。
- 性交困难，同房后出血较常见。
- 口腔病变：多表现为灰白色、网状花边状（Wickham 纹）的牙龈炎，50% 累及会阴区的患者可同时出现口腔病变。

诊断

鉴别诊断

- 阿米巴病
- Behcet 综合征
- 念珠菌病

- 皮肤真菌感染
- 脱屑性阴道炎
- 硬化性苔藓
- 神经性皮炎
- 天疱疮和类天疱疮（瘢痕性或大疱性）
- 浆细胞外阴炎
- 牛皮癣
- 鳞状细胞增生
- 系统性红斑狼疮
- 外阴上皮内瘤变（VIN Ⅲ）

　　合并症：毛发脱落，皮肤形成红斑（脚踝、手背、手腕和前臂的屈侧面）。这种疾病通常与其他自身免疫性有关。

检查与评估

　　实验室检查：无特异性实验室检查。

　　影像学检查：无特异性影像学表现。

　　特殊检查：皮肤活检，从表面完整光滑的皮肤或黏膜处取材，不要从溃疡处取材。在新鲜组织上行直接免疫荧光检测。阴道 pH 值增加，接近 5~6。

　　诊断步骤：病史、体格检查和活检。

病理学

　　慢性炎性细胞浸润（淋巴细胞和浆细胞），累及浅层真皮、基底层、近基底层上皮。也可见含胶质小体的液化坏死。颗粒细胞形成基底层，角化过度的表皮棘层增生，或为溃疡、大疱状表现。会阴组织无角化过度。当阴道分泌物主要含炎性细胞和未成熟的基底旁和基底上皮细胞时需考虑脱屑性阴道炎。

处理与治疗

非药物治疗

　　一般处理：评估，清洁，外用止痒药剂。

　　特殊处理：治疗较难，过程漫长，容易失败或复发。包括类固醇激素类药物、维 A 酸、灰黄霉素、氨苯砜、环孢素及外科手术。可使用阴道扩张器维持阴道宽度。

　　饮食：正常饮食。

　　活动：无限制。

　　健康教育：参见美国妇产科医师协会健康教育

手册 AP088（外阴疾病）。

药物治疗

- 外用类固醇激素药物，倍他米松戊酸盐 0.1% 油膏或氢化可的松 25 mg 阴道栓剂，每日 1 次。
- 或灰黄霉素，250 mg 口服，每日 2 次。
- 或氨苯砜 50~100 mg 口服，每日 1 次，葡萄糖 -6- 磷酸盐脱氢酶检测阴性后方可使用。
- 或异维 A 酸 0.5~1 mg/kg，分次使用；或阿维 A 酯 0.75~1 mg/kg，分次使用，12 小时 1 次。
- 或环孢霉素 1 mg/kg，每日 1 次，可每周以 0.5 mg/kg 剂量增加，最高至每日 3~5 mg/kg。

　　禁忌证：外阴癌。异维 A 酸和阿维 A 酯都是致畸药物，孕妇或准备怀孕的妇女禁止服用。

　　慎用：长期外用类固醇药物可能导致扁平硬化性苔藓表面皮肤变薄、萎缩、损伤、皲裂。使用氨苯砜、异维 A 酸、阿维 A 酯及环孢素都需要定期监测全血细胞计数，肝脏功能，胆固醇、甘油三酯浓度，电解质，尿素氮，肌酐和肌酐清除率。如使用

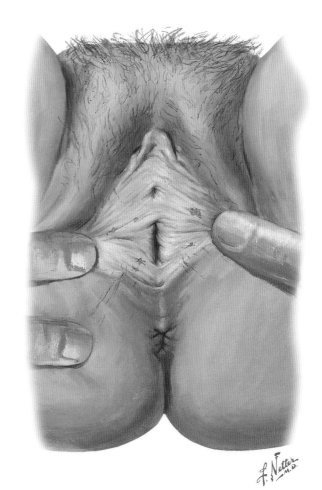

图 93.1　外阴扁平苔藓

异维 A 酸和阿维 A 酯必须严格避孕。

相互作用：详见各药物说明。

随访

监测：有可能恶变，必须长期追踪。

预防：无特殊。

并发症：外阴疾病发病过程通常较长，可能会向恶性发展。

预后：因为反复复发，治疗过程较漫长。

其他

妊娠：无影响。

ICD-10-CM 编码：L43.8（其他扁平苔藓）和 L66.1（扁平苔藓）。

参考文献

扫描书末二维码获取。

外阴硬化性苔藓 94

概述

定义：一种以外阴皮肤萎缩变薄、炎症改变为主的慢性外阴皮肤病变，表现为非瘤样增生，可见于无毛发的光滑皮肤或者会阴部。"硬化萎缩性苔藓"这种叫法已经废弃，是因为上皮细胞处于代谢旺盛状态，并非萎缩性改变。曾经被称为"外阴干枯症"。

患病率：常见。

好发年龄：多见于育龄晚期或者绝经早期女性（最小患者是仅 6 个月的女婴。）

遗传学：无遗传学倾向。有报道称有家族聚集性。

病因与发病机制

病因：不详。可能与自身免疫系统、遗传、缺乏雄激素受体、表皮生长因子缺乏有关。

危险因素：不详。

症状与体征

- 多表现为外阴剧烈瘙痒（99%）
- 皮肤萎缩变薄，有指甲搔抓痕迹，类似香烟锡纸或羊皮纸外观，病变围绕肛门区形成"8"字外观

- 肛周受累可形成典型的"8"字外观或沙漏状外观
- 小阴唇皮肤变薄萎缩，可导致阴唇消失或阴道口狭窄
- 部分患者后期形成皲裂、瘢痕或粘连，可伴有疼痛感
- 外阴病变妇女中高达 13% 有上述表现。

诊断

鉴别诊断

- 单纯性苔藓（肥大性外阴营养不良）
- 硬皮病
- 白癜风
- Paget 病
- 外阴阴道念珠菌病
- 鳞状细胞增生或鳞癌（通常表现为局部上皮增厚）

合并症：性交困难，外阴阴道炎，外阴瘙痒，甲状腺功能减退，外阴鳞癌（5% 的罹患风险）。

检查与评估

实验室检查：约有 1/3 患者合并甲状腺功能减退，需要检测甲状腺功能。

影像学检查：无特异性影像学表现。

特殊检查：脱落皮肤碎片行真菌培养或用氢氧

化钾液检测可以辅助诊断有无真菌感染。

诊断步骤：病史，体格检查，病变皮肤活检。

病理学

外阴皮肤正常结构丧失，网状层缺失，真皮乳头层水肿、纤维化，血管丛、弹性纤维及真皮胶原减少。还可表现为炎症以及基底层内皮细胞海绵状水肿。摩擦或搔抓可导致溃疡形成及组织肥厚。

处理与治疗

非药物治疗

一般处理： 评估，注意会阴卫生，冷水坐浴，湿敷，外用润滑液、Burow 溶液。建议患者穿宽松内衣，保持干燥清洁，透气性良好。类似凡士林油的润肤剂可以缓解皮肤干燥。

特殊处理： 外用类固醇激素药物优于传统的丙酸睾酮。如果药物治疗失败可行外科手术。但复发比例较高，术后形成瘢痕可能性大。

饮食： 正常饮食。

活动： 无限制。

健康教育： 参见美国妇产科医师协会健康教育手册 AP088（外阴疾病）、AP028（外阴炎）、AP020（性交痛）。

药物治疗

- Burow 溶液：5% 铝醋酸盐水制剂，每日 3~4 次，每次 30~60 分钟。
- 外用 10% 克罗他米通（优乐散），每日 2 次。0.05% 高效泼尼松龙类似物（丙酸氯倍他索、丙酸氯倍他索软膏、氯倍他索），每日 2 次，共 30 天，然后改为每晚 1 次，共 30 天，然后每日 1 次。
- 含氟皮质类固醇：0.1% 戊酸倍他米松或 0.01% 氟轻松，每日 2~3 次，共 2 周。幼童或者后续治疗均可使用低效固醇类药物（氢化可的松）。
- 丙酸睾酮凡士林乳膏（2%），每日 2~3 次，最多用 6 个月。

禁忌证： 外阴癌。

慎用： 长期使用外用氢化可的松药物可能导致扁平硬化性苔藓表面皮肤变薄、萎缩、损伤、皲裂。长期使用丙酸睾酮丙酸盐油膏可能使阴蒂增大或疼痛、红斑、局部灼伤等。

其他药物

- 部分患者可选择病灶内注射类固醇（曲安奈德）。
- 每 400 mg 水剂乳膏中含 113.4 g 黄体酮，外用，每日 2 次，可替代雄激素制剂，用于儿童。
- 局部外用他克莫司已在少数患者中进行过研究，但不如局部强效皮质类固醇有效及起效快。
- 也可以考虑行 UVA1 光疗。

随访

监测： 持续追踪 3~6 个月，注意有无复发或者症状加重。

预防： 无特殊。

并发症： 阴道瘢痕化、狭窄可能会影响性生活。继发感染后可能会出现表皮脱落。病变区长期受摩擦刺激，组织增生肥大，可增加癌前病变或癌变的概率（一生中鳞状细胞癌的发生危险为 3%~5%）

预后： 最初治疗效果较好，复发较常见，甚至

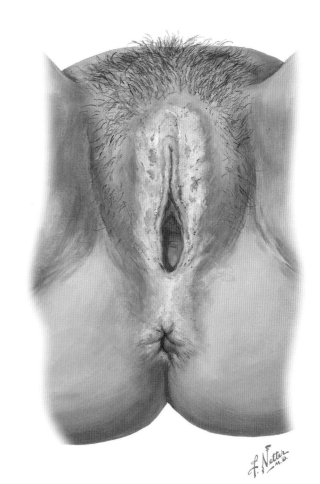

图 94.1　外阴硬化性苔藓

需终身治疗。

其他

妊娠：无影响。

ICD-10-CM 编码：根据部位和疾病的严重程度。

参考文献

扫描书末二维码获取。

外阴癌 95

概述

定义：外阴鳞状细胞癌通常表现为外生性溃疡或过度角化的斑块。既可以为孤立病灶，也可以隐藏于肥厚的或其他类型的皮肤病变下，不易早期发现，甚至延误诊断。

患病率：每年少于 5000 例，占妇科恶性肿瘤的5%。为第 4 位常见的妇科癌症（仅次于子宫体癌、卵巢癌和宫颈癌）。在过去 20 年中，外阴上皮内瘤变的发病率增加了约 50%，这可能与人乳头瘤病毒（HPV）暴露的增加有关。

好发年龄：原位癌 40~49 岁；浸润癌 65~70 岁。

遗传学：无遗传学倾向。

病因与发病机制

病因：不详。但与 HPV 感染密切相关。

危险因素：HPV 感染［在 60% 的外阴癌中检测到 HPV DNA（主要是 16 型和 33 型）］、吸烟、免疫抑制、硬化性苔藓、慢性刺激、北欧血统。

症状与体征

- 外阴瘙痒、灼热、皲裂或阴道流血，多见于大阴唇的后 2/3 区域（小阴唇、会阴、阴蒂和阴阜受累较少）
- 外生性溃疡，过度角化斑块（晚期病例）

诊断

鉴别诊断

- 外阴肥大性营养不良
- 硬化性苔藓

合并症：增生性外阴营养不良。在外阴恶性肿瘤患者中有 22% 同时发生第二恶性肿瘤，最常见的是宫颈癌。

检查与评估

实验室检查：无特异性实验室检查。

影像学检查：无特异性影像学表现。在可疑肿瘤播散时，PET-CT 检查有助于鉴别区域淋巴结转移。磁共振成像（MRI）在手术前可协助确定病变范围。

特殊检查：可疑病变区域的皮肤活检。可在阴道镜检查中应用 5% 的醋酸溶液检查外阴。

诊断步骤：病史、体格检查和外阴活检。

病理学

组织类型包括鳞状细胞癌（90%），黑色素瘤（5%），基底细胞样癌，疣状癌，巨细胞癌，梭形细胞癌，腺样鳞状细胞癌，淋巴上皮瘤样癌，基底细胞癌，Merkel 细胞癌（梁状癌）。肉瘤约占外阴癌的 2%。其他来源的转移性肿瘤存在但很少见。

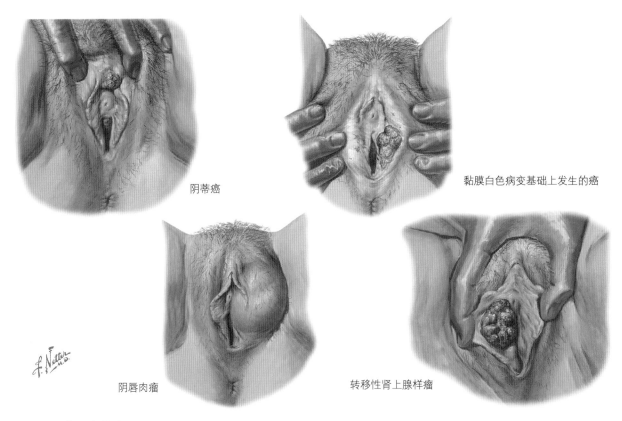

阴蒂癌

黏膜白色病变基础上发生的癌

阴唇肉瘤

转移性肾上腺样瘤

图 95.1　外阴癌的类型

处理与治疗

非药物治疗

一般处理：（一般通过活检）早期评估。大多数妇女在确诊前已有症状超过 6 个月。

特殊处理：初步治疗方法为局部扩大切除（病变外缘 1 cm）。是否加用后续治疗包括淋巴切除和辅助治疗（如放疗）取决于疾病分期、病理类型和手术切缘。

饮食：正常饮食。

活动：无限制。除非手术需要。

健康教育：参见美国妇产科医师协会健康教育手册 AP088（外阴疾病）。

药物治疗

无。

随访

监测：严密追踪，注意有无复发或者新生病变。

任何患有 HPV 相关不典型增生的患者都应避免外阴局部使用类固醇，其可能会增加复发的风险。

预防：无特殊。

并发症：远处播散，疾病进展，继发感染。术后伤口裂开较为常见。

预后：如果肿瘤浸润小于 1 cm，转移至淋巴结的概率基本为零，治愈率相对较高。5 年生存率随分期下降，出现深部淋巴结转移后仅为 20%。总体的 5 年存活率为 70%。

其他

妊娠：无影响。但妊娠会影响治疗方法的选择。

ICD-10-CM 编码：根据肿瘤类型和部位的不同而不同。

参考文献

扫描书末二维码获取。

概述

定义： 多因外伤后引起组织内出血，导致一侧或双侧的阴唇肿胀。最常发生在钝性外伤后。

好发年龄： 多见于儿童或青少年，也可见于任何年龄。

遗传学： 无遗传学倾向。

病因与发病机制

病因： 钝性外伤（骑跨、粗暴性行为、强奸、冲浪），阴道手术或分娩，外阴静脉曲张。

危险因素： 体育运动。正常性生活中少见。

症状与体征

- 一侧或双侧阴唇肿胀、疼痛
- 呈现蓝紫色或黑色斑点
- 如有撕裂可伴有外阴流血

诊断

鉴别诊断

- 前庭大腺囊肿或脓肿
- 外阴静脉曲张
- 性病淋巴肉芽肿
- 化脓性汗腺炎
- 反常性痤疮
- 虐待

合并症： 要查看有无阴道裂伤。

检查与评估

实验室检查： 无特异性实验室检查。

影像学： 无特异性影像学表现。

特殊检查： 无。

诊断步骤： 病史，体格检查（动作轻柔），如合并有血肿可用窥器检查。

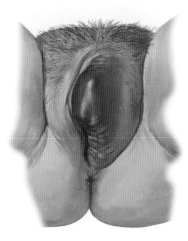

外阴血肿的典型表现，累及一侧或两侧阴唇

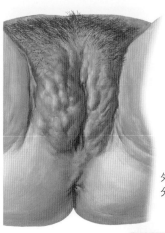

外阴静脉曲张、外伤和分娩都可能导致外阴血肿

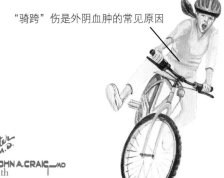

"骑跨"伤是外阴血肿的常见原因

儿童外阴血肿最常见的原因是"骑跨"伤，但应引起对性虐待的关注，尤其是存在裂伤的情况下

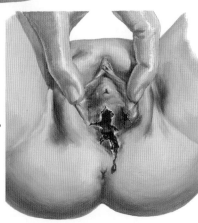

图 96.1 外阴血肿

病理学

无特异。

处理与治疗

非药物治疗

一般处理： 止痛（避免使用阿司匹林），加压包扎，冰块外敷。

特殊处理： 如果血肿迅速增大或直径大于 10 cm 的血肿可行切开引流。少数情况需留置导尿管。如患者为儿童，5 年内未注射过破伤风疫苗，建议注射。

饮食： 正常饮食。

活动： 卧床休息直至病情平稳；如疼痛能忍受可开始适当活动。

药物治疗

除阿司匹林外的止痛药。

随访

监测： 观察血肿增大的程度，严重失血时监测血流动力学。确保排尿不受影响。

预防： 运动时一定要穿舒适的鞋。

并发症： 慢性增大的血肿，伴纤维化和疼痛。

预后： 大部分血肿经过保守治疗后可逐渐吸收，恢复正常。

其他

妊娠： 无影响。如在分娩前或分娩时形成血肿可能影响分娩。分娩后常可发生外阴血肿。

ICD-10-CM 编码： N90.89（外阴和会阴其他非炎症性疾病）和 O71.7（骨盆血肿）。

参考文献

扫描书末二维码获取。

97　外阴病变

挑战

会阴区皮肤较身体其他部位的皮肤更容易发生各种病变。会阴区的生态系统复杂，皮肤组织与体液、激素以及微生物之间存在多种相互作用。

患病人群： 在妇产科临床工作中，每天都可能见到两个或更多的患者存在外阴病变。

目标： 为外阴病变患者建立及时的诊断及有效的治疗计划。

策略

病理生理： 会阴区的皮肤与身体其他部位皮肤一样，包括复层鳞状上皮、毛囊、皮脂腺、汗腺和顶泌腺。因此，与其他部位皮肤类似，外阴也易感染炎症和皮肤病。风疹、痤疮、牛皮癣、脂溢性皮炎、大汗腺痒疹、传染性红斑、白塞病或者克罗恩病引起的病变、病毒以及寄生虫均可感染会阴部皮肤。同样，会阴区皮肤亦可受到阴道分泌物、尿失禁或者外界刺激物（比如肥皂、香水、织物柔顺剂或者蛲虫感染等）的影响。糖尿病或者激素水平的改变同样会引起会阴区的病变，如肥厚性营养不良、硬化性苔藓和牛皮癣等。

治疗原则： 通过观察病变的特征或进行阴道检查可对患者的会阴病变作出初步诊断。皮肤表面发生病变的过程与会阴部组织内部病变的发病过程非常不同。特别值得注意的是，多种情况可以引起外阴病变，其表现形式亦是多样的。因此，根据病变的形态推测出的诊断可能不止一个（例如脂溢性角化病或痣）。

健康教育： 参见美国妇产科医师协会健康教育

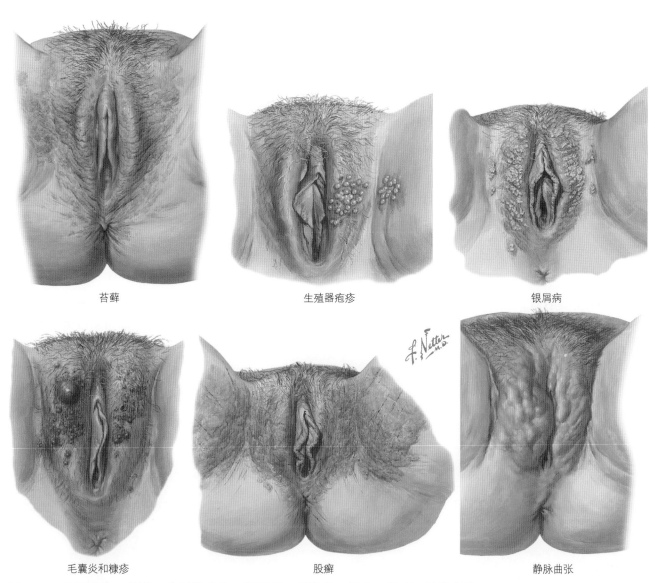

苔藓　　　　　　　生殖器疱疹　　　　　　　银屑病

毛囊炎和糠疹　　　　　　　股癣　　　　　　　静脉曲张

图 97.1　外阴病变：苔藓、生殖器疱疹、银屑病、毛囊炎、糠疹、股癣、静脉曲张

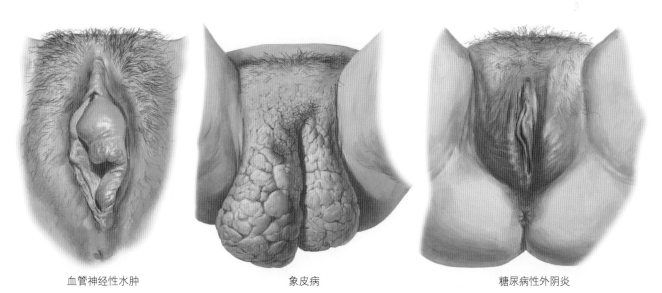

血管神经性水肿　　　　　　　象皮病　　　　　　　糖尿病性外阴炎

图 97.2　外阴病变：血管神经性水肿、象皮病、糖尿病性外阴炎、滴虫病、念珠菌病、前庭大腺囊肿、皮脂腺囊肿、包涵囊肿、股管囊肿

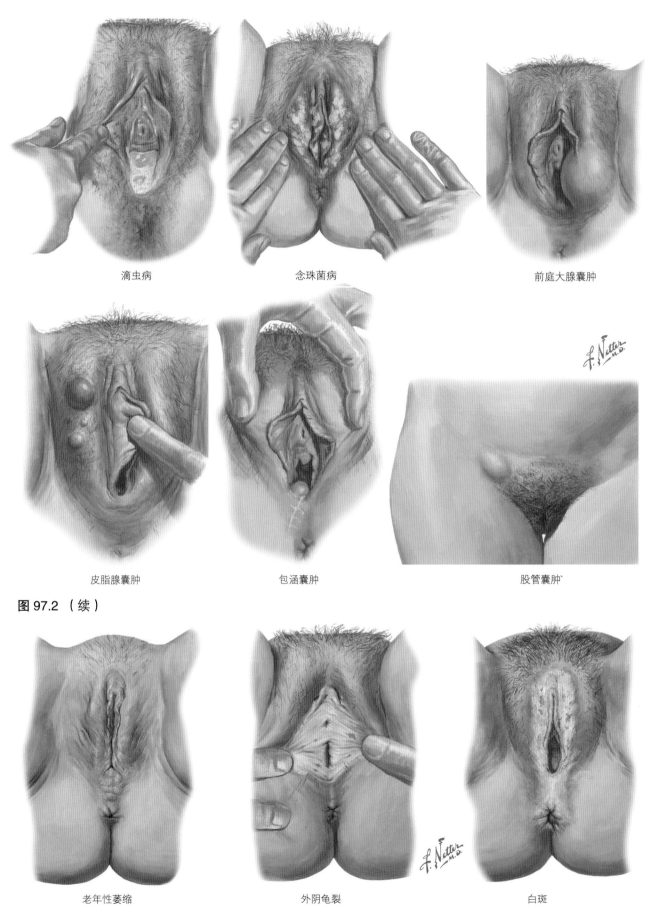

滴虫病　　　　　　　　　念珠菌病　　　　　　　　前庭大腺囊肿

皮脂腺囊肿　　　　　　　　包涵囊肿　　　　　　　　股管囊肿

图 97.2 （续）

老年性萎缩　　　　　　　　外阴龟裂　　　　　　　　白斑

图 97.3　外阴病变：老年性萎缩、外阴龟裂、白斑

手册 AP088（外阴疾病）。

实施

注意事项：除了以上我们讨论的各种外阴疾病，如患者出现不典型的症状与体征，亦需考虑到其他可能，如特应性皮炎、接触性皮炎、药物反应、人为性外阴炎等。外阴囊性病变要考虑到生殖器发育残留可能，比如中胚层囊肿（Nuck 管囊肿）、中肾管（Wolffian 管）残留和泌尿系统周围囊肿。如出现新生瘤状物，需考虑脂肪瘤、神经纤维瘤、横纹肌瘤、神经鞘瘤、平滑肌瘤。所有病变中最严重的是会使皮肤发生坏死的疾病：坏死性筋膜炎和坏疽性脓皮病。这两种疾病均可影响患者身体，危及生命，需要立即且有效的治疗。

参考文献

扫描书末二维码获取。

外阴前庭炎（诱发性外阴痛）　98

概述

定义：外阴前庭炎（诱发性外阴痛）是一种少见综合征，表现为阴道口下方和外阴前庭异常敏感，并逐渐恶化，导致功能丧失。外阴的其他部位亦可存在诱发性疼痛，但更少见。

患病率：估计占所有女性的 15%，但严重的致残症状并不常见。

好发年龄：19~81 岁（平均年龄 36 岁）。

遗传学：无遗传学倾向，尽管一些研究显示某些女性可能携带免疫相关的基因多态性。

病因与发病机制

病因：未知，与人乳头瘤病毒（HPV）高度相关，但无明确因果关系。尽管疾病定义隐含炎症含义，但该病的特征并非炎症。

危险因素：未知。据推测，口服避孕药的使用增加了外阴前庭炎的风险或严重性，有症状的患者应改用其他避孕方法。目前缺乏疾病诱因或明显加重的有力证据。

症状与体征

- 前庭和阴道口下方的剧烈疼痛和压痛，常存在

2~5 年（有学者建议，症状出现应超过 6 个月方可诊断）
- 无法使用卫生棉条（33%）或性生活（进入性交困难，100%）
- 会阴和阴道上皮的局灶性炎症、斑点和溃疡
- 在前庭大腺（75%）、处女膜环和会阴中部之间可见 3~10 mm 大小的点状炎症区域（1~10 个）

诊断

鉴别诊断

- 阴道痉挛
- 慢性外阴炎
- 萎缩性阴道炎
- 肥厚性外阴营养不良
- 阴道反复感染
- 疱疹性外阴炎
- 外阴皮肤病
- 接触性（过敏性）外阴炎

  合并症：性功能障碍、性交困难和外阴痛。

病情检查与评估

实验室检查：除排除其他原因外，无特异性实验室检查。

影像学：无特异性影像学表现。

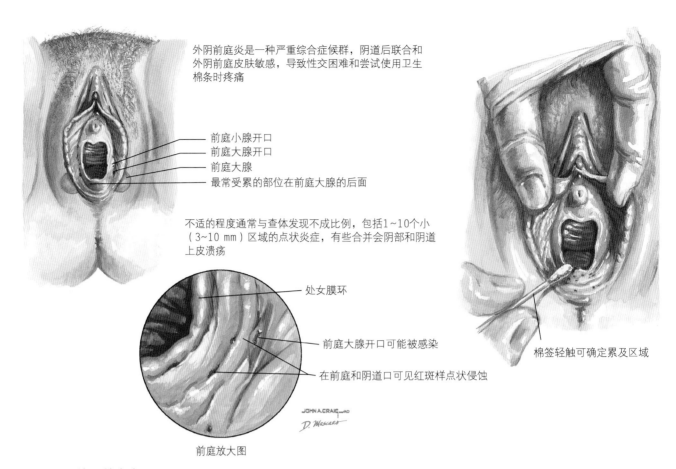

外阴前庭炎是一种严重综合症候群，阴道后联合和外阴前庭皮肤敏感，导致性交困难和尝试使用卫生棉条时疼痛

前庭小腺开口
前庭大腺开口
前庭大腺
最常受累的部位在前庭大腺的后面

不适的程度通常与查体发现不成比例，包括1~10个小（3~10 mm）区域的点状炎症，有些合并会阴部和阴道上皮溃疡

处女膜环
前庭大腺开口可能被感染
在前庭和阴道口可见红斑样点状侵蚀

JOHN A.CRAIG—MD
D. Mascaro

前庭放大图

棉签轻触可确定累及区域

图 98.1　外阴前庭炎

特殊检查： 阴道镜检查（使用 5% 醋酸）可能会发现特征性的点状或醋白区域。

诊断步骤： 病史，体格检查，敏感区域标记和阴道镜检查。

病理检查

炎性点状小病变，直径 3~10 mm，常伴有浅表溃疡，前庭大腺开口处亦可能被感染。可通过棉签轻触来确定受累区域，但患者的不适程度常与体检结果不符。亦可见前庭小腺炎症，但并不常见。

治疗

非药物治疗

一般治疗： 评估，会阴卫生，凉水坐浴，湿敷或应用减轻症状的溶液（如 Burow 溶液），建议患者穿宽松服装，并保持外阴区域干燥和良好通风。

特殊治疗： 局部麻醉药和抗抑郁药（盐酸阿米替林）可减轻疼痛和瘙痒。多达 60% 的患者可以通过干扰素注射缓解症状，难治性患者可能需要手术切除或激光消融。

饮食： 没有特定的饮食方案。有人建议通过饮食减少尿液草酸含量，但未得到证实。

运动： 无限制（症状严重时建议盆腔休息）。

健康教育： 消除疑虑，行为指导，使患者消除焦虑。参见美国妇产科医师协会健康教育手册 AP127（外阴痛），AP088（外阴疾病），AP020（性交痛）。

药物治疗

• 根据需要局部使用 2% 的利多卡因（Xylocaine）凝胶或 5% 的乳膏。

• 抗抑郁药：盐酸阿米替林（Elavil）每晚 25 mg 口服或每天 3 次 10 mg 口服。

• 每周进行 3 次干扰素注射，持续 4 周，在疗程结束时，按钟表 12 个点，每个区域注入 100 万 U。

• 加巴喷丁，睡前 100 mg 口服，每 2~7 天增加 100 mg，最高直至每日 3600 mg，分 3 次口服，根据患者的耐受程度进行调整。

禁忌证： 怀孕期间禁用干扰素。

预防措施：应告知患者，干扰素注射可能会导致流感样症状，甚至长达 3 个月。在注射治疗过程中，患者应避免性交。

随访

监测： 需定期随访观察。治疗挫折感在患者和医护人员中均较常见。

预防： 无特殊。

并发症： 继发感染，性功能障碍。

预后： 1/3 的患者可在 6 个月内症状自行缓解。

慢性的持续性疼痛最为常见。手术治疗成功率为 50%~60%。

其他

妊娠： 对怀孕没有影响。

ICD-10-CM 编码： N76.1 或 N76.3（亚急性和慢性外阴炎）。

参考文献

扫描书末二维码获取。

（梁华茂　姚颖　张坤 译　梁华茂 审校）

阴道疾病

注：本篇章节顺序按疾病英文名称首字母排序。

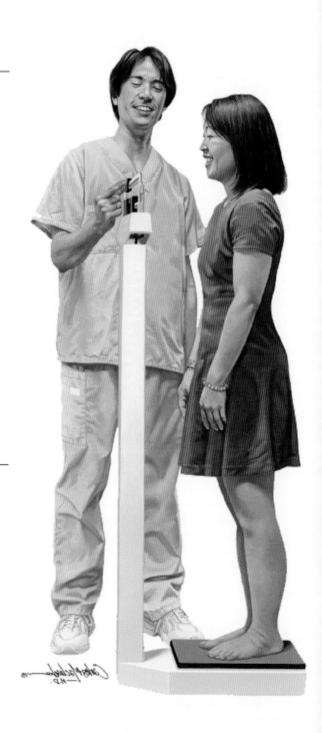

概述

定义：由于耻骨宫颈筋膜的断裂或减弱，导致阴道前壁的支撑力丧失而引起尿道（尿道膨出）或膀胱（膀胱膨出）的下降或脱垂。

发病率：10%~15% 的女性；30%~40% 的更年期后女性。

好发年龄：40 岁及以上，并随着年龄的增长，发病率增加。

遗传学：无遗传学倾向。

病因与发病机制

病因：由于创伤（分娩、产科损伤、手术）而导致正常组织完整性丧失或组织断裂。

危险因素：多产，肥胖，慢性咳嗽，负重，先天组织无力或由于雌激素缺乏导致的组织萎缩性改变。许多作者将吸烟列为危险因素。

症状与体征

- 无症状
- 盆底"下坠感"
- 压力性尿失禁，尿频，尿等待，排尿不尽或反复感染
- 阴道口外组织物脱出
- 加腹压时阴道前壁下降
- "Q-tip 测试"阳性

诊断

鉴别诊断

- 尿道憩室
- Skene's 腺囊肿、肿瘤或脓肿
- 阴道前壁小肠膨出
- Gartner 囊肿
- 急迫性尿失禁

合并症：压力性尿失禁、盆腔松弛、子宫脱垂和其他疝。

检查与评估

实验室检查：缺乏有效的实验室检查；如怀疑尿路感染，应进行尿液分析。

影像学：无特异性影像学表现。

特殊检查：尽管"Q-tip 试验"预测值很低，但有时仍推荐使用：将浸有 2% 利多卡因的棉签置于尿道内，测量加腹压时其向前旋转角度，大于 30° 即为异常。Baden-Walker Halfway 评分或 POP-Q 评估系统都可用于量化脱垂的程度。建议评估排尿功能，尤其是在考虑手术治疗的情况下。既往通过抬高膀胱颈（使用手指或仪器）并要求患者用力（称为 Bonney 试验或 Marshall-Marchetti 试验）来评估膀胱尿道膨出情况，由于该试验非特异且不可靠，因此已不再使用。

诊断步骤：盆腔检查：嘱患者用力或咳嗽，分开阴唇观察阴道口。当存在尿道膨出或膀胱膨出时，阴道壁朝着阴道口向下运动和向前旋转。使用阴道拉钩或者阴道窥器的下叶压迫阴道后壁，有助于识别支撑组织缺损。在此检查期间，膀胱应部分充盈（100~250 ml）。

病理

无特征性组织学改变。完全脱垂时，可见机械创伤导致的慢性刺激或皮肤角化。

处理与治疗

非药物治疗

一般处理：减轻体重，治疗慢性咳嗽（如果存在），局部或全身性雌激素替代或针对性治疗。

特殊处理：子宫托疗法（间歇性使用大号或超大号卫生棉塞可能能满足某些患者的需要），盆底肌肉锻炼，手术修复；药物治疗作用有限。

饮食：没有特定的饮食方案。

活动：避免负重、劳累可能减慢进展速度，降低复发风险。

健康教育：消除疑虑，行为指导。参见美国妇产科医师协会健康教育手册 AP012（骨底支持障碍），AP081（尿失禁），AP166（压力性尿失禁手术），AP183（盆腔器官脱垂手术）。

药物治疗

没有特异性治疗药物。通常局部或全身应用雌激素，以改善组织张力，减少刺激并为手术或子宫托治疗进行准备。

禁忌证：原因不明的阴道出血，乳腺癌。

预防：用于治疗高血压的 α-肾上腺素能阻断剂可明显降低尿道口张力，导致盆底支持减少的患者发生压力性尿失禁。使用血管紧张素转换酶（ACE）抑制剂治疗的患者可能会出现咳嗽，这是药物的副作用，但会导致尿失禁症状加重，并加速或加重膀胱膨出。

随访

监测：正常的健康维护。

预防：无特殊。

并发症：膀胱三角区明显向下移位的患者可能发生输尿管引流不畅。如果支持组织缺陷继发膀胱内大量尿液存留，则可能发生反复尿路感染。完全脱垂后可能发生阴道溃疡、出血及感染。当使用网片进行修复手术时，必须认识到近期和远期并发症的可能。

预后：精心选择的合适的子宫托可使患者症状明显减轻。外科治疗可长期纠正解剖缺陷及合并症，成功率达 95%。

其他

妊娠：膀胱/尿道膨出对妊娠并无影响，但妊娠（和阴道分娩）可能导致或加重盆底支持功能缺陷。

ICD-10-CM 编码：N81.9（女性生殖器脱垂，未指定）、N81.10（膀胱膨出，未指定）或 N81.11（中盆腔）和 N81.0（尿道膨出）。

参考文献

扫描书末二维码获取。

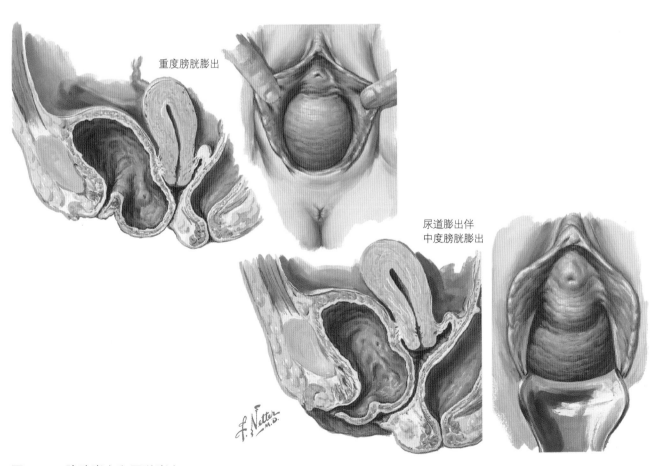

重度膀胱膨出

尿道膨出伴
中度膀胱膨出

图 99.1 膀胱膨出和尿道膨出

概述

定义：肠膨出是耻骨宫颈筋膜撕裂或减弱，导致对阴道顶端的支撑丧失，表现为阴道壁和腹膜的下降或脱垂，最常见于经腹或经阴道子宫切除术后。当子宫存在时，由于组织损伤或无力，导致子宫颈后和子宫骶韧带之间发生疝出，亦可发生肠膨出。

患病率：10%~15% 的女性；30%~40% 的更年期后妇女。

好发年龄：40 岁以上，并且随着年龄的增长而增多。

遗传学：无遗传学倾向。

病因与发病机制

病因：子宫直肠窝正常支持机制的薄弱或断裂，子宫骶韧带之间出现真性腹膜腔疝出，突向直肠阴道隔。与膀胱膨出、尿道膨出或直肠膨出不同，膨出的组织中包含由腹膜形成的疝囊。

危险因素：多产、肥胖、慢性咳嗽、负重、先天组织无力或由于雌激素缺乏导致的组织萎缩性改变。许多作者将吸烟列为危险因素。

症状与体征

- 无症状
- 骨盆"下坠感"
- 阴道口突出肿物
- 腹压增加时阴道顶下降

诊断

鉴别诊断

- 尿道憩室
- 膀胱膨出
- 直肠膨出
- 阴道脱垂（通常包括肠膨出）
- Gartner 囊肿

合并症：盆底松弛，阴道脱垂，其他疝和肠梗阻（罕见）。

检查与评估

实验室检查：无特异性实验室检查。

影像学：无特异性影像学表现。

特殊检查：当肠膨出超过阴道口时，透过光照可能发现疝囊内有小肠或网膜。

诊断步骤：盆腔检查：嘱咐患者用力或咳嗽，分开阴唇，暴露阴道口直接观察。直肠阴道检查可与直肠膨出相鉴别。

病理学

无特征性组织学改变。当肠膨隆下降至外阴水平或超出外阴水平时，可见机械创伤导致的慢性刺激或皮肤角化。

处理与治疗

非药物治疗

一般处理：减轻体重，治疗慢性咳嗽（如果存在），局部或全身性雌激素替代或针对性治疗。

特殊处理：子宫托治疗（通常在子宫不存在时），手术修复（经腹或经阴道入路——McCall 或 Halban 修复）。

饮食：无特定的饮食要求。

活动：没有限制。

健康教育：消除疑虑，行为指导。美国妇产科医师协会健康教育手册 AP012（骨底支持障碍），AP183（骨盆器官脱垂手术）。

药物治疗

没有特异性治疗药物。通常局部或全身应用雌激素，以改善组织张力，减少刺激，并为手术或子宫托治疗进行准备。

禁忌证：原因不明的阴道出血，乳腺癌。

随访

监测：正常的健康维护。

预防：维持正常体重，正确实施全子宫切除术，

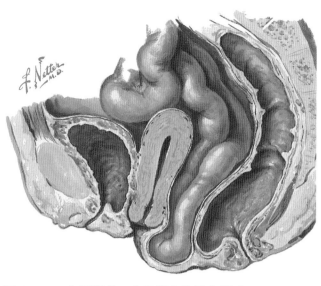

图 100.1　小肠膨出、直肠膨出和子宫脱垂

可最大程度降低肠膨出风险（常将子宫主骶韧带折叠缝合）。

　　并发症：肠梗阻（罕见）。

　　预后：精心选择的合适的子宫托可使患者症状明显减轻。外科治疗可长期纠正解剖缺陷及合并症，成功率达95%。

其他

　　妊娠：无。

　　ICD-10-CM 编码：N81.5（阴道肠膨出）。

参考文献

扫描书末二维码获取。

101　肠瘘和尿瘘

概述

　　定义：瘘管是两个腔或者器官之间的不正常交通。在妇科中，通常是指胃肠道或者泌尿系与生殖道之间的交通。直接与皮肤相通的瘘管不在此讨论。

　　患病率：肠瘘少见；估计经腹全子宫切除术后尿瘘的发生率为 1 : 200。

　　好发年龄：生育年龄及以后。

　　遗传学：无遗传学倾向。

病因与发病机制

　　病因：尿瘘可能是外科手术或产科创伤、放疗或恶性肿瘤所致。迄今为止，最常见的病因是未能发现的手术损伤。大约75%的尿瘘发生在经腹全子宫切除术后。尿瘘的征象（水样分泌物）通常在术后5~30天（平均8~12天）出现，但也可能在术后立即出现。胃肠道和阴道之间的瘘管可能与引起泌尿生殖道瘘的原因相同。最常见的是分娩损伤和会

阴切开术（阴道下 1/3）。瘘管也可在子宫切除术或肠膨出修补术后发生（阴道上 1/3）。炎症性肠病或盆腔放疗可能会导致或加速瘘管形成。

　　危险因素：肠瘘的危险因素包括产道裂伤、穿刺伤、炎症性肠病、腹腔内手术、癌症、放疗、肛周脓肿等。尽管克罗恩病、淋巴肉芽肿性病或者结核被认为是高危因素，但是并不常见。泌尿系手术或放疗亦可导致尿瘘。尽管盆腔粘连性疾病、子宫内膜异位症或者盆腔肿瘤增加了个体的风险，但尿瘘的发生最常见于并不复杂的全子宫切除术。

症状与体征

胃肠道瘘管

- 粪便经阴道排出
- 明显的阴道和外阴刺激症状
- 排便失禁，或者从阴道排气、排便
- 性交困难较常见
- 阴道内瘘管处可见暗红色的直肠黏膜或肉芽组织

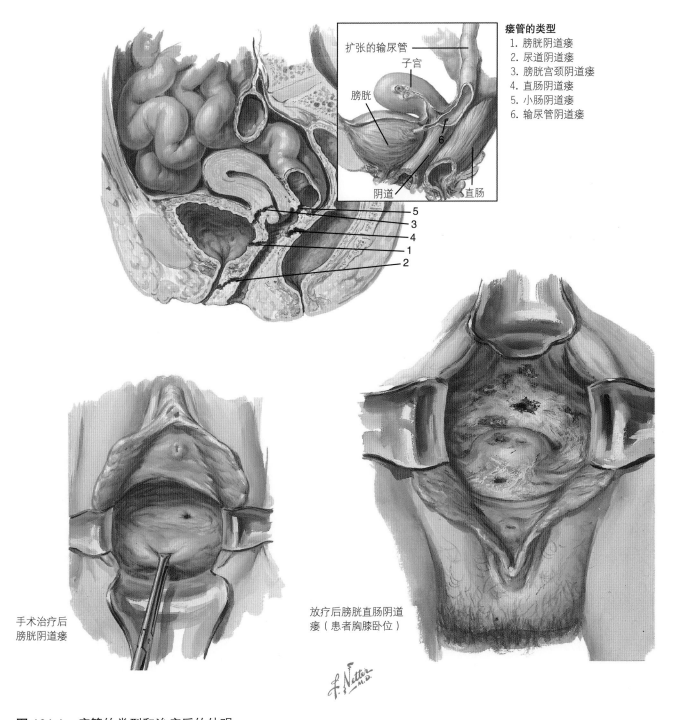

瘘管的类型
1. 膀胱阴道瘘
2. 尿道阴道瘘
3. 膀胱宫颈阴道瘘
4. 直肠阴道瘘
5. 小肠阴道瘘
6. 输尿管阴道瘘

扩张的输尿管

子宫

膀胱

阴道　　直肠

手术治疗后
膀胱阴道瘘

放疗后膀胱直肠阴道
瘘（患者胸膝卧位）

图 101.1　瘘管的类型和治疗后的外观

泌尿道瘘管

- 持续的尿失禁（随体位改变或者腹腔内压力增加如咳嗽或者大笑，失禁症状加重）
- 阴道和会阴潮湿和炎症
- 瘘管部位肉芽组织

诊断

鉴别诊断

肠瘘

- 炎性肠病（克罗恩病）
- 毛囊窦道

- 肛周的或者其他脓肿
  直肠癌
- 与尿瘘鉴别
- 充溢性尿失禁
- 急迫性尿失禁

合并症：炎症性肠病、细菌性阴道病、性交困难、阴道炎、外阴炎以及尿路感染。

检查与评估

实验室检查： 无特异性实验室检查。需仔细检查肾功能，如血肌酐，但不作为诊断依据。

影像学： 如果怀疑炎症性肠病，可行下消化道造影。静脉或者逆行肾盂造影可能提供帮助。

特殊检查： 胃肠道瘘管：阴道内放置棉塞，直肠内注入亚甲蓝，棉塞染色表示有瘘管存在，应考虑乙状结肠镜检查。泌尿道瘘管：阴道中放置棉塞，染料注入膀胱。或可静脉注射染料，经肾脏排出，有助于寻找瘘管。膀胱镜检查有助于发现膀胱阴道瘘。

诊断步骤： 病史，体格检查，瘘管探查。肛门镜检查、直肠镜检查、乙状结肠镜检查、静脉或逆行肾盂造影可能会有所帮助。膀胱镜可用以评估泌尿道瘘管的位置及与输尿管开口和膀胱三角的关系，排除多发瘘管的可能。

病理学

慢性感染引起的炎症和肉芽肿改变，瘘管可以是单发或者多发。慢性细菌性阴道病很常见。瘘管可以从阴道到膀胱（膀胱阴道瘘）、到尿道（阴道尿道瘘），或者到输尿管（阴道输尿管瘘）。比较少见的是膀胱子宫之间的交通（膀胱子宫瘘）。

处理与治疗

非药物治疗

一般处理： 肠瘘：评估，软化大便，治疗阴道炎。尿瘘：尿流改道术，避免外阴长时间潮湿（氧化锌软膏或者尿布湿疹软膏）。

特殊处理： 胃肠道瘘管——对于那些无法自愈的瘘管（占瘘管的 75%），手术是唯一有效的治疗方法。当瘘管较小时，通常在全麻或椎管内麻醉下在急诊手术室中进行。对于存在组织水肿或炎症、腹泻或活动性炎症性肠病的情况下，切勿进行瘘管

切除术或瘘管切开术。术后即刻发生的泌尿道瘘管——膀胱阴道瘘应通过较粗的经尿道导尿管引流，2~4 周内（20% 的患者）可自然愈合。同样，在输尿管阴道瘘患者中，尽早放置输尿管支架 2 周，可使约 30% 的患者自愈。当这些保守疗法失败时，需进行全面的手术治疗。

饮食： 肠瘘的患者建议采用低渣饮食。

运动： 无限制。手术修复后进行盆底休息，直到彻底痊愈。

健康教育： 肛周护理，坐浴。参见美国妇产科医师协会健康教育手册 AP081（尿失禁）。

药物治疗

- 尽管手术是唯一有效的治疗方法，但使用大便软化剂常常有益。
- 如果出现腹泻，应使用盐酸苯海拉明（Lomotil）或类似药物来控制症状。
- 治疗同时存在的阴道炎。
- 必要时应考虑应用泌尿系统抗生素。

随访

监测： 术后应密切注意消化道瘘的患者（医院排尿一般要等到第一次排便后才进行）。保持常规医疗保健。输尿管瘘修复后，应在 3、6 和 12 个月时进行静脉肾盂造影，以及时发现后续发生的输尿管狭窄。

预防： 仔细的手术及产科操作，包括术前及术后的膀胱引流，术中良好的暴露，仔细解剖及缝扎止血。

并发症： 上生殖道感染，复发，上行尿路感染（包括肾盂肾炎）。

预后： 通常手术治疗后愈合良好，但因潜在的疾病或者放疗导致的瘘管常可复发。

其他

妊娠： 尽管一些因素可导致受孕率降低或者对生育有其他影响，但对妊娠无直接影响。

ICD-10-CM 编码： N82.4（其他女性肠道生殖道瘘），N82.0（内脏阴道瘘）和 N82.1（其他女性泌尿生殖道瘘）。

参考文献

扫描书末二维码获取。

概述

定义：直肠和阴道之间的正常支持机制失效会导致直肠膨出，即阴道后壁及其下方直肠疝入阴道，并最终脱出于阴道口。

患病率：10%~15% 的女性，30%~40% 的绝经后女性。

好发年龄：绝经后。

遗传学：无遗传学倾向。

病因与发病机制

病因：由于创伤（分娩、产伤、手术等）而导致正常组织的完整性丧失或组织破坏。

危险因素：多产，肥胖，慢性咳嗽，负重，先天组织无力或由于雌激素缺乏导致的组织萎缩性改变。许多作者将吸烟列为危险因素。

症状与体征

- 阴道后壁膨出物
- 大便排出困难（需要用手按住阴道后壁，协助排便）
- 性交困难偶有发生

诊断

鉴别诊断

- 肠疝
- 直肠阴道血肿
- 直肠肿瘤
- 阴道包涵囊肿（产伤后或者外阴切开术后）

合并症：压力性尿失禁，盆腔松弛，子宫脱垂，其他疝和阴道口松弛。

检查与评估

实验室检查：无特异性实验室检查。

影像学：如果临床症状不明显，经阴道超声检查可用于评估直肠膨出的存在。排粪造影术在某些研究中得以使用，但在常规临床检查中并不常用。

特殊检查：无。

诊断步骤：盆腔检查：嘱咐患者用力或咳嗽，分开阴唇观察阴道口。使用阴道拉钩或者阴道窥器的下叶（上面朝下放入）以压迫阴道前壁，有助于识别支持组织缺损。

病理学

无特征性的病理改变。当完全脱垂时，由于机

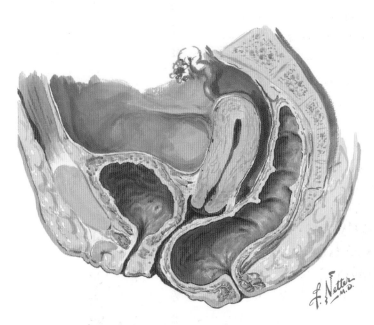

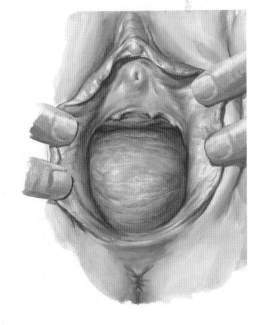

图 102.1　重度直肠膨出

械性的摩擦可有继发的慢性刺激或者角化。

处理与治疗

非药物治疗

一般处理：减轻体重，如果存在慢性咳嗽需治疗，局部或者全身的雌激素替代治疗。

特殊处理：子宫托治疗，盆腔肌肉锻炼，手术修补；药物治疗作用有限。

饮食：正常饮食。

活动：避免负重、劳累可能减慢疾病进展速度，降低复发风险。

健康教育：参见美国妇产科医师协会健康教育手册 AP012（盆底支持障碍）。

药物治疗

无。雌激素局部或者全身应用可能提高组织的张力，减少刺激，为手术或者使用子宫托作准备。

禁忌证：不明原因的阴道出血，乳腺癌。

随访

监测：定期体检。

预防：无特殊。

并发症：缓泻剂的滥用和依赖。完全脱垂者经常合并阴道溃疡、出血、感染或者疼痛。

预后：正确地选择和放置子宫托可以显著地减轻症状。手术治疗可以长期纠正解剖缺陷和合并症，成功率达 95%。

其他

妊娠：无影响。但妊娠和经阴道分娩可以导致或者加重盆底支持的问题。

ICD-9-CM 编码：N81.9（女性生殖器脱垂，未指定），N81.6（直肠膨出）和 N81.4（子宫阴道脱垂，未指定）。

参考文献

扫描书末二维码获取。

---

103 葡萄状肉瘤

概述

定义：葡萄状肉瘤是一种罕见的肉瘤（胚胎性横纹肌肉瘤），通常在年轻女孩的阴道中发现。极少的情况下可来自宫颈。尽管来自宫颈的肉瘤在组织学上与来自阴道的肉瘤相似，但前者的预后好于后者。

患病率：罕见。

好发年龄：通常小于 8 岁，2/3 的患者小于 2 岁，是青春期前女孩下生殖道最常见的肿瘤。

遗传学：无遗传学倾向。

病因与发病机制

病因：不详。源自阴道的上皮下层，常多中心发生。

危险因素：不详。

症状与体征

- 阴道出血
- 阴道肿物，类似于葡萄簇，可能是出血性、黏液性或两者兼有

诊断

鉴别诊断

- 尿道脱垂
- 阴道息肉（假性葡萄样肉瘤）
- 内胚窦瘤（卵黄囊瘤）

- 性早熟

  合并症：无。

检查与评估

实验室检查：无特异性实验室检查。

影像学：无特异性影像学表现。仅在评估肿瘤位置和扩散程度时使用。

特殊检查：肿物活检。

诊断步骤：体检，组织学检查。

病理学

肿瘤通常为多中心的，具有松散的黏液样基质，其中包含恶性多形细胞和嗜酸性横纹肌母细胞，后者具有特征性的横纹（strap 细胞）。横纹肌母细胞的上皮下聚集是其特征性的病理表现。

处理与治疗

非药物治疗

一般处理：评估。

特殊处理：手术切除加多药联合化疗。辅助放疗通常用于有残留病灶的患者。最近的研究表明，尽管缺乏长期数据，但手术可以推迟到化疗后再进行。

饮食：正常饮食。

活动：无限制。

药物治疗

多药联合化疗。

随访

监测：手术和化疗结束后，需要监测复发，定期体检。

预防：无特殊。

并发症：此类肿瘤恶性程度高；转移和复发很常见。通过直接侵袭和转移到淋巴结和远处（通过血行途径）。死亡原因通常是局部肿瘤进展所致。

预后：总体预后较差。小样本的报道显示：手术联合多药化疗，预期生存率超过 80%。在生存者

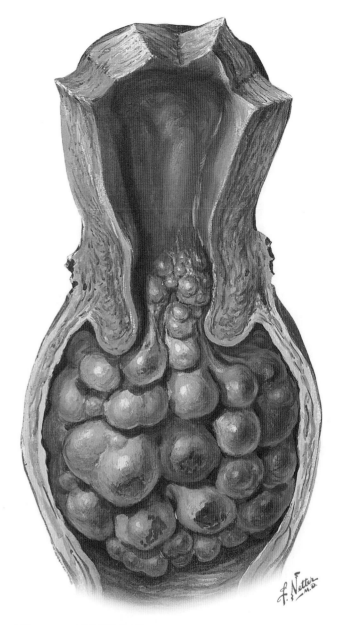

图 103.1　葡萄状肉瘤

中，已有正常的青春期发育和妊娠报道。

其他

妊娠：对于存活的或者治愈的患者，不影响妊娠。

ICD-9-CM 编码：C49.5（骨盆结缔组织和软组织的恶性肿瘤）。

参考文献

扫描书末二维码获取。

概述

定义：阴道横隔是指阴道的部分或完全阻隔，通常发生在阴道上 1/3 和下 2/3 交界处。隔的厚度通常小于 1 cm，有或者无通往上生殖道的小孔（位置和厚度具有高度的变异性）。

患病率：1/（72 000~75 000）女性。

好发年龄：出生即存在，但通常直到青春期才得以诊断。

遗传学：无遗传学倾向。

病因与发病机制

病因：苗勒氏管与尿生殖窦相接处的不完全管腔化。

危险因素：有报道不完全横隔的发生与母亲孕期服用己烯雌酚（DES）有关。

症状与体征

- 阴道闭锁，阴道缩短呈盲袋状
- 原发闭经
- 阴道积液
- 阴道积血
- 子宫积血
- 阴道分泌物污秽（不全横膈）
- 阴道 / 腹腔包块，无阴道口向外凸起（非常大的阴道积血和阴道积液可能伴随泌尿系梗阻）

诊断

鉴别诊断

- 阴道发育不全
- 处女膜闭锁

合并症：子宫内膜异位症、不孕、闭经和阴道积血。

检查与评估

实验室检查：无特异性实验室检查。

影像学：超声检查可用以评估上生殖道的存在及状况。

特殊检查：无。

诊断步骤：盆腔检查。

病理学

无特异。

处理与治疗

非药物治疗

一般处理：评估，确诊。

特殊处理：阴道横隔必须通过手术切除。当横隔很厚时，可能需要使用植皮或皮瓣进行重建。对于个别病例，需要手术重建新的阴道。横隔上方的引流得以建立后，阴道重建可以推迟到以后进行。

饮食：正常饮食。

活动：无限制。

健康教育：向患者解释对妊娠和性功能可能的影响，对于大多数患者可能影响较小或者无影响。

药物治疗

无。

随访

监测：正常的阴道重建后可常规体检。应注意监测患者横隔切除部位的阴道狭窄及挛缩情况。

预防：无特殊。

并发症：很少见，但阴道黏液潴留可引起周围器官严重甚至危及生命的压迫症状，导致输尿管及肾积水，直肠压迫和梗阻，膈肌活动受限，下腔静脉受压迫和心肺衰竭。可能发生尿瘘。月经的长期阻塞与子宫内膜异位症和盆腔粘连形成（通常是广泛性的）有关；可导致慢性盆腔痛、性交困难和不孕。根据阴道横隔的位置，矫正后患者的妊娠率为 25%~50%。

预后：及时诊断及治疗，预后良好。

其他

妊娠：一旦妊娠，对随后的妊娠过程无影响。位于

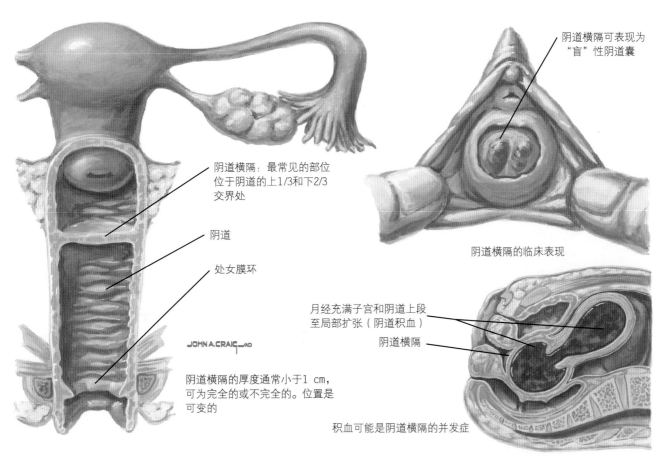

阴道横隔可表现为"盲"性阴道囊

阴道横隔：最常见的部位位于阴道的上1/3和下2/3交界处

阴道

处女膜环

阴道横隔的临床表现

月经充满子宫和阴道上段至局部扩张（阴道积血）

阴道横隔

JOHN A. CRAIG—AD

阴道横隔的厚度通常小于1 cm，可为完全的或不完全的。位置是可变的

积血可能是阴道横隔的并发症

图 104.1　阴道横隔

阴道下方且早期治疗的横隔妊娠率最高。基于重建后阴道的宽度以及其后瘢痕形成程度，可以选择剖宫产。

　　ICD-9-CM 编码：Q52.11（阴道横隔）。

参考文献

扫描书末二维码获取。

阴道壁囊肿　　105

概述

　　定义：阴道壁囊肿不常见，可以是先天性的（中肾管囊肿，又称 Gartner 管囊肿）或者获得性的（上皮包涵性囊肿）。

　　患病率：1/200 女性。

　　好发年龄：通常见于青春期到生育年龄中期。

　　遗传学：无遗传学倾向。

病因与发病机制

　　病因：先天性如中肾管囊肿或者残迹，通常位于阴道的前侧壁；结构性如尿道憩室（失去阴道壁的支撑）；获得性如包涵囊肿，占50%。

　　危险因素：产科会阴切开术或产道裂伤，妇科手术。

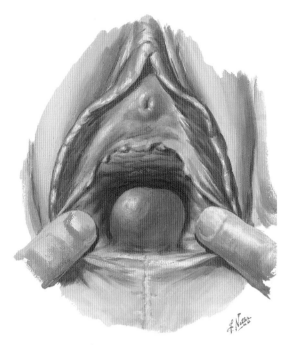

图 105.1 阴道壁囊肿

症状与体征

- 无症状
- 肿胀感
- 性交困难，偶见
- 阴道棉塞插入或固定困难
- 1~5 cm 囊肿，位于阴道侧壁（先天性）或者位于后壁中线（获得性）

诊断

鉴别诊断

- 尿道憩室
- 膀胱膨出
- 尿道膨出
- 直肠膨出
- 前庭大腺囊肿
- 阴道腺病
- 阴道子宫内膜异位症
- 直肠周围脓肿
- 阴道纤维瘤

　　合并症： 当胚胎残迹持续存在时，上生殖道畸形的发病率轻度升高。

检查与评估

　　实验室检查： 无特异性实验室检查。
　　影像学： 无特异性影像学表现。
　　特殊检查： 卢戈（Lugol）液染色可以除外阴道腺病，腺病不会被染色。
　　诊断步骤： 病史和盆腔检查。

病理学

　　大多数胚胎囊肿被覆立方上皮。复层上皮提示包涵（获得性）囊肿。

处理与治疗

非药物治疗

　　一般处理： 评估，安慰。
　　特殊处理： 如果囊肿有症状或原因不确定，应行手术切除；否则，不需要治疗。
　　饮食： 正常饮食。
　　活动： 无限制。
　　健康教育： 参见美国妇产科医师协会健康教育手册 AP088（外阴疾病）。

药物治疗

　　无。

随访

　　监测： 定期体检。
　　预防： 无特殊。
　　并发症： 机械性刺激或影响性交及分娩（罕见），感染（罕见）。
　　预后： 手术成功率很高，但在切除大囊肿时须谨慎，以免发生阴道瘢痕及狭窄。

其他

　　妊娠： 无影响。
　　ICD-10-CM 编码： N89.8（其他指定的阴道非炎性疾病）和 Q52.4（其他先天性阴道畸形，胚胎）

参考文献

　　扫描书末二维码获取。

概述

定义：阴道失去正常的湿润度导致刺激、瘙痒或者性交疼痛，可能是由于感染或雌激素作用消失（阴道萎缩性改变）引起的阴道生理变化所致，也可以在某些条件下发生，如准备不充分的或者不恰当的性刺激、性恐惧或者疼痛等。

患病率：在没有接受雌激素替代治疗的绝经后妇女中常见。

好发年龄：绝经后。

遗传学：无遗传学倾向。

病因与发病机制

病因：雌激素水平低下所致（绝经后），阴道炎，性唤起异常。

危险因素：绝经后没有接受雌激素替代治疗，阴道感染。

症状与体征

- 感觉阴道干涩
- 阴道瘙痒或者刺激
- 插入性性交困难
- 盆腔检查可见阴道干涩、炎症性组织改变
- 正常阴道皱襞消失

诊断

鉴别诊断

- 外阴硬化性苔藓
- 阴道炎
- 外阴前庭炎
- 性欲障碍/性唤起异常

　　合并症：性交困难、阴道炎和绝经。

检查与评估

实验室检查：如果怀疑感染，显微镜检查阴道分泌物。

影像学：无特异性影像学表现。

特殊检查：阴道成熟指数可以确认萎缩性改变，但很少需要。

诊断步骤：病史和盆腔检查。

病理学

绝经后：阴道上皮变薄，失去皱褶，水分含量低，pH 值升高（通常 >5），炎症反应和小出血点。

感染：基于病原体检查。

处理与治疗

非药物治疗

一般处理：评估，局部保湿剂或润滑剂（根据需要使用或长期使用）。

特殊处理：雌激素替代疗法或阴道感染的治疗（适当时）。有关性唤起、前戏和性交技巧的咨询（如果需要）。

饮食：正常饮食。

活动：无限制。

健康教育：参见美国妇产科医师协会健康教育手册 AP047（绝经期），AP028（阴道炎），AP020（性交痛），AP190（外阴阴道健康），AP072（您的性健康），AP088（外阴疾病）。

药物治疗

- 必要时雌激素替代治疗（参见"绝经后"）。

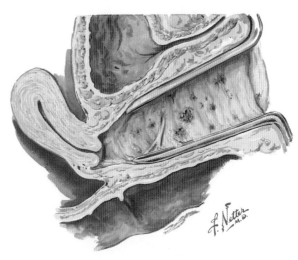

图 106.1　老年性阴道炎早期

- 性交时使用水溶性润滑剂。
- 长效润滑剂（Replens 等）。

　　禁忌证：已知或者怀疑对某种药物过敏或者不耐受。

　　慎用：石油类产品（如凡士林）难以去除，并可能导致其他刺激。

随访

　　监测：定期体检。

　　预防：绝经后雌激素替代治疗。

　　并发症：阴道裂伤和继发感染、外阴表皮脱落、

性交困难。

　　预后：采用局部或者全身的雌激素替代治疗对雌激素缺乏患者和阴道炎患者治疗后，反应良好。

其他

　　妊娠：一般情况下无影响。

　　ICD-9-CM 编码：根据不同病因而不同。

参考文献

　　扫描书末二维码获取。

107　阴道裂伤

概述

　　定义：阴道壁或阴道口的非产科性裂伤，最常见原因是性交创伤（占 80%，双方自愿的或者其他情况）。

　　患病率：偶见，但是特殊人群的流行情况不详。

　　好发年龄：生育年龄。

　　遗传学：无遗传学倾向。

病因与发病机制

　　病因：性交（80%），马鞍或者滑水损伤，性攻击，异物。

　　危险因素：处女，阴道痉挛，产后或者绝经后阴道萎缩，子宫切除术后，饮酒或者其他药物使用。

症状与体征

- 阴道出血，可以表现为长时间的大量出血
- 性交中剧烈疼痛（25%，阴道顶端或者阴道口的裂伤）
- 性交后持续疼痛（疼痛的位置与裂伤的位置有关）

诊断

鉴别诊断

- 宫颈息肉导致出血
- 经期出血
- 先兆流产
- 切口愈合过程中肉芽组织渗血（会阴切开术，其他阴道手术）
- 性虐待/强奸

　　合并症：阴道萎缩，性功能障碍，酗酒或吸毒/滥用药物。

检查与评估

　　实验室检查：全血细胞计数。

　　影像学：无特异性影像学表现。

　　特殊检查：无。

　　诊断步骤：病史和盆腔检查（病史通常误导或者是虚假的）。

病理学

　　最常见的性交裂伤位于后穹隆，其次是右侧和左侧穹隆。

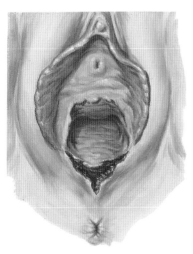

1度会阴裂伤

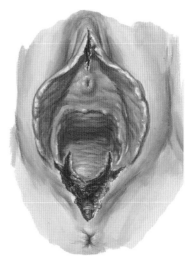

2度会阴裂伤，
合并阴蒂裂伤

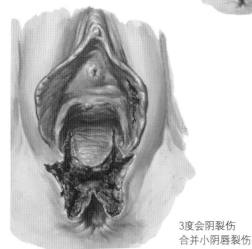

3度会阴裂伤
合并小阴唇裂伤

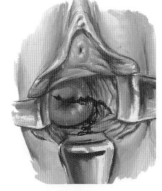

高位阴道裂伤

图 107.1　阴道裂伤（1 度、2 度和 3 度）

处理与治疗

非药物治疗

一般处理：快速评估和及时止血。

特殊处理：手术缝合裂伤，评估泌尿道和肠道的完整性；怀疑有内脏脱出或者腹膜破裂时可开腹探查或者腹腔镜探查。

饮食：正常饮食。

活动：休息（禁用阴道棉塞、灌洗或者性交）直到痊愈。

健康教育：参见美国妇产科医师协会健康教育手册 AP083（家庭暴力），AP020（性交痛）。

药物治疗

- 手术时局部或者全身麻醉。
- 除非有腹膜破裂，通常不需使用抗生素。

随访

监测：痊愈后，定期体检。

预防：避免使用酒精或者毒品，谨慎的性交，适当的阴道润滑。

并发症：内脏自阴道脱出，失血过多。有个别死亡病例的报道。

预后：通常愈合良好，复发的风险取决于病因。

其他

妊娠：无影响。除非威胁到孕妇的健康或安全。

ICD-9-CM 编码：据不同部位及原因。

参考文献

扫描书末二维码获取。

概述

定义：阴道脱垂是指正常支持机制的丧失，导致阴道壁沿阴道腔下降。严重者阴道可以完全外翻至阴道口外。阴道脱垂一般仅发生在全子宫切除术后，是肠膨出的一种特殊类型。

患病率：取决于最初缺陷的严重程度、既往手术的类型以及其他危险因素（估计在接受全子宫切除术的患者中占 0.1%~18.2%）。

好发年龄：围绝经期及年龄更大者。

遗传学：无遗传学倾向。

病因与发病机制

病因：由于分娩创伤、手术、慢性腹内压升高（例如肥胖、慢性咳嗽或者负重），或者自身组织的薄弱而失去正常的组织结构支撑。手术 1~2 年内复发被认为是手术失败。

危险因素：产伤、慢性腹内压升高（例如肥胖、慢性咳嗽或者负重），或者自身组织的薄弱，或者由于雌激素水平下降导致的萎缩性改变。

症状与体征

- 下坠感或者腰痛
- 阴道口处可见包块或者突出物
- 新发生的尿失禁，或者不能解释的原有尿失禁出现缓解

诊断

鉴别诊断

- 膀胱膨出
- 尿道膨出
- 直肠膨出
- 前庭大腺囊肿
- 阴道囊肿或者肿瘤

合并症：尿失禁，盆腔痛，性交困难，月经间

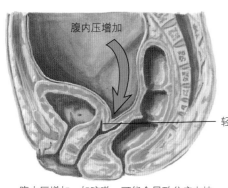

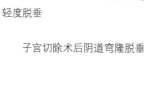

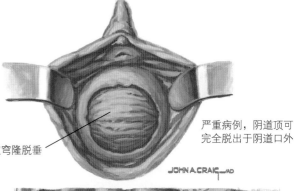

腹内压增加，如咳嗽，可能会导致盆底支持组织薄弱或子宫切除后的患者发生阴道脱垂

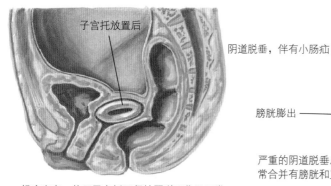

轻症患者，使用子宫托可保持阴道顶位置正常

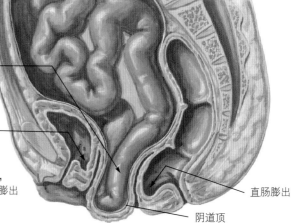

严重的阴道脱垂患者，常合并有膀胱和直肠膨出

图 108.1 阴道脱垂

期或者绝经后阴道出血。当阴道完全脱出时，膀胱尿道膨出、直肠膨出和（或）肠疝几乎同时存在。

检查与评估

实验室检查：无特异性实验室检查。

影像学：无特异性影像学表现。

特殊检查：当出现排尿困难或者尿失禁时需要行尿动力学检查。

诊断步骤：病史和体格检查。Baden-Walker Halfway 评分系统或盆腔器官脱垂量化系统（POP-Q）均可用于量化脱垂程度。

病理学

因为存在机械创伤和脱出组织干燥，组织的改变很常见。

处理与治疗

非药物治疗

一般处理：减轻体重，减少负重；纠正发病因素如慢性咳嗽。

特殊处理：子宫托治疗，手术修复（阴道成形术、子宫骶韧带折叠、骶棘韧带固定、网片添加手术或阴道闭合术）。进行外科手术修复时，必须注意纠正任何阴道前壁或后壁的支持问题。

饮食：正常饮食。

活动：无限制，但繁重的工作或剧烈的活动可能导致脱垂的进展或复发。

健康教育：参见美国妇产科医师协会健康教育手册 AP012（骨盆支持障碍），AP081（尿失禁），AP183（骨盆器官脱垂手术）。

药物治疗

绝经后患者雌激素替代治疗可提高组织张力，经常用于手术治疗前或者作为子宫托的辅助治疗。

禁忌证：对于尚未明确诊断的阴道出血患者，不能使用雌激素治疗。

随访

监测：定期体检。如果使用子宫托，需要频繁定期的随访（包括短期和长期的随访）。

预防：保持正常体重，避免已知的可以避免的高危因素。

并发症：阴道组织增厚或溃疡，尿失禁，输尿管扭曲及便秘。手术修复的并发症包括术中出血、神经损伤（坐骨神经痛）、直肠或输尿管损伤、术后感染以及麻醉并发症。网片添加的手术存在近期和远期并发症的风险，仅在特定患者中使用。

预后：随着时间的推移，阴道脱垂有加重趋势。如果不纠正，完全性阴道脱垂会导致阴道皮肤的改变、溃疡和出血。

其他

ICD-10-CM 编码：N81.9（女性生殖器脱垂，未指定）和 N99.3（子宫切除术后阴道穹隆脱垂）。

参考文献

扫描书末二维码获取。

---

109 萎缩性阴道炎

概述

定义：萎缩性阴道炎是指由于卵巢激素的丧失而导致阴道组织的退化（萎缩）。

患病率：在没有接受雌激素替代治疗的绝经后妇女中百分之百发生。

好发年龄：50 岁以上或者手术后绝经患者。

遗传学：无遗传学倾向。

病因与发病机制

病因：由于手术、化疗（烷化剂）、放疗或卵巢功能自然停止（绝经）导致失去雌激素刺激。

危险因素：由于年龄、化疗、放疗或手术而导致卵巢功能丧失。

症状与体征

- 阴道干涩，烧灼感，瘙痒
- 性交疼痛或者出血，可能与阴道干裂有关
- 阴道上皮红色、薄、发亮、光滑，皱褶消失

诊断

鉴别诊断

- 阴道感染
- 外阴炎（包括皮肤科因素）
- 化学性阴道炎

- 放疗后改变
- 苔藓样硬化

合并症：绝经，性交困难，外阴痛，萎缩性外阴炎，尿频，尿急，急迫性尿失禁，其他一些绝经后危险性增加的情况，包括骨质疏松症、心血管疾病增加的危险、发热和潮红，睡眠困难。

检查与评估

实验室检查：无特异性实验室检查。

影像学：无特异性影像学表现。

特殊检查：可检查阴道细胞成熟指数，但一般不需要。

诊断步骤：病史和临床检查。

病理学

（活检）阴道上皮变薄，失去褶皱和网状突起。

处理与治疗

非药物治疗

一般处理：保持阴道湿润（如乳霜剂）。戒烟

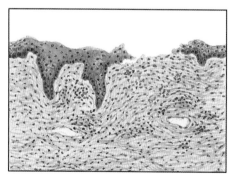

绝经后阴道的组织学

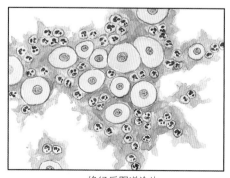

绝经后阴道涂片

图 109.1　阴道炎

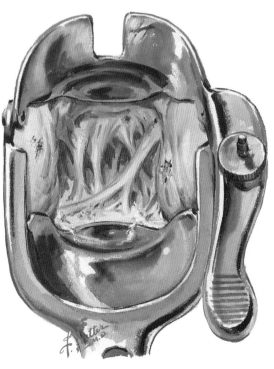

晚期伴广泛的粘连

（吸烟消耗循环中的雌激素）

特殊处理：局部或者全身的雌激素（雌激素/孕激素）治疗。

饮食：正常饮食。

活动：无限制，根据需要，性交时使用润滑剂。

健康教育：参见美国妇产科医师协会健康教育手册 AP047（绝经期），AP066（激素替代治疗），AP028（阴道炎），AP020（性交疼痛），AP190（外阴阴道健康），AP072（您的性健康），AP088（外阴疾病）。

药物选择

- 最常见的药物剂量见下。注：根据妇女健康协会（WHI）建议，除非另有说明，否则非激素和局部雌激素治疗优于口服雌激素治疗。局部应用亦不能避免全身雌激素的吸收，在阴道明显萎缩的情况下，雌激素吸收实际上可能会增加（见下文）。
- 局部：17β-雌二醇（经皮），0.05~0.1 μg/d；结合雌激素，0.625 mg/d；雌二醇 0.1 mg/d；哌嗪雌酮硫酯 1.5 mg/d。
- 口服雌激素：结合雌激素，0.625~1.25 mg/d；二甲基己烯雌酚，酯化雌激素，0.625~1.25 mg/d；炔雌醇，0.05 mg/d；微粒化的雌二醇，0.5~1 mg/d；硫酸雌酮哌嗪，哌嗪雌酮硫酯，炔雌醚。
- 注射雌激素：结合雌激素，安息香酸雌二醇，环丙戊酸雌二醇，戊酸雌二醇（脂溶性），雌酮（水溶性），炔雌醇，磷酸化多聚雌二醇。

禁忌证（全身治疗）：活动性肝脏疾病，乳腺癌（患病期），慢性肝损害（功能不全），已知对某些赋形剂过敏，子宫内膜癌（患病期），近期发生过血栓（无论有无栓子存在），不明原因的阴道出血。

注意事项：阴道内用雌激素，25% 可被吸收入血；对于有萎缩性改变的患者吸收程度更高。对于存在子宫的患者，连续使用雌激素而没有周期性或连续使用孕激素，将使子宫内膜癌的患病危险增加 6~8 倍。

相互作用：详见各药物说明。

替代药物

Ospemifene［一种选择性雌激素受体调节剂（SERM）］在阴道中作为雌激素激动剂，但在临床上对子宫内膜或乳腺没有显著的雌激素作用。它在 2013 年被批准用于治疗阴道萎缩。全身性副作用（潮热、血栓栓塞风险增加）和每日剂量限制导致部分患者无法应用。

随访

监测：定期体检。阴道感染或者创伤的危险度会轻微升高。

预防：绝经后雌激素替代治疗。

并发症：对性交过程中感染、性交痛及创伤的抵抗力降低。

预后：症状可以逆转，重建正常的生理环境。

其他

妊娠：绝经导致生育能力丧失。

ICD-10-CM 编码：N95.2（绝经后萎缩性阴道炎）。

参考文献

扫描书末二维码获取。

细菌性（非特异性）阴道炎和细菌性阴道病　110

概述

定义：细菌性阴道炎是由生理性或病理性细菌过度增殖所致的阴道感染，引起刺激、炎症以及临床症状。细菌性阴道病是由于厌氧菌过度增殖导致的阴道生态学改变，经常无临床症状。需要注意的是细菌性阴道病不引起炎症反应，因此其分类不属于阴道炎。

患病率：每年约 600 万例，占阴道感染的 50%。在一些研究中，无症状女性的患病率可达 50%。

好发年龄：15~50 岁（可以发生在任何年龄）。

遗传学：无遗传学倾向。

病因与发病机制

病因：细菌性阴道炎是由生理性或者病理性细菌过度增殖所致，伴随炎症反应（这与细菌性阴道病相区别）。细菌性阴道病是一个累及多种微生物的过程，涉及正常乳酸杆菌的减少，厌氧菌增多（尤其是阴道加德纳菌、拟杆菌属、消化球菌属和动弯杆菌属），以及阴道分泌物化学构成的变化。细菌数目增加 1000 倍，厌氧菌 / 需氧菌比例由正常 5∶1 变为 1000∶1，黏蛋白酶、磷脂酶 A_2、脂肪酶、蛋白酶、花生四烯酸及前列腺素水平均升高。精氨酸和赖氨酸通过细菌脱羧基产生胺类（尸胺和腐胺）。这些胺类在碱性条件下更易挥发，加入 10% 氢氧化钾"Whiff 试验"或者精液（pH 值大约为 7）（性交后）会发出氨味。

危险因素：全身病变包括糖尿病、妊娠和慢性疾病。任何改变正常阴道菌群的情况如吸烟、多个性伴侣、使用阴道避孕工具、某些形式的性交如口交、使用抗生素、不当的卫生习惯和灌洗、月经和免疫状态等均为危险因素。

症状与体征

细菌性阴道炎

- 外阴烧灼感和刺激
- 分泌物增多，经常有异味
- 排尿困难
- 性交痛
- 外阴充血或者水肿

细菌性阴道病

- 无症状，占 20%~50%
- 分泌物增多
- 阴道异味，性交后明显
- 外阴烧灼感和刺激

少见症状

- 排尿困难，偶见
- 性交痛
- 外阴充血或者水肿

诊断

鉴别诊断

- 衣原体性宫颈炎
- 淋菌性宫颈炎
- 滴虫性阴道感染
- 念珠菌性阴道炎

合并症：其他阴道的或性传播感染、宫颈炎和外阴炎。上行感染包括子宫内膜炎、盆腔炎、HIV 传播、术后阴道断端蜂窝织炎、胎膜早破和子宫肌内膜炎，早孕流产增加，体外受精成功率降低。

检查与评估

实验室检查：培养或者单克隆抗体染色可以用来评估其他原因，但是很少采用。应该对伴随的性传播疾病进行检查。

影像学：无特异性影像学表现。

特殊检查：阴道 pH 值 5~5.5；"Whiff 试验"：阴道分泌物加入 10% 氢氧化钾，产生挥发性的氨，散发鱼腥味（细菌性阴道病）。

诊断步骤：盆腔检查，阴道分泌物放入生理盐

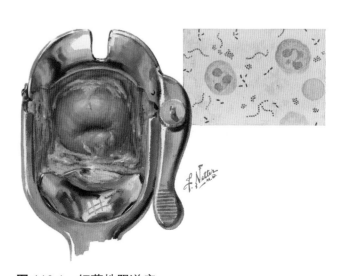

图 110.1　细菌性阴道病

水显微镜检查。细菌性阴道病的诊断需要满足以下条件中至少三条：稀薄分泌物，pH 值 5~5.5，线索细胞（≥20%），"Whiff 试验"阳性。还有商业化检测（如脯氨酸亚氨基肽酶活性测试、自动 DNA 探针测定法或显色诊断测试）存在，但通常不是诊断的必要条件。阴道分泌物革兰氏染色为金标准。

病理学

阴道分泌物放入生理盐水显微镜下检查，白细胞和细菌增加提示阴道炎。在阴道炎中通常不存在线索细胞。而细菌性阴道病在看到的上皮细胞中线索细胞必须占 20% 以上。

处理与治疗

非药物治疗

一般处理： 注意会阴卫生，针对性传播疾病进行宣教。

特殊处理： 药物治疗，阴道酸化，停止（阴道）冲洗。

饮食： 正常饮食。

活动： 无限制。

健康教育： 消除疑虑。参见美国妇产科医师协会健康教育手册 AP028（阴道炎：病因和治疗），AP009（如何预防性传播疾病），AP190（外阴阴道健康）。

药物治疗

- 口服治疗：甲硝唑（灭滴灵）500 mg，每日 2 次，共 7 天，90%~100% 治愈。口服氨苄西林 500 mg，每 6 小时 1 次，共 7 天。
- 局部治疗：克林霉素霜剂（5 g，含 100 mg 克林霉素），每日临睡前用，共 7 天，甲硝唑霜剂（5 g，含 37.5 mg 甲硝唑），每日 2 次，共 5 天。

禁忌证： 在妊娠前三个月甲硝唑相对禁忌。

慎用： 口服甲硝唑可能导致全身的副作用，包括口及胃上部金属味。局部用甲硝唑有两种制剂：一种是经皮使用，一种是阴道内使用。这两种制剂的 pH 值有很大的不同，在开处方时一定要注明剂型，以避免严重的化学刺激。虽然临床意义尚不明确，局部应用克林霉素诱导抗生素耐药的风险已引起关注。

相互作用： 由于双硫仑样反应，患者在治疗期间一定要避免饮酒。

其他药物

- 口服治疗：四环素 250~500 mg，每日 2 次，共 7 天；克林霉素 300~450 mg，每 6 小时 1 次，共 7 天。替硝唑是第二代硝基咪唑，被认为是替代方案。
- 局部治疗：三联磺胺（霜剂或者栓剂），每日 2 次，7~10 天。阴道酸化剂（酸性胶，含尿素、丙酸钠、蛋氨酸和苯扎氨铵的栓剂，硼酸）、聚维酮碘灌洗剂或者胶样制剂。

随访

监测： 定期体检。

预防： 一般认为细菌性阴道病在暴露于致病的细菌后 5~10 天发病。90% 患有细菌性阴道病妇女的男性伴侣中可以发现存在加德纳菌属。尽管细菌性阴道病也可见于处女，但仍认为属性传播。避孕套是否有预防作用存在争议。

并发症： 膀胱炎，宫颈炎，尿道旁腺或者前庭大腺感染。盆腔炎性疾病、盆腔疼痛和不孕的危险增加。如果存在细菌性阴道病时手术，则术后感染和上生殖道感染的风险增加。妊娠过程中患细菌性阴道病，导致早产、胎膜早破、绒毛膜羊膜炎的风险增加。

预后： 大多数治疗失败，事实上是由于再次感染或者未能彻底完成治疗所致。

其他

妊娠： 阴道感染增加了早产及胎膜早破的风险。

ICD-10-CM 编码： N76.0（急性阴道炎）和 N76.1（亚急性和慢性阴道炎）。

参考文献

扫描书末二维码获取。

概述

定义：由存在于空气或阴道、直肠、口腔的正常菌群——真菌所致的阴道感染。

患病率：占阴道感染的 25%~40%；75% 的女性一生中至少经历一次感染。健康生育年龄女性中，10%~20% 可在下生殖道检出念珠菌

好发年龄：15~50 岁，很少在这个年龄范围之外，除非绝经后正在接受雌激素替代治疗。

遗传学：无遗传学倾向。

病因与发病机制

病因：白色念珠菌（80%~95%）、光滑念珠菌、热带念珠菌或者其他（5%~20%）。

危险因素：阴道生态环境改变，包括精神压力、使用抗生素、妊娠、糖尿病、免疫抑制、使用工具避孕、局部温暖潮湿的环境。

症状与体征

- 15% 为无症状携带者
- 外阴刺激或烧灼感，较强烈
- 外因性的排尿困难，性交痛
- 组织充血、水肿或者表皮脱落
- 黏稠的片状、白色或者黄色的分泌物，通常无味
- 外阴抓痕

诊断

鉴别诊断

- 细菌性阴道炎
- 细菌性阴道病
- 滴虫性阴道炎
- 接触性外阴炎、过敏性外阴炎
- 萎缩性外阴炎
- 外阴皮肤病
- 蛲虫

合并症：糖尿病，免疫抑制或者低下（感染的高危因素），慢性外阴炎。

检查与评估

实验室检查：真菌培养或者单克隆抗体染色，但很少进行。

影像学：无特异性影像学表现。

特殊检查：阴道 pH 值 4~4.5。

诊断步骤：盆腔检查，阴道分泌物加入生理盐水和 10% 氢氧化钾，进行显微镜检查。

病理学

通过念珠菌的菌丝和芽孢可将念珠菌性阴道炎与线头或其他外源性物质区分。10% 氢氧化钾溶解白细胞和背景的上皮细胞，呈"幻影样"，更易鉴别。

处理与治疗

非药物治疗

一般处理：注意会阴卫生，保持会阴干净和干燥，避免紧身的或者合成的内衣，进行预防教育，鼓励按规定完成全程治疗。

特殊处理：药物治疗。

饮食：正常饮食。

活动：无限制。

健康教育：消除疑虑。参见美国妇产科医师协会健康教育手册 AP028（阴道炎），AP190（外阴阴道健康）。

药物治疗

- **咪唑类**：咪康唑，如硝酸咪康唑 200 mg 栓剂，阴道使用 3 天，2% 霜剂 5 g 阴道使用 7 天；克霉唑，如克霉唑 100 mg 栓剂，阴道使用 7 天，1% 霜剂 5 g，阴道使用 7 天；布康唑，如 2% 硝酸布康唑霜剂 5 g，阴道使用 3 天；噻康唑，如 Vagistat，6.5% 软膏，4.6 g 阴道使用。
- **三唑类**：特康唑，如特康唑栓剂 80 mg，阴道使用 3 天，0.8% 霜剂 5 g，阴道使用 3 天，0.4% 霜剂 5 g，阴道使用 7 天；氟代三唑类，如氟康唑，150 mg，单次口服。

禁忌证：已知或者怀疑过敏甚至超敏者。咪唑类在妊娠的前三个月禁忌。氟康唑是妊娠期 C 类药物。

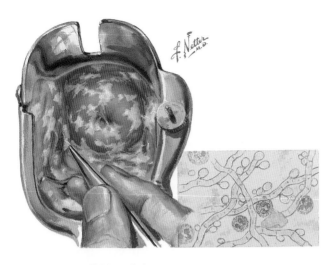

图 111.1 霉菌性阴道炎

慎用：局部不应使用类固醇类药物。口服酮康唑需要在肝功能正常的基础上进行，并定期随访。在口服治疗中胃肠道副反应很常见。

相互作用：口服降糖药、香豆素类抗凝药、苯妥英、环孢霉素 A、利福平或者茶碱类药物的患者，口服氟康唑应慎重。

其他药物

聚维酮碘（局部应用）；1% 甲紫；硼酸（胶囊 600 mg 放入阴道深处，每日 2 次。如果吞服可能致命）。

随访

监测：定期体检。频繁复发应建议患者行相关疾病检查，如：糖尿病、艾滋病、贫血。

预防：良好的会阴卫生，内衣和运动，以保证会阴部透气（棉内衣、宽松的衣服）。

并发症：由搔抓导致的外阴表皮脱落、慢性外阴炎、继发性的阴道或者外阴感染。

预后：约 5% 的真菌感染采用咪唑类药物治疗无效，而对三唑类敏感。大约 30% 的患者在一个月内症状复发，可能与继续感染、宿主的防御功能改变如细胞免疫改变或者真菌隐藏在阴道上皮下有关。

其他

妊娠：阴道感染与早产及胎膜早破的风险增加相关。使用氟康唑可能增加早孕流产的风险。

ICD-10-CM 编码：B37.3（外阴阴道假丝酵母菌病）。

参考文献

扫描书末二维码获取。

滴虫性阴道炎　112

概述

定义：由厌氧的带鞭毛的原虫阴道毛滴虫所致的阴道感染。

患病率：每年约 300 万患者，占阴道感染的 25%。是最常见的非病毒性的性传播感染疾病。

好发年龄：任何年龄均可发生，15~50 岁为主。

遗传学：无遗传学倾向。

病因与发病机制

病因：阴道毛滴虫，一种带鞭毛的原虫，人类为其唯一自然宿主。

危险因素：多个性伴侣；阴道 pH 值偏碱性（经血、精液或者细菌性病原菌感染增加了致病危险）。

症状与体征

- 40% 无症状

- 外阴刺激或烧灼感
- 大量的阴道分泌物，带有腐臭味，通常稀薄，黄绿色或灰色，25% 呈泡沫状
- 宫颈和阴道上段呈草莓样点状（占 15%，为特异性表现）
- 排尿困难
- 性交痛
- 组织充血或者水肿

诊断

鉴别诊断

- 细菌性阴道炎
- 细菌性阴道病
- 衣原体宫颈炎
- 淋球菌性宫颈炎

合并症：其他性传播性感染，尤其是淋球菌和衣原体。

检查与评估

实验室检查：培养、核酸扩增试验、快速抗原检测或核酸探针检测阳性均有诊断价值，但常不需要。这些检测方法敏感性 >83%，特异性 >97%，但需 10~45 分钟完成（在低发病人群可存在假阳性）。

影像学：无特异性影像学表现。

特殊检查：阴道 pH 值 6~6.5 或者更高。

诊断步骤：盆腔检查，阴道分泌物加入生理盐水中进行显微镜检查（敏感性 60%~70%）。

病理学

毛滴虫是纺锤状的原虫，比白细胞略大，从窄的一端伸出 3~5 个鞭毛用来活动。

处理与治疗

非药物治疗

一般处理：注意会阴卫生，针对性传播性感染进行教育。

特殊处理：药物治疗，阴道酸化。

饮食：正常饮食。在甲硝唑治疗期间避免饮酒。

活动：禁止性生活，至性伴侣得到检查和治疗。

健康教育：参见美国妇产科医师协会健康教育手册 AP028（阴道炎），AP009（如何预防性传播性疾病），AP190（外阴阴道健康）。

药物治疗

甲硝唑 1 g，上午、下午各一次，共 1 天（也可以单剂 2 g 口服）；替硝唑单剂 2 g 口服；或者甲硝唑 250 mg，每 8 小时 1 次，共 7 天。性伴侣应同时接受治疗。

禁忌证：在妊娠的前三个月相对禁忌使用甲硝唑和替硝唑。

慎用：患者饮酒同时服用甲硝唑或替硝唑可以产生双硫仑样反应，导致恶心、呕吐、头疼或者其他症状。如果患者在 2 周之内使用双硫仑，则不应使用甲硝唑。肝病患者使用甲硝唑应谨慎或者减量。

相互作用：甲硝唑可以增强华法林、双香豆素或酒精的作用（如上所述）。

其他药物

局部用克霉唑、聚维酮碘，高渗盐水（20%）灌洗。由于甲硝唑凝胶与口服甲硝唑相比在尿道和阴道腺体达不到治疗效果（<50%），不推荐使用凝胶。

随访

监测：定期体检。建议进行梅毒和艾滋病的血

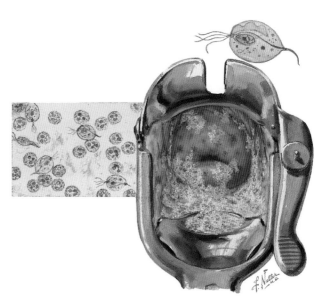

图 112.1　滴虫性阴道炎

清学检查。疾病预防和控制中心（CDC）建议对 HIV
感染女性每年筛查无症状滴虫感染。

预防： 固定配偶，性交中使用避孕套。

并发症： 膀胱炎、尿道旁腺或者前庭大腺感染、
盆腔炎性疾病风险增加，盆腔疼痛、不孕以及其他
性传播疾病后遗症的危险增加。

预后： 对甲硝唑耐药者不多见。大多数治疗失
败是因为再次感染或者未能彻底完成疗程。

其他

妊娠： 阴道感染与早产及胎膜早破的风险增加
相关。

ICD-10-CM 编码： A59.01（滴虫性阴道炎）。

参考文献

扫描书末二维码获取。

（梁华茂　姚颖　张坤　王威 译　梁华茂 审校）

宫颈疾病

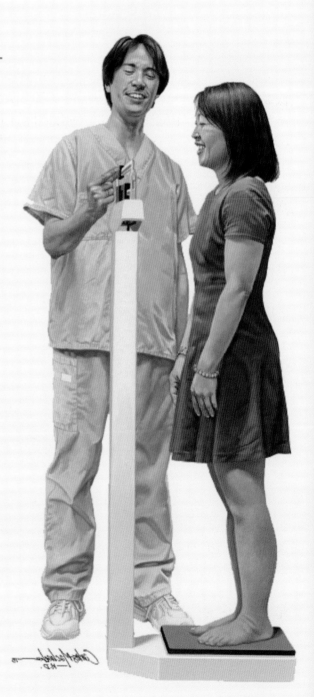

注：本篇章节顺序按疾病英文名称首字母排序。

概述

定义：在 Bethesda 评分系统中最让人迷惑的是：怎样解释涂片中不能明确意义的鳞状细胞或腺细胞（ASCUS、AGCH 和 AGC）。非典型鳞状细胞（atypical squamous cell，ASC）用来描述比反应性增生改变更严重，但是没有典型的鳞状上皮内病变（squamous intraepithelial lesions，SIL，包括高级别和低级别）特征的鳞状细胞改变。ASC 又被分为"非典型鳞状细胞，不能明确意义"（atypical squamous cells of undetermined significance，ASCUS）和"非典型鳞状细胞，不能除外高度上皮内病变"（atypical squamous cells cannot exclude HSIL，ASCH）。后者包括细胞学改变提示 HSIL 但不够确定诊断者。非典型腺细胞（atypical glandular cells，AGC）包括从宫颈管上皮或子宫内膜细胞的良性反应性改变到腺癌的一系列发现。

患病率：ASC 约占所有涂片的 3%~5%；AGC 约占所有涂片的 0.2%~0.4%。

好发年龄：生育年龄。

遗传学：无遗传学倾向。

病因与发病机制

病因：绝大多数病变是由于 HPV 感染导致的。AGC 诊断反映了宫颈管细胞或子宫内膜细胞的良性反应性改变、子宫内膜增生或腺癌。

危险因素：ASC：人乳头瘤病毒（HPV）感染。AGC：不确定，可能与引起某些特定疾病的因素相关，如无拮抗的雌激素治疗是子宫内膜癌的危险因素。

症状与体征

- 无症状。

诊断

鉴别诊断

- 与 ASC 鉴别——炎症改变（宫颈炎）
  - 低度鳞状上皮内病变（LSIL）
- 与 AGC 鉴别——宫颈上皮细胞或子宫内膜细胞良性反应性改变
  - 子宫内膜增生或腺癌
  - 宫内节育器引起的继发性子宫内膜炎
  - 结核性子宫内膜炎
  - 输卵管癌

合并症：ASC：HPV 感染，阴道炎，宫颈炎；AGC：异常子宫出血，但可能性不大。

检查与评估

实验室检查：无特异性实验室检查。

影像学：无特异性影像学表现。

特殊检查：高危型 HPV 感染需要行阴道镜检查及 HPV 分型。对于青少年来说，高危型 HPV 感染亦可在 12 个月内进行宫颈细胞学检查或者高危型 HPV 检测。如仅发现低危型 HPV 感染，12 个月内应复查宫颈细胞学涂片。对于涂片为 AGC 的患者可考虑进行超声检查（包括盐水充盈子宫腔后超声检查）协助诊断。

诊断步骤：对于高危型 HPV 感染、高危因素存在以及病变持续存在或反复发作者可考虑行阴道镜检查，并根据具体情况决定是否取宫颈活检和宫颈管诊刮。对于 AGC 患者，因 9%~38% 的患者可能发生肿瘤，应行宫颈管或子宫内膜诊刮和（或）宫腔镜检查（随年龄不同发病率不同）。

病理学

宫颈局部改变不明显，ASC 涂片可见鳞状细胞核的数量轻度升高，伴有不同程度的细胞成熟度改变。

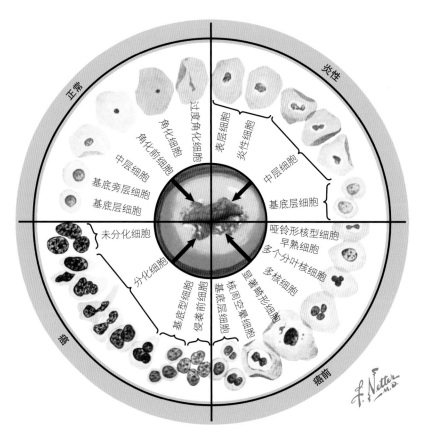

图 113.1 鳞状上皮组织的宫颈细胞病理

处理与治疗

非药物治疗

一般处理： 对细胞病理学医师的意见进行评估。增加宫颈涂片检查的频率，直到异常表现消失或进一步明确诊断，即复查的涂片为满意的涂片，且为正常或良性的表现方为阴性。

特殊处理： 如果存在炎症、感染或萎缩性改变应给予治疗。如果细胞学涂片报告伴发 AGC，则提示有癌变可能，需要对宫颈管和子宫内膜进行评估。宫颈锥切和（或）宫腔镜有助于更充分地评价这些患者。

饮食： 正常饮食。

活动： 无限制。

健康教育： 消除疑虑。参见美国妇产科医师协会健康教育手册 AP085（宫颈癌筛查），AP135（阴道镜），AP163（宫颈癌），AP187（异常宫颈癌筛查结果）。

药物治疗

根据不同情况选择治疗。

随访

监测： 定期体检。增加巴氏涂片的频率。如果高危型 HPV 感染，需要定期监测涂片。

预防： 避免 HPV 感染（ASC）。

合并症： 如未明确诊断并给予相应治疗，则可进展为更严重的鳞状上皮病变或隐匿性癌。数据表明，对于青少年来说，几乎所有 ASC 和低级别病变都是短暂的，在没有干预的情况下是可能回归正常的。

预后： 大多数 ASC 患者会自动转为正常，但需严密随访复查宫颈涂片（检测到的 HPV 平均存在时间为 13 个月；超过 90% 的 HPV 感染可在 24 个月内清除）。只要能够治疗，预后均较好。

其他

妊娠： 无影响。典型 ASC 异常病理改变轻微，尚无对妊娠有影响的报道，在妊娠期监测已足够。虽然 AGC 可能的并发症很少，但只有明确诊断，才能减少潜在病因对妊娠的影响。

ICD-10-CM 编码： R87.610（不明确意义的非典型鳞状细胞），ASC-US，N87.9（子宫颈发育不良，非特指），N87.619（未明确意义的宫颈细胞学异常）。

参考文献

扫描书末二维码获取。

异常巴氏涂片：低级别鳞状上皮内病变 和高级别鳞状上皮内病变　114

概述

定义： 宫颈低级别鳞状上皮内病变（low-grade squamous intraepithelial lesions，LGSIL）包括与 HPV 感染相关的病理改变、轻度细胞学异常、宫颈上皮内瘤变Ⅰ级（CINⅠ）。高级别鳞状上皮内病变（high-grade squamous intraepithelial lesions，HGSIL）包括 CINⅡ、CINⅢ及原位癌（carcinoma in situ，CIS）。

患病率： 不到 5% 的巴氏涂片为 LGSIL，2% 为 HGSIL。

好发年龄： 生育年龄。

遗传学： 无遗传学倾向。

病因与发病机制

病因： HPV 是宫颈病变发展过程中的关键因素。虽然有 70% 的浸润性宫颈癌有 16 或 18 亚型 HPV 感染，但在 LGSIL 的患者中也检测到这些病毒。取决于检测技术和筛查的人群，正常人群中 HPV 感染率从 10% 到 50% 不等。

危险因素： 感染 HPV 和其他性传播疾病，吸烟亦为高危因素。

症状与体征

- 无症状。

诊断

鉴别诊断

- 与 LGSIL 鉴别——炎症改变（宫颈炎）
  - 宫颈癌
- 与 HGSIL 鉴别——宫颈原位癌
  - 宫颈浸润癌

合并症： HPV 感染，阴道炎，宫颈炎，宫颈细胞学异常，原位癌，宫颈浸润癌，宫颈管腺癌。

检查与评估

实验室检查： 无特异性实验室检查。

影像学： 无特异性影像学表现。

特殊检查： 传统细胞学与 HPV 亚型分析同时检测已被大部分生育年龄女性所接受。

诊断步骤： 对于大多数 LGSIL 患者，阴道镜下活检、宫颈管诊刮有助于了解异常细胞的来源。对于随访依从性较好的青少年，12 个月后复查细胞学涂片或 12 个月后单独进行高危 HPV 检查是可接受的选择。如果阴道镜不足以确定病变所在，或不能看到整个转化区，就需要行诊断性宫颈锥切术。对于所有的 HGSIL 患者需要行阴道镜下活检和宫颈管诊刮。

病理学

阴道镜下醋白上皮，早期的血管改变导致白斑和点状血管。显微镜下失去正常的细胞成熟度，核浆比增加，轻度核异形。血管改变导致镶嵌和点状血管在 HGSIL 中更为典型。中到重度核异形也是 HGSIL 的特征。

处理与治疗

非药物治疗

一般处理：评估细胞病理学报告。增加巴氏涂片的检查频率，直到转为正常或有进一步的诊断。只有复查的涂片为满意的涂片，并且结果为正常或良性时才能定为阴性。

特殊处理：对于依从性好并且无 HPV 感染、性传播疾病，没有促使病变恶性进展等高危因素（如吸烟）的 LGSIL 患者可通过复查巴氏涂片密切追踪随访。如果是满意的阴道镜检查，组织病理学改变轻微，可每 6 个月复查一次涂片，共 2 年，或共有三次正常结果涂片。存在 HGSIL 时，评估确定治疗方案：冷凝、电熨、电刀环切、激光或锥切。治疗必须根据准确的诊断和病变程度、范围决定。年龄小于 21 岁的女性，即使病变持续 CIN 1，也不建议治疗。事实上，CIN I 是短暂性 HPV 感染的表现，可消失，尽管完全消除可能需要 36 个月。

饮食：正常饮食。

活动：无限制。

健康教育：消除顾虑。参见美国妇产科医师协会健康教育手册 AP085（宫颈癌筛查），AP135（阴道镜），

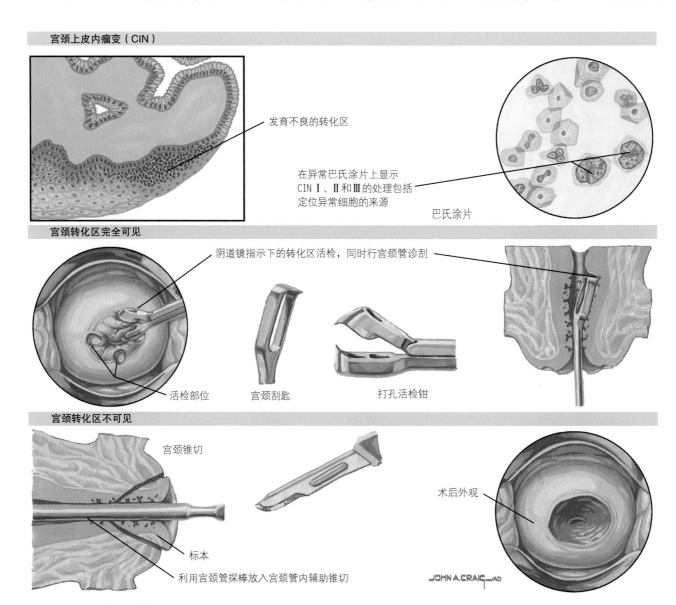

图 114.1　异常巴氏涂片：宫颈上皮内瘤变和转化区

AP163（宫颈癌），AP187（异常宫颈癌筛查结果）。

药物治疗

根据不同指征进行，大多数治疗是手术或物理治疗。

随访

监测：定期体检。增加巴氏涂片频率。

预防：防止 HPV 感染。

并发症：进展为更严重的鳞状上皮病变。数据表明，对于青少年来说，几乎所有不能明确意义的非典型鳞状细胞（ASCUS）和低级别 HPV 介导的改变都是暂时的，在不干预的情况下有望恢复到正常。

预后：60% 的患者经过上述处理后可自然恢复

到正常的细胞涂片。只有 15% 的 LGSIL 患者可发展为 HGSIL。HGSIL 患者很有可能进一步恶化，需要严格的评估及治疗。

其他

妊娠：无影响。因为 HGSIL 异常和导致这一异常的病理学改变具有潜在危险，需要进一步评估，故而需要推迟妊娠。

ICD-10-CM 编码：N87.0（轻度宫颈异型增生），N87.9（不明确意义的宫颈异型增生），D06.9（宫颈原位癌，非特指）。

参考文献

扫描书末二维码获取。

宫颈原位癌　115

概述

定义：宫颈原位癌的特征是宫颈上皮的形态学改变，整个上皮层被异形细胞替代（CIN III）。这种改变通常在空间或时间上与浸润癌相关。

患病率：低于 2% 的巴氏涂片。

好发年龄：30~35 岁（32 岁为高峰）。

遗传学：无遗传学倾向。

病因与发病机制

病因：与高危型人乳头瘤病毒感染相关（HPV，99.7% 恶性肿瘤组织可检出高危型 HPV）。

危险因素：HPV 感染，疱疹病毒、巨细胞病毒感染，性生活过早，多个性伴侣，吸烟（1.5 倍危险度），口服避孕药（2~4 倍危险度），过早分娩，宫腔内放置含己烯雌酚的节育器，免疫抑制。

症状与体征

- 无症状
- 异常宫颈细胞学
- 异常阴道镜表现

诊断

鉴别诊断

- 中度细胞核异型
- 早期浸润癌和浸润癌

　　合并症：HPV 感染，尖锐湿疣。

检查与评估

实验室检查：无特异性实验室检查。

影像学：无特异性影像学表现。

特殊检查：阴道镜，阴道镜下活检，宫颈管诊刮。

诊断步骤：宫颈细胞学检查，阴道镜，活检。

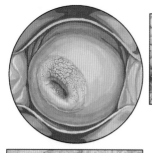

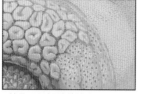

转化区呈粗糙的镶嵌和斑点状

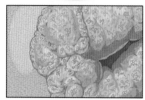

宫颈乳头瘤。有些乳头瘤容易导致宫颈癌

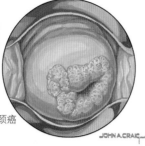

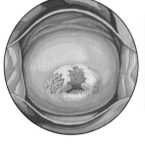

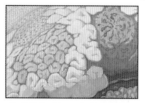

阴道镜表现提示宫颈原位癌。腺体镶嵌、白斑点状血管伴异常血管增生

图 115.1　宫颈病变阴道镜表现

病理学

　　整个上皮层被核异形细胞所代替，但基底层完整，无浸润。

处理与治疗

非药物治疗

　　一般处理：评估细胞病理学报告。

　　特殊处理：行宫颈锥切和宫颈管诊刮，以明确是否存在浸润或更大范围的病变。对需要保留生育能力的患者采取同样的治疗措施。其他患者可考虑行全子宫切除术。消融术只适用于病变可以完全暴露，并已肯定排除浸润癌可能时。

　　饮食：正常饮食。

　　活动：无限制。

　　健康教育：消除疑虑。参见美国妇产科医师协会健康教育手册 AP085（宫颈癌筛查），AP135（阴道镜检查），AP163（宫颈癌），AP187（异常宫颈癌筛查结果），AP110（环形电切术 LEEP）。

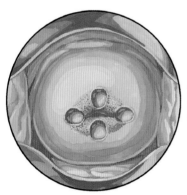

阴道镜指示宫颈转化区活检位点

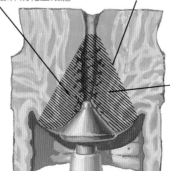

冷冻治疗的范围必须包括整个转化区，而且治疗深度至少5 mm，以破坏累及腺体的化生细胞

锥切边缘

冷冻治疗穿透的深度

冷冻探头

治疗方法包括冷冻治疗、CO_2激光治疗、微波电烙术，以及宫颈锥切和全子宫切除

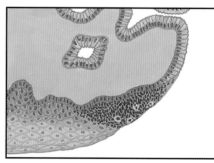

活检标本显示转化区原位癌改变

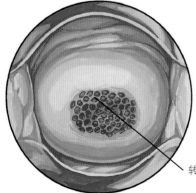

转化区激光烧灼

CO_2激光治疗

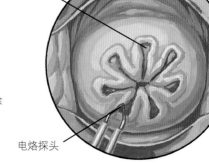

宫颈电灼术

电烙探头

微波电烙术

图 115.2　宫颈原位癌（CIN Ⅲ）的处理

药物治疗

无。

随访

监测：在 6 个月和 12 个月复查宫颈细胞学检查，或在 12 个月复查高危型 HPV 检查，结果异常则进一步阴道镜检查。

预防：减少或避免所有已知的危险因素。

并发症：疾病进一步进展或复发。如果不予治疗，有 15%~40% 的患者会在 12~86 个月内发展为浸润癌。

预后：大多数患者治疗后复发率低（<10%）。复发的患者中 75% 发生于 21 个月内。

其他

妊娠：无影响。妊娠对疾病的诊断和治疗有影响：通常不进行宫颈管诊刮，特异性的治疗往往推迟到分娩后进行；通常每 6~10 周进行一次阴道镜检查，直到足月。如无浸润癌，可考虑阴道分娩。

ICD-10-CM 编码：D06.9（宫颈原位癌，非特指）。

参考文献

扫描书末二维码获取。

宫颈癌　116

概述

定义：几乎所有的宫颈恶性肿瘤均为癌，85%~90% 为鳞癌，10%~15% 为腺癌。

患病率：美国每年有 12 042 人发病、4074 人死亡（2012 年数据）。终生风险 1/135。

好发年龄：40~60 岁，中位年龄为 52 岁。

遗传学：无遗传学倾向。

病因与发病机制

病因：与高危型人乳头瘤病毒密切相关（99.7% 可检出高危型 HPV 感染），并与过早性生活、多个性伴侣等有关。

危险因素：过早性生活、多个性伴侣、HPV 感染、非裔美国人、吸烟、免疫抑制、忽视体检均与宫颈浸润癌有关。

症状与体征

• 多无症状，直至晚期才会出现症状

• 异常的巴氏涂片
• 晚期：阴道出血，暗红色阴道分泌物，同房后出血，排尿困难，背痛，食欲下降，体重减轻
• 外生型、质脆、出血病灶
• 晚期：锁骨上淋巴结或腹股沟淋巴结肿大，下肢水肿，消瘦，胸腔积液，肝大

诊断

鉴别诊断

• 宫颈外翻
• 宫颈糜烂
• 宫颈息肉
• 尖锐湿疣
• 宫颈纳氏囊肿

合并症：HPV 感染，尖锐湿疣，异常阴道出血。

检查与评估

实验室检查：无特异性实验室检查（当晚期患者可疑泌尿系统受累时需进行肾功能检查）。

影像学：由于 MRI 可以评估淋巴结情况（72%-

93%）及肿瘤转移情况，因此取代了其他影像学评估手段。宫颈癌分期是主要基于临床检查及输尿管状态的临床分期。

特殊检查： 阴道镜和宫颈活检（建议锥切），阴道或宫颈旁组织活检可评价病变范围。

诊断步骤： 病史、查体和宫颈锥切组织学诊断。钡剂灌肠、结肠镜或膀胱镜（或者两者兼用）可用于大块肿瘤或可能接受放疗的患者。

病理学

鳞状细胞癌［大细胞（有或无角化）、小细胞、疣状细胞］，腺癌（宫颈管型、子宫内膜样、透明细胞、腺囊样等），混合癌（腺鳞癌等）。

处理与治疗

非药物治疗

一般处理： 及时评估及治疗。

特殊处理： 根据疾病的分期决定治疗方案。根治性手术用于Ⅰ期和Ⅱ期的患者。放射治疗（近距离放射治疗、远距离放射治疗）用于ⅠB期和ⅡA期或更严重病变。手术后放疗可降低50%复发率。

饮食： 正常饮食。

活动： 无限制，除非和治疗相关。

健康教育： 参见美国妇产科医师协会健康教育手册AP163（宫颈癌筛查），AP135（阴道镜检查），AP187（异常宫颈癌筛查结果），AP110（环形电切术LEEP），AP080（手术准备）。

药物治疗

化疗并不能获得长期治愈，但是联合化疗对约50%的患者有效，如顺铂、多柔吡星（阿霉素）、依托泊苷，其他的联合治疗也有一定效果。

随访

监测： 定期体检。90%的复发发生在5年以内。

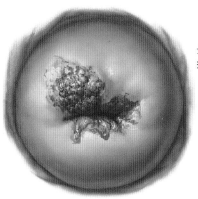

早期宫颈癌

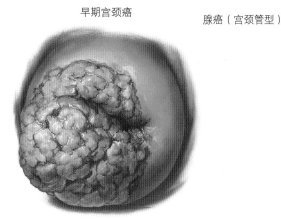

晚期癌

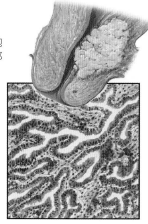

最早期的鳞状细胞癌位于鳞柱交接部

腺癌（宫颈管型）

鳞状细胞癌形成角化珠

宫颈癌直接浸润阴道壁、膀胱及直肠

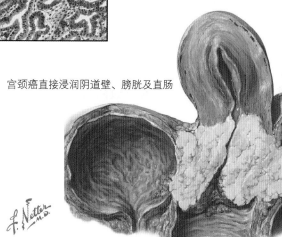

图 116.1　早期和浸润性宫颈癌

预防：按规范进行筛查，对癌前病变进行诊断及治疗。

并发症：淋巴结的受累程度与分期有关。盆腔淋巴结受累：Ⅰ期占 15%，Ⅱ期 29%，Ⅲ期 47%；腹主动脉淋巴结受累：Ⅰ期占 6%，Ⅱ期 19%，Ⅲ期 33%。

预后：分期不同，生存率不同。5 年生存率ⅠA 期 99%，ⅠB 期 85%~90%，ⅡA 期 73%~80%，ⅡB 期 68%，ⅢA 期 45%，ⅢB 期 36%，ⅣA 期 15%，ⅣB 期 2%。1/3 的患者复发，一半在首次治疗后 3 年内发生，复发时间越晚，预后越好。1%~5% 手术患者出现近期严重并发症。

其他

妊娠：妊娠时很少发现宫颈癌。妊娠及阴道分娩不能改变病情的进展，但经阴道分娩出血增多。在妊娠晚期诊断早期宫颈癌可密切观察直到分娩后处理。晚期宫颈癌需尽早终止妊娠，以利于尽早开始治疗。

ICD-10-CM 编码：C53.9（子宫颈恶性肿瘤，非特指）。

参考文献

扫描书末二维码获取。

宫颈糜烂　117

概述

定义：宫颈阴道部表层上皮缺失导致深层宫颈基质暴露。宫颈外翻（暴露深红色的宫颈柱状上皮细胞）常被误诊为宫颈糜烂。

患病率：不常见。宫颈外翻常见于青春期、妊娠妇女和一些口服复方避孕药的女性。

好发年龄：生育年龄。

遗传学：无遗传学倾向。

病因与发病机制

病因：多为创伤。与性创伤（手指甲、性用具）、医疗过程（阴道隔膜、子宫托、活检或其他器械）、阴道棉条以及盆腔脏器脱垂导致的宫颈暴露于阴道口外有关。

危险因素：不详。

症状与体征

- 红色基底部和周边锐利的不规则创伤面
- 多无出血，但可有接触性出血，表现为性交后点滴出血
- 阴道清亮浆液性白带增多

诊断

鉴别诊断

- 宫颈外翻（异位）
- 单纯疱疹病毒感染的宫颈炎
- 癌，位于表层上皮以下
- 梅毒（原发病变）
- 慢性宫颈炎
- 宫颈息肉
- 沙眼衣原体感染

合并症：慢性宫颈炎。

检查与评估

实验室检查：无特异性实验室检查。

影像学：无特异性影像学表现。

特殊检查：阴道镜可用于明确诊断，但很少用。

诊断步骤：宫颈视诊。

病理学

缺乏表层上皮，在治疗过程中多存在炎症表现。

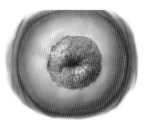

未生育女性的宫颈糜烂

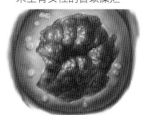

增生型重度宫颈糜烂（乳头状糜烂），
同时存在宫颈纳氏囊肿

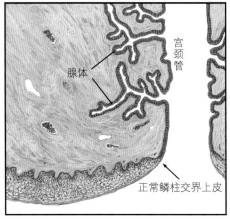

正常宫颈阴道部（示意图）

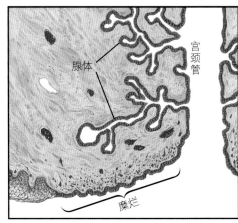

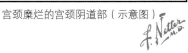

宫颈糜烂的宫颈阴道部（示意图）

图 117.1　先天性和大范围的宫颈糜烂

处理与治疗

非药物治疗

一般处理：评估和复查。

特殊处理：酸性介质及一线的抗生素治疗较有争议，大多无需使用。宫颈消融术或其他物理治疗方法由于可能引起宫颈管狭窄，也应避免使用。

饮食：正常饮食。

活动：无限制。

健康教育：消除疑虑即可。

药物治疗

无。

随访

监测：定期体检。

预防：无特殊。

并发症：过度诊断或诊断不足，不恰当的治疗和干预可能带来其他问题。未能识别急性病变（癌）导致治疗延迟。

预后：可自愈

其他

妊娠：与妊娠无关。

ICD-10-CM 编码：W86（宫颈糜烂及外翻），N72（宫颈炎症）。

参考文献

扫描书末二维码获取。

118　宫颈柱状上皮异位（宫颈外翻）

概述

定义：宫颈柱状上皮异位是指宫颈管黏膜外翻，从外观上看表现为宫颈外口色红、类似于炎性肿物的改变。

患病率：常见，尤其是青春期、孕期及口服避孕药的女性。

好发年龄：生育年龄。

遗传学：无遗传学倾向。

病因与发病机制

病因：慢性宫颈炎、雌激素暴露（口服避孕药、妊娠状态）。在经产的女性中，当妇科检查时阴道窥器过度张开，宫颈外口也会扩张，造成柱状上皮外翻的假象。

危险因素：宫颈炎、雌激素增加。

症状与体征

- 通常无症状
- 月经间期出血或性交后出血

诊断

鉴别诊断

- 宫颈息肉
- 宫颈管（黏膜）癌
- 宫颈炎
- 沙眼衣原体感染

　　并发症：宫颈炎，月经间期或性交后出血。

检查与评估

实验室检查：无特异性实验室检查。

影像学：无特异性影像学表现。

特殊检查：阴道镜可明确诊断，但不是必需。

诊断步骤：病史采集及宫颈视诊。

病理学

正常宫颈黏膜柱状上皮。

处理与治疗

非药物治疗

一般处理：评估和解释。

特殊处理：明确诊断后无需治疗。宫颈烧灼或其他试图改变外翻的物理治疗会增加宫颈狭窄的风险，应该避免。

饮食：正常饮食。

活动：无限制。

健康教育：解释、安抚。

药物治疗

无。

随访

监测：定期体检。

预防：无特殊。

并发症：宫颈炎，性交后出血。

预后：功能正常，无需治疗。

其他

妊娠：无影响。

ICD-10-CM 编码：N86（宫颈糜烂和外翻）、N72（宫颈炎性疾病）。

青春期前	生育期	绝经后

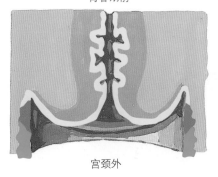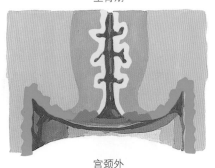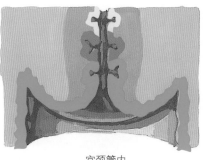

宫颈外	宫颈外	宫颈管内

JOHN A. CRAIG—AD

图 118.1　宫颈柱状上皮异位（宫颈外翻）：转化区的局部变化

概述

定义：宫颈息肉是良性的肉质赘生物，来源于宫颈管黏膜（最常见）或宫颈外口。

患病率：占妇科就诊患者的 4%，是最常见的宫颈良性赘生物。

好发年龄：40~50 岁的经产妇。宫颈外口息肉多见于绝经后女性。

遗传学：无遗传学倾向。

病因与发病机制

病因：炎症刺激和局部组织的增生和增殖引起。

危险因素：多见于经产妇、有宫颈感染史、口服避孕药者。

症状与体征

- 多无症状（在常规检查中发现）
- 经间期点滴出血
- 性交后点滴出血
- 宫颈外口处柔软、光滑、鲜红或暗红色、质脆的组织，数毫米到 4 cm 大小不等，可有接触性出血。
- 分泌物增多（少见）

诊断

鉴别诊断

- 子宫内膜息肉
- 宫颈癌
- 脱出的肌瘤（3%~8% 为宫颈肌瘤）
- 宫颈外翻
- 宫颈糜烂
- 妊娠组织残留

与之相关的症状：月经间期出血、性交后出血、分泌物增多。

检查与评估

实验室检查：无特异性实验室检查。

影像学：无特异性影像学表现。

特殊检查：无。

诊断步骤：妇科检查。

病理学

息肉样生长，表面被覆鳞状上皮细胞或柱状上皮细胞。组织水肿、松软，多表现为炎性结缔组织，血管丰富，表面可有溃疡（导致出血）。有 6 种组织类型：腺瘤性（80%）、囊性、纤维性、血管性、炎性和纤维肌瘤性。宫颈内膜息肉的恶变率极低（小于 1/200）。

处理与治疗

非药物治疗

一般处理：评估，常规的巴氏涂片筛查。

特殊处理：钝性牵拉、旋转、摘除息肉。使用化学烧灼、电熨、冷冻等方法处理息肉基底部。息肉也可以用化学物质（硝酸银）烧灼，冷冻或使用电切环手术切除。可同时行宫颈管诊刮以除外可能同时存在的增生与肿瘤。对于大于 40 岁的女性，可

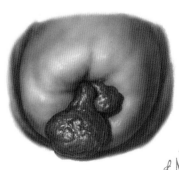

小的宫颈息肉

切面观显示息肉来自宫颈管

多发息肉

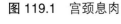

图 119.1　宫颈息肉

以考虑行子宫内膜活检，以除外其他的病理情况（约 5% 的患者）。

饮食： 正常饮食。

活动： 无限制。

健康教育： 参见美国妇产科医师协会健康教育手册 AP095（异常子宫出血）。

药物治疗

无。

随访

监测： 如巴氏涂片无异常，定期体检。

预防： 无特殊。

可能的并发症： 恶变率极低。

预后： 切除或烧灼治疗有效。

其他

妊娠： 无影响。

ICD-10-CM 编码： N84.1（宫颈息肉）。

参考文献

扫描书末二维码获取。

宫颈狭窄　120

概述

定义： 宫颈狭窄是指先天性或后天性的宫颈管狭窄，可导致完全或部分性梗阻。狭窄多发生于宫颈内口部位。

患病率： 少见。

好发年龄： 30~70 岁。

遗传学： 无遗传学倾向。

病因与发病机制

病因： 手术损伤（宫颈锥切、活检、电灼、冷冻），放疗，感染，肿瘤，萎缩，先天性（少见）。

危险因素： 手术治疗（宫颈锥切、电灼），放疗，慢性炎症，肿瘤，未干预的围绝经期。

症状与体征

绝经前

- 痛经、异常出血、闭经、不孕

- 子宫增大

绝经后

- 无症状
- 宫腔积血、宫腔积液、宫腔积脓

诊断

鉴别诊断

- 宫颈癌
- 子宫内膜癌
- 子宫肌瘤

与之相关的情况： 子宫内膜炎，痛经，慢性盆腔疼痛，不孕。

检查与评估

实验室检查： 超声可发现子宫增大或宫腔积血。

影像学： 无特异性影像学表现。

特殊检查： 1~2 mm 探针不能通过宫颈内口。

诊断步骤： 病史，妇科检查，细探针探查宫颈管。

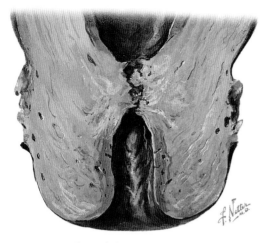

图 120.1　宫颈狭窄

病理学

无特异。

处理与治疗

非药物治疗

一般处理：评估，痛经时用止痛药（非甾体抗炎药）。

特殊处理：超声引导下应用宫颈扩张棒扩张宫颈，扩张后放置宫颈支架数日，但此方法尚未获得广泛认可。

饮食：正常饮食。

活动：无限制。

健康教育：参见美国妇产科医师协会健康教育手册 AP062（清宫术），AP046（痛经：疼痛期）。

药物治疗

对症治疗至完成手术扩张。

随访

监测：定期体检。

预防：宫颈锥切或电灼手术时小心操作。

并发症：经血逆流随后可发展为子宫内膜异位症、不孕症和慢性盆腔疼痛，老年患者可发展为宫腔积血或宫腔积脓。

预后：扩张后复发率低（基于病因）。

其他

妊娠：无影响。

ICD-10-CM 编码：N88.2（子宫颈狭窄）、Q51.828（子宫颈的其他先天性发育异常）

参考文献

扫描书末二维码获取。

121　宫颈炎

概述

定义：宫颈炎是指发生在宫颈管内膜腺体或宫颈阴道部的急慢性炎症。

患病率：10%~40% 的妇女。

好发年龄：生育年龄，尤其多见于青春期到 25 岁前。

遗传学：无遗传学倾向。

病因与发病机制

病因：①宫颈管内膜：沙眼衣原体（在一些研究中，高达 60% 的病例存在），淋病奈瑟氏菌。近50% 的患者并无可识别的感染源。②宫颈阴道部：单纯疱疹病毒，人乳头瘤病毒（HPV），支原体（人型支原体、解脲脲原体），阴道毛滴虫。

危险因素：不洁性行为（性传播感染、多个性伴侣），产后。

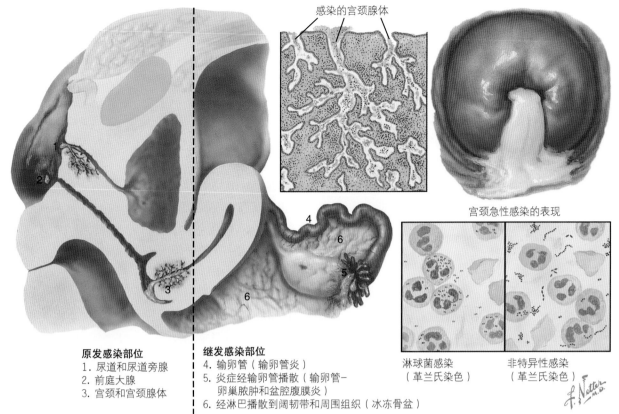

感染的宫颈腺体

宫颈急性感染的表现

淋球菌感染
（革兰氏染色）

非特异性感染
（革兰氏染色）

原发感染部位
1. 尿道和尿道旁腺
2. 前庭大腺
3. 宫颈和宫颈腺体

继发感染部位
4. 输卵管（输卵管炎）
5. 炎症经输卵管播散（输卵管-卵巢脓肿和盆腔腹膜炎）
6. 经淋巴播散到阔韧带和周围组织（冰冻骨盆）

图 121.1　宫颈炎

症状与体征

- 60% 可能无症状
- 脓性分泌物［色黄，每高倍视野（×1000）可见 10 个或以上的白细胞］
- 宫颈充血或水肿，溃疡，质脆
- 深部性交痛

诊断

鉴别诊断

- 阴道炎
- 宫颈肿瘤
- 宫颈增生
- 宫颈糜烂
- 宫颈外翻

　　与之相关的情况：宫颈肿瘤，性交痛，性交后出血，盆腔炎性疾病，胎膜早破，早产，性早熟。

检查与评估

　　实验室检查：宫颈分泌物培养，宫颈分泌物革兰氏染色，酶联免疫吸附试验（ELISA），或衣原体的荧光单克隆抗体检测。其他性传播疾病的血清学检测。

　　影像学：无特异性影像学表现。

　　特殊检查：无。

　　诊断步骤：宫颈视诊，革兰氏染色，培养，ELISA 或荧光单克隆抗体检测。个别患者可使用阴道镜检查辅助诊断。核酸激活试验是检测沙眼衣原体或淋病奈瑟菌的方法。

病理学

　　弥漫性炎症改变，有 HPV 感染时可见挖空细胞。慢性炎症改变在育龄期女性中是非常常见的，但这并不提示为病理状态。

处理与治疗

非药物治疗

　　一般处理：针对病因的诊断和治疗。

特殊处理：对于极少数的、持续培养阴性的患者，可以行宫颈的冷冻治疗，尽管手术可能会发生宫颈狭窄或其他术后并发症。

饮食：正常饮食。

活动：无限制。单次治疗后 7 天或完整的 7 天治疗期内，禁性交。

健康教育：需检测性伴侣是否存在感染，避免性传播。参见美国妇产科医师协会健康教育手册 AP009（如何预防性传播疾病），AP0071（淋病、衣原体和梅毒），（宫颈病变），AP028（阴道炎：病因及治疗）。

药物治疗

- 非淋球菌感染：阿奇霉素 1 g 顿服；或多西环素 100 mg 口服，每日 2 次，共 7 日。
- 淋球菌感染：头孢曲松钠，250 mg，单次肌内注射，同时阿奇霉素 1 g，顿服。

禁忌证：已知或怀疑有药物过敏。多西环素在孕期及哺乳期禁用。

慎用：多西环素不得与牛奶、抗酸剂或含铁类药物合用。

药物相互作用：多西环素与华法林或口服避孕药同时使用，会降低二者的药物作用。

其他药物

非淋球菌感染：氧氟沙星 300 mg 口服，每日 2 次，共 7 日；或琥乙红霉素 800 mg 口服，每日 4 次，共 7 日。

随访

监测：定期体检。重复培养直至治愈，每年一次巴氏涂片。

预防：使用避孕套降低感染风险。

并发症：宫颈不典型增生和肿瘤。

预后：治疗后预后好。

其他

妊娠：无影响。

ICD-10-CM 编码：N72（宫颈感染性疾病），A54.03（淋球菌性宫颈炎），A74.89（其他衣原体疾病）。

参考文献

扫描书末二维码获取。

122　宫颈纳氏囊肿

概述

定义：纳氏囊肿（Nabothiah cyst）是宫颈的潴留囊肿，由于鳞状上皮化生堵塞宫颈腺体的开口，腺管引流受阻形成的囊肿，其周围由宫颈柱状上皮形成囊壁。

患病率：成人宫颈的正常表现。

好发年龄：生育年龄。

遗传学：无遗传学倾向。

病因与发病机制

病因：由于鳞状上皮化生堵塞宫颈腺体的开口和腺管，引流受阻。

危险因素：宫颈的慢性感染。

症状与体征

- 多无症状
- 宫颈外口突出的不透明或半透明的、白色、蓝色

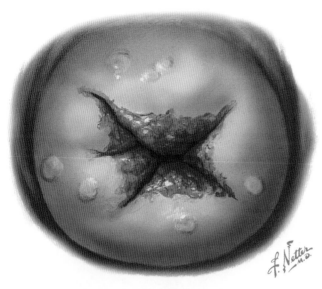

图 122.1 宫颈放射状裂伤合并纳氏囊肿

黄色的囊泡（直径 3 mm 到 3 cm）

诊断

鉴别诊断

- 宫颈癌（桶状或侵蚀型），少见
  合并症：无。

检查与评估

实验室检查：无特异性实验室检查。
影像学：无特异性影像学表现。
特殊检查：无。
诊断步骤：盆腔检查（窥器检查）

病理学

柱状上皮细胞形成的充满黏液的囊腔。

处理与治疗

非药物治疗

一般处理：评估及复查。
特殊处理：无。
饮食：正常饮食。
活动：无限制。
健康教育：定期复查。

药物治疗

无。

随访

监测：定期体检。
预防：无特殊。
并发症：可能出现宫颈扭曲或增大，但发生率低。

其他

妊娠：无影响。
ICD-10-CM 编码：N72（宫颈炎性疾病）。

参考文献

扫描书末二维码获取。

（王威 李萌 译 梁华茂 审校）

第八篇

子宫疾病

注：本篇章节顺序按疾病英文名称首字母排序。

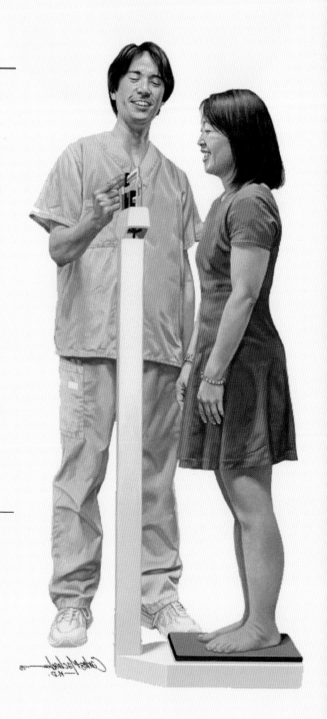

概述

定义：子宫腺肌病的特征是子宫肌壁间（子宫肌层）出现子宫内膜腺体及间质。

患病率：全部女性的 10%~15%，40~50 岁女性中约 60%。

好发年龄：35~50 岁。

遗传学：家族性遗传（多基因或多因素遗传模式）。

病因与发病机制

病因：子宫腺肌病来源于子宫内膜基底层的异常腺体。这些腺体直接延伸至子宫肌层。化生过程也可能导致异位腺体增生。

危险因素：高雌激素水平（假说）、多产、产后子宫内膜炎（假说）、剖宫产分娩后、子宫肌瘤剔除手术后或分段诊刮手术后，可见局部子宫内膜侵入肌层。

症状与体征

- 无症状（40%）
- 月经过多（40%~50%），随着病变程度进行性加重
- 痛经
- 子宫均匀增大（约为正常子宫的 2~3 倍大小）
- 随月经周期变化的子宫压痛（月经期前最重）

诊断

鉴别诊断

- 子宫平滑肌瘤（最常导致子宫的不规则增大）
- 子宫内膜息肉
- 子宫内膜增生
- 子宫内膜癌
- 子宫内膜异位症（当疼痛为主要症状时）
- 早期妊娠

与之相关的临床情况：同时合并子宫内膜异位症（15%）、子宫平滑肌瘤、性交痛、结节性峡部输卵管炎。

检查与评估

实验室检查：无特异性实验室检查。如可疑贫血可查血常规。

影像学：无特异性影像学表现，除非需要除外其他病变。经阴道超声或磁共振检查（MRI）可发现异常（超声下可见子宫肌层回声不均，但无局限性病灶）。MRI（T2 加权像或对比增强的 T1 加权像）比超声表现更加典型。

特殊检查：子宫内膜活检不能用于诊断子宫腺肌病，但可以用于除外可疑的子宫内膜癌。

诊断步骤：典型的疼痛病史，月经过多、伴有子宫均匀增大、质硬，可提示子宫腺肌病，但不能确诊。最终确诊需依据病理。

病理学

在子宫腺肌病中，子宫内膜（腺体和间质）侵入子宫肌层深处。因此，子宫腺肌病实际等同于子宫肌壁间的、宫腔外的子宫内膜异位症，诊断标准为子宫内膜基底层以下 2.5 mm 或更深处见到子宫内膜腺体。

处理与治疗

非药物治疗

一般处理：镇痛药（非甾体抗炎药），周期性激素治疗，促性腺激素释放激素（GnRH）激动剂。

特殊处理：子宫切除手术是治疗子宫腺肌病的最佳治疗方案。子宫动脉栓塞已列入建议方案，但是成功率不确定。

饮食：正常饮食。

活动：无限制。

健康教育：消除疑虑。参见美国妇产科医师协会健康教育手册 AP046（痛经：疼痛期），AP008（子宫切除术）。

药物治疗

子宫腺肌病尚无满意的药物治疗方法。所有药物治疗均旨在减轻症状或延缓疾病进展。卵巢功能衰退可使临床症状减轻。尝试使用针对子宫内膜异位症的激素治疗或其他治疗方法，部分病例有效。

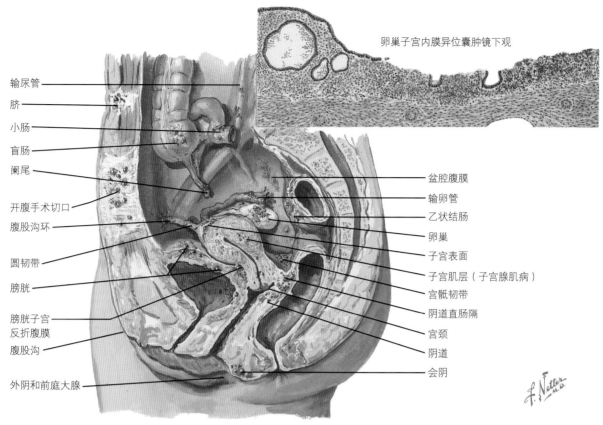

卵巢子宫内膜异位囊肿镜下观

输尿管

脐

小肠

盲肠

阑尾

开腹手术切口

腹股沟环

圆韧带

膀胱

膀胱子宫
反折腹膜

腹股沟

外阴和前庭大腺

盆腔腹膜

输卵管

乙状结肠

卵巢

子宫表面

子宫肌层（子宫腺肌病）

宫骶韧带

阴道直肠隔

宫颈

阴道

会阴

图 123.1　异位的子宫内膜可能侵入的部位

随访

监测：定期体检。

预防：无特殊。

并发症：进行性月经增多，贫血，慢性盆腔疼痛。有些研究显示这些患者具有高水平的抗磷脂抗体，但临床意义尚不明确。目前假说与不孕症有关联，但仍有争议。

预后：除非合并子宫内膜异位症，否则外科手术可治愈子宫腺肌病（子宫切除术）。临床症状随着卵巢功能的减退而消失。

其他

妊娠：无影响。但有报道早产及胎膜早破风险增加。

ICD-10-CM 编码：N80.0（子宫的子宫内膜异位症）。

参考文献

扫描书末二维码获取。

124　Asherman 综合征（子宫粘连）

概述

定义：Asherman 综合征是指刮宫后宫腔内形成瘢痕或封闭，在感染性流产刮宫或产后立即刮宫时更容易发生。尽管治疗性的子宫内膜消融术后，宫腔内也会发生相同的改变，但此诊断不适用于这种情况。

患病率：罕见。

好发年龄：生育年龄。

遗传学：无遗传学倾向。

病因与发病机制

病因：子宫内膜损伤（过度刮宫、存在宫内感染时刮宫或产后立即刮宫——30%的稽留流产清宫的患者发生宫腔粘连），子宫内膜感染（结核或血吸虫病），子宫肌瘤剔除术后或子宫成形术后瘢痕形成。与手术无关的严重的盆腔感染也可能导致Asherman综合征。在严重产后出血时所行的子宫压缩缝合，也与宫腔粘连有关。

危险因素：宫腔内操作引发感染。与手术操作无关的子宫内膜感染，比如结核或血吸虫病。

症状与体征

- 闭经或月经过少

诊断

鉴别诊断

- 原发性或继发性闭经
- 宫颈狭窄

 与之相关的临床情况：闭经，不孕。

检查与评估

实验室检查：无特异性实验室检查。

影像学：宫腔超声造影或子宫输卵管造影。

特殊检查：无。

诊断步骤：宫腔镜检查。

病理学

宫腔内瘢痕。

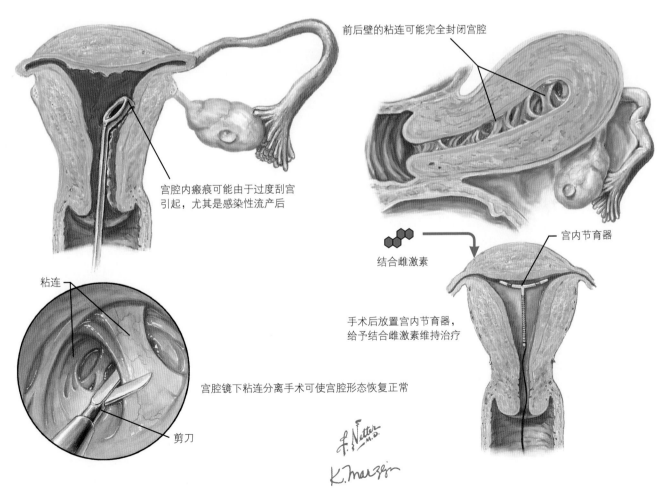

图 124.1 Asherman 综合征（子宫粘连）

处理与治疗

非药物治疗

一般处理：评估和支持治疗。

特殊处理：宫腔镜下子宫内瘢痕切除，随即放置宫内节育器（IUD）并给予雌激素治疗。

饮食：正常饮食。

活动：无限制。

健康教育：消除疑虑。参见美国妇产科医师协会健康教育手册 AP062（扩宫和清宫 D&C）。

药物治疗

• 雌激素治疗 1~2 个月。
  • 口服药物：结合雌激素 1.25 mg/d；己烯雌酚 1 mg/d；酯化雌激素 1.25 mg/d；炔雌醇 0.05 mg/d；微粒化雌二醇 1 mg/d；硫酸哌嗪雌酮、哌嗪雌酮硫酯 1.25 mg/d。

• 局部用药：17β-雌二醇 0.1 mg/d。
  禁忌证：不明原因的阴道出血。

随访

监测：定期体检。

预防：避免过度刮宫，刮宫后立即治疗子宫内膜炎。

并发症：宫腔积血，不孕。

预后：治疗后可恢复正常生育和月经功能。

其他

妊娠：一经治疗，对未来妊娠无影响，尽管有 1 例胎盘植入的报道。

ICD-10-CM 编码：N85.6（子宫内粘连）。

参考文献

扫描书末二维码获取。

---

125 异常子宫出血

概述

定义：异常子宫出血是指没有明确原因发生的不规则出血或月经间期出血。

患病率：所有妇科就诊患者中，10%~15% 存在月经紊乱。

好发年龄：生育年龄，青春期和更年期最多见。

遗传学：无遗传学倾向。

病因与发病机制

病因：异常子宫出血的病因，总结为 PALM-COEIN 系统（图 125.1）。**无排卵患者**：化疗、慢性疾病、更年期、子宫内膜癌、子宫内膜增生、使用激素避孕（口服、注射、宫腔内放置）、医源性（抗凝、激素替代治疗）、特发性、药物性（抗胆碱能药、单胺氧化酶抑制剂、吗啡、噻嗪类、利血平）、营养失衡（厌食症、贪食症、过度体力活动）、肥胖、垂体-下丘脑-卵巢轴不成熟、垂体肿瘤、多囊卵巢综合征、应激、全身性疾病（肝、肾、甲状腺）。**有排卵患者**：器质性疾病（子宫腺肌病、宫颈肿瘤、宫颈息肉、子宫内膜癌、子宫内膜息肉、平滑肌瘤、肉瘤）、排卵期出血、凝血功能障碍（自然或医源性）、子宫内膜炎、输卵管疾病（感染、肿瘤）、异物（宫内节育器、子宫托、卫生棉条）、特发性、服用药物（雌激素、人参）、白血病、黄体功能紊乱，盆腔炎性疾病（包括结核）、妊娠相关疾病（流产、异位妊娠、葡萄胎、妊娠组织残留）、反复创伤、全身性疾病（肝、肾、甲状腺）

危险因素：长期无排卵。

PALM -器质性病变

- **P**olyp 息肉（AUB-P）
- **A**denomyosis 子宫腺肌病（AUB-A）
- **L**eiomyomata 平滑肌瘤（AUB-L）
  - 黏膜下（AUB-L$_{sm}$）
  - 其他部位（AUB-L$_O$）
- **M**alignancy/Hyperplasia 恶性肿瘤/增生（AUB-M）

COEIN - 非器质性病变

- **C**oagulopathy 凝血功能障碍（AUB-C）
- **O**vulatory dysfunction 排卵障碍（AUB-O）
- **E**ndometrial 子宫内膜因素（AUB-E）
- **I**atrogenic 医源性因素（AUB-I）
- **N**ot yet classified 未分类（AUB-N）

图 125.1 异常子宫出血的 PALM-COEIN 分类

症状与体征

- 无痛性月经间期出血
- 月经周期不规律（通常为周期延长）

诊断

鉴别诊断

- 妊娠
- 更年期改变
- 无排卵
- 子宫内膜息肉
- 子宫平滑肌瘤
- 子宫内膜癌
- 子宫内膜异位症
- 非子宫源性出血（如来源于宫颈、阴道、外阴或会阴）
- 医源性（激素，口服避孕药）

与之相关的临床情况：无排卵，不孕，子宫内膜癌，子宫内膜息肉或肿瘤，子宫平滑肌瘤，肥胖。

检查与评估

实验室检查：根据可能的诊断（鉴别诊断）选择实验室检查。

影像学：对有些患者，盆腔超声检查或子宫超声造影有帮助。

特殊检查：月经日历有助于记录患者的出血时间和特点。可能需要子宫内膜活检、刮宫或宫腔镜检查。

诊断步骤：异常子宫出血的诊断是一个排除性诊断。病史和查体可能提示其他病因，需要进一步检查排除。

病理学

一部分患者增生的子宫内膜组织常有不规律脱落，另一部分患者的子宫内膜菲薄且萎缩。

处理与治疗

非药物治疗

一般处理：评估。

特殊处理：立足于疾病的潜在原因及患者的要求。如为不排卵，且无生育要求，可给予周期性黄体酮治疗以建立月经周期及减少月经间期出血。对于少数患者，需要药物抑制月经周期（促性腺激素释放激素受体激动剂、长效孕激素、长周期复方口服避孕药）、子宫内膜消融或行子宫切除术。

饮食：正常饮食。

活动：无限制。

健康教育：解释与消除疑虑。参见美国妇产科医师协会健康教育手册 AP095（异常子宫出血），AP049（初潮：青少年），AP147（子宫内膜增生），AP162（围绝经期出血和绝经后出血）。

药物治疗

醋酸甲羟孕酮 5~10 mg，每月共用 10~14 天。约 85% 的既往有排卵的患者，应用一个周期即可见效。

禁忌证：不明原因的闭经或出血。

慎用：必须先除外妊娠方可使用黄体酮。

其他药物

醋酸炔诺酮 5~10 mg，每月共用 10~14 天。可放置左炔诺孕酮宫内释放系统（含有左炔诺孕酮 52 mg，每日释放左炔诺孕酮 20 μg），或口服复方避孕药。

随访

监测：定期体检。

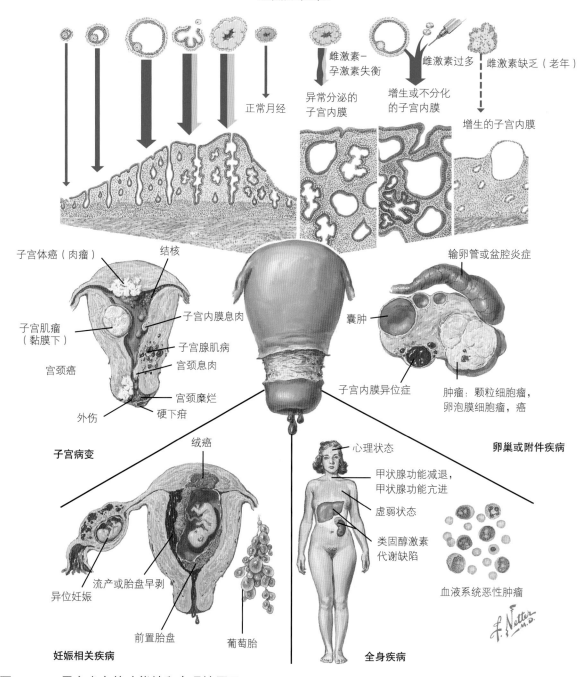

图 125.2　子宫出血的功能性和病理性原因

预防：无特殊。

并发症：如不排卵或子宫内膜过度增生长时间未治疗，可发生贫血、子宫内膜增生或子宫内膜癌。

预后：如果纠正病因，或给予周期性黄体酮治疗后可恢复正常月经。

其他

妊娠：除病因所导致的已发生后果外，对妊娠无影响。

ICD-10-CM 编码：626.8，626.4（不规则月经周期）。

参考文献

扫描书末二维码获取。

概述

定义：子宫内膜癌是指子宫内膜组织发生了恶性病变，通常为腺癌、腺鳞癌、透明细胞癌或浆液性乳头状癌。

患病率：一生中发病风险为 2%~3%，是女性生殖系统最常见的恶性肿瘤，在美国每年约有 54 870 例新发病例；10 170 例死亡（2015 年数据），排在美国女性癌症相关死亡的第八位原因。

好发年龄：55~65 岁，年龄低于 45 岁者少见（小于 20%）。

遗传学：除遗传性非息肉性结直肠癌（HNPCC；林奇综合征）外，无已知遗传倾向。在年轻女性中发生的癌症与 *K-ras*、*PTEN* 或 *MLH1* 基因的突变有关。

病因与发病机制

病因：90% 左右的病例为无孕激素拮抗的雌激素刺激（多囊卵巢综合征、肥胖、长期无排卵和未联合使用孕激素的雌激素替代治疗）。育龄女性使用选择性雌激素受体调节剂（他莫昔芬）。

危险因素：子宫受到长期无孕激素拮抗的雌激素刺激（长期无排卵、雌激素治疗和肥胖），应用他莫昔芬，月经初潮早，绝经延迟，未产，乳腺癌或直肠癌，糖尿病。

症状与体征

- 绝经后出血（90%）
- 宫颈细胞学涂片显示不正常腺细胞（宫颈细胞学检查仅能发现约 20% 的已知内膜癌）

诊断

鉴别诊断

- 子宫内膜复杂性或不典型增生
- 宫颈癌
- 子宫内膜或宫颈息肉
- 卵巢癌转移至子宫内膜
- 苗勒氏管肿瘤
- 子宫内膜异位症
- 早期妊娠（年轻女性）
- 颗粒细胞瘤

与之相关的临床情况：肥胖、不规律月经出血、不孕、乳腺或直肠癌。

检查与评估

实验室检查：无特异性实验室检查。需进行手术前的相关筛查或用于鉴别诊断的相关检查。

影像学：X 线胸片（除外转移）、阴道超声或超声宫腔造影检查（有担心超声宫腔造影时液体通过输卵管外溢会导致子宫外转移）。

特殊检查：子宫内膜活检（准确率 >90%）。

诊断步骤：病史、体格检查和子宫内膜活检。

病理学

不典型性增生的腺体，伴极少量或无间质。有丝分裂常见。

处理与治疗

非药物治疗

一般处理：评估和分期。

特殊处理：手术探查（分期）、全子宫切除、双输卵管卵巢切除、腹腔及横隔的细胞学检查、盆腔淋巴结切除、腹主动脉旁淋巴结活检。经阴道放疗可减少局部复发。高效孕激素、顺铂和阿霉素可治疗远处转移。对于分期手术后局限于子宫的内膜癌，辅助放疗的应用有争议。

饮食：正常饮食。但应配合外科治疗。

活动：无限制。但应配合外科治疗。

健康教育：参见美国妇产科医师协会健康教育手册 AP097（子宫体癌），AP008（子宫切除术），AP080（手术前准备），AP095（异常子宫出血），AP134（子宫内膜消融），AP147（子宫内膜增生），AP007（降低你的患癌风险）。

药物治疗

- 增生和远处转移：甲地孕酮 160 mg/d 口服，共

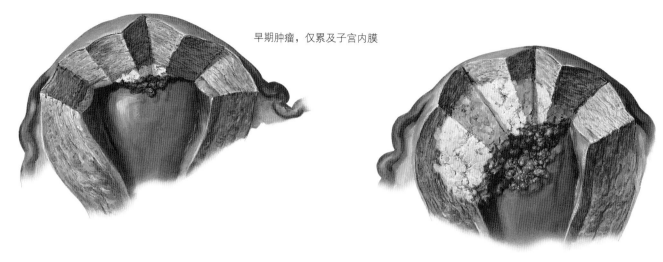

早期肿瘤，仅累及子宫内膜

更广泛的肿瘤，累及深肌层

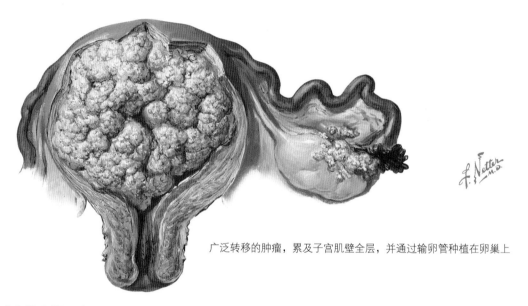

广泛转移的肿瘤，累及子宫肌壁全层，并通过输卵管种植在卵巢上

图 126.1　子宫内膜癌的分期及类型

3 个月，通常要进一步刮宫或其他措施评价治疗效果。

- 阿霉素或顺铂化疗。

　　禁忌证： 详见各药物说明。

　　慎用： 因高效孕激素可致水潴留，所以充血性心力衰竭的患者应用必须谨慎。

　　相互作用： 详见各药物说明。

随访

　　监测： 前 2 年阴道断端的巴氏涂片每 3 个月一次，随后每 6 个月一次连续 3 年，之后每年 1 次。每年 1 次胸片检查。

　　预防： 纠正未予拮抗的雌激素状态或加用孕激素。

　　并发症： 远处转移甚至死亡。

　　预后： 5 年生存率取决于分期和肿瘤分级：Ⅰ期 85%，Ⅱ期 60%，Ⅲ期 30%，Ⅳ期 10%。

其他

　　妊娠： 常不予考虑，因为二者共存可能性极小。

　　ICD-10-CM 编码： 因细胞类型和位置而异。

参考文献

　　扫描书末二维码获取。

概述

定义：子宫内膜增生是由子宫内膜腺体和间质的异常增生所致，并伴有组织结构特征性的改变。正是这种结构上的改变，将增生与正常子宫内膜增殖区分开来。单纯性增生是最不显著的改变。复杂性增生具有非常显著的结构上的改变。WHO将子宫内膜增生分为四组：单纯性增生或复杂性增生，伴或不伴有细胞的非典型性。

患病率：绝经后出血的患者中，有5%存在子宫内膜增生。

好发年龄：生育年龄晚期和绝经早期；高峰年龄50~54岁。

遗传学：无遗传学倾向。

病因与发病机制

病因：不详。

危险因素：无拮抗的雌激素刺激的子宫［长期无排卵、雌激素治疗（4~8倍风险）、肥胖（3倍风险）］，未生育（2~3倍风险）、糖尿病（2~3倍风险）、多囊卵巢综合征、应用他莫昔芬。

症状与体征

- 无症状
- 月经间期出血
- 月经过多
- 绝经后出血

诊断

鉴别诊断

- 子宫内膜癌
- 宫颈或子宫内膜息肉
- 宫颈癌

与之相关的临床情况：宫颈或子宫内膜息肉，鳞状上皮化生，子宫内膜癌。当细胞核异型性出现时，大于30%的患者同时存在子宫内膜癌。

检查与评估

实验室检查：无特异性实验室检查。

影像学：超声检查可以看到增厚的内膜线（目前还没有内膜增厚的阈值标准，该阈值应具有理想的阳性和阴性预测值。但其不能替代组织学评估）。MRI也可以诊断子宫内膜增厚，但由于费用高和低特异性，限制了它作为诊断工具的应用。

特殊检查：子宫内膜活检、宫腔镜检查或刮宫术。

诊断步骤：子宫内膜活检。确诊需组织病理学。

病理学

- **单纯性增生**：腺体和间质的增生，不伴细胞的非典型性。腺体形成简单的腺管，管腔由小到大，体积不等，囊腔上皮层无外突。

- **复杂性增生**：腺体和间质的增生，细胞的非典型性（主要表现为成熟障碍、高核质比、核多形性、可见核分裂象）可能存在或缺失。腺体拥挤，呈"背靠背"的征象。可能会发现同时存在的腺癌（不同的研究中，发生率17%~52%不等）。出芽状生长常见，突向腺腔。值得注意的是，这两种情况的组织学诊断的可靠性一直受到质疑，病理科医生意见的一致率低于50%。

处理与治疗

非药物治疗

一般处理：及时评估。

特殊处理：单纯性增生：药物治疗（孕激素）一般来说是足够的。许多人可单独应用刮宫术，或联合孕激素治疗。复杂性增生：对于不伴细胞非典型性的复杂性增生或经过挑选的有保留生育功能愿望的患者，可以使用大剂量高效孕激素治疗。其他患者应接受子宫切除手术（包括双侧输卵管和卵巢切除）。

饮食：正常饮食。

活动：无限制。

健康教育：消除疑虑。参见美国妇产科医师协

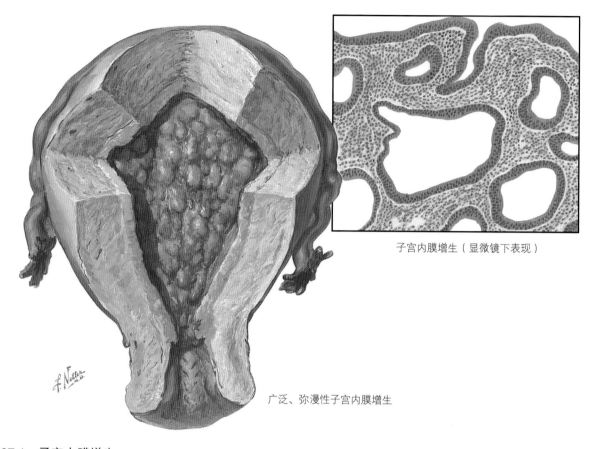

子宫内膜增生（显微镜下表现）

广泛、弥漫性子宫内膜增生

图 127.1　子宫内膜增生

会健康教育手册 AP147（子宫内膜增生），AP095（异常子宫出血），AP097（子宫体癌），AP062（刮宫术，D&C）

药物治疗

- **单纯性增生**：醋酸甲羟孕酮 10 mg/d 口服，每月 10 天；醋酸炔诺酮 10 mg/d 口服，每月 10 天。左炔诺孕酮宫内释放系统，20 μg/d 具有良好的反应和依从性。

- **复杂性增生**：醋酸甲羟孕酮，每周 200~1000 mg 肌注，共 5 周；继以每月 100~400 mg 肌内注射；甲地孕酮 40~160 mg/d 口服，共 6~12 周（也有报道应用到 48 个月）。子宫切除术后患者使用雌激素替代治疗是安全的。

禁忌证：不明原因的阴道出血，血栓性静脉炎，严重肝功受损，已知或可疑的乳腺癌。

慎用：妊娠早期 3 个月禁用孕激素。

其他药物

单纯性增生也可用复方口服避孕药。

随访

监测：对于单纯性增生或采用药物治疗的复杂性增生，必须在 3 个月后进行子宫内膜活检，然后每 6~12 个月重复一次。

预防：无特殊。

并发症：单纯性增生病情进展并不常见（1% 发

展为癌，3% 发展为复杂性增生）。子宫内膜活检有微小风险（感染、穿孔）。复杂性增生，特别是伴有细胞不典型性者，在不治疗的情况下，有同时合并癌或癌变的风险（75% 的患者）。细胞结构越不典型，恶变风险越大；25% 不伴细胞不典型性的复杂性增生将会有所进展，50% 会保持不变。

预后：对药物反应良好的内膜增生患者，预后良好。进展和复发不常见。

其他

妊娠：无影响。

ICD-10-CM 编码：N85.00（子宫内膜增生，非特指），N85.01（子宫内膜良性增生），N85.02［子宫内膜上皮内瘤变（EIN）］。

参考文献

扫描书末二维码获取。

子宫内膜息肉 128

概述

定义：子宫内膜腺体和间质局部过度增殖，形成突出于子宫内膜的瘤体。宫腔任何部位均可发生，以子宫底部最多见。通常较小（数毫米），但也可大至占据整个宫腔。

患病率：10% 妇女（尸检报告）；在因癌症切除的子宫中占 20%。

好发年龄：40~50 岁，绝经期少见。

遗传学：无遗传学倾向。

病因与发病机制

病因：不详，可能与应用雌激素、无孕激素拮抗有关。

危险因素：无拮抗的雌激素应用、肥胖、他莫昔芬治疗（多达 36% 的他莫昔芬使用者）。

症状与体征

- 大部分无症状。
- 异常出血，最常见的是月经间期出血和月经过多，围绝经期出血。1/4 有异常出血的女性有子宫内膜息肉。
- 有长蒂的息肉会从宫颈内脱出

诊断

鉴别诊断

- 宫颈息肉
- 子宫内膜癌
- 脱出的子宫肌瘤
- 妊娠物残留
- 残留（或遗忘）的宫内节育器

合并症：子宫内膜癌（增加 2 倍）。

检查与评估

实验室检查：无特异性实验室检查。

影像学：超声通常可诊断息肉。应特别注意宫底部位，因为大部分息肉发生于此处。

特殊检查：无。

诊断步骤：病史，体格检查，子宫内膜活检，宫腔镜或刮宫。大部分患者在子宫因其他原因切除时才得以诊断。

病理学

表面柔软，中心部位为血管轴。肿物的各个切面均发现上皮覆盖的子宫内膜腺体、间质及上皮血管，形成蒂样的结构。子宫内膜腺体常不成熟，出现"瑞士乳酪"样囊腔，与月经周期无关。可存在

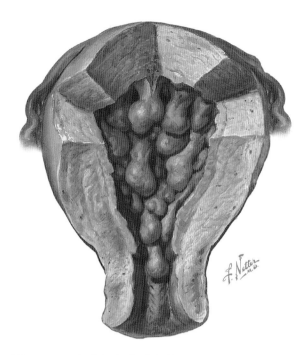

图 128.1　多发子宫内膜息肉

感染或恶变。

处理与治疗

非药物治疗

一般处理：评估。

特殊处理：刮宫或宫腔镜手术切除。所有切除的息肉均应送组织学检查，约有 <5% 为恶性。

饮食：正常饮食。

活动：无限制。

健康教育：消除疑虑。参见美国妇产科医师协会健康教育手册 AP095（异常出血），AP062（诊断性刮宫）。

药物治疗

无。

随访

监测：定期体检。

预防：评估和治疗闭经，治疗长期没有孕激素拮抗的雌激素状态。部分学者建议对长期服用他莫昔芬的患者预防性放置含孕激素的宫内节育器。

并发症：0.5% 的息肉有恶变风险（低分级和分期）。

预后：切除息肉通常即可治愈，即使存在恶变者亦是如此。

其他

妊娠：无影响。

ICD-10-CM 编码：N84.0（子宫内膜息肉）。

参考文献

扫描书末二维码获取。

129　子宫内膜炎

概述

定义：子宫内膜炎是子宫内膜的急性或慢性炎症，通常由感染引起。该名词通常在非妊娠期或妊娠早期中使用；妊娠中晚期常用"绒毛膜羊膜炎"。慢性子宫内膜炎常是感染加重的中间状态。

患病率：75% 的患者同时患盆腔炎，40% 的患者患化脓性宫颈炎。

好发年龄：生育年龄。

遗传学：无遗传学倾向。

病因与发病机制

病因：子宫内膜无菌性炎症常见于宫内放置节育器的患者。感染的病原体常是从宫颈或下生殖道蔓延而来，常见病原体包括沙眼衣原体、淋病奈瑟菌、解脲支原体和无半乳糖链球菌；次之是放线菌或结核菌。

危险因素：IUD，宫腔内器械操作（活检、子宫输卵管造影），宫颈炎，性传播疾病，妊娠物残留。

症状与体征

- 无症状
- 异常子宫出血，典型者在月经间期
- 性交后出血
- 宫颈或阴道分泌物异味
- 盆腔炎症
- 慢性盆腔痛
- 输卵管 - 卵巢脓肿
- 不孕（很少导致）

诊断

鉴别诊断

- 意外妊娠
- 妊娠滋养细胞疾病
- 子宫内膜癌
- 雌激素相关肿瘤或外源性雌激素
- 子宫肌瘤
- 宫颈病变 / 宫颈炎
- 遗忘的宫内节育器

合并症：慢性盆腔痛，输卵管 - 卵巢脓肿，宫颈炎和性传播疾病。

检查与评估

实验室检查：全血细胞计数，宫颈分泌物培养查沙眼衣原体和淋病奈瑟菌，筛查其他性传播疾病。

影像学：无特异性影像学表现。生理盐水灌注超声检查可提示子宫内膜增厚，但有使感染扩散到输卵管、卵巢、腹腔的风险。因此，除非评估过感染的风险，否则不建议采用此方法。

特殊检查：子宫内膜活检通常可明确诊断。

诊断步骤：子宫内膜活检和培养。

病理学

炎症细胞（单核细胞和浆细胞）侵入子宫内膜基底层和间质。急性子宫内膜炎：在子宫内膜腺体内可见微小脓肿或中性粒细胞浸润。慢性子宫内膜炎：子宫内膜间质内可见数量不等的浆细胞浸润。放线菌感染可见硫黄颗粒。

处理与治疗

非药物治疗

一般处理：评估，性传播疾病（宫颈炎）宣教。

特殊处理：抗生素治疗（见下文），如存在 IUD 应取出。

饮食：正常饮食。

活动：治疗结束前禁性交、阴道冲洗或用卫生棉条。

健康教育：参见美国妇产科医师协会健康教育手册 AP095（异常子宫出血），AP099（盆腔痛），AP077（盆腔炎症疾病）。

药物治疗

克林霉素，首剂 200 mg 口服，其后 100 mg 口服，每日 1 次，共 10 天。如果输卵管 - 卵巢脓肿中发现放线菌，应持续 12 周口服青霉素治疗。

禁忌证：已知或可疑对四环素过敏。

慎用：服用克林霉素者可能会发生光敏效应。

相互作用：克林霉素会增强华法林的效应。大部分抗酸药和碱式水杨酸铋（Pepto-Bismol）会抑制克林霉素的吸收。

其他药物

甲硝唑或红霉素可取代克林霉素。

随访

监测：定期体检。筛查性传播疾病。

预防：减少宫颈炎和性传播疾病风险，宫腔操作保持无菌。

并发症：感染加重可导致输卵管炎、输卵管 - 卵巢脓肿、输卵管积水、腹膜炎和慢性盆腔炎。

预后：治疗效果好。

其他

妊娠：通常不宜妊娠。解脲支原体感染偶尔会

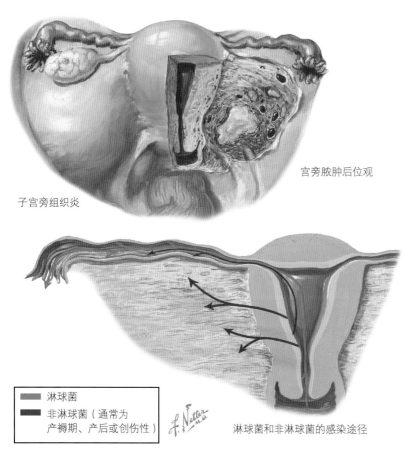

子宫旁组织炎

宫旁脓肿后位观

淋球菌

非淋球菌（通常为
产褥期、产后或创伤性）

淋球菌和非淋球菌的感染途径

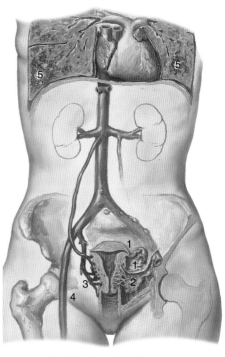

化脓性子宫内膜炎的扩散：
（1）腹膜炎
（2）子宫旁组织炎（通过淋巴管）
（3）盆腔血栓性静脉炎
（4）股静脉血栓性静脉炎
（5）肺栓塞或肺脓肿（脓性栓子）

图 129.1　子宫内膜炎：子宫旁组织炎和化脓性子宫内膜炎

导致孕早期流产。

ICD-10-CM 编码：N71.0（急性子宫炎症）和 N71.1
（慢性子宫炎症）。继发于妊娠的感染和其他因素特
殊编码。

参考文献

扫描书末二维码获取。

130　宫腔积血

概述

定义：正常流出通道被阻导致子宫腔内积血。
梗阻可能来自先天畸形、后天性宫颈狭窄（由于刮
宫或子宫膜消融所致）或肿瘤堵塞。

患病率：偶见。

好发年龄：生育年龄早期和绝经后最常见。

遗传学：无遗传学倾向。

病因与发病机制

病因：子宫的月经流出通道梗阻或闭锁，如先
天畸形，大部分是处女膜闭锁和阴道横隔；后天性
原因：因宫颈或子宫内膜老年性萎缩而致宫颈狭窄，

粘连后瘢痕，由于手术、子宫内膜消融、放疗、冷冻或电灼而致瘢痕，肿瘤。

危险因素：宫颈手术史（锥切、冷冻或电切），绝经期萎缩，宫颈肿瘤，不完全的子宫内膜消融。

症状与体征

- 无症状，尤其是绝经后女性
- 子宫增大，通常质软和有轻触痛
- 痛经，异常出血，闭经和不孕（绝经前女性）
- 周期性腹痛

诊断

鉴别诊断

- 子宫内膜增生 / 癌
- 宫颈癌
- 宫腔积脓
- 子宫肌瘤
- 卵巢肿瘤

合并症：宫颈癌，子宫内膜癌，输卵管，卵巢

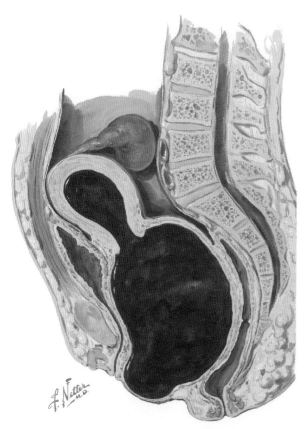

图 130.1 阴道积血合并宫腔积血和输卵管积血

脓肿，子宫内膜异位症。

检查与评估

实验室检查： 无特异性实验室检查。

影像学： 超声证实子宫增大和积液，但不能明确积液的性质。偶尔可发现宫颈肿物。

特殊检查： 子宫内膜活检或宫腔镜检查。1~2 mm 的探针轻柔地探查可诊断宫颈梗阻或狭窄。

诊断步骤： 病史，体格检查，超声，扩宫颈或探针探查。

病理学

取决于病因。

处理与治疗

非药物治疗

一般处理： 评估。

特殊处理： 扩宫颈（伴或不伴刮宫）可起到引流作用，但常需重复数次。抗生素用于预防可能的病原体感染（拟杆菌属、厌氧菌、葡萄球菌、链球菌及大肠需氧菌）。可放置蘑菇头引流管或 Foley 导管以利于引流，但其本身亦可成为感染源。要根据病因决定治疗方案。

饮食： 正常饮食。

活动： 无限制。

健康教育： 参见美国妇产科医师协会健康教育手册 AP095（异常子宫出血），AP097（子宫癌）AP062（扩宫和刮宫 D&C），AP084（宫腔镜）。

药物治疗

要根据病因和临床情况决定治疗方案，如怀疑感染可用抗生素。抗生素的选择针对可能的病原体（类菌体、厌氧菌、葡萄球菌，链球菌及大肠需氧菌）。

禁忌证： 详见各药物说明。

慎用： 详见各药物说明。

相互作用： 详见各药物说明。

随访

监测： 定期体检。定期检查宫颈和子宫。

预防：避免不必要的宫颈操作，如需治疗，注意操作的范围。有些专家提议在上述操作后行宫颈探查，但目前尚未证实此方法可减少狭窄的发生。

并发症：感染（可能导致宫腔积脓），潜在疾病加重。

预后：取决于病因。

其他

妊娠：不与妊娠并存。

ICD-10-CM 编码：N85.7（宫腔积血）。

参考文献

扫描书末二维码获取。

131　月经间期出血

概述

定义：指正常月经期之间的出血。

患病率：所有妇科就诊患者中 10%~15% 存在此类问题。

好发年龄：生育年龄，青春期和更年期多见。

遗传学：无遗传学倾向。

病因与发病机制

病因：子宫原因如妊娠、子宫内膜息肉、子宫内膜增生、子宫肌瘤；宫颈原因如息肉、宫颈炎、宫颈糜烂、宫颈发育不良 / 新生物；阴道原因如创伤、感染、萎缩；会阴原因如外阴溃疡、痔等。

危险因素：不详。与绝育手术相关的观点已被推翻。

症状与体征

- 无痛性月经间期出血
- 常于性交后出现

诊断

鉴别诊断

- 妊娠
- 更年期改变
- 无排卵
- 子宫内膜息肉
- 子宫肌瘤
- 宫颈息肉，宫颈病变，宫颈炎
- 子宫内膜癌
- 子宫内膜异位症
- 非子宫来源的出血（如阴道、外阴、会阴）
- 凝血功能障碍性疾病（先天性或获得性）
- 医源性（IUD、药物性）

合并症：子宫内膜增生、子宫内膜癌、子宫内膜息肉、子宫颈息肉或子宫颈癌、子宫肌瘤。

检查与评估

实验室检查：依据可能诊断进行相关检查。

影像学：无特异性影像学表现。

特殊检查：月经日记有助于了解患者出血的时间及特点。子宫内膜活检、诊刮或宫腔镜有诊断价值。

诊断步骤：病史及体格检查常可提示可能的原因，从而指导下一步诊断。

病理学

主要决定于疾病的病理状态。

处理与治疗

非药物治疗

一般处理：评估。

月经间期出血

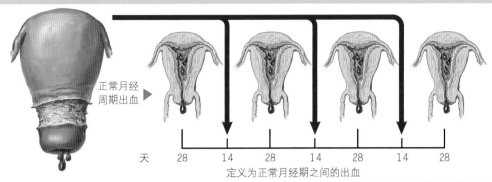

正常月经周期出血

天　28　14　28　14　28　14　28

定义为正常月经期之间的出血

月经间期出血的临床病因

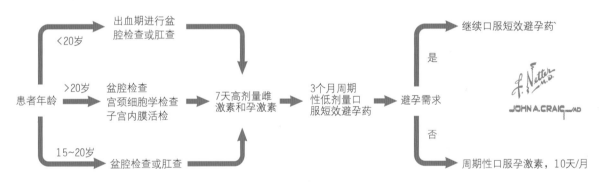

子宫相关疾病

子宫体癌或肉瘤　结核

子宫内膜息肉

子宫腺肌症

黏膜下子宫平滑肌瘤　子宫颈息肉

子宫颈癌　子宫颈糜烂

创伤　硬下疳

妊娠相关疾病

绒癌

流产或胎盘早剥

异位妊娠

前置胎盘

葡萄胎

卵巢或附件疾病

输卵管和盆腔感染

卵巢囊肿

子宫内膜异位症

肿瘤：颗粒细胞瘤、卵泡膜细胞瘤

月经间期出血临床管理流程

出血期进行盆腔检查或肛查

<20岁

患者年龄

>20岁　盆腔检查　宫颈细胞学检查　子宫内膜活检

7天高剂量雌激素和孕激素

3个月周期性低剂量口服短效避孕药

避孕需求

继续口服短效避孕药

是

否

周期性口服孕激素，10天/月

15～20岁　盆腔检查或肛查

图 131.1　月经间期出血的临床表现及处理

特殊处理：取决于病因、年龄及对避孕的要求。

饮食：正常饮食。

活动：无限制。

健康教育：参见美国妇产科医师协会健康教育手册 AP095（异常子宫出血），AP162（围绝经期出血及绝经后出血），AP163（宫颈癌）。

药物治疗

依据病因用药。当患者无生育要求时，可以使用能够使子宫内膜变薄的激素药物，如复方口服避孕药或高效孕激素。

随访

监测：定期体检。

预防：无特殊。

并发症：贫血。

预后：纠正病理状态或阶段性应用孕激素治疗后，月经可恢复正常。

其他

妊娠：除有些病因影响妊娠外，对妊娠无影响。

ICD-10-CM 编码：N92.1（无周期的月经频发），

N93.0（性交后或性交出血）。

参考文献

扫描书末二维码获取。

<table>
<tr><td>132</td><td>不规则月经周期</td></tr>
</table>

概述

定义：月经周期呈不规则状态或与"正常"状态有显著差别。

患病率：占妇科就诊患者的 10%~15%，年发生率大约 5%。

好发年龄：生育年龄，主要在青春期和更年期。

遗传学：无遗传学倾向。

病因与发病机制

病因：无排卵或少排卵，更年期或闭经，性腺功能低下（包括运动诱发的，与过低体重和无排卵相关），高雌激素状态（肥胖、多囊卵巢综合征、外源性雌激素）等。催乳素升高，社会心理异常（厌食症、食欲旺盛、紧张状态），慢性疾病，肾衰竭或肝衰竭，甲状腺疾病。

下丘脑调节垂体促性腺激素的产生和释放

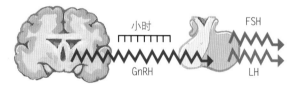

下丘脑脉冲释放GnRH（1脉冲/1~2小时）可使垂体前叶产生和释放FSH和LH（正常情况）

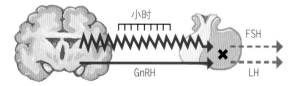

持续、过量、缺失或过频繁的GnRH释放抑制FSH和LH的产生和释放（下降调节）

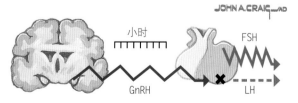

GnRH释放脉冲减低，LH分泌减少，但FSH分泌增加（慢脉冲模型）

卵巢反馈调节垂体促性腺激素的产生和释放

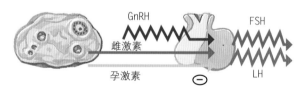

GnRH脉冲和低水平的雌激素和孕酮导致LH和FSH释放增加（负反馈）

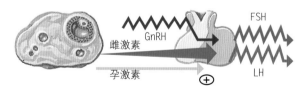

GnRH脉冲、雌激素水平的迅速增加以及少量的孕酮导致高脉冲LH和FSH中度增加（正反馈）

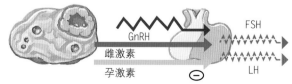

GnRH脉冲和高水平的雌激素和孕酮导致LH和FSH水平降低（负反馈）

图 132.1　月经周期的神经内分泌调节

危险因素：与可能的病因相关。

症状与体征

- 月经不规则
- 月经出血的各种特点

诊断

鉴别诊断

- 更年期改变
- 无排卵
- 妊娠
- 卵巢肿瘤（少见）

检查与评估

实验室检查：依据可能的诊断进行相关检查。

影像学：无特异性影像学表现。

特殊检查：月经日记有助于了解患者出血的时间及特点。部分患者可选择子宫内膜活检、诊刮或宫腔镜检查。

诊断步骤：病史及体格检查常可提示可能的病因，从而指导下一步诊断。

病理学

子宫内膜活检提示无排卵。

处理与治疗

非药物治疗

一般处理：评估。

特殊处理：取决于病因及患者的要求。如果病因为无排卵，患者无生育要求，可给予周期性孕激素治疗，有利于稳定周期，抑制月经间出血。

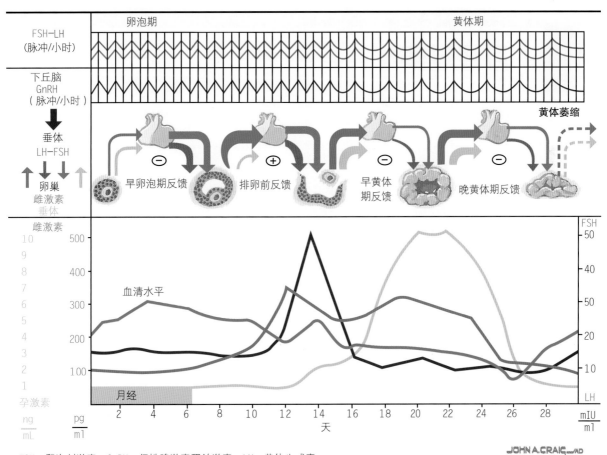

FSH，卵泡刺激素；GnRH，促性腺激素释放激素：LH，黄体生成素

图 132.2　血清促性腺激素和卵巢激素的相关性及反馈机制

饮食：正常饮食。

活动：无限制。

健康教育：参见美国妇产科医师协会健康教育手册 AP095（异常子宫出血），AP049（初潮：青少年），AP162（围绝经期出血和绝经后出血）。

药物治疗

甲羟孕酮 5~10 mg，每月 10~14 天。也可应用口服避孕药。

禁忌证：闭经或出血未明确诊断。

慎用：在未排除妊娠前不可应用黄体酮。

其他药物

醋酸炔诺酮 5~10 mg，每月 10~14 天；也可应用复方口服避孕药或高效孕激素，包括宫内缓释系统。

随访

监测：定期体检。

预防：无特殊。

并发症：如果无排卵未予治疗，可能发生子宫内膜增生或子宫内膜癌。

预后：通过纠正病理状态或周期应用孕激素治疗后，可恢复正常月经周期。

其他

妊娠：一旦妊娠，对妊娠无影响。

ICD-10-CM 编码：N92.6（非特异性的不规则阴道出血）、N92.5（特异性的不规则阴道出血）。

参考文献

扫描书末二维码获取。

---

133 月经过多

概述

定义：月经出血过多。常分为原发性和继发性：继发是指来自某些明确的临床病因；原发则是由前列腺素的产生失调所致。月经过多与突发性阴道出血不同（后者最常与妊娠和妊娠并发症有关）。

患病率：10%~15% 的女性存在月经过多。

好发年龄：生育年龄。

遗传学：无遗传学倾向。

病因与发病机制

病因：继发性月经过多在下一章详细阐述。原发性月经过多是由于子宫释放过多的前列腺素或产生比例不平衡（前列腺素 E_2、前列腺素 I_2、血栓素 A_2）造成。有证据显示原发性月经过多存在纤维蛋白溶解增加的现象，使出血进一步加重。

危险因素：糖尿病、肥胖或长期无排卵（患子宫内膜非典型增生和恶性肿瘤危险增加），全身性疾病或代谢异常相关的出血倾向。

症状与体征

- 月经期出血超过 80 ml，可导致贫血
- 使用大量月经期卫生用品，但是评估真实出血量较困难
- 贫血（当其他原因无法解释的贫血，可推断患者每个周期月经量大于 80 ml）

诊断

鉴别诊断

- 子宫肌瘤，1/3 患者月经过多

- 子宫腺肌病，40%~50% 患者月经过多
- 宫颈或子宫内膜息肉
- 子宫内膜萎缩或增生
- 子宫内膜癌
- 宫颈病变，宫颈癌
- 感染（宫颈炎，慢性子宫内膜炎）
- IUD
- 长期无排卵
- 非妇科疾病，包括血液系统疾病、凝血功能异常、甲状腺功能低下、白血病、肝脏疾病、系统性红斑

原发性月经过多

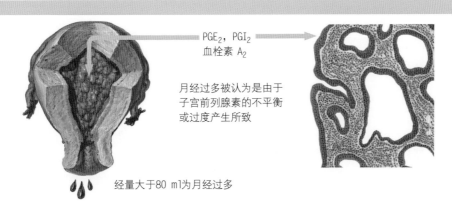

PGE₂，PGI₂
血栓素 A₂

月经过多被认为是由于子宫前列腺素的不平衡或过度产生所致

经量大于80 ml为月经过多

继发性月经过多

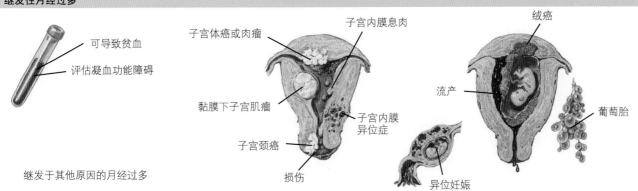

可导致贫血

评估凝血功能障碍

子宫体癌或肉瘤　子宫内膜息肉　绒癌

黏膜下子宫肌瘤　流产　葡萄胎

子宫内膜异位症

子宫颈癌　异位妊娠

继发于其他原因的月经过多　损伤

月经过多管理流程图

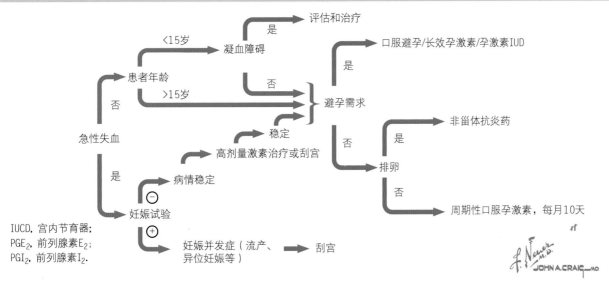

IUCD, 宫内节育器;
PGE₂, 前列腺素E₂;
PGI₂, 前列腺素I₂.

图 133.1　原发性和继发性月经过多的管理

狼疮、甲状腺疾病

- 分泌激素的良性或恶性卵巢肿瘤，罕见

　　合并症：贫血，中毒性休克综合征（长期使用阴道棉条）。

检查与评估

　　实验室检查：全血细胞计数，妊娠试验，凝血功能。

　　影像学：盆腔超声（对继发性月经过多有意义）。

　　特殊检查：无。

　　诊断步骤：病史、体格检查和实验室检查。

病理学

　　取决于病因。

处理与治疗

非药物治疗

　　一般处理：评估，营养支持。

　　特殊处理：取决于病因。非甾体抗炎药可以减少原发性月经过多的出血，如果应用，则需在出血期间坚持持续服用。如果患者月经过多难以治疗或患者准备切除子宫或行子宫内膜消融，可考虑应用GnRHa。可选择性应用子宫动脉栓塞。

　　饮食：正常饮食。如果有指征可以补铁治疗，硫酸亚铁或葡萄糖酸亚铁，300 mg 口服，一天 3 次。

　　活动：无限制。

　　健康教育：参见美国妇产科医师协会健康教育手册 AP095（异常出血），AP046（月经过多）。

药物治疗

- 急性失血中广泛应用结合雌激素 20~25 mg 静脉注射，或者是肌内注射孕酮。
- 口服雌激素：结合雌激素 2.5 mg，微粒化雌二醇 3~6 mg，2 小时一次，直至出血减少或停止。然后需再维持 20~25 天雌激素治疗，后 10 天加用黄体酮。
- 复合口服避孕药：含雌二醇和炔诺孕酮［Ovral（炔诺孕酮 - 炔雌醇片剂）］，每日 4 片，连续 3~5 天或直至出血停止，随后每日 1 片，至整包装药物用完；或第一天 4 片，第二天 3 片，第三天 2 片，然后每日 1 片，至整包装药物用完。

- 需要长期治疗的患者，可选择左炔孕酮宫内缓释系统控制出血。
- **禁忌证**：必须排除妊娠并做出诊断后才可开始治疗。

　　慎用：详见各种药物说明。

　　相互作用：详见各种药物说明。

其他药物

- 对于急性子宫出血，如果考虑子宫内膜尚完整，可给予高剂量孕激素止血（醋酸甲羟孕酮 10 mg 口服，每日 3 次，或肌注 150~300 mg 一次）。
- 在出血期间口服非甾体抗炎药［如甲氯芬那酸钠 100 mg 口服，每日 3 次；甲芬那酸（扑湿痛）250 mg 口服，每日 3 次］，可减少 30%~50% 的阴道出血量。
- 左炔诺孕酮宫内避孕装置可明显减少经期失血量。

随访

　　监测：定期体检，防治贫血。存在子宫内膜增生、肿瘤风险或对治疗无反应者需行子宫内膜活检、宫腔镜或诊刮。

　　预防：取决于病因。如果要求避孕，可给予复方口服避孕药或持续等剂量黄体酮（口服、注射或带药宫内节育器）或口服避孕药（单相或多相片）。如果患者为难治性月经过多，或准备切除子宫或行子宫内膜消融，可考虑用 GnRH-a，用药时间最长 6 个月，但费用和副作用限制了该药物的应用。

　　并发症：贫血，低血容量（急性失血）。

　　预后：取决于病因。大多数患者保守治疗有效。最成功的治疗是针对病因的治疗。一旦急性出血得以控制，需再坚持用 3 个周期的雌 / 孕激素治疗。在这期间需考虑行其他检查，并制订长期治疗计划。

其他

　　妊娠：无影响。

　　ICD-10-CM 编码：N92.0（有规律月经周期的月经过多或月经频发），N92.2（青春期月经过多），N92.4（绝经前月经过多）。

参考文献

　　扫描书末二维码获取。

概述

定义：绝经后女性的阴道出血。绝经后出血仅为一症状，需要详细检查排除威胁患者健康的疾病。

患病率：较常见，多达10%的绝经后女性发病。

好发年龄：50岁或50岁以上。

遗传学：无遗传学倾向。

病因与发病机制

病因：**全身性病因**：雌激素，雌激素/孕激素应用，血小板减少。**子宫因素**：子宫内膜萎缩最常见，子宫内膜癌（大约占10%），子宫内膜增生，子宫内膜炎，黏膜下肌瘤。**宫颈因素**：宫颈癌，宫颈外翻，宫颈炎，湿疣，息肉。**阴道因素**：腺病，萎缩性改变，癌，异物（避孕套、子宫托、卫生棉条），感染，黏膜破损（性交损伤、外伤）。**外阴或生殖道外出血**：萎缩，湿疣，膀胱炎/尿道炎，胃肠道（癌、憩室炎、肠道炎症性疾病），血尿，痔疮，感染，阴唇静脉曲张，肿瘤，创伤，尿道肉阜，尿道憩室，尿道脱垂/外翻。

危险因素：雌激素替代治疗，其他病理情况。

症状与体征

- 无痛性阴道出血（自发性或医源性）
- 内裤上或排尿后擦拭发现粉色或暗红色分泌物

诊断

鉴别诊断

- 妊娠（围绝经或绝经早期）
- 医源性出血（雌激素、雌激素/孕激素）
- 子宫内膜癌
- 子宫内膜病变，如子宫内膜增生、子宫内膜炎
- 阴道萎缩
- 子宫内膜息肉
- 宫颈炎或宫颈病变（包括息肉和癌）
- 阴道炎
- 宫内节育器残留
- 非妇科原因出血（会阴或直肠）

　　合并症：见鉴别诊断。

检查与评估

实验室检查：无特异性实验室检查。

影像学：生理盐水灌注超声检查（超声子宫造影）可测量子宫内膜厚度，发现子宫内膜息肉。经阴道超声可用于测量子宫内膜厚度，但是目前无能够良好预测预后的标准临界值指标。目前的文献报道大多推荐当子宫内膜的厚度小于5 mm时，可不行子宫内膜活检。

特殊检查：子宫内膜活检主要用于寻找病因，排除癌变。

诊断步骤：病史，体格检查，宫颈细胞学检查，子宫内膜活检。

病理学

因病因而异。

处理与治疗

非药物治疗

一般处理：评估。

特殊处理：根据病因对症治疗。

饮食：正常饮食。

活动：无限制。

健康教育：参见美国妇产科医师协会健康教育手册AP162（围绝经期出血及绝经后出血），AP047（绝经期），AP013（绝经过渡：绝经前到绝经）。

药物治疗

　　药物治疗取决于患者的病理生理状态。

　　在许多绝经后出血的患者，内膜薄且萎缩。子宫内膜存在不规则剥脱，导致不规则的轻微的出血。因为子宫内膜组织很薄，所以对孕激素反应较差。因此需要单独应用雌激素或与孕激素合用促进子宫内膜生长并产生孕激素受体，从而使子宫内膜保持稳定。

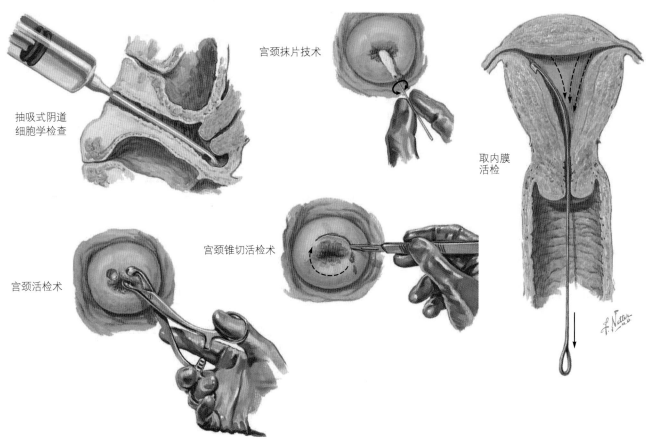

抽吸式阴道
细胞学检查

宫颈抹片技术

取内膜
活检

宫颈锥切活检术

宫颈活检术

图 134.1　绝经后阴道出血的评估方法

随访

监测：绝经后出血必须首先要排除恶性疾病的可能，直至最后明确诊断。唯一的例外是周期性雌、孕激素补充治疗后的撤退性出血。

预防：无特殊。

并发症：未发现的恶性肿瘤发生病情进展。

预后：如及时诊断，给予恰当治疗，预后良好。

其他

妊娠：无。

ICD-10-CM 编码：N95.0（绝经后出血）。

参考文献

扫描书末二维码获取。

135　子宫肉瘤

概述

定义：子宫肉瘤以苗勒氏管系统肉瘤样变为特

征，包括子宫内膜间质和子宫肌层的肉瘤变。混合型苗勒氏管肉瘤不仅包括生殖道组织成分，还包括非生殖道异源性组织成分如软骨或骨组织。

患病率：在子宫恶性肿瘤中的占比不足 10%，

占平滑肌肿瘤的 1/800，20 岁以上妇女的发病率为 0.67/10 万。

好发年龄：40~70 岁，平均 60 岁。20 岁的年轻女性也有病例报道。

遗传学：无遗传学倾向。虽然无种族特异性，但在非裔美国妇女中较常见。在遗传性平滑肌瘤病和肾细胞癌（HLRCC）综合征（一种罕见的常染色体显性遗传病），发现发病风险轻度升高，但是否为高危因素尚未被确定。

病因与发病机制

病因：不详。

危险因素：子宫平滑肌瘤、他莫昔芬使用。雌激素、放射性暴露、肥胖可能是危险因素。口服避孕药可降低发病风险。

症状与体征

- 出血（40%）及组织物自阴道排出

- 下腹部疼痛及包块（15%）
- 子宫迅速增大（3~6 个月内子宫增大一倍）
- 绝经后子宫增大

诊断

鉴别诊断

- 良性子宫平滑肌瘤
- 宫颈癌
- 卵巢癌转移至子宫内膜
- 异源性苗勒氏管肿瘤

检查与评估

实验室检查：无特异性实验室检查。根据需要行术前检查。

影像学：X 线胸片除外转移（大约有 1/3 的患者在发现时有肺部转移），经阴道子宫超声造影。

特殊检查：无。子宫内膜活检很少为阳性。

诊断步骤：术前极少能够诊断。

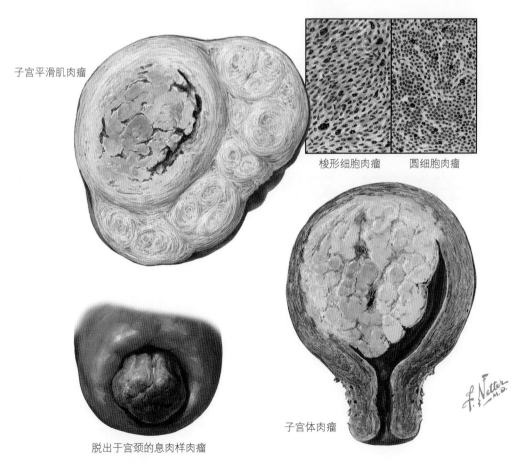

图 135.1　子宫肉瘤的类型

病理学

　　根据细胞及组织类型不同而异。肿瘤大多质软，灰黄色或粉色。坏死及出血区常见（75%）。10%~20%有脉管浸润。细胞异型性明显，伴高核分裂象。

处理与治疗

非药物治疗

　　一般处理：评估及分期。

　　特殊处理：开腹探查，行子宫及双侧附件切除、腹腔及横膈的细胞学检查、腹主动脉旁淋巴结活检。阴道断端放疗可减少局部复发，但尚缺乏生存率提高的客观证据。由于腹腔内旋切可能增加恶性肿瘤播散风险，因此子宫肌瘤旋切已被禁止应用。

　　饮食：除手术饮食要求外，正常饮食。

　　活动：除手术运动要求外，无限制。

　　健康教育：参见美国妇产科医师协会健康教育手册 AP097（子宫癌），AP008（子宫切除术），AP080（术前准备），AP095（异常子宫出血），AP074（子宫肌瘤）。

药物治疗

　　可应用辅助化疗（长春新碱、放线菌素 D，多西紫杉醇和吉西他滨、环磷酰胺或阿霉素），但预后未见改善。特莫唑胺（阿米硝唑衍生物）可作为一种治疗选择。

随访

　　监测：术后 3 年内每 3 个月行阴道断端涂片一次，其后 3 年每 6 个月一次，然后每年一次。术后 2~3 年内每 3~4 个月行胸片、腹部及盆腔的影像学检查一次，其后每 6~12 个月一次。

　　预防：无特殊。

　　并发症：远处转移。

　　预后：取决于肿瘤分期及核分裂象数目。5 年总生存率约 20%；Ⅰ期和Ⅱ期患者生存率较高，分别为 75% 和 60%。

其他

　　妊娠：通常不考虑，两者一般无法并存。

　　ICD-10-CM 编码：因细胞类型和肿瘤位置而异。

参考文献

　　扫描书末二维码获取。

136　子宫畸形：双角子宫、纵隔子宫及单角子宫

概述

　　定义：子宫畸形时子宫发育不完全，形成两个独立的子宫或宫角，或形成一个子宫但带有中隔。中隔可部分或完全将宫腔分开，分开的两部分宫腔大小、容积可能不一致。更严重的情况是同时合并双宫颈、双阴道畸形。这些异常通常与直肠发育不全和阴道闭锁同时存在，患者表现为青春期后宫腔积血，形成痛性包块。

　　患病率：女性新生儿发病率在 0.1% 左右。3% 以上的妇女可能存在纵隔子宫或鞍状子宫。

　　好发年龄：先天性。

　　遗传学：可能与多基因或多因素遗传有关。

病因与发病机制

　　病因：常为妊娠 10 周时苗勒氏管融合失败所致。从纵隔子宫到完全分开的双子宫、双宫颈及双阴道，表现形式多样。大多数是由于妊娠 10~13 周子宫中隔下部吸收期间，苗勒氏管系统正常发育过程受阻，或在妊娠 13~20 周宫体部上段隔吸收障碍

表 136.1　欧洲人类生殖和胚胎学学会（ESHRE）、欧洲妇科内镜学会（ESGE）先天性子宫异常的分类

U0	正常子宫
U1	畸形子宫
	a. T 形
	b. 幼稚子宫
	c. 其他
U2	纵隔子宫
	a. 部分纵隔
	b. 完全纵隔
U3	双角子宫
	a. 不完全性
	b. 完全性
	c. 同时合并纵隔
U4	单角子宫
	a. 对侧残角子宫有宫腔（相通或者不通）
	b. 对侧残角子宫无宫腔（相通或者不通）
U5	子宫发育不良
	a. 残角子宫有宫腔（单侧或者双侧）
	b. 残角子宫无宫腔（单侧或者双侧）
U6	尚未分类的畸形

所致。母亲孕期服用己烯雌酚，其子宫常形成 T 形子宫腔，与纵隔子宫的弓形外观相似。单角子宫来自一侧苗勒氏管系统形成失败或遭破坏。受累侧中肾管系统缺失导致相关的苗勒氏管系统发育失败（这些患者同侧的肾脏和子宫常常缺如）。

危险因素：不详。

症状与体征

- 无症状
- 习惯性流产，15%~25% 的习惯性流产患者合并子宫畸形；如为单角子宫，则流产率为 50%
- 早产（单角子宫为 20%）
- 早孕时子宫疼痛或破裂
- 胎位异常（臀位或横位）
- 卫生棉条不能阻止经血流出（当双阴道时）
- 如经血流出道梗阻时出现宫腔积血
- 痛经、腹痛、盆腔包块、血性阴道分泌物

诊断

鉴别诊断

- 子宫肌瘤

- 附件包块
- 子宫内膜异位症
- 染色体异常导致习惯性流产

合并症：子宫内膜异位症（如果经血流出道受阻，则 75% 可以发生），盆腔粘连，习惯性流产，不孕，痛经，性交困难，阴道积血，肾畸形（盆腔肾、马蹄肾或肾缺如）。

检查与评估

实验室检查：无特异性实验室检查。

影像学：子宫输卵管造影，超声检查，超声造影检查。可行磁共振检查，但费用高，使用受限。

特殊检查：宫腔镜或腹腔镜有助于诊断。

诊断步骤：体格检查、超声、影像学检查及宫腔镜和（或）腹腔镜检查。纵隔子宫和双角子宫需要观察宫底才能鉴别。

病理学

单角子宫通常有正常的卵巢和输卵管，对侧也存在正常卵巢。纵隔子宫表现为各种不同长度的纤维纵隔，隔上血供欠佳。

处理与治疗

非药物治疗

一般处理：评估，宣教。

特殊处理：非梗阻性子宫畸形不需要治疗。习惯性流产患者可考虑子宫整形或切除纵隔，通常通过宫腔镜操作。可建议单角子宫畸形伴习惯性流产患者收养孩子或行体外受精后代孕。

饮食：正常饮食。

活动：无限制。

健康教育：参见美国妇产科医师协会健康教育手册 AP079（如果您的胎儿是臀位），AP100（复发性流产），AP090（孕早期流产），AP143（子宫输卵管造影）。

药物治疗

无。纵隔子宫切除后应用 1~2 个月雌激素治疗仍存在争议。

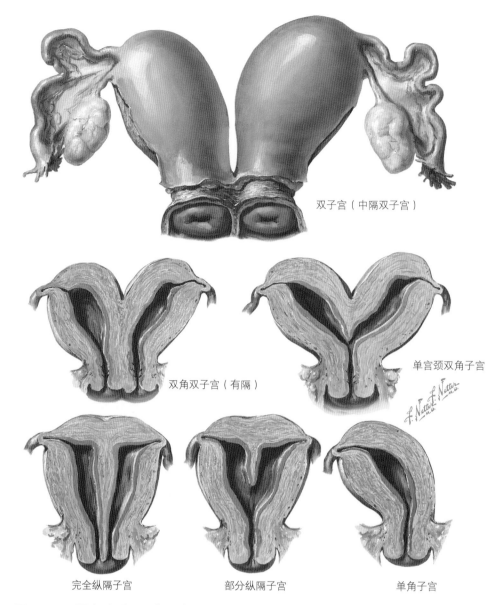

双子宫（中隔双子宫）

双角双子宫（有隔）

单宫颈双角子宫

完全纵隔子宫

部分纵隔子宫

单角子宫

图 136.1　子宫畸形：双角子宫、纵隔子宫和单角子宫

随访

监测：定期体检。

预防：无特殊。

并发症：经血流出受阻，子宫内膜异位症的发生率达75%，导致盆腔粘连及不孕。异位妊娠和流产的风险增加（33%~35%）。

预后：25%的双角子宫患者不经干预可以正常妊娠；如果发生妊娠失败，80%~90%的患者经宫腔成形术后妊娠成功率可增加。如果仅有子宫纵隔的异常，不经干预即可能正常妊娠（85%成功）。对于单角子宫患者，活产率为40%，结局与双子宫患者无统计学差异。

其他

妊娠：流产、早产或胎位异常者风险增加。单角子宫患者异位妊娠风险增加

ICD-10-CM 编码：Q51.10（双子宫双阴道双宫颈无梗阻），Q51.2（其他类型的双子宫），Q51.3（双角子宫），Q51.4（单角子宫）。

参考文献

扫描书末二维码获取。

概述

定义：子宫内或子宫周围发生的良性结缔组织肿瘤，少数病例可呈播散性。

患病率：所有妇女中 30% 患有子宫肌瘤，50 岁以上妇女达 40%~50%（一项研究表明，50 岁以上的非裔美国人比例更高，超过 80%）。切除子宫的患者中 30% 有子宫肌瘤。

遗传学：子宫平滑肌瘤中可见染色体的断裂和重排（一个单一的基因组事件可导致多个基因组区域的局灶性丢失和重排）。

病因与发病机制

病因：不详，可能源自单个的平滑肌细胞（血管平滑肌来源），导致单克隆的肿瘤产生。目前认为雌激素、孕激素及表皮生长因子可刺激其生长。

危险因素：包括未产，初潮早，非洲裔美国人（风险增加 4~10 倍），年龄的增长，肥胖，酗酒引起维生素 D 水平下降，高脂高蛋白饮食。吸烟降低子宫肌瘤发病风险。

临床特征

症状与体征

- 30%~50% 有症状
- 子宫增大、变形
- 盆腔或腹部坠感，腰背痛
- 压迫直肠或膀胱（尿频、尿不尽感，极少数会导致尿潴留或输尿管积水）
- 痛经、月经过多、月经间期出血（30%~40%）
- 急性疼痛（扭转或变性时）
- 黏膜下肌瘤可自宫颈脱出
- 复发性流产

诊断

鉴别诊断

- 妊娠
- 附件包块
- 其他盆腔或腹腔肿瘤
- 盆腔肾
- 脐尿管囊肿
- 尿潴留

合并症：痛经、月经过多、流产及不孕（少见）。

检查与评估

实验室检查：无特异性实验室检查。如贫血，查血红蛋白或红细胞比容。

影像学：如诊断不确定，可行超声检查。

特殊检查：无。

诊断步骤：盆腔检查通常可做出诊断，超声可以证实，但通常不需要。

病理学

局限性增殖的平滑肌细胞，周围包裹着由压迫的平滑肌纤维构成的假包膜。70%~80% 的子宫肌瘤发生于子宫肌壁，5%~10% 位于黏膜下，5% 以下位于或接近宫颈。85% 以上的患者为多发性子宫肌瘤。肌瘤可以重达 45 kg。

处理与治疗

非药物治疗

一般处理：消除疑虑，观察。

特殊处理：对症状不能控制、生长迅速或不能明确诊断者可行手术治疗（子宫切除或肌瘤剔除）。GnRHa 可在术前准备、妊娠或绝经前短期应用。子宫动脉栓塞术可用于无手术指征或希望保留生育功能者。子宫动脉栓塞术后可成功怀孕，但其可发生一系列短期和长期并发症，从而限制了其在此方面的应用。

饮食：正常饮食。

活动：无限制。

健康教育：参见美国妇产科医师协会健康教育手册 AP074（子宫肌瘤），AP008（子宫切除）。

药物治疗

GnRHa（用药限于 6 个月内）：布舍瑞林（醋酸亮丙瑞林 3.75 mg 肌注，每月 1 次；或醋酸亮丙瑞林

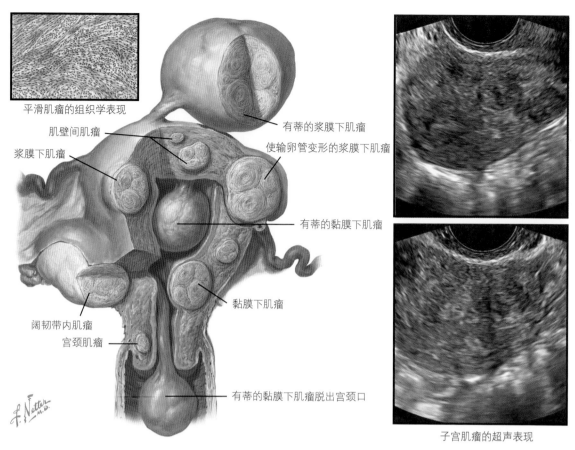

平滑肌瘤的组织学表现

肌壁间肌瘤

浆膜下肌瘤

阔韧带内肌瘤

宫颈肌瘤

有蒂的浆膜下肌瘤

使输卵管变形的浆膜下肌瘤

有蒂的黏膜下肌瘤

黏膜下肌瘤

有蒂的黏膜下肌瘤脱出宫颈口

子宫肌瘤的超声表现

图 137.1　子宫肌瘤

22.5 mg 肌注，每 3 个月 1 次）。戈舍瑞林（诺雷德 3.6 mg 皮下注射，每月 1 次；或诺雷德 3 月型，皮下注射，每 3 个月 1 次）。

禁忌证： 妊娠或可能妊娠。

慎用： 药物治疗前必须排除妊娠。GnRHa 可产生明显的雌激素撤退症状（绝经）。

相互作用： 不详。

其他药物

- 那法瑞林鼻喷剂 2 mg/ml，上、下午各喷一次（未标示可用于治疗子宫肌瘤）。
- 非甾体抗炎药可用于减少月经出血。
- 醋酸甲羟孕酮 100~300 mg 肌注，每 1~3 个月一次，用以抑制月经。
- 抗孕激素药物米非司酮（RU486）有效，但在美国未批准用于此指征。

随访

监测： 观察症状进展。监测子宫大小。

预防： 无特殊。

并发症： 长期 GnRHa 治疗可能造成骨质丢失。

预后： 绝经后子宫肌瘤通常停止生长（即使应用雌激素替代治疗也是如此）。子宫肌瘤剔除术后复发率高（25%）。

其他

妊娠： 可能（较少）影响早孕或造成分娩梗阻。肌瘤可能生长迅速或发生出血、坏死，偶可导致播散性血管内凝血。行子宫肌瘤剔除术时如果进入宫腔需考虑行剖宫产术。

ICD-10-CM 编码： D25.0（子宫黏膜下肌瘤），D25.1（子宫肌壁间肌瘤），D25.2（子宫浆膜下肌瘤），D25.9（子宫肌瘤，非特指）。

参考文献

扫描书末二维码获取。

概述

定义：正常支持组织松弛导致子宫沿阴道下降。严重者子宫完全脱出于阴道口外。

患病率：不同程度的子宫脱垂在经产妇女中很常见。

好发年龄：生育年龄晚期及绝经后，雌激素缺乏后发病率增加。

遗传学：无遗传学倾向。

病因与发病机制

病因：由于创伤（分娩）、手术、慢性腹内压力增加（如肥胖、慢性咳嗽以及提重物）或原发性支持组织薄弱。最常见的损伤部位是主韧带和宫骶韧带，盆底的肛提肌也可能松弛或损伤。偶见盆腔包块或腹水导致腹内压增加，使盆底支持减弱，导致脱垂。S_1-S_4 神经根损伤或神经病变可导致肌肉张力减弱，盆底组织松弛。

危险因素：分娩损伤，慢性腹内压增加（如肥胖、慢性咳嗽以及提重物），支持组织薄弱，或因雌激素缺乏导致萎缩性改变。

症状与体征

- 盆腔压力或下坠感，似有物体脱出
- 阴道口内或外的肿物或突出物
- 发生尿失禁
- 脱出物干燥、增厚、发生慢性炎症及溃疡，导致出血、分泌物或异味

诊断

鉴别诊断

- 膀胱膨出
- 尿道膨出
- 直肠膨出
- 肠膨出
- 子宫肌瘤脱出
- 前庭大腺囊肿
- 阴道囊肿或肿瘤
- 宫颈肥大（子宫支持力正常）

合并症：尿失禁，盆腔痛，性交困难，月经间或绝经后出血。常合并膀胱膨出、直肠膨出及肠膨出。

检查与评估

实验室检查：无特异性实验室检查。

影像学：无特异性影像学表现。

特殊检查：存在排尿异常可行尿动力学检查。Baden-Walker Halfway Scoring 系统或 Pelvic Organ Prolapse Quantification System（POP-Q）可用于确定脱垂的程度。

诊断步骤：病史，体格检查。

病理学

由于机械性损伤和局部干燥，组织改变很常见。

处理与治疗

非药物治疗

一般处理：减轻体重，调整活动方式，避免提重物，治疗慢性咳嗽等高危因素。

特殊处理：轻度脱垂不需治疗。对脱垂较严重或有症状者，可考虑子宫托（Smith-Hodge、环形、立体形、充气球形），手术修补或子宫切除（伴阴道修补术）。绝经后妇女在放置子宫托或手术修补前需给予雌孕激素替代治疗至少 30 天。某些患者可采用阴道封闭术。

饮食：正常饮食。

活动：无限制。

健康教育：消除疑虑。参见美国妇产科医师协会健康教育手册 AP102（盆腔支持组织问题），AP081（尿失禁），AP116（压力性尿失禁手术），AP183（盆腔脏器脱垂手术）。

药物治疗

绝经后妇女行雌激素和孕激素替代治疗可增加组织张力和修复力，通常在手术修复前应用或用子宫托时辅助用药。

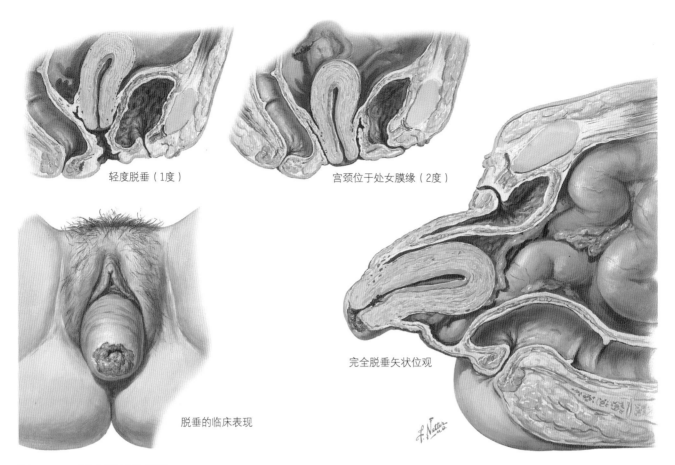

轻度脱垂（1度）　　　　宫颈位于处女膜缘（2度）

脱垂的临床表现　　　　完全脱垂矢状位观

图 138.1　子宫脱垂的类型

禁忌证：如果存在原因不明的阴道出血不可应用激素替代治疗。

随访

监测：定期体检。如果应用子宫托，需要频繁随访，包括长期随访。最好每月检查一次，检查阴道上皮有无损伤，子宫托大小及放置是否合适。

预防：保持正常体重，避免已知的危险因素。

并发症：阴道组织和宫颈增厚或溃疡，尿失禁，输尿管梗阻，便秘。

预后：随年龄增长，子宫脱垂会加重。如果不予纠正，完全脱垂可伴发阴道和宫颈上皮改变、溃疡和出血。

其他

妊娠：与妊娠无关，两者较少同时存在。

ICD-10-CM 编码：N81.2（不全子宫阴道脱垂），N81.3（完全子宫阴道脱垂），N81.4（子宫阴道脱垂，非特指），N81.9（女性生殖系统脱垂，非特指）。

参考文献

扫描书末二维码获取。

（李萌　朱馥丽　译　梁华茂　审校）

输卵管及卵巢疾病

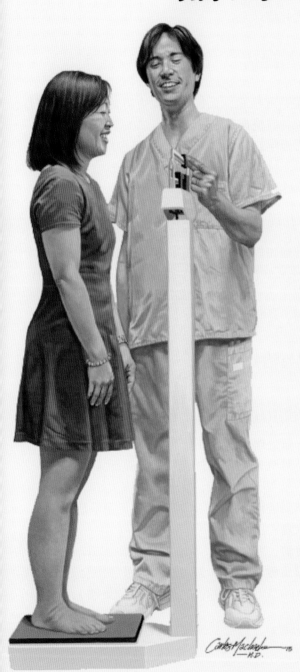

注：本篇章节顺序按疾病英文名称首字母排序。

概述

定义：腺纤维瘤是由腺体和大量间质（纤维性）组成的一种上皮性肿瘤。腺纤维瘤最常见于卵巢，亦可发生于子宫颈或子宫体。腺纤维瘤与囊性腺纤维瘤关系密切，后者包含囊性部分以及大于 25% 的纤维结缔组织。

患病率：少见。
好发年龄：围绝经期和绝经后。
遗传学：无遗传学倾向。

病因与发病机制

病因：不详。
危险因素：不详。

症状与体征

- 无症状（常在卵巢切除后偶然发现）
- 附件肿物（腺纤维瘤 25% 为双侧性）
- 纤维化宫颈或子宫内膜息肉
- 如扭转可有急性腹痛（少见）

诊断

鉴别诊断

- 卵泡膜细胞瘤（纤维性）

- 间质和生殖细胞肿瘤
- 移行细胞肿瘤
- 子宫内膜异位症
- 良性囊性畸胎瘤
- 浆液性或黏液性囊腺瘤
- 转移性肿瘤
- 带蒂的平滑肌瘤
- 宫颈息肉

  合并症：无。

检查与评估

实验室检查：无特异性检查方法，与其他附件或宫颈肿瘤检查方法相同。
影像学：超声检查表现为实性肿瘤。
特殊检查：无。
确诊方法：组织病理。

病理表现

肿瘤由纤维性和上皮性成分组成。上皮性成分可以呈浆液性、黏液性、透明细胞或子宫内膜样。肿瘤因上皮性或纤维性成分比例不同，大体特性亦不相同。肿瘤直径一般为 1~15 cm。

处理与治疗

非药物治疗

一般处理：评估和诊断。
特殊处理：单纯外科切除。腺纤维瘤可存在交界性或低度恶性潜能，需根据肿瘤大小、部位和组织学结果进行治疗，但可能需要扩大手术范围。
饮食：正常饮食。
活动：无限制。
健康教育：参见美国妇产科医师协会健康教育手册 AP075（卵巢囊肿），AP096（卵巢癌）。

药物治疗

无。

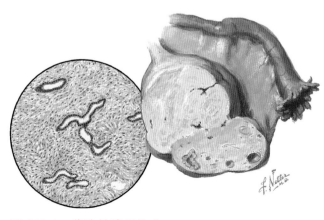

图 139.1 浆液性腺纤维瘤

随访

监测：定期体检。

预防：无特殊。

并发症：实性卵巢肿瘤扭转。交界性或低度恶性潜能的腺纤维瘤可扩散或复发。

预后：手术切除一般可治愈。

其他

妊娠：无影响。

ICD-10-CM 编码：依据部位和主要的细胞类型。

参考文献

扫描书末二维码获取。

透明细胞癌　140

概述

定义：透明细胞癌为卵巢上皮性肿瘤，细胞含大量糖原，使其呈透明或"鞋钉"样外观。透明细胞癌也可发生在宫颈、子宫内膜和阴道。宫颈和阴道透明细胞癌被认为与子宫的己烯雌酚暴露有关。

患病率：占卵巢癌的 5%~11%。

好发年龄：40~78 岁。

遗传学：无遗传学倾向。

病因与发病机制

病因：不详。可能源自中肾管或苗勒氏管。

危险因素：不详。子宫内膜异位症可能与发病相关。

症状与体征

- 无症状。
- 盆腔包块（可达 30 cm），部分为囊性伴有黄色、灰色和出血性病灶。
- 一般存在乳头状突起，使包块呈天鹅绒样外观；40% 肿瘤为双侧性。

诊断

鉴别诊断

- 良性附件包块（黄体、滤泡囊肿）
- 非妇科来源肿瘤
- 肝、肾或心脏疾病所致的体重减轻和腹腔积液
- 子宫内膜异位性囊肿
- 输卵管积水
- 异位妊娠（育龄期妇女）
- 带蒂的平滑肌瘤
- 盆腔肾或马蹄形肾
- 胃肠道恶性肿瘤

并发症：血栓形成及副肿瘤高钙血症风险增加。

检查与评估

实验室检查：术前化验。在已明确恶性肿瘤的患者中，血清 CA-125、脂质相关唾液酸、癌胚抗原、α-甲胎蛋白等肿瘤标志物有助于随访疾病进展，但不能用于评估预后。

影像学：无特异性影像学表现。

特殊检查：如卵巢肿瘤疑为恶性，应行冰冻切片组织学检查。

诊断步骤：包括病史、体格检查和影像学检查，最终依据组织学确诊。

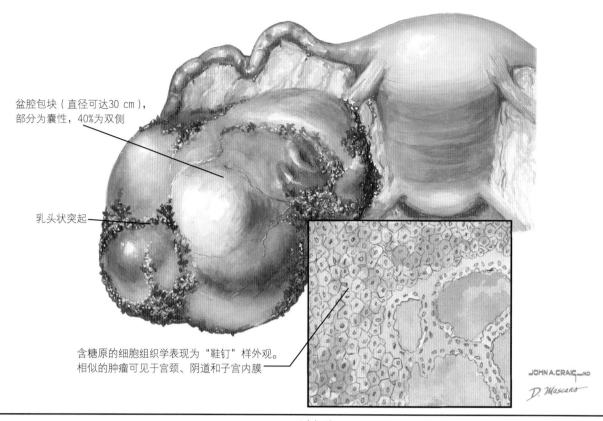

盆腔包块（直径可达30 cm），部分为囊性，40%为双侧

乳头状突起

含糖原的细胞组织学表现为"鞋钉"样外观。相似的肿瘤可见于宫颈、阴道和子宫内膜

手术切除

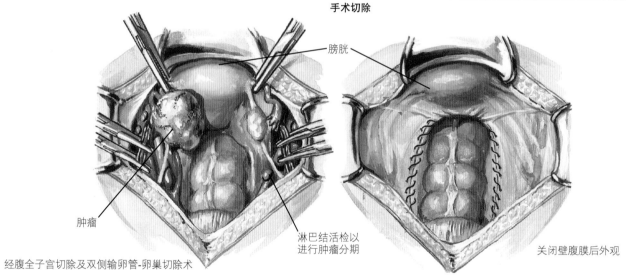

膀胱

肿瘤

淋巴结活检以进行肿瘤分期

经腹全子宫切除及双侧输卵管-卵巢切除术

关闭壁腹膜后外观

图 140.1　卵巢透明细胞癌外观及手术治疗

病理学

常为恶性肿瘤。尽管"鞋钉"样细胞外观与子宫曾暴露于己烯雌酚的妇女的子宫内膜、宫颈和阴道细胞相似，但没有证据显示己烯雌酚在卵巢透明细胞肿瘤的发生中起作用。

处理与治疗

非药物治疗

一般处理： 评估，根据症状进行支持治疗。

特殊处理： 需要外科探查和切除子宫以及双侧卵巢。根据病变部位和分期，通常需采用辅助化疗

（铂类联合紫杉醇）或放疗。但与其他组织学类型卵巢癌不同，透明细胞癌对以铂类为基础的化疗不敏感。

饮食： 除晚期患者外，无需特别饮食变化。

活动： 除晚期患者外，活动不受限制。

健康教育： 参见美国妇产科医师协会健康教育手册 AP096（卵巢癌），AP075（卵巢囊肿）。

药物治疗

无，除非作为辅助性或对症治疗。

禁忌证： 参见各种药物说明。

慎用： 烷化剂可增加远期患白血病风险（治疗 8 年后发生率 10%）。

相互作用： 参见各种药物说明。

随访

监测： 认真随访盆腔复发病灶或残余卵巢是否增大。一般行盆腔检查，有选择地补充超声检查。

对于疑有复发病灶和其他可能的病例，可行二次手术探查评估疾病进展和发现隐匿性病灶。

预防： 输卵管结扎可能可以降低发病风险（通过降低子宫内膜异位症风险）。

并发症： 肿瘤迅速播散，患者状况进行性恶化。

预后： 由于肿瘤进展和播散十分迅速，卵巢透明细胞癌在所有卵巢恶性肿瘤中预后最差，5 年生存率小于 40%。确诊时肿瘤分期不同，5 年生存率亦不同：局限于一侧卵巢为 80%；更高肿瘤分期为 11%。

其他

妊娠： 无直接影响。

ICD-10-CM 编码： C56（卵巢恶性肿瘤）。

参考文献

扫描书末二维码获取。

皮样囊肿　141

概述

定义： 囊性畸胎瘤或皮样囊肿来源于生殖细胞，包含所有三胚层细胞成分，是育龄期年轻妇女最常见的卵巢肿瘤。肿瘤可为良性或恶性（1%~2% 为恶性，常见于 40 岁以上的妇女）。皮样囊肿占所有卵巢肿瘤的 20%~25%，占所有良性肿瘤的 1/3，以及发生在 10~30 岁年轻妇女中肿瘤的 70%。

患病率： 占卵巢肿瘤的 15%~25%。

好发年龄： 20~30 岁占 75%，大多数患者小于 40 岁。

遗传学： 无遗传学倾向。

病因与发病机制

病因： 不详。目前认为来自于胚胎 13 周左右第

一次减数分裂期间的单个生殖细胞。通常染色体核型为 46,XX。

危险因素： 不详。

症状与体征

- 无症状（50%~60%）。
- 盆腔包块（80% 直径 <10 cm，10%~15% 为双侧）——囊性畸胎瘤内容物密度低，经常出现在子宫或阔韧带前方，触之有浮球感。
- 可表现为继发于囊肿扭转或出血的疼痛（约 10%）、盆腔下坠感或者痛经。
- 甲状腺危象（甲状腺组织占优势时称为卵巢甲状腺肿）或类癌综合征（罕见）。

诊断

鉴别诊断

- 功能性囊肿（滤泡囊肿、黄体）
- 上皮性肿瘤（囊性或实性）
- 异位妊娠
- 输卵管 - 卵巢脓肿
- 子宫内膜异位性囊肿
- 输卵管积水
- 输卵管旁囊肿
- 阑尾脓肿

合并症：无。

检查与评估

实验室检查：无特异性实验室检查。可完善某些血清标志物，如 hCG、AFP 及 LDH，但诊断价值有限。

影像学：腹部或阴道超声可能有助于诊断，但通常不必须，如应用，则阳性预测值为 95%。30%~50% 的畸胎瘤有钙化，X 线检查可发现。

特殊检查：无。

诊断步骤：包括病史、体格检查和影像学检查。亦可在开腹手术或腹腔镜检查时偶然发现。

病理表现

肿瘤来源于原始生殖细胞，包括来自全部三个胚层（外胚层、中胚层和内胚层）的组织。因此，常含有毛发、脂质成分、软骨、骨骼、牙齿或神经组织，偶见功能性甲状腺组织（约 12% 的病例）。仅 1%~2% 的囊性畸胎瘤中可见恶性成分。

处理与治疗

非药物治疗

一般处理：评估、出现急症时支持治疗。

特殊处理：手术探查并切除肿瘤。

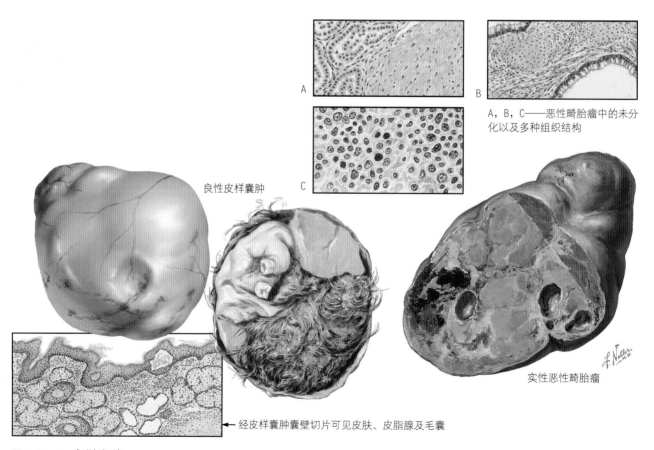

良性皮样囊肿

A，B，C——恶性畸胎瘤中的未分化以及多种组织结构

实性恶性畸胎瘤

← 经皮样囊肿囊壁切片可见皮肤、皮脂腺及毛囊

图 141.1　皮样囊肿

饮食： 正常饮食。

活动： 无限制。

健康教育： 参见美国妇产科医师协会健康教育手册 AP075（卵巢囊肿）。

药物治疗

无。

随访

监测： 定期体检。

预防： 无特殊。

并发症： 最常见的并发症是扭转（3%~12%），亦可发生感染、破裂和恶变（鳞癌，1%~2%）。恶变最常见于绝经后妇女。有些研究显示畸胎瘤复发率高达 3.4%。畸胎瘤破裂可导致严重的化学性腹膜炎，属外科急症。缓慢漏出的症状可类似播散性肿瘤。抗 N- 甲基 -D- 天冬氨酸受体（NMDAR）脑炎已被报道与畸胎瘤相关。

预后： 根据肿瘤的大小和部位，切除肿瘤时通常可保留部分或大部分卵巢。

其他

妊娠： 无影响。10% 的畸胎瘤在孕期诊断，占孕期发现的卵巢肿瘤的 20%~40%。而平时很罕见的囊肿破裂在孕期更常见。

ICD-10-CM 编码： D27.9（未指明的卵巢良性肿瘤）。

参考文献

扫描书末二维码获取。

无性细胞瘤　142

概述

定义： 无性细胞瘤由生殖细胞和间质构成，形态与男性睾丸的精原细胞瘤相似。这类肿瘤虽少见，却是最常见的卵巢恶性生殖细胞肿瘤。

患病率： 罕见，占卵巢恶性肿瘤的 1%~2%，占卵巢生殖细胞肿瘤的 1/3。

好发年龄： 大于 30 岁，10% 为青春期前儿童。

遗传学： 无遗传学倾向。

病因与发病机制

病因： 不详。可能分化自原始生殖细胞。

危险因素： 单纯性性腺发育不全 46XY，混合性性腺发育不全 45X/46XY，完全性雄激素不敏感 46XY，或 Turner 综合征（45X,45X/46XX 或 45X/46XY）。

症状与体征

• 无症状

• 附件肿物（5%~10% 为双侧性），为分叶状，实性，

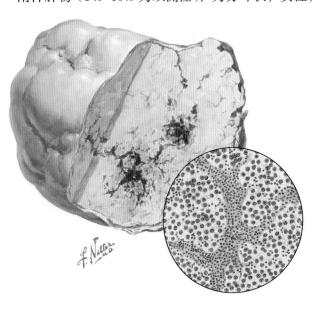

图 142.1　无性细胞瘤

质软或质硬，切面呈灰白色或奶油色，通常快速生长

- 肿瘤可产生睾酮或雌激素

诊断

鉴别诊断

- 良性附件肿物（滤泡囊肿、黄体）
- 子宫内膜异位性囊肿
- 输卵管积水
- 输卵管旁囊肿
- 阑尾脓肿
- 异位妊娠
- 带蒂的平滑肌瘤
- 盆腔肾或马蹄形肾
- 非妇科来源的盆腔肿物

　　合并症：无。

检查与评估

　　实验室检查：术前检查。β人绒毛膜促性腺激素常常升高（数千单位），乳酸脱氢酶亦可升高。已明确诊断的患者可检测血清肿瘤标志物，如 CA-125、脂质结合唾液酸、癌胚抗原、α 甲胎蛋白等，可用于监测疾病进展，但不能用来评估预后。

　　影像学：如高度怀疑恶性，术前应用 CT 或超声评估是否有淋巴结肿大或腹腔内播散。

　　特殊检查：无。

　　诊断步骤：包括病史、体格检查和影像学检查。需组织病理确诊。

病理表现

　　可见原始生殖细胞，伴间质淋巴细胞浸润，形态与睾丸精原细胞瘤相似。肿瘤的恶性细胞成分占 10%~15%，尽管组织学异型性程度多变，但仅有约 1/3 表现为侵袭性。

处理与治疗

非药物治疗

　　一般处理：评估，根据症状行支持治疗。

　　特殊处理：手术探查并切除肿瘤。肿瘤局限于一侧卵巢时，为保留生育功能可保留子宫和对侧卵巢。这类肿瘤对放疗很敏感，因此可用于辅助治疗或复发的治疗。多药联合化疗不良反应较小，常作为首选的辅助治疗方法。

　　饮食：除晚期肿瘤外，无需特殊饮食。

　　活动：除晚期肿瘤外，活动无限制。

　　健康教育：参见美国妇产科医师协会健康教育手册 AP096（卵巢癌），AP075（卵巢囊肿）。

药物治疗

　　用于辅助治疗或对症治疗。有些患者可考虑联合化疗（长春新碱、放线菌素 D、环磷酰胺、博莱霉素、依托泊苷和顺铂）。

随访

　　监测：密切随访疾病有无复发或保留的对侧卵巢有无增大。常通过盆腔检查，必要时可结合超声检查。对怀疑复发或其他可能的病例，可行二次手术探查以了解疾病进展程度并发现隐匿性病灶。

　　预防：无特殊。

　　并发症：肿瘤进展或生长。无性细胞瘤可通过淋巴管转移。20% 可复发，但复发后一般对再次手术、化疗或放疗的反应好。

　　预后：直径小于 15 cm 的单纯性无性细胞瘤预后好。病灶局限、手术时没有播散的 I 期患者 5 年生存率大于 90%。

其他

　　妊娠：无影响。由于年龄分布特点，肿瘤可在孕期发现。

　　ICD-10-CM 编码：根据特定细胞类型和肿瘤部位。

参考文献

　　扫描书末二维码获取。

概述

定义： 异位妊娠指受精卵着床于宫腔外（输卵管占98%，以及卵巢、腹腔或宫颈）。为孕早期妊娠相关孕产妇死亡的主要原因（占所有妊娠相关死亡的4%~10%）。

患病率： 占妊娠的（10~15）‰；不同年龄、种族和地区（牙买加和越南最常见）存在差异。

好发年龄： 25~34岁（>50%）。

遗传学： 无遗传学倾向。

病因与发病机制

病因： 输卵管损伤或蠕动异常导致受精卵无法正常运送，最终着床于宫腔以外部位。最常见的病因是急性输卵管炎（50%）；其余大部分患者（40%）危险因素不明，可能与胚胎发育异常有关。

危险因素： 输卵管损伤（盆腔感染使风险增加6倍）、前次异位妊娠（风险增加10倍）、既往女性绝育术史、年龄（35~44岁发生宫外孕的概率是15~24岁的3倍）、非白种人（风险增加1.5倍）、辅助生殖技术（风险增加2倍）、吸烟（每天30$^+$支使风险增加3~5倍）、应用宫内节育器（IUCD）、子宫内膜异位症。一半以上病例发生于怀孕3次及以上的女性中。

症状与体征

- 常见的孕期症状与体征（停经、子宫变软）
- 急性腹痛（钝性、痉挛性或绞痛）
- 腹腔内出血表现如低血压和晕厥
- 附件包块（伴或不伴压痛）
- 阴道出血
- 腹膜刺激征
- β-人绒毛膜促性腺激素（β-hCG）>2000 mIU/ml时超声未见妊娠囊
- 腹腔妊娠在足月前可无症状

诊断

鉴别诊断

- 阑尾炎
- 子宫肌瘤变性
- 异常子宫出血
- 子宫内膜异位症
- 胃肠炎
- 肠系膜血栓形成
- 排卵
- 黄体囊肿破裂
- 输卵管炎
- 感染性流产（异位妊娠少有体温>38℃或WBC>20 000/dl，如出现则提示可能存在盆腔感染，包括感染性流产）
- 难免或不全流产
- 附件肿块扭转

合并症： 盆腔炎、不孕和复发性流产。

检查与评估

实验室检查： 如患者一般状况允许，可连续定量监测β-hCG（85%的正常妊娠在妊娠的前40天，每48小时β-hCG水平增长66%）。大约一半的异位妊娠中β-hCG低于3000 mIU/ml。如孕周小于6周时，低水平血清孕激素有助于诊断［大约90%的异位妊娠患者血清孕酮低于30 nM/L（10 ng/ml）］。

影像学： 彩色多普勒可增加超声检测的效果（首选经阴道超声）。

特殊检查： 后穹隆穿刺多为超声所替代。

诊断步骤： 包括病史、体格检查、血β-hCG和超声。腹腔镜诊断的假阳性率或假阴性率为2%~5%。

病理学

胎盘绒毛侵入子宫内膜以外的组织。大多数异位妊娠位于输卵管，最常见的部位是壶腹部（约80%）和峡部（12%），5%在伞部。

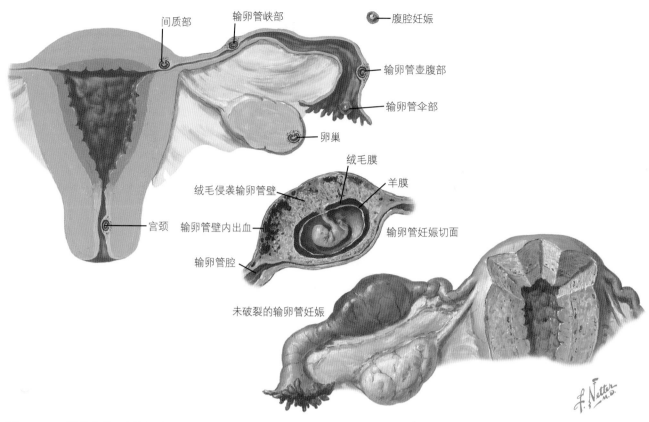

图 143.1　异位妊娠种植部位

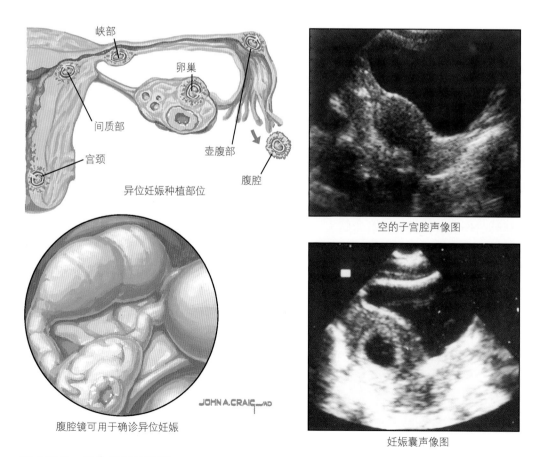

图 143.2　异位妊娠的诊断

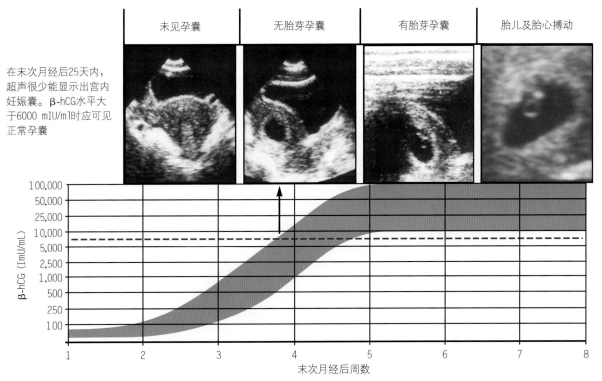

在末次月经后25天内，超声很少能显示出宫内妊娠囊。β-hCG水平大于6000 mIU/ml时应可见正常孕囊

| 未见孕囊 | 无胎芽孕囊 | 有胎芽孕囊 | 胎儿及胎心搏动 |

人绒毛膜促性腺激素

图 143.3　孕期连续超声监测及 β-hCG 测定

处理与治疗

非药物治疗

一般处理：当存在腹腔内出血时，应快速评估并加强全身支持治疗。

特殊处理：应快速诊断，由异位妊娠导致的死亡中约一半是由于诊断延迟。即使在非致死案例中，有 50% 的患者亦是多次就诊后才明确诊断。有症状的患者常需要手术治疗（输卵管开窗取胚术、输卵管切除术）。对于无症状或症状轻微的患者可考虑药物治疗。

饮食：急性破裂的患者可能需要手术，需禁食。若行药物治疗，需避免使用叶酸补充剂和含叶酸制剂（如复合维生素、孕期专用维生素等）。

活动：如患者情况允许，可无限制。

健康教育：参见美国妇产科医师协会健康教育手册 AP077（盆腔炎性疾病）。

药物治疗

MTX 50 mg/m^2 肌内注射，最大剂量 80 mg。

禁忌证：如 β-hCG 大于 5000 mIU/ml、附件包块直径大于 3~4 cm 或患者血流动力学状态不稳定时，不宜应用 MTX。如患者处于肝肾疾病活动期、异位妊娠见胎心搏动、消化性溃疡活动期或血象明显改变（白细胞计数 <3000/dl，血小板 <100 000/dl）时，也不宜采用此治疗。

所有 Rh 阴性及未致敏的异位妊娠患者需注射 Rh 免疫球蛋白。孕周小于 12 周时，剂量为 50 μg，超过 12 周时剂量为 300 μg。

注意事项：MTX 治疗后 48~72 小时腹部症状常出现一过性加重。5%~10% 的患者在药物治疗有效前出现并发症，需要手术。

相互作用：如接受 MTX 治疗，患者不应使用含叶酸的复合维生素（如孕期用维生素），因为这些药物可降低 MTX 的疗效。

随访

监测：随访血清 β-hCG 水平，直至降至正常。

预防：减少可干预的危险因素发生，如盆腔感染。

并发症：异位妊娠破裂可使胚胎死亡，导致严重的腹腔内出血并危及母亲生命，是孕早期导致孕产妇死亡的最常见原因。由于实验室和超声检查使异位妊娠的早期诊断成为可能，母亲死亡率已出现下降。目前的数据显示母亲死亡率为 3.8/10 000（不同年龄和种族存在差异——黑人的风险增加 5 倍）。母亲死亡主要与失血过多和诊断延误有关。

预后： 虽然不孕率增加（40%）、成功妊娠率降低（50%），但如诊断及时，患者预后好。本次妊娠结局差。MTX 治疗的有效率约为 90%。

其他

妊娠： 未来妊娠结局较差，再次异位妊娠和流产的风险增加。

ICD-10-CM 编码： O00.1（输卵管妊娠），O00.0（腹腔妊娠），O00.2（卵巢妊娠），O00.8（其他异位妊娠）。

参考文献

扫描书末二维码获取。

---

144 子宫内膜异位症

概述

定义： 子宫内膜异位症一种良性但进行性加重的疾病状态，以内膜腺体和间质出现在子宫内膜以外的其他部位为特征（也可能出现在盆腔外，如胸部、脑及皮肤）。

患病率： 见于 5%~15% 的妇女，占妇科开腹手术的 20%，慢性疼痛患者的 30%（在青少年慢性疼痛中占 50%），不孕患者的 30%~50%。

好发年龄： 见于 30~40 岁的妇女；5% 在绝经后诊断，一般为使用雌激素的女性。

遗传学： 有家族遗传倾向（多基因或多因素遗传模式，但未经证实）。

病因与发病机制

病因： 子宫内膜异位症的病因可有下列学说——淋巴播散、体腔上皮或苗勒氏管上皮化生、经血逆流种植或直接血源性播散。亦有医源性（手术）播散的报道。免疫缺陷学说存在争议，需要进一步证实。

危险因素： 梗阻性畸形，如未发现的子宫畸形、宫颈和（或）阴道流出道梗阻。约 10% 诊断为子宫内膜异位症的青少年与先天性流出道梗阻有关。分娩次数多、长期哺乳及月经初潮晚可降低发病风险。

症状与体征

- 无症状（达 30%）
- 周期性盆腔疼痛或性交痛（在月经前 36~48 小时最明显）、经前或经期疼痛、大便困难、排卵期疼痛——通常患者的主诉与疾病程度不相符，小的种植病灶可有剧烈疼痛，而大的子宫内膜异位囊肿可无症状
- 不孕
- 经间期出血（15%~20%）
- 无排卵（15%）
- 间断便秘或腹泻
- 附件包块
- 子宫后屈，后穹隆瘢痕化或呈结节状
- 如胸腔累及可有气胸

诊断

鉴别诊断

- 盆腔粘连性疾病（继发于盆腔感染、手术）
- 子宫肌瘤
- 胃肠道、泌尿系或肌肉骨骼系统疾病

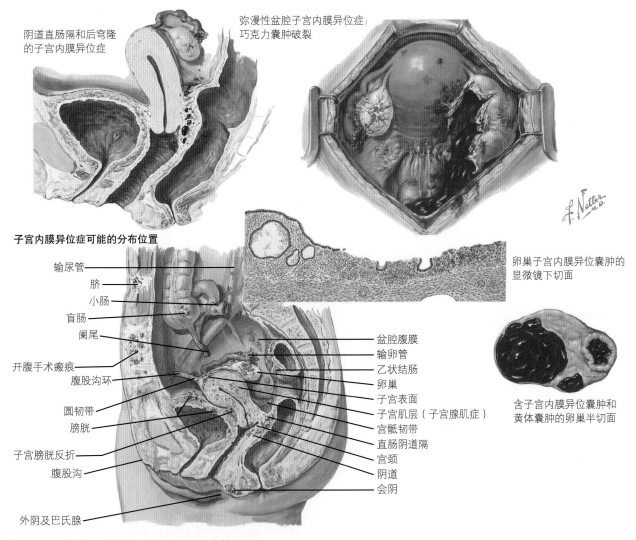

阴道直肠隔和后穹隆的子宫内膜异位症

弥漫性盆腔子宫内膜异位症：巧克力囊肿破裂

子宫内膜异位症可能的分布位置

- 输尿管
- 脐
- 小肠
- 盲肠
- 阑尾
- 开腹手术瘢痕
- 腹股沟环
- 圆韧带
- 膀胱
- 子宫膀胱反折
- 腹股沟
- 外阴及巴氏腺

卵巢子宫内膜异位囊肿的显微镜下切面

- 盆腔腹膜
- 输卵管
- 乙状结肠
- 卵巢
- 子宫表面
- 子宫肌层（子宫腺肌症）
- 宫骶韧带
- 直肠阴道隔
- 宫颈
- 阴道
- 会阴

含子宫内膜异位囊肿和黄体囊肿的卵巢半切面

图 144.1 子宫内膜异位症的外观及病灶分布

- 黄体囊肿
- 卵巢肿瘤
- 大肠腺癌（肉眼难以鉴别异位子宫内膜种植病灶和原发性大肠肿瘤）

合并症： 不孕不育、盆腔疼痛、深部性交痛、子宫后屈、经前期和经期疼痛、经间期出血、腺肌症（20%）。

检查与评估

实验室检查： 无特异性实验室检查。CA-125 对筛查和随访无用。

影像学： 无特异性影像学表现。盆腔或经阴道超声、MRI 可显示子宫内膜异位灶或瘢痕征象（非特异性，对种植病灶的检出率和特异度约 78%，总的灵敏度和特异度为 91%~95%）。

特殊检查： 无。

诊断步骤： 子宫内膜异位症的确诊有赖于腹腔镜检查或开腹手术时直视受累部位，组织学检查可支持诊断。

病理学

子宫内膜异位症的特征是在子宫内膜以外部位发现内膜腺体和间质。最常见于盆腔（60% 在卵巢表面），但内膜腺体和间质亦可在全身许多部位出现。外阴种植见于 1/500 的子宫内膜异位症，一般位于会阴侧切或产道裂伤处。常有陈旧性出血（巨噬细胞充满含铁血黄素）的表现。

处理与治疗

非药物治疗

一般处理： 镇痛药（非甾体抗炎药）、改变月经周期（口服避孕药）、抑制月经周期［促性腺素释放激素（GnRH）激动剂、达那唑、口服黄体酮、长效孕激素、连续口服避孕药］。

特殊处理：治疗的选择取决于许多因素——诊断的可靠性、疾病和症状的严重程度、生育要求以及其他器官的受累程度。子宫内膜异位病灶大于5 cm需手术治疗。手术可为保守性（切除病变）或根治性（子宫切除术、卵巢切除术）。

饮食：正常饮食。

活动：无限制。

健康教育：消除疑虑。参见美国妇产科医师协会健康教育手册AP013（子宫内膜异位症），AP136（不孕评估），AP137（不孕治疗）。

药物治疗

GnRH激动剂应用6个月：醋酸亮丙瑞林3.75 mg肌注，每月一次；醋酸那法瑞林200 mg滴鼻，早晨和睡前各滴一侧鼻孔；醋酸戈舍瑞林3.6 mg肌注，每月一次。

禁忌证：已明确或怀疑妊娠，哺乳期，不明原因阴道出血。

注意事项：有文献报道GnRH激动剂治疗6个月后有5%~7%患者可出现骨量丢失，但可逆转。

反向添加治疗：孕激素、低剂量雌激素或两者联合可用于降低不良反应，而不会降低疗效。

其他药物

- 达那唑200 mg口服，每日4次，使用6~9个月（80%的患者有不良反应，10%~20%因不良反应不能坚持用药）。

- 每日连续使用复方口服避孕药（单相片或长效制剂），使用6~9个月（如发生突破性出血，剂量加倍服用5天）。

- 醋酸甲羟孕酮30 mg口服，每日一次；或每3个月150 mg肌注，共6~9个月。

随访

监测：至少间隔6个月时必须重新评价治疗方法。病史和体格检查即可。

预防：无特殊。

并发症：盆腔瘢痕化、慢性盆腔痛、侵蚀肠管或泌尿道导致便血或血尿。

预后：通常认为子宫内膜异位症是不能"治愈的"。通过药物或手术治疗可缓解症状并暂缓疾病进展，但5%~15%的患者1年后复发，5年复发率为40%~50%。治疗成功与否和复发风险与初始病变的严重程度相关。40%的患者治疗后最终可怀孕。子宫内膜异位症病灶一般绝经后可消退（自然绝经或手术绝经）。

其他

妊娠：一旦怀孕，无影响。妊娠可缓解子宫内膜异位症的症状，在某些患者中可促使异位灶消退。

ICD-10-CM编码：N80.9（子宫内膜异位症，非特指）（编码N80.0~N80.8用于特定部位）。

参考文献

扫描书末二维码获取。

---

145 卵巢上皮间质肿瘤

概述

定义：最常见的卵巢肿瘤类型（占卵巢肿瘤的65%，卵巢恶性肿瘤的95%），来源于体腔上皮和卵巢间质，包括浆液性（20%~50%）、黏液性（15%~25%）、子宫内膜样（5%）、透明细胞瘤（<5%）及Brenner瘤（2%~3%）。上皮性肿瘤分为良性（腺瘤）、恶性（腺癌）或中间形式（交界性或低度恶性潜能肿瘤）。也有人提出肿瘤源于输卵管（未经证实）。

患病率：占卵巢肿瘤的 2/3，卵巢恶性肿瘤的 95%，每 10 万妇女中有 12.7 人患病。

好发年龄：良性：20~29 岁；恶性：半数为 50 岁以上妇女，平均年龄 63 岁。

遗传学：无遗传学倾向，但 *BRCA*1 和 *BRCA*2 基因突变使风险增加 2~3 倍。也与其他基因有关，但案例较少。

病因与发病机制

病因：不详。

危险因素：家族史、高脂肪饮食、年龄大、子宫内膜异位症、未育、初潮早、绝经晚、白种人、经济状况较好、吸烟（仅与黏液性相关）。口服避孕药、分娩次数多和哺乳可降低风险。

症状与体征

- 无症状
- 体重减轻
- 摄入热量未增加但腹围增大
- 腹腔积液
- 附件包块（40 岁以上患者出现多房或部分实性的附件包块，恶性可能性大；45 岁以上妇女 1/3 为恶性，而 20~45 岁者风险 <1%）
- 轻微下腹不适
- 胸腔积液和气促

诊断

鉴别诊断

- 生理性囊肿（黄体囊肿、卵泡）
- 子宫内膜异位症
- 输卵管积水
- 卵巢冠囊肿
- 阑尾脓肿
- 异位妊娠
- 带蒂的子宫肌瘤
- 盆腔肾或马蹄肾
- 胃肠道恶性肿瘤（结肠、胃）

合并症：无。恶性肿瘤晚期时，常见肠梗阻、腹腔积液及营养不良。

检查与评估

实验室检查：术前化验。某些肿瘤 β-hCG 或 AFP 可能升高。CA-125 水平在监测肿瘤对治疗的反应和疾病进展方面有效，但不是很好的预后指标。仅 80% 的上皮性卵巢肿瘤表达 CA-125，许多良性和其他恶性肿瘤（肺、乳腺和胰腺等）也可导致 CA-125 升高。

影像学：对于恶性可能性大的患者，术前可应用 CT 或超声评估是否存在淋巴结增大或腹腔内播散。

特殊检查：术中对任何可疑恶性的卵巢包块均应行冷冻切片组织学评估。

诊断步骤：病史、体格检查和影像学检查。最终依据病理确诊。

病理学

依细胞类型而异。恶性上皮性肿瘤比良性者更多见于双侧。

处理与治疗

非药物治疗

一般处理：评估，根据症状给予支持治疗。

特殊处理：一般需要手术探查和切除。对良性和交界性肿瘤，通常可保留子宫和对侧卵巢。根据病灶部位及临床分期，常需辅助化疗如铂类和紫杉醇或放疗。一般不主张对对侧外观正常的卵巢进行纵向剖开探查。

饮食：除疾病晚期，无特殊饮食需要。

活动：除疾病晚期，无特殊行动限制。

健康教育：参见美国妇产科医师协会健康教育手册 AP096（卵巢癌），AP075（卵巢囊肿）。

药物治疗

无，除非作为辅助或对症治疗。

禁忌证：见各种药物。

慎用：烷化剂使患者将来患白血病的风险增加（治疗后 8 年其风险为 10%）。

相互作用：见各种药物。

随访

监测：需严密随访盆腔病灶复发或残留的卵巢

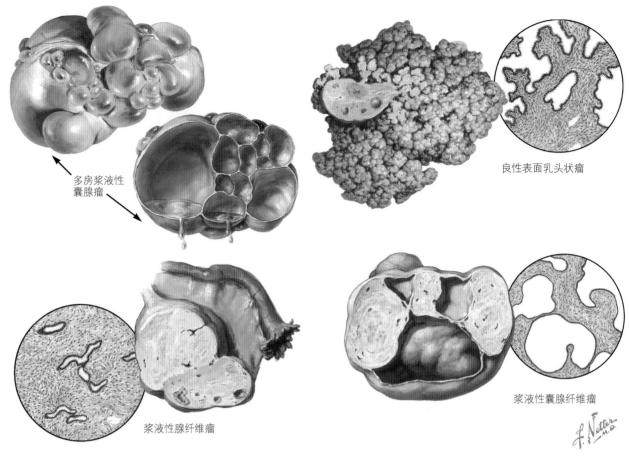

多房浆液性囊腺瘤

良性表面乳头状瘤

浆液性腺纤维瘤

浆液性囊腺纤维瘤

图 145.1 卵巢囊腺瘤、腺纤维瘤、乳头状瘤和囊腺纤维瘤

增大。通常通过盆腔检查，对可疑患者进行超声检查。对怀疑复发者或其他特殊患者，二次探查术可以确定疾病进展，发现潜在病灶。雌激素治疗对卵巢癌女性的无疾病间期和总体生存无负面影响。

预防： 预防性双侧附件切除可用于已知存在 *BRCA* 突变的女性。

并发症： 恶性肿瘤播散及进展。

预后： 通常较好。

其他

妊娠： 无影响。

ICD-10-CM 编码： 依据病因及类型。

参考文献

扫描书末二维码获取。

146 生殖细胞肿瘤

概述

定义： 生殖细胞肿瘤包含起源于胚胎组织的三胚层（外胚层、中胚层、内胚层）或胚外成分。

患病率： 第二大常见卵巢肿瘤（25%），为30岁以下年轻女性中最常见的卵巢肿瘤（70%）。

好发年龄： 小于30岁，大多数恶性者为10到二十几岁。

　　遗传学： 无遗传学倾向。

病因与发病机制

　　病因： 不详（可能来自原始生殖细胞）。
　　危险因素： 不详。

症状与体征

- 无症状
- 卵巢增大（初潮前女孩的卵巢包块最常见为生殖细胞肿瘤）

诊断

鉴别诊断

- 良性卵巢肿物（黄体、卵泡囊肿）
- 子宫内膜异位症
- 输卵管积水
- 卵巢冠囊肿
- 阑尾脓肿
- 异位妊娠
- 带蒂的子宫肌瘤
- 盆腔肾或马蹄肾
- 非妇科来源的盆腔包块
　　合并症： 与细胞类型有关。

检查与评估

　　实验室检查： 术前检查。某些病例 β-hCG 或 AFP 可能升高（无性细胞瘤、原发性绒癌）。CA-125 水平有助于监测肿瘤对治疗的反应和疾病进展，但不是很好的预后指标。只有 80% 的上皮性卵巢癌表达 CA-125，许多良性和其他恶性肿瘤（肺、乳腺和胰腺等）也可导致 CA-125 升高至正常水平以上。

　　影像学： 对于恶性可能性大的患者，术前可行 CT 或超声检查以评估是否存在淋巴结增大或腹腔内播散。

　　特殊检查： 无。

　　诊断步骤： 病史、体格检查和影像学检查。最终依据病理确诊。

病理表现

　　生殖细胞肿瘤包括无性细胞瘤（恶性生殖细胞肿瘤的 45%）、内胚窦瘤（10%）、胚胎癌、绒癌、畸胎瘤（未成熟性、成熟性，实性、囊性、卵巢甲状腺肿、类癌）和混合型。在 21 岁以前的生殖细胞肿瘤患者中约 1/3 是恶性的。

处理与治疗

非药物治疗

　　一般处理： 评估，根据症状给予支持治疗。
　　特殊处理： 手术探查和切除（畸胎瘤患者通常可保留卵巢）。未成熟（恶性）畸胎瘤通常采用辅助化疗（长春新碱、放线菌素 D、环磷酰胺），所有内胚窦瘤在手术切除后均需化疗。
　　饮食： 除疾病晚期外，无特殊饮食需要。
　　活动： 除疾病晚期外，无特殊行动限制。
　　健康教育： 参见美国妇产科医师协会健康教育手册 AP096（卵巢癌），AP075（卵巢囊肿）。

药物治疗

- 长春新碱 1.5 mg/m² 静脉给药，每周一次，共 12 周，放线菌素 D 和环磷酰胺［0.5 mg 放线菌素 D+5~7 mg/（kg·d）环磷酰胺静脉给药，每日一次，共 5 天，4 周为一疗程］。
- 辅助或对症治疗。
　　禁忌证： 见各种药物。
　　注意事项： 烷化剂使患者未来患白血病的风险

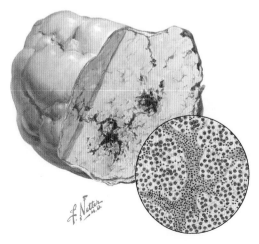

图 146.1　无性细胞瘤

增加（治疗后 8 年风险为 10%）。

相互作用：见各种药物。

其他药物

内胚窦瘤患者可交替行放线菌素 D、5-FU 和环磷酰胺化疗。

随访

监测：需严密随访盆腔复发或残留卵巢增大。通常以盆腔检查为主，对可疑患者进行超声检查。对怀疑复发者或其他可能的患者，二次探查术可以

评估疾病进展，发现潜在病灶。

预防：无特殊。

并发症：恶性肿瘤播散及进展。

预后：通常较好。

其他

妊娠：无影响。

ICD-10-CM 编码：基于病因和类型。

参考文献

扫描书末二维码获取。

147　颗粒细胞瘤

概述

定义：颗粒细胞瘤是一种性索间质肿瘤，由颗粒细胞（性索）和间质细胞（卵泡膜细胞或成纤维细胞）组成。肿瘤通常分泌雌激素。

患病率：占卵巢肿瘤的 2%~5%，大部分为有激素活性肿瘤。

好发年龄：任何年龄。5% 发生在青春期前，大多数发生在 40 岁之前。

遗传学：无遗传学倾向。

病因与发病机制

病因：不详。

危险因素：肥胖，乳腺癌或卵巢癌家族史，非白色人种。口服避孕药、分娩及吸烟可降低发病风险。

症状与体征

- 无症状
- 附件包块增大或破裂（可出现急性腹痛和腹腔内出

血，6%）；10%~15% 不能触及；<2% 的患者肿瘤是双侧的；诊断时的平均肿瘤直径为 12 cm
- 腹腔积液（10%）
- 幼女性早熟或假性性早熟（5%，性早熟中 10% 是由于颗粒细胞瘤）
- 月经异常，月经过多，闭经
- 绝经后出血

诊断

鉴别诊断

- 良性附件包块（黄体、卵泡囊肿）
- 子宫内膜异位症
- 输卵管积水
- 卵巢冠囊肿
- 阑尾脓肿
- 带蒂的子宫肌瘤
- 盆腔肾或马蹄肾
- 非妇科来源的盆腔包块
- 肝、肾或心脏疾病导致的体重减轻和腹腔积液
- 异位妊娠（育龄期女性）
- 胃肠道恶性肿瘤（结肠、胃）

合并症：雌激素水平升高表现［乳腺压痛、月经异常、同性假性性早熟、复杂性子宫内膜增生、子宫内膜癌（5%）］。男性化少见。

周围环绕颗粒细胞（Call-Exner 小体）。约 70% 病例中可出现卵泡膜细胞。分化差的肿瘤常与腺癌（尤其是小细胞癌）相混淆。

检查与评估

实验室检查：术前检查。检测血清肿瘤标志物如 CA-125、脂质结合唾液酸、癌胚抗原、AFP、抑制素、苗勒氏管抑制物等，可用于观察恶性肿瘤的进展，但对预后评价无益。

影像学：对于恶性可能性大的患者，术前可行 CT 或超声检查评估有无淋巴结增大或腹腔内播散。

特殊检查：无。

诊断步骤：病史、体格检查和影像学检查。最终依据病理确诊。

病理学

由于这类肿瘤来源于性索和发育中的性腺间质，所以主要成分为颗粒细胞。通常肿瘤包含嗜酸小体，

处理与治疗

非药物治疗

一般处理：评估，根据症状给予支持治疗。

特殊处理：手术探查和切除。<5% 的肿瘤为双侧，所以 IA 期或更早期肿瘤通常可行保守手术。化疗（顺铂、阿霉素）和放疗用于复发病例。

饮食：除疾病晚期特需外，无特殊饮食需要。

活动：除疾病晚期特需外，无特殊行动限制。

健康教育：参见美国妇产科医师协会健康教育手册 AP096（卵巢癌），AP075（卵巢囊肿）。

药物治疗

辅助治疗（疗效未经证实）或对症治疗。

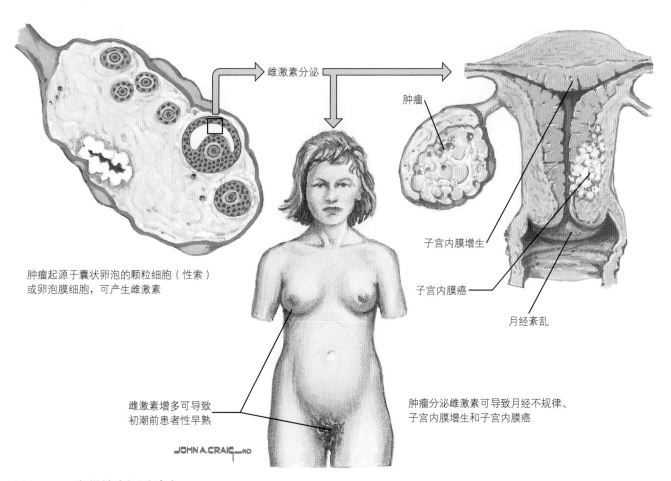

肿瘤起源于囊状卵泡的颗粒细胞（性索）或卵泡膜细胞，可产生雌激素

雌激素分泌

肿瘤

子宫内膜增生

子宫内膜癌

月经紊乱

雌激素增多可导致初潮前患者性早熟

肿瘤分泌雌激素可导致月经不规律、子宫内膜增生和子宫内膜癌

JOHN A.CRAIG—AD

图 147.1　卵巢性索间质肿瘤

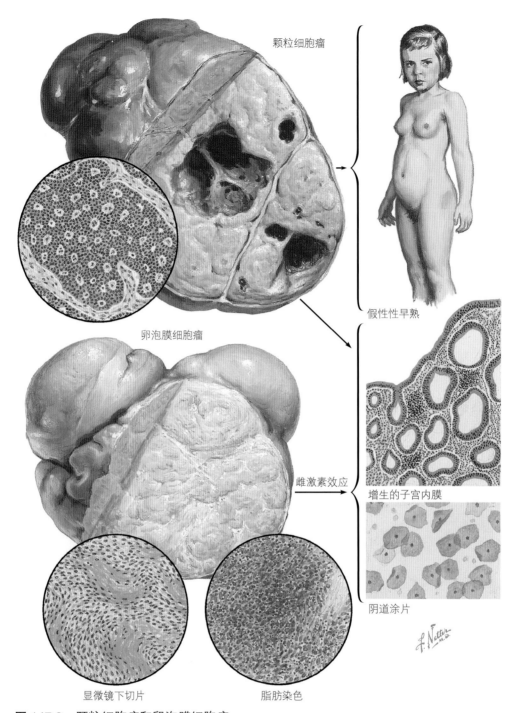

颗粒细胞瘤

假性性早熟

卵泡膜细胞瘤

雌激素效应

增生的子宫内膜

阴道涂片

显微镜下切片　　　　脂肪染色

图 147.2　颗粒细胞瘤和卵泡膜细胞瘤

禁忌证：见各种药物。

慎用：烷化剂使未来患白血病的风险增加（治疗后 8 年风险为 10%）。

相互作用：见各种药物。

其他药物

化疗也可用放线菌素 D、5-FU 和环磷酰胺。

随访

监测：需严密随访盆腔病灶复发或残留的卵巢增大。通常以盆腔检查为主，对可疑患者进行超声检查。对怀疑复发或其他可能的患者，二次探查术可以确定疾病进展，发现潜在病灶。

预防：无特殊。

并发症：复发常见，初次治疗后 5 年仍可复发。10% 左右的患者是因为肿瘤破裂导致腹痛或腹腔内出血才得以诊断。

预后：预后与组织学类型无相关性。90% 的肿瘤发现时为 I 期，预后较好（10 年生存率 90%）。肿瘤 >15 cm、破裂、核分裂象多或非整倍体者预后差。

其他

妊娠：无影响。

ICD-10-CM 编码：基于细胞类型和肿瘤位置。

参考文献

扫描书末二维码获取。

输卵管积水（慢性盆腔炎性疾病） 148

概述

定义：反复或慢性附件感染可导致输卵管囊性扩张（输卵管积水），表现为附件包块。

患病率：女性不孕患者中 40% 由于输卵管损伤，其中最严重的类型为输卵管积水。

好发年龄：15~25 岁。

遗传学：无遗传学倾向。

病因与发病机制

病因：反复或慢性附件感染。输卵管积脓的最终结果。

危险因素：首次性生活年龄过早，多个性伴侣，盆腔炎，性传播疾病（衣原体感染、淋病），子宫内操作（子宫输卵管造影、放置 IUD、子宫内膜活检及刮宫）和灌洗等。既往手术的损伤或粘连也可引起输卵管积水。

症状与体征

- 无症状（最常见）
- 下腹隐痛或慢性盆腔痛
- 不孕
- 单侧或双侧囊性包块（通常为迂曲或腊肠样）。数据显示有症状的盆腔炎对输卵管炎的阳性预测值仅为 65%。

诊断

鉴别诊断

- 功能性囊肿（卵泡、黄体）
- 上皮性肿瘤（囊性或实性）
- 卵巢囊肿
- 卵巢冠囊肿
- 子宫肌瘤
- 异位妊娠
- 输卵管 - 卵巢脓肿
- 子宫内膜异位性囊肿
- 阑尾脓肿。

合并症：盆腔痛，不孕，性传播疾病。

检查与评估

实验室检查：如果怀疑活动性感染，可检查血常规及红细胞沉降率（血沉）。应同时筛查性传播疾病。

影像学：超声检查（腹部或经阴道），CT 或 MRI 可能有效，但费用较高，且无更高的特异性。

特殊检查：无。

诊断步骤：病史，体格检查，超声检查。

病理学

慢性硬结和炎症伴输卵管囊性扩张，上皮扁平、萎缩。囊内液通常无菌。

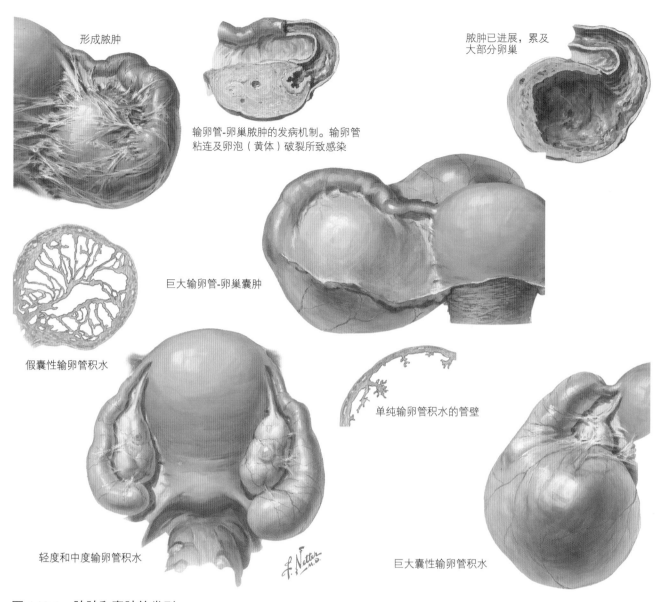

形成脓肿

脓肿已进展，累及大部分卵巢

输卵管-卵巢脓肿的发病机制。输卵管粘连及卵泡（黄体）破裂所致感染

巨大输卵管-卵巢囊肿

假囊性输卵管积水

单纯输卵管积水的管壁

轻度和中度输卵管积水

巨大囊性输卵管积水

图 148.1 脓肿和囊肿的类型

处理与治疗

非药物治疗

一般处理：评估，包括筛查其他性传播疾病。

特殊处理：通常需要手术评估及治疗（腹腔镜或开腹手术）。

饮食：正常饮食。

活动：无限制。

健康教育：参见美国妇产科医师协会健康教育手册 AP077（盆腔炎性疾病），AP009（如何预防性传播疾病），AP099（慢性盆腔痛），AP071（淋病、衣原体感染和梅毒），AP136（不孕评估），AP137（不孕治疗），AP020（性交痛）。

药物治疗

如怀疑活动性感染，需要应用广谱抗生素。大多数输卵管积水是无菌的，呈不活动的终末期状态。

随访

监测：正常保健，定期检查性传播疾病。

预防：避免性传播疾病感染（屏障避孕，"安全的性"），筛查高风险者，积极治疗。

并发症：慢性盆腔痛、不孕，子宫和卵巢切除的机会增加，卵巢癌风险增加 2 倍。

预后：手术治疗为根治性（输卵管切除或输卵管 - 卵巢切除）。如需要保留生育功能，可行输卵管整形术，但其成功率与输卵管积水的程度成反比，通常低于 15%。这类患者更推荐行体外受精胚胎移植，避开损伤的输卵管，但成功率较低。因此有人推荐在行 IVF 前切除有问题的输卵管。

其他

妊娠：由于不孕及异位妊娠风险增加，成功妊娠的可能性不大。

ICD-10-CM 编码：N70.11（慢性输卵管炎），N70.12（慢性卵巢炎），N70.13（慢性输卵管卵巢炎）

参考文献

扫描书末二维码获取。

Krukenberg 瘤 149

概述

定义：库肯勃（Krukenberg）瘤为转移性肿瘤（通常来自胃肠道），以大的印戒细胞为特征。最常来源于胃和大肠。

好发年龄：绝经后。

遗传学：无遗传学倾向。

病因与发病机制

病因：胃肠道癌的转移（最常来自胃和结肠）。与转移性乳腺癌组织学特征亦相似。

危险因素：不详。

症状与体征

- 无症状
- 附件增大（老年妇女双侧实性的附件包块常提示胃肠道来源可能性）
- 转移至卵巢的胃肠道来源肿瘤与性激素产生有关，通常为雌激素

诊断

鉴别诊断

- 良性卵巢肿瘤（黄体、卵泡囊肿）
- 子宫内膜异位症
- 输卵管积水
- 卵巢冠囊肿
- 阑尾脓肿
- 异位妊娠
- 带蒂的子宫肌瘤
- 盆腔肾或马蹄肾
- 非妇科的盆腔包块
- 乳腺癌
- 肺癌

合并症：胃肠道或乳腺恶性肿瘤。

检查与评估

实验室检查：常规术前检查。

影像学：对于恶性可能性大的患者，术前可行 CT 或超声检查有无淋巴结增大或腹腔内播散。行胃肠道的放射线检查。乳腺钼靶用于鉴别诊断和常规筛查。

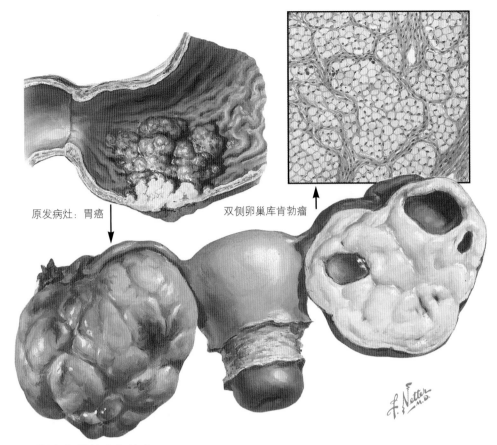

原发病灶：胃癌

双侧卵巢库肯勃瘤

图 149.1　胃和卵巢的库肯勃瘤

特殊检查： 若需寻找消化道病灶来源，可行食管镜、胃镜和肠镜检查。

诊断步骤： 病史、体格检查和影像学检查。最终依据病理确诊。

病理学

细胞间质中充满黏液的印戒细胞巢。

处理与治疗

非药物治疗

一般处理： 评估，确定肿瘤原发部位（最常来源于胃和大肠）。

特殊处理： 治疗原发肿瘤。

饮食： 除原发肿瘤及其治疗特需外，无特殊饮食需要。

活动： 除原发肿瘤及其治疗特需外，无特殊行动限制。

健康教育： 参见美国妇产科医师协会健康教育手册 AP096（卵巢癌），AP075（卵巢囊肿）。

药物治疗

无（依据原发肿瘤及其治疗）。

随访

监测： 取决于原发肿瘤。

预防： 无特殊。

并发症： 当发现卵巢增大时，原发肿瘤已进展和播散。

预后： 很差，5 年生存率很低。

其他

妊娠： 除威胁母亲生命外，对妊娠无直接影响。

ICD-10-CM 编码： C79.60（卵巢继发恶性肿瘤，非特指）。

参考文献

扫描书末二维码获取。

概述

定义：卵巢的一组良恶性上皮性肿瘤，以分泌黏液为特征。是所有卵巢肿瘤中体积最大的肿瘤，直径可达 30 cm 或更大。

患病率：占卵巢囊肿的 15%~25%，卵巢癌的 6%~10%。年轻妇女卵巢囊肿很常见，黏液性囊肿占 20 岁以上女性卵巢囊肿的 50% 左右。

好发年龄：生育年龄（良性肿瘤），30~60 岁（恶性肿瘤）。

遗传学：无遗传学倾向，但是有 *BRCA*1 和 *BRCA*2 突变的女性患病风险增加 2~3 倍。少数患者可存在其他基因突变。

病因与发病机制

病因：未知。可能来自畸胎瘤中内胚层的单向分化或苗勒氏管源性肿瘤。

危险因素：家族史，高脂饮食，年龄大，子宫内膜异位症，未产妇，初潮早，绝经晚，白色人种，经济收入高。口服避孕药、多产及哺乳可降低风险。

症状与体征

- 无症状
- 下腹隐约不适
- 附件包块（5% 的良性和 10%~20% 恶性者为双侧），直径可达 50 cm（平均 15~30 cm）
- 胸腔积液和呼吸短促

诊断

鉴别诊断

- 良性卵巢肿瘤（黄体、卵泡囊肿）
- 子宫内膜异位症
- 输卵管积水
- 卵巢冠囊肿
- 阑尾脓肿
- 异位妊娠
- 浆膜下子宫肌瘤
- 盆腔肾或马蹄肾
- 非妇科的盆腔包块

合并症：腹膜假黏液瘤。

检查与评估

实验室检查：术前检查。CA-125 水平对于监测肿瘤对治疗的反应和进展有益，但并非良好的监测预后的指标。只有 80% 的上皮性卵巢癌表达 CA-125，而很多良性和其他恶性肿瘤（肺、乳腺和胰腺等）也可导致 CA-125 升高至正常水平以上。

影像学：无特异性影像学表现。

特殊检查：术中对任何可疑恶性的卵巢包块均应行冰冻切片检查。

诊断步骤：病史、体格检查和影像学检查。最终依据病理确诊。

病理学

肉眼观：囊壁光滑、半透明，乳头少见。**镜下**：上皮细胞充满黏液，类似宫颈内膜上皮细胞或肠上皮细胞。黏液性肿瘤比其他上皮性肿瘤发展为交界性肿瘤（0 级）的机会多。

处理与治疗

非药物治疗

一般处理：评估，根据症状给予支持治疗。

特殊处理：一般需要手术探查和切除。对良性和交界性肿瘤，通常可保留子宫和对侧卵巢。根据恶性肿瘤的部位和分期，常需辅助化疗如铂类加紫杉醇，或放疗。

饮食：除疾病晚期特需外，无特殊饮食需要。

活动：除疾病晚期特需外，无特殊行动限制。

健康教育：美国妇产科医师协会健康教育手册 AP096（卵巢癌），AP075（卵巢囊肿）。

药物治疗

无，除非辅助化疗或对症治疗。

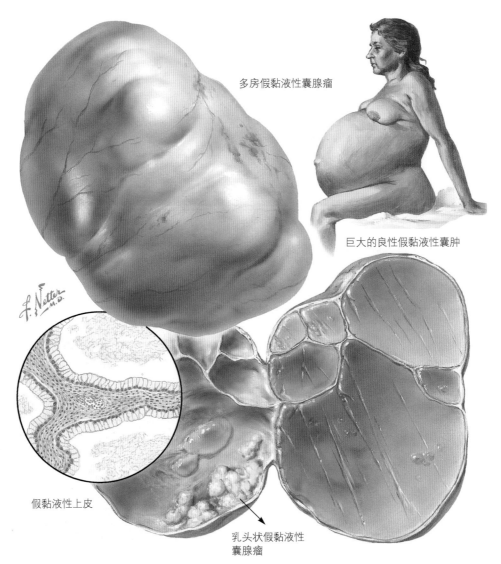

多房假黏液性囊腺瘤

巨大的良性假黏液性囊肿

假黏液性上皮

乳头状假黏液性
囊腺瘤

图 150.1 假黏液性囊腺瘤

禁忌证：见各种药物。

慎用：烷化剂使患者未来患白血病的风险增加（治疗后 8 年风险为 10%）。

相互作用：见各种药物。

随访

监测：定期体检。需严密随访监测盆腔复发病灶或残留的卵巢增大。通常以盆腔检查为主，对可疑患者进行超声检查。对怀疑复发者或其他可能的患者，二次探查术可以确定疾病进展，发现潜在病灶。

预防：对有 *BRCA* 基因突变的患者可预防切除双侧输卵管卵巢。

并发症：肿瘤穿破包膜、破裂，导致腹腔播散（形成腹膜假黏液瘤，占患者的 2%~5%）。

预后：交界性肿瘤生长缓慢，患者生存期长（Ⅲ期 20 年生存率为 40%）。黏液性囊腺癌是卵巢恶性肿瘤中 5 年生存率最高的肿瘤之一（40%）。

其他

妊娠：无影响。10% 以上交界性肿瘤是在妊娠期发现的。

ICD-10-CM 编码：基于细胞类型及肿瘤部位。

参考文献

扫描书末二维码获取。

概述

定义： 卵巢癌是来自卵巢的恶性肿瘤，通常为上皮来源。是女性生殖道第二常见的恶性肿瘤（排在子宫内膜癌之后），但却是死亡率最高的妇科恶性肿瘤。

患病率： 每年新发病例 22 280 例；14 800 例死亡（根据 2016 年数据）。卵巢癌是妇科肿瘤中最常见的死亡原因。妇女一生中发生卵巢癌的风险大约是 1/70。在女性癌症中排在第五位。

好发年龄： 绝经后（50%），平均 59 岁，60~64 岁发病率最高，中位发病年龄 63 岁。绝经后的卵巢肿瘤只有 1/4~1/3 是恶性的。

遗传学： 少部分患者有家族遗传性。可能与乳腺癌基因（*BRCA1*，*BRCA2*）异常有关。遗传性卵巢癌非常少见，但通常恶性度高。95% 的卵巢癌是散发的。

病因与发病机制

病因： 未知。

危险因素： 家族史（少数患有遗传癌综合征如 Lynch Ⅱ 的女性风险最高），高脂饮食，年龄大，子宫内膜异位症，未产妇，初潮早，绝经晚，白色人种，经济收入高，在会阴部使用滑石粉。95% 以上的卵巢癌患者无危险因素。口服避孕药、输卵管结扎、子宫切除、多产及哺乳可降低风险。

症状与体征

- 无症状（除非到肿瘤晚期）（大多数发现时已为 Ⅲ 期或者 Ⅳ 期）
- 体重减轻
- 尽管摄入热量不变或减少，但腹围持续增加
- 腹腔积液
- 附件包块（40 岁以上患者多房性或部分实性包块恶性的可能性较大，初潮前女孩的卵巢包块最常见的是生殖细胞肿瘤）
- 下腹隐约不适（严重疼痛少见）

诊断

鉴别诊断

- 良性卵巢肿瘤（黄体、滤泡囊肿）
- 非妇科的盆腔包块
- 肝、肾、心脏疾病导致体重减轻和腹腔积液
- 子宫内膜异位症
- 输卵管积水
- 异位妊娠（生育年龄妇女）
- 浆膜下子宫肌瘤
- 盆腔肾或马蹄肾
- 胃肠道恶性肿瘤

　　合并症： 乳腺癌、子宫内膜癌。

检查与评估

实验室检查： 血清肿瘤标志物，如 CA-125、脂质相关唾液酸、CEA、AFP、LDH 及其他标志物可用于监测肿瘤进展，但不能用于评价预后。

影像学： 对可疑卵巢癌的患者，可行超声、MRI 和 CT（正常绝经后卵巢为 1.5~2 cm）检查。无症状的小于 5 cm 的卵巢单纯囊肿可以观察随访。在没有显著危险因素或症状的情况下，常规用阴道超声检查，可以节约成本。

特殊检查： 术中对任何可疑恶性的卵巢包块均应行冰冻切片检查以便术中诊断。流式细胞术可能具有预后评估价值。

诊断步骤： 病史、体格检查和影像学检查。最终依据病理确诊。

病理学

　　超过 90% 的卵巢癌是上皮性的，来自卵巢包膜表面脏腹膜具有多能性的间皮细胞。20% 左右外观局限于卵巢的肿瘤已经发生淋巴转移。

处理与治疗

非药物治疗

　　一般处理： 评估，根据症状给予支持治疗。

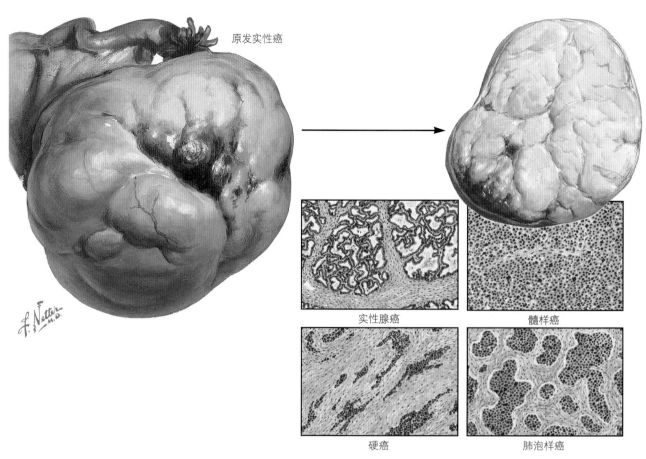

原发实性癌

实性腺癌	髓样癌
硬癌	肺泡样癌

图 151.1　原发实性、髓样、硬癌和肺泡样卵巢癌

特殊处理：卵巢癌需要手术探查和切除（包括子宫和对侧卵巢）。根据肿瘤的分期，常需辅助化疗（铂类和紫杉醇）或放疗。免疫治疗可以考虑，但目前尚无确切证据。

饮食：除疾病晚期特需外，无特殊饮食需要。晚期肿瘤手术前后可能需要肠道外营养。

活动：除疾病晚期特需外，无特殊行动限制。

健康教育：参见美国妇产科医师协会健康教育手册 AP096（卵巢癌），AP075（卵巢囊肿）。

药物治疗

无，除非辅助治疗。

慎用：烷化剂使患者将来患白血病的风险增加（治疗后 8 年风险为 10%）。

随访

监测：迄今为止尚无有效的早期诊断卵巢癌的方法。超声、MRI、CT 及肿瘤标志物如 CA-125 对评价可疑包块或治疗后进展有效，但对筛查包块没有意义。对怀疑复发者或其他可能的患者，二次探查术可以确定疾病进展，发现潜在病灶。如果二次探查阴性，5 年存活率接近 50%。

预防：对少数确属高风险（家族性癌症综合征）的患者，在目前技术条件下为了延长生存期，可于完成生育后行预防性输卵管 - 卵巢切除术。但即使这一积极的步骤有时亦无法阻止卵巢癌的发生，因为 10% 以上的卵巢癌发生在已行双侧卵巢切除的患者。

并发症：腹腔积液、胸腔积液、小肠梗阻、肿瘤进展、死亡。

预后：卵巢癌是妇科恶性肿瘤中死亡率最高的，每年其致死亡数较宫颈癌和子宫内膜癌的总和还多。如果早期发现，给予积极手术和辅助治疗，是可能达到无瘤生存的。生存与分期、病理分级、细胞类型和手术切除后残存肿瘤有关。各期的 5 年生存率：

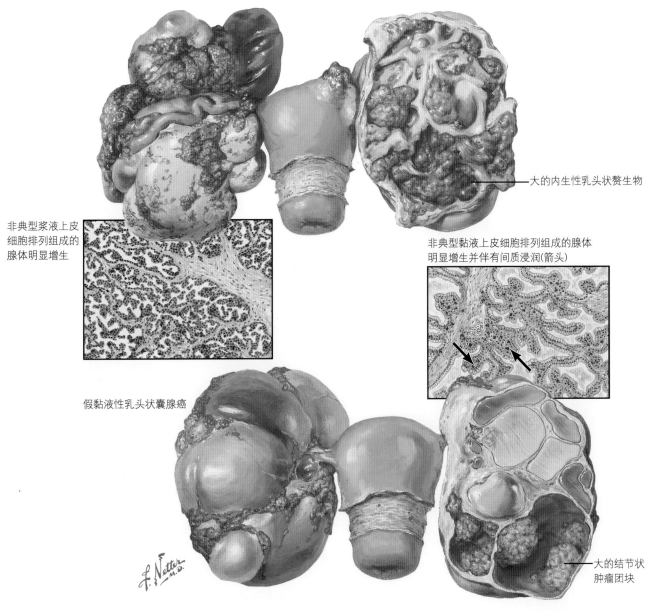

非典型浆液上皮细胞排列组成的腺体明显增生

大的内生性乳头状赘生物

非典型黏液上皮细胞排列组成的腺体明显增生并伴有间质浸润(箭头)

假黏液性乳头状囊腺癌

大的结节状肿瘤团块

图 151.2　浆液性乳头状囊腺癌

Ⅰ期 80%，Ⅱ期 60%，Ⅲ期 25%，Ⅳ期 15%。浆液性囊腺癌是上皮性肿瘤中预后最差的。

ICD-10-CM 编码：基于病理类型及分期。

参考文献

扫描书末二维码获取。

其他

妊娠：除非对母体造成危险，否则不影响妊娠。

挑战

定义：卵巢内生长的囊肿，通常来自卵巢上皮成分，绝大多数为良性。

范围：良性卵巢肿瘤通常是在常规检查时诊断的，常无症状。如出现症状，或者是灾难性的（如出血、破裂或扭转），或者是非特异的（如模糊的压迫感或胀满感）。

目的：处理卵巢囊肿最重要的目的是及时诊断其组织学类型及起源。其后的治疗和风险评估均建立在正确诊断的基础上。对于有急性症状的卵巢囊肿，需要快速进行诊断及治疗。

策略

病理生理：年轻患者大约90%的卵巢肿瘤是良性的，代谢不活跃。75%以上的良性附件包块是功能性的。功能性卵巢囊肿并不是真的肿瘤，而是卵巢正常功能的各种解剖变异。比如排卵失败，正常发育的卵泡存留超过正常时间即可发生滤泡囊肿；同样，黄体也可以持续存在，导致出血、增大而出现症状。生育年龄妇女大约25%的卵巢增大是真正的肿瘤，而其中只有大约10%是恶性的。良性卵巢肿瘤中最多的来自于卵巢上皮及其包膜。尽管上皮起源的肿瘤多种多样，年轻生育年龄妇女

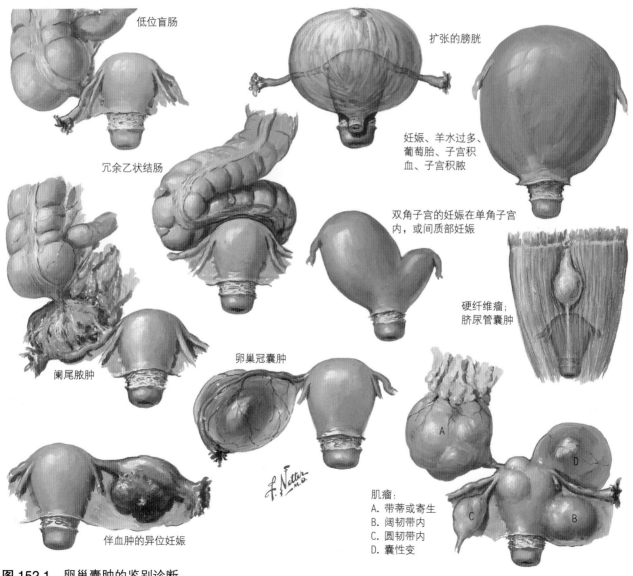

低位盲肠

扩张的膀胱

冗余乙状结肠

妊娠、羊水过多、葡萄胎、子宫积血、子宫积脓

双角子宫的妊娠在单角子宫内，或间质部妊娠

阑尾脓肿

硬纤维瘤；脐尿管囊肿

卵巢冠囊肿

肌瘤：
A. 带蒂或寄生
B. 阔韧带内
C. 圆韧带内
D. 囊性变

伴血肿的异位妊娠

图 152.1　卵巢囊肿的鉴别诊断

最常见的仍是来源于生殖细胞的囊性畸胎瘤，或称皮样囊肿。这些肿瘤来源于原始的生殖细胞，包含来自胚胎三胚层的组织（外胚层、中胚层、内胚层）。

治疗原则：病史和体格检查通常足以诊断包块。没有特异性的实验室检查用于诊断卵巢囊肿。实验室检查可能支持特异性的诊断。超声、CT和MRI对评价年轻患者无症状的卵巢包块作用有限，但对那些临床检查不满意（如过度肥胖）或恶性可能的患者有益。血清检查肿瘤标志物如CA-125、脂质相关唾液酸、CEA、AFP及LDH，对于监测肿瘤进展有益，但不能用于评估预后。

健康教育：消除疑虑。参见美国妇产科医师协会健康教育手册AP075（卵巢囊肿）。

实施

注意事项：有些医生倾向于给患有小的良性可能的囊性包块患者应用抑制排卵治疗，如口服避孕药以加速囊肿萎缩。这样处理后囊肿的萎缩率常为65%~75%，但这种方法仅为个人选择，缺乏确切的研究支持。如果患者正在应用口服避孕药，那么，生理性的卵巢增大如卵泡或黄体囊肿应该不存在（对于服用仅含孕激素的口服避孕药者，排卵可能不会完全被抑制）。因此，对确实应用口服避孕药的患者，附件包块为病理性囊肿的可能性更大（不会发生萎缩），一般需要手术探查。围绝经期和绝经后患者也可以出现附件良性包块，但恶性的可能性增加（近1/3恶性可能），处理也随之改变。这些患者中，包块超过6 cm通常需要立即手术探查切除，然而一些医生建议包块直径达10 cm才选择手术探查。阴道超声的测量和追踪使原本需要手术的小包块得以保守严密随访。对于年轻患者，需要观察包块的大小、形状、活动度和持续存在时间。不规则的、不活动的或混合异常回声的包块（实性和囊性）恶性可能性更大，需要尽快与手术医师商议行探查术。对卵巢癌最终必须通过手术诊断。

参考文献

扫描书末二维码获取。

卵巢纤维瘤　153

概述

定义：最常见的卵巢良性肿瘤，由间质细胞（成纤维细胞）组成。这种肿瘤是良性的，但常伴发腹腔和胸腔积液（Meigs综合征，1%患者发生）。

患病率：占所有卵巢肿瘤的4%，是最常见的实性肿瘤。

好发年龄：任何年龄，最常见于围绝经期和绝经后妇女，平均年龄48岁，30岁以下者少于10%。

遗传学：除Gorlin综合征外无遗传倾向。目前认为与BRCA基因突变无关，或者没有乳腺癌遗传倾向。

病因与发病机制

病因：不详。

危险因素：不详。

症状与体征

- 无症状（可以长至很大未被发现）
- 附件包块（平均直径6 cm，可以重达50磅）
- 腹腔积液（肿瘤直径>10 cm，发生率40%）
- 胸腔积液（Meigs综合征，肿瘤切除后消失）
- 分泌雌激素（当主要为卵泡膜细胞时）
- 双侧包块（<10%患者）

诊断

鉴别诊断

- 生理性囊肿（黄体、卵泡囊肿）
- 子宫内膜异位症
- 输卵管积水
- 卵巢冠囊肿
- 阑尾脓肿
- 异位妊娠
- 浆膜下肌瘤
- 盆腔肾或马蹄肾
- 非妇科盆腔包块

- 纤维瘤病
- 间质增生
- 纤维肉瘤

合并症：腹腔积液，胸腔积液，痣样基底细胞癌综合征（Gorlin 综合征：早期基底细胞癌、下颌角化、硬膜钙化、肠系膜囊肿及双侧卵巢纤维瘤）。

检查与评估

实验室检查：术前检查。

影像学：对于恶性可能性大的患者，建议术前行 CT 或超声检查以发现淋巴结肿大或腹腔内播散。

特殊检查：无。

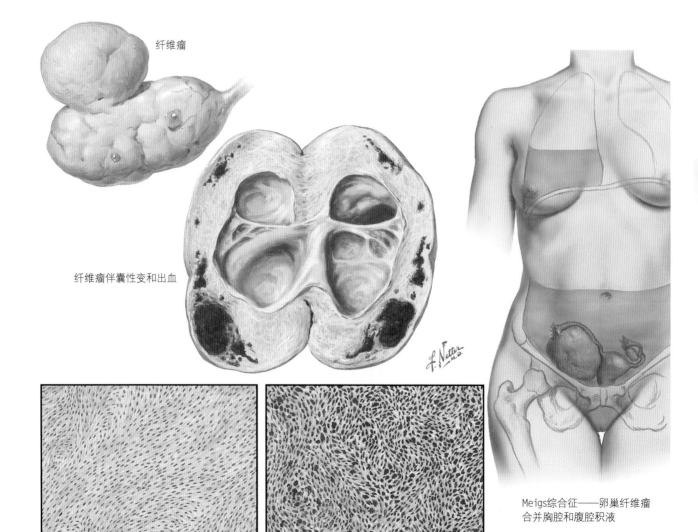

纤维瘤

纤维瘤伴囊性变和出血

纤维瘤

梭形细胞肉瘤

Meigs综合征——卵巢纤维瘤合并胸腔和腹腔积液

图 153.1　卵巢纤维瘤

诊断步骤：病史、体格检查和影像学检查。最终依据病理确诊。

病理学

肿瘤包含成纤维细胞和梭形细胞，可生长到很大的程度不被发现。切开包膜显示白色质硬、平坦的表面，有漩涡状结构，中间常有小囊腔。

处理与治疗

非药物治疗

一般处理：评估，根据症状给予支持治疗。

特殊处理：需要手术探查和切除。对于老年妇女，通常同时切除子宫和对侧卵巢。低度恶性纤维瘤较少见。

饮食：正常饮食。

活动：无限制。

健康教育：参见美国妇产科医师协会健康教育手册 AP096（卵巢癌），AP075（卵巢囊肿）。

药物治疗

辅助或对症治疗。

随访

监测：定期体检。

预防：无特殊。

并发症：不常见。可能发生扭转或出血。低度恶性纤维瘤如发生粘连或破裂可复发。

预后：单纯手术切除即可治愈。

其他

妊娠：无影响。激素活性肿瘤（卵泡膜细胞瘤）可能影响月经和排卵从而影响怀孕。

ICD-10-CM 编码：D27.9（未明确的卵巢良性肿瘤）。

参考文献

扫描书末二维码获取。

卵巢扭转 154

概述

定义：附件在其系膜处发生部分或全部扭转，导致组织缺血和坏死。通常影响卵巢，但常同时累及输卵管。

患病率：不常见。占妇科急诊手术的 2%~3%；青少年可占 30%。右侧更常见。

好发年龄：20 岁左右。

遗传学：无遗传学倾向。

病因与发病机制

病因：卵巢自发扭转通常与卵巢增大有关（50%~60% 有卵巢肿瘤或者囊肿）。

危险因素：附件扭转通常与卵巢、输卵管或输卵管系膜包块有关（经常 >5 cm）。妊娠期或促排卵后扭转的风险增加。

症状与体征

- 疼痛（90%；通常是突发的剧烈的一侧疼痛，间歇性发作，从数小时到数天不等，与肠梗阻、尿路梗阻或胆道梗阻不同，梗阻的疼痛更有规律，发作也更频繁）

- 恶心、呕吐（60%~70%）

- 一侧可触及（触痛性）包块（90% 患者）

- 发热（达 20%）

临床表现

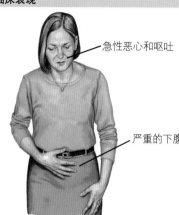

急性恶心和呕吐

严重的下腹疼痛，可能与卵巢囊肿破裂混淆

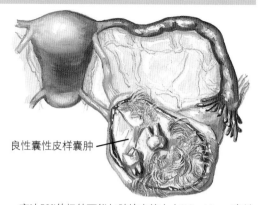

良性囊性皮样囊肿

高达50%的扭转可能与肿块中等大小(10~12 cm)有关

卵巢扭转的发病机制

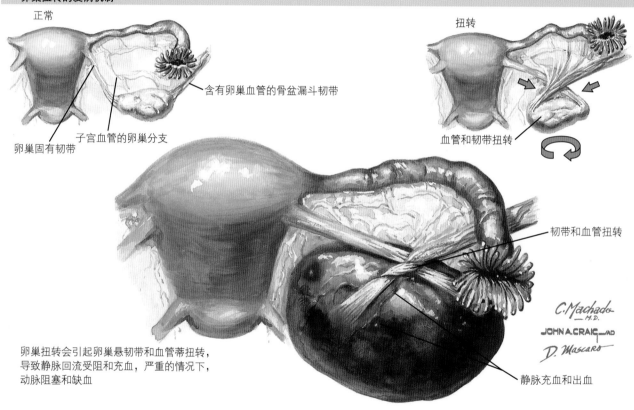

正常

含有卵巢血管的骨盆漏斗韧带

子宫血管的卵巢分支

卵巢固有韧带

扭转

血管和韧带扭转

卵巢扭转会引起卵巢悬韧带和血管蒂扭转，导致静脉回流受阻和充血，严重的情况下，动脉阻塞和缺血

韧带和血管扭转

静脉充血和出血

图 154.1 卵巢扭转的临床表现及发病机制

诊断

鉴别诊断

- 异位妊娠
- 卵巢囊肿内出血
- 黄体破裂
- 附件脓肿
- 急性阑尾炎
- 小肠梗阻

合并症：附件包块。

检查与评估

实验室检查：行妊娠试验以排除异位妊娠。

影像学：超声检查可以显示附件的囊性包块，但由于本病急性起病，症状严重，常在手术时做出诊断。

特殊检查：无。

诊断步骤：病史、体格检查及超声（如果患者情况允许）。

病理学

卵巢或输卵管组织缺血、坏死，以及存在的包块的病理情况（50%~60% 患者有包块）。

处理与治疗

非药物治疗

一般处理： 评估，减少活动（存在急性症状时）。
特殊处理： 手术探查（75% 的患者可保留卵巢）。
饮食： 手术探查前禁食。
活动： 卧床休息。
健康教育： 美国妇产科医师协会健康教育手册 AP096（卵巢癌），AP075（卵巢囊肿）。

药物治疗

止痛剂（根据患者情况）。

禁忌证： 诊断明确、病情稳定之前禁用止痛剂（止痛剂可能掩盖症状）。

随访

监测： 定期体检。
预防： 无特殊。
并发症： 失去受累卵巢。
预后： 如果手术及时可能保留住部分或全部卵巢。

其他

妊娠： 20% 病例发生于妊娠期间，发病高峰时间在孕 10~17 周。
ICD-10-CM 编码： N83.53（卵巢、卵巢韧带和输卵管扭转）。

参考文献

扫描书末二维码获取。

盆腔炎性疾病　155

概述

定义： 盆腔炎性疾病（pelvic inflammatory disease，PID）是一种严重的、弥漫性的、经常发生在盆腔且多脏器感染的疾病，常导致多种并发症。该定义指的是女性上生殖道的一系列炎症性疾病，包括子宫内膜炎、输卵管炎、输卵管 - 卵巢脓肿和盆腔腹膜炎等。
患病率： 女性中为 1%~3%，是 15~44 岁女性到急诊就诊最常见的妇科原因。每年大约 106 000 例住院治疗。
好发年龄： 16~25 岁，85% 的病例见于生育年龄有性行为的女性。
遗传学： 无遗传学倾向。

病因与发病机制

病因： 大约 1/3 病例的致病菌是单一的淋病奈瑟菌。还有 1/3 的病例是由淋病奈瑟菌和其他致病菌混合感染引起的。剩下的 1/3 病例由一些需氧菌和厌氧菌混合感染引起，包括呼吸道致病菌如流感嗜血杆菌、肺炎链球菌，有大约 5% 患者的致病菌为化脓性链球菌。有文献报道，在腹腔镜诊断为输卵管炎的病例中有 40% 存在多种病原菌感染，平均每个患者有 6.8 种细菌感染。在宫颈淋病奈瑟菌感染的妇女中，有近 15% 的患者会发展成急性盆腔感染。性兴奋时子宫收缩，淋病奈瑟菌与精子的黏附，为其上行感染提供了机会。有大约 20% 的患者感染衣原体，住院患者中，其比例升高到 40%。衣原体感染上生殖道可致轻度的输卵管炎，临床症状及输卵管损害非常隐匿。

危险因素：多个性伴侣、宫颈和宫腔的器械操作及灌洗。在混合性感染中有大量的厌氧菌与在细菌性阴道病患者阴道中发现的细菌类似，因此细菌性阴道病被认为是发展成盆腔感染的危险因素，但是最近发表的研究不支持这个观点。有 15% 病例的感染发生在诸如子宫内膜活检、子宫输卵管造影、宫内节育器放置术以及其他类似的操作之后。放置宫内节育器发生 PID 的风险主要发生在放环术后的 3 周内。

症状与体征

- 盆腔疼痛和压痛（100%）、肌紧张或反跳痛
- 发热（40% 高达 39.5℃）或者寒战
- 白细胞计数升高
- 不规则阴道出血或阴道排液
- 心动过速、恶心及呕吐
- 典型的宫颈脓性分泌物（需做革兰氏涂片染色和细菌培养）

诊断

鉴别诊断

- 异位妊娠
- 附件急症（扭转、出血）
- 阑尾炎
- 子宫内膜异位症
- 胆囊炎
- 肠炎
- 感染性不全流产
- 憩室脓肿

合并症：输卵管因素所致的不孕症，异位妊娠，慢性腹痛。

检查与评估

实验室检查：全血细胞计数，包括分类、白细胞计数及红细胞沉降率。宫颈分泌物培养和革兰氏染色（尽管如此，宫颈分泌物培养的病原体与上生殖道的病原体也只有 50% 的相关性）。怀疑 PID 的所有患者应检查 HIV。

影像学：超声检查可发现子宫直肠陷凹的游离液体（辅助诊断，不能确诊）。

特殊检查：对于那些不能明确诊断或治疗效果欠佳的患者，腹腔镜检查可以明确诊断。有 35% 的病例未能发现感染存在。数据显示，与腹腔镜相比，通过临床症状诊断 PID 对明确诊断输卵管炎有 65%~90% 的阳性预测价值。

诊断步骤：病史、体格检查和超声检查。诊断规范见表 155.1。对于性行为活跃而且有性传播感染风险的女性患者，如果发生盆腔或下腹痛，除了 PID 之外未找到其他病因，而且查体有宫颈举痛，宫颈或子宫体有压痛，就应该开始 PID 的经验治疗。诊断的"金标准"是子宫内膜活检、经阴道超声或磁共振成像显示输卵管管壁增厚、积水，有时显示盆腔积液或者输卵管 - 卵巢肿物，但这些常在研究机构中使用。

病理学

输卵管、卵巢及周围腹膜表面炎症。

处理与治疗

非药物治疗

一般处理：迅速评估，宫颈分泌物培养，支持治疗（补液、止痛、退热）。

特殊处理：积极的抗生素治疗。对于一些少见病例可行子宫切除术。输卵管 - 卵巢脓肿破裂伴随感染中毒性休克时，可能危及生命。

表 155.1 盆腔炎性疾病的诊断规范

必须包括以下三点[*]：	· 腹部压痛 · 附件区压痛 · 宫颈举痛
至少存在如下其中一点：	· 革兰氏涂片阳性或实验室检查提示宫颈感染淋病奈瑟菌或沙眼衣原体 · 体温 > 38℃ · 白细胞计数 > 10 000/dl · 红细胞沉降率加快 · C 反应蛋白升高 · 宫颈质脆 · 阴道排液中白细胞增多 · 后穹隆穿刺或腹腔镜检查抽吸出脓液 · 输卵管 - 卵巢脓肿

[*] 有些医生推荐仅根据其中任何一种情况给予治疗，以减少治疗不及时的风险。

饮食： 不需要特殊的饮食改变。

运动： 盆腔休息。早期轻症患者可以适当散步。必要时入院治疗。

健康教育： 参见美国妇产科医师协会健康教育手册 AP077（盆腔炎性疾病），AP009（如何预防性传播疾病），AP099（盆腔痛），AP071（链球菌、衣原体和梅毒），AP020（性交痛）。

药物治疗

- 早期轻症患者：头孢西丁（2 g 肌注）+丙磺舒（1 g 口服）联合多西环素（100 mg 每天 2 次），14 天为一个疗程，可以同时服用或者不服用甲硝唑 500 mg，每天 2 次，连续 14 天；头孢曲松（250 mg 肌注)+14 天的多西环素，可以同时服用或者不服用甲硝唑 500 mg，每天 2 次，连续 14 天。目前在美国，淋病对氟喹诺酮广泛耐药，这类抗生素不再适合治疗淋病。

- 住院患者：推荐使用头孢西丁（2 g 每 6 小时静脉给药一次）或者头孢替坦（2 g 每 12 小时静脉给药一次）联合多西环素（100 mg 每 12 小时口服或静脉给药一次）。混合感染患者，克林霉素（900 mg 每 8 小时静脉给药一次）联合一种氨基糖苷类抗生素例如庆大霉素（2 mg/kg 负荷量，然后 1.5 mg/kg 每 8 小时一次）可以起到更好的治疗作用。

- 出院之后：多西环素（100 mg 口服，每日 2 次）或克林霉素（450 mg 每日 4 次）持续治疗 14 天。

  禁忌证： 视不同的药物而异。

  慎用： 视不同的药物而异。

  相互作用： 视不同的药物而异。

其他药物

- 大观霉素 2 g 肌注。
- 复方阿莫西林 500 mg，一天 3 次，连续 10 天，也可以起到类似的效果。
- 有报道称，克林霉素和氨曲南 2 g 肌注每 8 小时一次，联合使用有很好的效果。
- 哌拉西林 4 g 联合他唑巴坦 500 mg 每 8 小时静脉注射也可使用，但治愈率仅为 90%（提高 5%）。
- 阿莫西林/克拉维酸和多西环素在单中心临床试验中获得短期有效的临床效果，但是胃肠道症状限制了其应用。

随访

监测： 当包含以下因素而不能明确诊断时应住院治疗，如异位妊娠、阑尾炎、HIV 感染患者、免疫抑制患者、放置宫内节育器者、未生育者、麻痹性肠梗阻、腹膜炎或毒血症、妊娠、前次治疗失败、显著的胃肠道症状、反复发作、体温 >39℃、输卵管 - 卵巢脓肿、鉴别诊断很复杂不能明确、病史不可靠、白细胞计数 >20 000/dl 或 <4000/dl。

预防： 避免出现后遗症的关键是预防感染（屏障避孕，安全性行为），筛查高危人群并积极治疗。由于大多数感染可以通过性行为传播，故患有盆腔炎性疾病患者的性伴侣应该筛查有无感染淋球菌、衣原体以及人类免疫缺陷病毒，并且及时治疗。

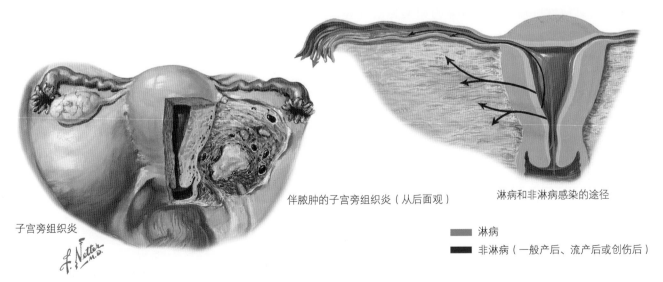

子宫旁组织炎

伴脓肿的子宫旁组织炎（从后面观）

淋病和非淋病感染的途径

■ 淋病

■ 非淋病（一般产后、流产后或创伤后）

图 155.1　子宫旁组织炎和淋病 / 非淋病感染

319

并发症：几乎每4个急性 PID 的患者中，有一个会发生需要治疗的后遗症。盆腔炎性疾病可以导致输卵管性不孕（8%）、异位妊娠（9%）、慢性盆腔痛（18%）。每次复发使不孕的风险大致增加1倍，仅仅发作3次，患者的不孕率即可达40%。确诊患输卵管炎的患者异位妊娠的发生率增加4倍，5%~15% 的患者因盆腔炎性疾病后遗症需手术治疗。腹膜受累可致感染播散导致肝周炎（Fitz-Hugh-Curtis 综合征）。输卵管 - 卵巢脓肿破裂继发感染中毒性休克，可危及生命。据报道，因盆腔炎性疾病及其并发症导致每10万人（15~45岁女性）中有0.29人死亡。

预后：早期积极治疗通常可以有效缓解症状，但复发及后遗症较多。

其他

妊娠：通常与妊娠率降低及异位妊娠发生风险有关。一旦妊娠，由于妊娠导致上生殖道的阻塞，使新发感染的发生率降低。随着妊娠子宫的增大牵拉，前次感染的受损伤部位会出现疼痛。

ICD-10-CM 编码：N73.0（急性子宫周围组织炎和盆腔蜂窝织炎），其他取决于疾病长期存在、性行为、组织受累情况、与妊娠的关系。

参考文献

扫描书末二维码获取。

156　腹膜假黏液瘤

概述

定义：腹腔内播散分布的分泌黏蛋白的肿瘤（黏液性囊腺瘤或黏液性囊腺癌），可导致反复出现腹部包块，常伴大量腹腔积液及多发的肠梗阻。通常这种肿瘤发病始于阑尾。

患病率：每10 000 例开腹手术中有2例，2%~5% 为卵巢黏液性肿瘤（其中16% 为卵巢黏液性囊腺癌）。

好发年龄：生育年龄的中后期。

遗传学：无遗传学倾向。

病因与发病机制

病因：原发性阑尾、胃肠道、卵巢肿瘤的播散、破裂、溢液或漏出。最近的研究显示，大部分的假黏液瘤的原发灶是阑尾。在一些罕见的病例中，腹膜表面的细胞化生也可导致这类肿瘤。

危险因素：卵巢黏液性肿瘤在手术切除时发生破裂和漏出（这个观点目前存在争议）。

症状与体征

- 腹腔内积聚大量黏液物质
- 反复发作的肠梗阻
- 肿瘤种植于网膜表面、横膈下、盆腔、右肝后间隙、左结肠旁沟以及 Teritz 韧带（不同于腹膜癌，肠管表面的腹膜一般很少累及；不发生腹腔外转移）

诊断

鉴别诊断

- 广泛转移的卵巢癌
- 结肠癌转移
- 播散性平滑肌瘤病
- 腹腔积液

　　合并症：胃肠道肿瘤、肠梗阻。

检查与评估

实验室检查：作为手术前的评估（血清肿瘤标

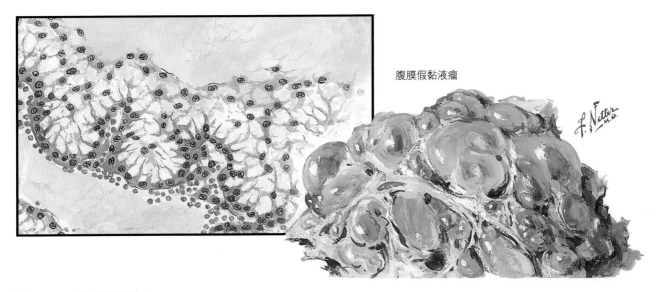

腹膜假黏液瘤

图 156.1　腹膜假黏液瘤

志物检测，例如 CA-125、脂质体相关的唾液酸、癌胚抗原、甲胎蛋白等可以作为确诊恶性肿瘤患者的随访指标，但不能用于评估预后）。

影像学：B 超或 CT 有助于确定病变范围。

特殊检查：无。

诊断步骤：病史、体格检查以及影像学检查。最终的确诊依赖于组织学检查。

病理学

黏液肿瘤的囊壁穿孔、破裂，在腹腔内播散。大多数与恶性肿瘤有关，也有一小部分良性黏液性肿瘤破溃导致腹膜假黏液性肿瘤。可能同时发生卵巢和阑尾肿瘤，有时无法判断原发病灶。

处理与治疗

非药物治疗

一般处理：评估，对症支持治疗。

特殊处理：手术探查及切除。弥漫的腹膜播散通常需要进行广泛的肠切除术。二次手术很常见。

饮食：不需要特别改变饮食，除非病情恶化导致进食受限。

活动：不需限制，除非病情进展导致活动困难。

健康教育：参见美国妇产科医师协会健康教育手册 AP075（卵巢肿瘤）、AP096（卵巢癌）、AP080（术前准备）。

药物治疗

不需要药物治疗，除非作为辅助或对症治疗。化疗（全身或腹腔内注射烷化剂）和黏液溶解剂尚未证实有效。有文献提到腹腔热灌注，但其疗效尚未确定

慎用：烷化剂使患者将来患白血病的风险增加（治疗 8 年后增加 10%）。

随访

监测：密切随访，监测有无盆腔复发及残余卵巢增大。通常可行盆腔检查和超声检查。

预防：在手术处理卵巢包块时小心操作，避免破裂。

并发症：通常病程缓慢，进行性肠功能障碍，并发感染、营养不良和死亡。

预后：肿瘤起源于腺瘤（阑尾或卵巢；5 年生存率 85%）的患者预后比源于腺癌（5 年生存率 <60%）或者原发腹膜癌（<10%）的好。

其他

妊娠：无影响。

ICD-10-CM 编码：C78.6（腹膜后和腹膜的继发性恶性肿瘤）。

参考文献

扫描书末二维码获取。

浆液性卵巢囊肿

概述

定义：一组以浆液性细胞为特点的良性或恶性卵巢上皮肿瘤。是最常见的卵巢上皮细胞肿瘤。如为恶性肿瘤，则恶性程度高，死亡率高。

患病率：占所有卵巢良性肿瘤的20%。

好发年龄：育龄期女性。

遗传学：无遗传学倾向。

病因与发病机制

病因：不详。

危险因素：家族史、高脂饮食、高龄、未生育者、初潮早和绝经晚、白种人及高收入人群。口服避孕药、多产及哺乳可降低发病风险。

症状与体征

- 无症状
- 下腹部隐约不适
- 附件区包块（双侧附件包块中10%为良性肿瘤，33%~66%为恶性），囊肿内充满了清亮的浆液（良性肿瘤多为单房性、光滑；恶性肿瘤多呈多房性，表面有很多乳头状突起）

诊断

鉴别诊断

- 良性卵巢肿瘤（黄体、滤泡囊肿）
- 子宫内膜异位症
- 输卵管积水
- 阑尾脓肿
- 卵巢冠囊肿
- 异位妊娠
- 浆膜下肌瘤
- 盆腔肾或马蹄肾
- 与妇科无关的盆腔包块

合并症：无。

检查与评估

实验室检查：术前检查（CA-125对监测疾病的治疗和进展有帮助，但并不是好的预后指标。80%的卵巢上皮肿瘤表达CA-125，但许多良性肿瘤和其他部位的恶性肿瘤如肺、乳腺、胰腺，同样可以导致CA-125高于正常水平）。

影像学：无特异性影像学表现。

特殊检查：任何卵巢包块怀疑有恶性肿瘤可能时均应做冰冻切片，通过组织学检查确诊。

诊断步骤：病史、体格检查以及影像学检查。最终的确诊需组织学检查。

病理学

浆液性肿瘤的分化较差，并且发现较晚。卵巢的乳头状癌通常为浆液性。诊断依据是囊壁的组织学特征，而不是囊内液的特点。

处理与治疗

非药物治疗

一般处理：评估，根据症状支持治疗。

特殊治疗：基本原则是手术探查和切除。良性病变或交界性肿瘤，可以保留对侧卵巢和子宫。根据肿瘤的位置和分期进行辅助化疗（铂类和紫杉醇）和放疗。

饮食：不需要特别改变饮食，除非病情恶化导致进食受限。

活动：不需限制，除非病情恶化导致活动困难。

健康教育：参见美国妇产科医师协会健康教育手册AP096（卵巢癌）、AP075（卵巢肿瘤）。

药物治疗

不需药物治疗，除非作为辅助或对症治疗。

注意事项：烷化剂增加未来白血病风险（治疗8年后增加10%）。

随访

监测：密切随访，监测盆腔复发以及保留的卵

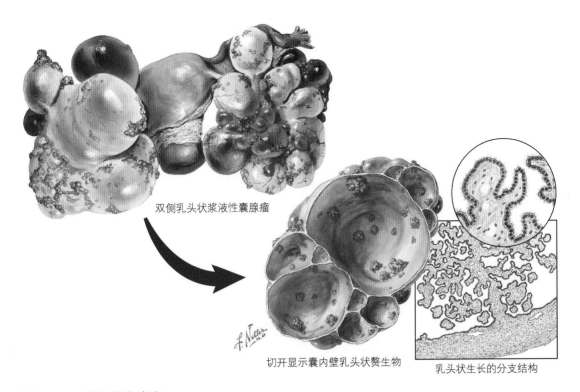

双侧乳头状浆液性囊腺瘤

切开显示囊内壁乳头状赘生物

乳头状生长的分支结构

图 157.1　浆液性囊腺瘤

巢增大改变。通常采用盆腔检查和超声检查。对怀疑肿瘤复发的患者或某些特殊患者，二次探查手术可以评定治疗效果，发现隐匿病灶。

预防：无特殊。

并发症：扭转、出血、恶性肿瘤进展播散。

预后：总体上良性肿瘤的预后很好；恶性肿瘤的预后依据肿瘤的分期有所不同。通常浆液性卵巢癌的 5 年生存率约为 20%。75% 的浆液性卵巢癌发现时已届肿瘤晚期。

其他

妊娠：无影响。

ICD-10-CM 编码：根据细胞类型和位置而异。

参考文献

扫描书末二维码获取。

Sertoli-Lydig 细胞瘤（卵巢支持 - 间质细胞肿瘤） 158

概述

定义：一种罕见的包含男性成分的卵巢性索细

胞肿瘤，与患者男性化表现有关。肿瘤可大可小，通常直径在 5~15 cm。

患病率：非常罕见（在卵巢肿瘤中<0.5%）。

好发年龄：70% 的患者小于 40 岁，平均年龄

25 岁，50 岁后发病的患者少于 10%。

遗传学：报道有两个基因突变与此类肿瘤相关：*FOXL2*（体细胞错义点突变）和 *DICER1*（胚系突变）。

病因与发病机制

病因：不详。

危险因素：不详。

症状与体征

- 无症状
- 卵巢增大（1.5% 双侧增大），一般有症状时 >15 cm
- 腹胀或腹痛
- 腹腔积液（4%）
- 月经过少或闭经
- 女性第二性征丧失（乳腺萎缩、体态改变）
- 男性化（1/3 的患者）（痤疮、多毛、暂时性秃顶、声音变粗、阴蒂肥大）

诊断

鉴别诊断

- 男性化肾上腺肿瘤
- 良性卵巢肿瘤（黄体、滤泡囊肿）
- 子宫内膜异位症
- 输卵管积水
- 阑尾脓肿
- 卵巢冠囊肿
- 异位妊娠
- 浆膜下肌瘤
- 盆腔肾或马蹄肾
- 与妇科无关的盆腔包块

合并症：男性化、多毛、阴蒂肥大。

检查与评估

实验室检查：术前检查。血浆中男性激素的水平如睾酮、雄烯二酮以及其他雄激素可能升高，尿 17- 酮往往是正常的。肿瘤分泌男性激素可以导致红细胞增多症。除非血液样本是通过选择性卵巢静脉置管获得的，否则依据实验室检查并不能区分患者的男性化是由肾上腺肿瘤还是由卵巢肿瘤导致的。

影像学：对高度怀疑恶性肿瘤的患者做术前评估（CT 或超声），以了解淋巴结增大或肿瘤在腹腔内播散情况。

特殊检查：无

诊断步骤：病史、体格检查以及影像学检查。最终的确诊需组织学检查。

病理学

肿瘤的外观呈多样化，但通常是实性、表面光滑的分叶状肿块。性索细胞和间质细胞的比例不同，但主要形成管状结构。个别细胞可以不成熟。20% 的肿瘤存在脂色素（Reike 类晶体）。这类肿瘤与颗粒细胞瘤很难区分，有时形态类似子宫内膜样或 Krukenberg 瘤。80% 的肿瘤发现时为 IA 期。

处理与治疗

非药物治疗

一般处理：评估，对症支持治疗。

特殊处理：手术探查及切除。年轻的 IA 期患者可以做一侧输卵管卵巢切除。未分化的肿瘤和晚期肿瘤手术切除范围更大，并有可能需要辅助化疗（长春新碱、放线菌素 D、环磷酰胺）或放疗。

饮食：正常饮食。

活动：无限制。

健康教育：参见美国妇产科医师协会健康教育手册 AP096（卵巢癌），AP075（卵巢肿瘤）。

药物治疗

- 长春新碱（1.5 mg/m², 静脉给药，每周一次，持续 12 周）；放线菌素 D 0.5 mg+环磷酰胺 5~7 mg/（kg·d），静脉给药，共 5 天，每 4 周一次。同时需要辅助或对症治疗。
- 慎用：烷化剂使患者未来患白血病的风险增加（治疗 8 年后增加 10%）。

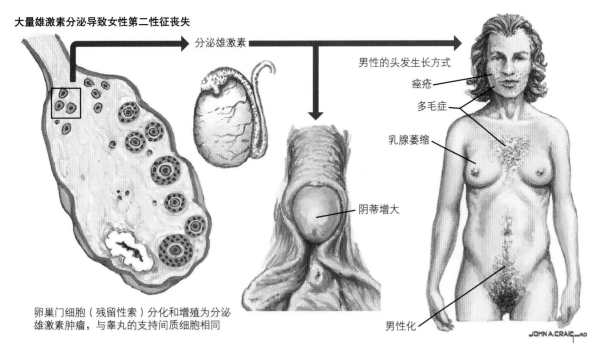

大量雄激素分泌导致女性第二性征丧失

分泌雄激素

男性的头发生长方式

痤疮

多毛症

乳腺萎缩

阴蒂增大

卵巢门细胞（残留性索）分化和增殖为分泌雄激素肿瘤，与睾丸的支持间质细胞相同

男性化

JOHN A. CRAIG—AD

图 158.1　雄激素分泌过多

随访

监测：密切随访并保持健康。

预防：无特殊。

并发症：肿瘤进展或肿瘤播散（<20%）。在晚期肿瘤患者中，2/3 的患者在 1 年内复发。

预后：这类肿瘤表现为低度恶性行为，5 年生存率 70%~90%。晚期和分化差的肿瘤生存率低。月经在肿瘤切除后 4 周可以恢复。多余的毛发通常会减少但不会消失；阴蒂肥大和声音改变（如果存在）往往不会恢复正常。

其他

妊娠：患此类肿瘤时很难妊娠。一旦怀孕，对妊娠没有直接影响，可以共存（激素对胎儿的影响还有待证实，但激素功能明显异常的肿瘤患者一般不易怀孕）。

ICD-10-CM 编码：取决于病变部位和肿瘤特点。

参考文献

扫描书末二维码获取。

移行细胞（Brenner）肿瘤　158

概述

定义：一种卵巢上皮肿瘤，由类似尿路上皮细胞和 Walthard 细胞巢组成，混有卵巢间质组织。绝大多数是良性的。

患病率：卵巢肿瘤的 1%~3%。

好发年龄：40~80 岁，平均年龄 50 岁。

遗传学：无遗传学倾向。

病因与发病机制

病因：不明。大部分起源于卵巢表层上皮，经过化生后形成典型的类似尿路上皮的结构。

危险因素：未知。

症状与体征

- 无症状（通常在卵巢切除时偶然发现）
- 附件区包块，大部分为实性，绝大多数肿瘤直径<2 cm，双侧发生为6%（单侧发病多见于左侧）
- 腹痛和腹胀，如为恶性肿瘤，可伴有异常子宫出血（20%）。恶性肿瘤包块的体积往往较大（10~30 cm）并且包含囊性成分，如果触及卵巢增大，则发生恶性肿瘤的风险接近5%

诊断

鉴别诊断

- 卵泡膜细胞瘤（纤维瘤）
- 间质细胞肿瘤和生殖细胞肿瘤
- 子宫腺肌瘤
- 良性囊性畸胎瘤
- 浆液性或黏液性卵巢囊肿
- 转移癌

- 浆膜下子宫肌瘤

  合并症：恶性肿瘤与子宫内膜增生有关。

检查与评估

实验室检查：无特异性实验室检查。

影像学：无特异性影像学表现。超声检查可以区分附件包块是实性抑或囊性，但无法确诊。

特殊检查：无。

诊断步骤：组织学检查。

病理学

细胞形态类似膀胱的移行上皮，可见卵巢的Walthard细胞及丰富的卵巢间质。肿瘤的切面呈漩涡状或小叶状。细胞通常有明显的核并且细胞核表面有明显的纵向沟槽，似"咖啡豆样"外观。不典型病变和有丝分裂少见。在典型的黏液性囊腺瘤的囊壁中偶尔可见小的移行细胞肿瘤。不典型病变及恶性肿瘤类型与膀胱移行肿瘤相似。

处理与治疗

非药物治疗

一般处理：评估和诊断。

特殊处理：单纯手术切除。如有交界病变存在，全子宫及双侧附件切除范围已足够，年轻患者可做

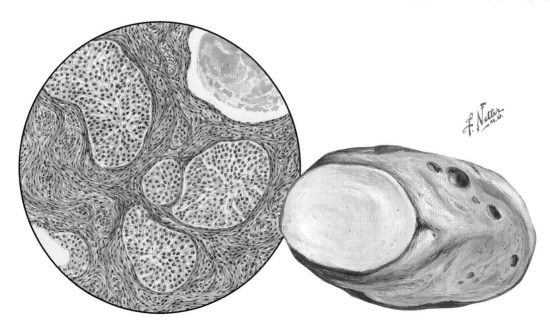

图 159.1　Brenner 瘤

单侧卵巢切除。

饮食：正常饮食。

活动：无限制。

健康教育：参见美国妇产科医师协会健康教育手册 AP075（卵巢肿瘤），AP096（卵巢癌）。

药物治疗

无。

随访

监测：定期体检。

预防：无特殊。

并发症：罕见的恶性移行细胞肿瘤尽管行手术切除，预后也很差。化疗未被证实有效。

预后：绝大多数的 Brenner 肿瘤是良性的，可通过单纯卵巢切除治愈。

其他

妊娠：无影响。

ICD-10-CM 编码：D27.9（未明确的卵巢良性肿瘤），D39.10（无特定方式的未明确的卵巢肿瘤），C56.9（未明确的卵巢恶性肿瘤）。

参考文献

扫描书末二维码获取。

（李华　吴郁　译　梁华茂　审校）

第十篇

乳腺疾病与健康

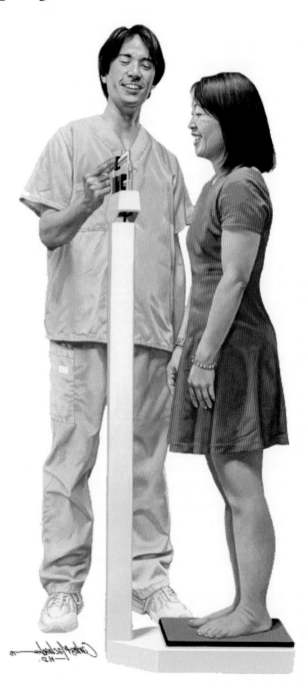

注：本篇章节顺序按疾病英文名称首字母排序。

概述

定义：沿乳线（乳房生长线）出现的多余乳头。

患病率：0.22%~2.5% 的妇女可见。亚洲女性高达 5%~6%。

好发年龄：先天性。

遗传学：无遗传学倾向。

病因与发病机制

病因：发育异常。

危险因素：在非裔美国女性及男性中更多见。

症状与体征

- 无症状
- 常见于左乳房的下方，较多的情况是患者有一个或多个副乳头（多乳头），而真正的副乳房（多乳房）很少见

诊断

鉴别诊断

- 皮肤乳头状瘤
- 痣

合并症：多乳房，重复肾动脉。

检查与评估

实验室检查：无特异性实验室检查。

影像学：无特异性影像学表现。可用超声检查肾脏系统，以发现可能的相关异常。

特殊检查：无。

诊断步骤：病史和体格检查。

病理学

无特异。

处理与治疗

非药物治疗

一般处理：评估，安慰患者，消除疑虑。

特殊处理：无。

饮食：正常饮食。

活动：无限制。

健康教育：安慰患者，消除疑虑，指导每月乳房自检。参见美国妇产科医师协会健康教育手册 AP026（良性乳腺疾病与状况）。

药物治疗

无。

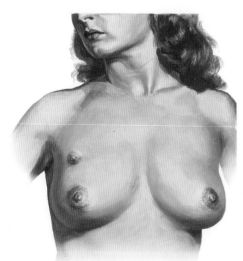
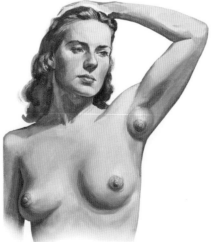
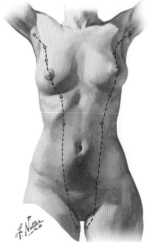

多乳头　　　　　　　　　　多乳房　　　　　　　　　　乳线

图 160.1　副乳头（多乳头和多乳房）

随访

监测：定期体检，健康保养。
预防：无特殊。

其他

妊娠：虽然妊娠时副乳头有增长的可能，但对妊娠无影响。

ICD-10-CM 编码：Q83.3（副乳头），Q83.1（副乳腺）。

参考文献

扫描书末二维码获取。

---

161 BRCA1 和 BRCA2 突变

挑战

概述： 在正常细胞中，*BRCA1* 和 *BRCA2* 基因编码双链 DNA 修复蛋白，防止细胞异常生长。虽然已经发现了数百个这些基因的突变，但只有少数与肿瘤风险增加有关。*BRCA1* 功能缺失似乎会导致非功能性 X 染色体失活，更容易导致乳腺癌和卵巢癌。当基因突变时，这些基因是遗传性乳腺癌最常见的病因。与这些突变相关的乳腺癌发生在较年轻的女性中，并且经常累及两侧乳腺。具有这些遗传突变的女性患卵巢癌风险增加 5 倍，输卵管癌的风险增加 30 倍。在男性中，*BRCA* 突变会增加患其他癌症的风险，如结肠癌、胰腺癌和前列腺癌。

问题： 有乳腺癌家族史的女性中，高达 20% 的女性有一个主要基因发生突变，最常见的是乳腺癌易感基因 *BRCA1* 和 *BRCA2*。与其他种族和民族相比，阿什肯纳兹（东欧）血统的犹太人中突变更为常见（每 400 名随机样本中约有 1 人发生基因突变）。*BRCA1* 突变的女性一生中患乳腺癌的风险为 60%，而 *BRCA2* 突变的女性一生中患乳腺癌的风险为 85%，罹患卵巢癌的风险高达 20%。在一些 *BRCA1* 突变的家庭中，患乳腺癌的终身风险高达 80%。但事实上，乳腺癌患者中只有 5%~10% 有乳腺癌家族史。

目标： 通过基因检测，筛查 *BRCA* 突变的患者，并给予适当的健康咨询。

策略

病理生理： 这两个 *BRCA* 基因都是肿瘤抑制基因，它们产生的蛋白质在一种酶通路中发挥作用，对发生双链断裂的 DNA 进行非常精确、完美匹配的修复。该通路还需要其他几个基因产生的蛋白质，包括 *CHK2*、*FANCD2* 和 *ATM*。这些基因中的有害突变使这些基因或其产生的蛋白质失效，从而使有害的 DNA 断裂累积，因为它们是遗传的，故这些突变被归类为遗传或胚系突变，而不是后天或体细胞的突变。

治疗原则： 对于一些个人或家庭健康史显示突变可能性高于平均水平者，推荐进行遗传咨询。基于阳性结果的可能性，可以确定被检测的风险和益处、检测的局限性、结果的实际意义以及阳性结果可采取的降低风险的措施。*BRCA1* 或 *BRCA2* 突变检测的相关指征包括任何一个谱系的一级、二级或三级亲属的家族史，如表 161.1 所示。已知有害突变的阳性检测结果是一种易感性的证明，但并非患者必然会患上癌症。同样，阴性测试结果表明，患者没有 *BRCA* 相关的癌症倾向，但不能保证不会患非遗传性癌症。对于阳性结果的患者，应考虑加强筛查或实施预防性治疗或手术策略。建议从 20~30 岁开始，每 6 个月进行一次乳腺 MRI 和常规乳腺影像检查，具体开始的年龄取决于家族史中被诊断为乳腺癌的最小年龄。卵巢癌筛查目前只包括每 6~12

表 161.1　提示 *BRCA1* 或 *BRCA2* 突变风险增加的家族史指标

- 50 岁以下患乳腺癌
- 两个或两个以上患有乳腺癌的亲属；或有一个 50 岁以下亲属患乳腺癌
- 三个或三个以上的乳腺癌亲属（任何年龄）
- 个体中的多发（异时或其他）乳腺癌
- 60 岁以下三阴性乳腺癌［TNBC；雌激素受体很少或没有表达（ER-）和孕酮受体很少或没有表达（PR-），表皮生长因子受体 2（HER2）没有扩增］
- 男性乳腺癌（任何年龄）
- 一个或多个亲属患浸润性卵巢癌、输卵管癌或原发性腹膜癌
- 两个或两个以上亲属患胰腺癌和（或）前列腺癌（尤其是浸润性）（任何年龄）
- Ashkenazi 犹太血统
- *BRCA1* 或 *BRCA2* 突变家族史

个月进行一次盆腔检查和超声检查。由于不可接受的假阳性率，用血清标志物如 CA-125 进行筛查尚未被证明有效。

健康教育：消除疑虑。参见美国妇产科医师协会健康教育手册 AP026（良性乳腺疾病与状况），AP178（乳腺 X 线摄影与其他筛查方法）。

实施

特别注意：许多健康险的保单都涵盖了 *BRCA* 基因检测项目，然而检测出阳性后是否对保费责任范围有长期的影响尚不明确。

参考文献

扫描书末二维码获取。

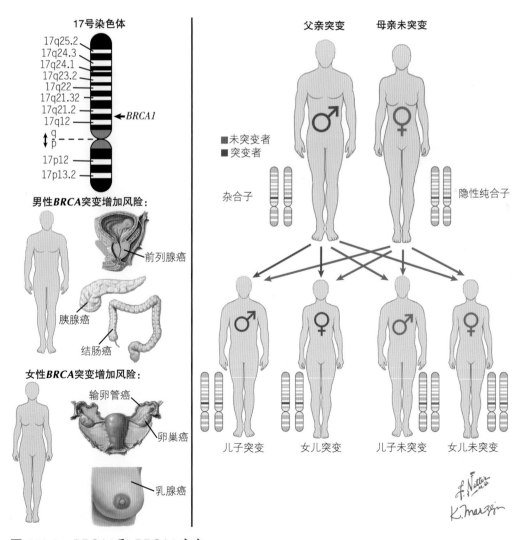

图 161.1　*BRCA1* 和 *BRCA2* 突变

概述

定义：乳腺癌是依据细胞类型、位置、浸润深度进行分类的乳腺恶性肿瘤。乳腺癌是女性最常见的恶性肿瘤，占女性恶性肿瘤的将近 1/3。乳腺癌的死亡率约占所有癌症的 18%，每年死于乳腺癌的人数与因交通事故引起的死亡数相当。

患病率：女性预期生命为 90 岁时，其一生患乳腺癌风险为 1/8，乳腺癌致死风险为 1/28；每年有超过 246 660 个乳腺癌新发病例和 40 450 个乳腺癌死亡

病例（2016 年）。大约每 3 分钟就有 1 例新乳腺癌患者被诊断出来，每 13 分钟就有 1 例死于乳腺癌。

好发年龄：在所有乳腺癌病例中，85% 发生在 40 岁以后，75% 发生在 50 岁以后。

遗传学：*BRCA1* 基因突变的女性一生中患乳腺癌的风险为 60%（*BRCA2* 突变导致乳腺癌的风险为 85%，卵巢癌的风险高达 20%）。只有 5%~10% 的乳腺癌患者有乳腺癌家族史。非裔美国妇女乳腺癌的发病率较低（124.3/10 万，而白人妇女为 128.1/10 万），但死亡率较高（31.0/10 万比 21.9/10 万）。其他基因（*ATM*、*TP53*、*CHEK2*、*PTEN* 等）的突变也

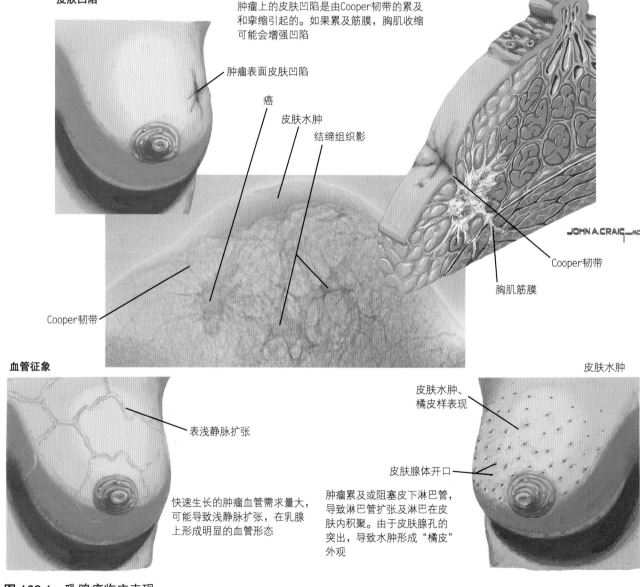

皮肤凹陷

肿瘤上的皮肤凹陷是由Cooper韧带的累及和挛缩引起的。如果累及筋膜，胸肌收缩可能会增强凹陷

肿瘤表面皮肤凹陷

癌

皮肤水肿

结缔组织影

Cooper韧带

胸肌筋膜

Cooper韧带

JOHN A. CRAIG—AD

血管征象

表浅静脉扩张

快速生长的肿瘤血管需求量大，可能导致浅静脉扩张，在乳腺上形成明显的血管形态

皮肤水肿

皮肤水肿、橘皮样表现

皮肤腺体开口

肿瘤累及或阻塞皮下淋巴管，导致淋巴管扩张及淋巴在皮肤内积聚。由于皮肤腺孔的突出，导致水肿形成"橘皮"外观

图 162.1 乳腺癌临床表现

可能导致风险增加。

病因与发病机制

病因：不明确。

危险因素：一级亲属患乳腺癌［相对风险（RR）=2.3；双侧癌者RR=10.5］，中度饮酒（3~5杯/天，RR=1.41），月经初潮早、绝经晚、流产或晚育（第一次妊娠晚，>30岁），既往乳腺癌病史（5%/年），使用雌激素（RR=1.12）。年龄在30~54岁的乳腺癌患者只有21%能识别出危险因素。流产、咖啡因和隆胸都不会影响患乳腺癌的风险。

症状与体征

- 触及肿块（55%），60%位于乳腺的外上象限
- 35%未触及肿物，但乳腺X线摄影异常
- 皮肤改变——颜色改变或酒窝征（橘皮征）
- 乳头内陷［乳头溢液（血性或其他溢液）、皮肤改变或后期出现溃疡预示预后差］
- 腋窝肿物
- 早期乳腺癌患者不超过10%伴有乳腺疼痛

诊断

鉴别诊断

- 良性乳腺疾病（脓肿、脂肪坏死、纤维囊性乳腺病、纤维腺瘤）。

合并症：转移扩散到其他器官（骨、脑和卵巢）。

检查与评估

实验室检查：一旦诊断，做全血细胞计数以及肝功能及骨酶的检查。

影像学：诊断后应行乳腺X线摄影（可以发现80%的肿瘤）、超声（可以帮助区别实性和囊性肿物）、骨扫描和胸片等检查。浸润前乳腺癌现在占所有影像诊断的乳腺癌的25%~30%。最近的证据表明，对于终身风险超过20%的女性来说，MRI作为筛查的辅助手段是有帮助的。与乳腺X线摄影术相比，数字化的放射照相术、热成像术、透照法、乳腺闪烁成像术、导管造影术和其他技术尚未显示出有可比性或优越性。

特殊检查：乳腺肿块的细胞学细针抽吸活检（fine needle aspiration，FNA）可以提供恶性肿瘤组织学的证据，帮助直接确定治疗。

诊断步骤：乳腺癌患者中1/4是常规检查时发现的。无论有无放射影像学表现，活检是确诊的唯一手段。

病理学

根据细胞类型不同进行分类，70%的乳腺癌在确诊时已发展为浸润性癌。导管癌是最常见的类型，占65%~85%。

处理与治疗

非药物治疗

一般处理：评估康复，分期。如果外科治疗

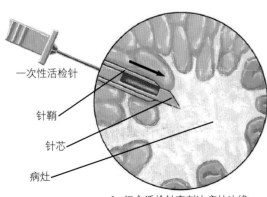
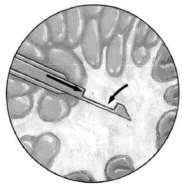
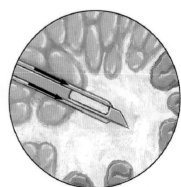

一次性活检针
针鞘
针芯
病灶

1. 闭合活检针穿刺达病灶边缘　　2. 针芯进入病灶内，打开活检槽　　3. 针鞘超过针芯、标本在活检槽内、退针

JOHN A. CRAIG—AD

图 162.2　空心针穿刺活检

影响到胸肌，功能锻炼或康复治疗可能促进功能恢复。

特殊处理：外科手术，伴有或不伴辅助化疗。

饮食：建议限制酒精摄入，可以降低危险性。

活动：无限制。

健康教育：指导每月乳腺自检。参见美国妇产科医师协会健康教育手册 AP026（良性乳腺疾病与状况），AP178（乳腺 X 线摄影与其他筛查方法）。

药物治疗

对于Ⅰ期和Ⅱ期患者行辅助化疗（环磷酰胺、甲氨蝶呤、氟尿嘧啶、阿霉素、紫杉醇，单药或联合化疗）。

禁忌证：化疗前进行严格的肝、肾功能检查。

慎用：化疗期间感染的风险增加。

其他治疗

- 辅助或姑息性放疗常被推荐。
- 通过干扰参与细胞分裂的表面蛋白来抑制癌症生长的药物正在评估中。这种方法的一个例子是曲妥珠单抗（Herceptin，赫赛汀），1998 年由美国 FDA 批准。
- 许多研究表明，雌激素疗法（治疗其他疾病）实际上可以降低乳腺癌患者的死亡率。

随访

监测：密切关注乳腺癌的复发（在第一个 5 年内复发风险达 60%）。

预防：有人建议减少饮食中的脂肪和酒精，但效果尚未证实。常规乳腺 X 线检查。1998 年底，FDA 批准了高危妇女中预防性使用他莫昔芬。选择性雌激素受体调节剂（SERMs）已有效地降低复发率或原发性病变的发生率。可考虑对高危人群进行预防性乳腺切除术。

并发症：术后淋巴水肿、积液、伤口感染或衰竭。化疗可导致恶心、呕吐、脱发、白细胞减少、口腔炎、疲劳和感染等情况。三苯氧胺治疗与潮热、月经不调、子宫内膜增生或癌变有关。放疗与纤维化和瘢痕、臂丛神经病变以及肺纤维化相关。

预后：乳腺癌除了直接浸润外，还通过血管和淋巴道传播。将乳腺癌视为一种多灶性疾病的趋势也越来越明显。乳腺癌的存活率更多地取决于肿瘤大小和分期，而不是肿瘤细胞的类型。不同分期的 10 年生存率为：Ⅰ期 95%；Ⅱ期 40%；Ⅲ期 15%；Ⅳ期（转移性）0%。超过 60% 的病例诊断为Ⅰ期。

其他

妊娠：妊娠时发生乳腺癌罕见，只占所有乳腺癌的 2%~3%；乳腺癌对妊娠没有影响。妊娠常延误乳腺癌的诊断，但是并不影响临床过程。

ICD-10-CM 编码：C50.XXX（子代码与性别和位置有关）、Z17.0［雌激素受体阳性状态（ER+）］和 Z17.1［雌激素受体阴性状态（ER-）］。

参考文献

扫描书末二维码获取。

163　乳腺囊肿

挑战

概述：女性乳腺囊性肿块是临床常见情况，从可以保守治疗、随访观察的囊肿中筛查出有癌变风险的囊肿是一个挑战。

问题：据估计，大约 50% 的妇女在生育年龄有乳腺囊肿。临床中大约 1/4 的女性会出现各种各样的乳腺问题，其中可触及性肿块较为常见。估计 1/3~3/4 的女性有可触及的囊肿，其最常见的原因

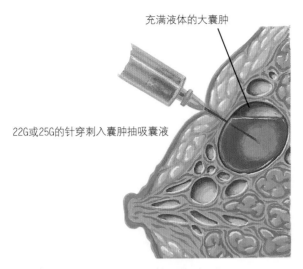

充满液体的大囊肿

22G或25G的针穿刺入囊肿抽吸囊液

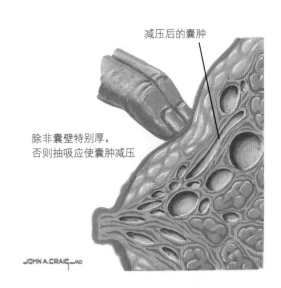

减压后的囊肿

除非囊壁特别厚，
否则抽吸应使囊肿减压

JOHN A.CRAIG—AD

图 163.1 乳腺囊肿穿刺抽液

是纤维囊性改变；此外，导管扩张以及哺乳并发症（积乳囊肿、脓肿）也可以引起囊肿形成。

目标： 对乳腺囊肿患者进行适当的诊断和治疗，以减少恐惧，保护健康。

策略

病理生理： 常见的乳腺囊性改变（与纤维囊性改变有关）的发病机制尚不清楚。激素水平的周期性改变，促使间质和上皮发生变化，可能导致纤维化及囊肿形成。囊肿可以是单个的也可以是成串的，部分直径可达 4 cm。小囊肿特点是硬且充满清亮的液体，使囊肿呈淡蓝色。大的囊肿由于囊内出血使囊肿呈棕色。分泌液沉积物或乳汁可能使导管囊性扩张（积乳囊肿、导管扩张），从而形成可触及的囊肿。在周围的间质中可以看到不同程度的纤维化和炎性改变，囊液渗到周围组织中诱发炎性反应，表现与乳腺癌类似。乳腺囊肿的镜下改变依赖于病理生理学的相关变化。

治疗原则： 乳腺囊肿的诊断和治疗依赖于病史、体格检查、抽吸、使用乳腺 X 线摄影和 B 超等辅助检查（超声有助于区别乳腺的囊性和实性肿物，但受限于空间分辨率，使之不能够区别良性和恶性肿物）。用 22G 或 25G 细针抽吸可以达到诊断和治疗的双重作用。如果囊肿完全消失，经过一个月的随访没有复发，则不需要进一步的治疗。从纤维囊性病变中抽吸的液体常常呈淡黄色。从长期存在的囊肿

中抽出的液体呈暗棕色或绿色，但这些液体本身是对人体无害的。血性液体需要做进一步的检查。穿刺液体的细胞学检查价值较小。囊肿穿刺后，患者应该在 2~4 周后复查，囊肿复发或者仍存在可触及的肿块，应行进一步评估，例如行细针抽吸细胞学检查（FNA）或开放性活检。

健康教育： 参见美国妇产科医师协会健康教育手册 AP026（良性乳腺疾病与状况），AP076（乳腺 X 线摄影与其他筛查方法）。

实施

多数的乳腺囊性改变与恶性肿瘤无关，也不是癌前病变。但是在任何细胞成分中发现非典型增生应该特别注意。因为细胞非典型增生，使得发生恶性肿瘤的危险性增加了大约 5 倍。年龄大于 35 岁的妇女，穿刺前应行乳腺 X 线摄影，因为该年龄段恶性肿瘤的危险性增加。一旦已经穿刺，乳腺 X 线摄影应该推迟几个星期，因为操作导致的人为改变会使得 X 线检查诊断困难。患者存在乳腺多发囊肿或弥漫性纤维囊性变的病史，或者有临床意义的乳腺疾病家族史的患者，都应密切随访，包括进行乳腺 X 线摄影检查，以便发现一些潜在的病变。

参考文献

扫描书末二维码获取。

概述

定义：乳腺导管扩张，内含正常分泌液的沉积物，由慢性导管炎或导管周围炎引起。

患病率：无症状者常见。

好发年龄：大于 50 岁，但亦可发生于儿童或青春期。

遗传学：无遗传学倾向。

病因与发病机制

病因：慢性导管内或导管周围的炎症。

危险因素：乳腺炎，乳腺脓肿。

症状与体征

- 灰色或黑色的黏稠乳头溢液
- 乳腺疼痛或乳头压痛
- 通常有皮肤增厚；很难与乳腺癌区别开来（实性的，伴有皮肤皱缩的圆形固定肿物）
- 常见乳头牵拉（导管扩张是引起乳头内陷的常见原因）

诊断

鉴别诊断

- 乳腺积乳囊肿
- 脂肪瘤
- 纤维囊性改变
- 纤维腺瘤
- 乳腺脓肿

合并症：乳腺炎、积乳囊肿、乳头溢液。

检查与评估

实验室检查：无特异性实验室检查。

影像学：无特异性影像学特征。

特殊检查：无。

诊断步骤：病史和体格检查；活检能够明确诊断。临床查体时易显示特征性的乳头溢液。

病理学

导管扩张伴上皮萎缩、囊壁增厚、导管壁和周围组织出现炎性反应。

处理与治疗

非药物治疗

一般处理：评估，安慰患者，消除疑虑。

特殊处理：除非患者有特殊症状，无需进一步治疗。如需要治疗，对扩张的乳腺导管及周围组织行楔形切除。

饮食：正常饮食。

活动：无限制。

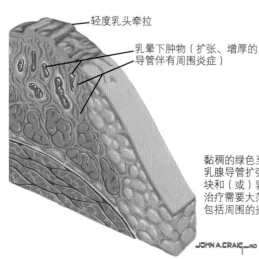

轻度乳头牵拉

乳晕下肿物（扩张、增厚的导管伴有周围炎症）

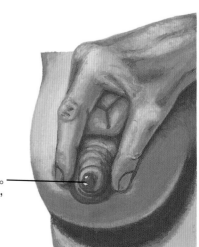

黏稠的绿色至墨绿色分泌物提示乳腺导管扩张。相关的乳晕下肿块和（或）乳头内陷也可能存在。治疗需要大范围的乳腺导管切除，包括周围的炎症组织

图 164.1　乳腺导管扩张

健康教育：指导每月乳腺自检。参见美国妇产科医师协会健康教育手册 AP026（良性乳腺疾病与状况），AP076（乳腺 X 线摄影与其他筛查方法）。

药物治疗

无。

随访

监测：定期体检，健康保养。
预防：无特殊。
并发症：继发感染和脓肿形成。

预后：症状逐渐改善，完全消失需要进行手术切除。

其他

妊娠：无影响。
ICD-10-CM 编码：N60.49（非特定乳腺的乳腺导管扩张，非特指）。

参考文献

扫描书末二维码获取。

乳腺脂肪坏死　165

概述

定义：乳腺外伤引起的脂肪组织坏死，形成边界不清的肿块，与乳腺癌类似。
患病率：少见。
好发年龄：育龄期妇女。
遗传学：无遗传学倾向。

病因与发病机制

病因：尽管约半数乳腺脂肪坏死病例找不到明确的原因，但最常见的病因仍是外伤所致；也有可能是由于外科手术对乳腺的干预所致，例如活检术或隆胸术。
危险因素：乳腺的创伤。

症状与体征

- 孤立、形态不规、界限不清晰的压痛肿块，容易与乳腺癌混淆
- 有时伴有皮肤的牵拉
- 乳腺 X 线摄影常见有细微或点状钙化以及星状的

纤维化或浸润性改变

诊断

鉴别诊断

- 乳腺癌
- 脂肪瘤
  合并症：乳腺痛。

检查与评估

实验室检查：无特异性实验室检查。
影像学：乳腺 X 线摄影的表现类似乳腺癌。
特殊检查：进行开放式活检，以明确诊断结果。
诊断步骤：即使有外伤病史，也不能简单地诊断为脂肪坏死，其与乳腺癌在体格检查、乳腺 X 线摄影、超声等方面都有相同的表现，通常需要活检进一步评估和明确诊断。

病理学

弥漫性的组织坏死和纤维化，常可见出血和囊性改变（"油囊"），陈旧的病变可能有钙化，泡沫组织细胞伴有核分裂象和细胞多形性较为常见。

乳腺脂肪坏死

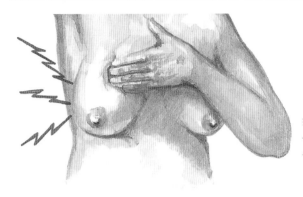

乳腺坏死和纤维化引起的弥漫性改变。出血和囊腔是见见的，钙化可能发生在陈旧的病变中，影像学表现与乳腺癌相似

乳腺外伤可能导致脂肪坏死，表现为界限不清、不规则、压痛的肿块，临床和影像学上都可能与乳腺癌混淆

脂肪坏死切除活检

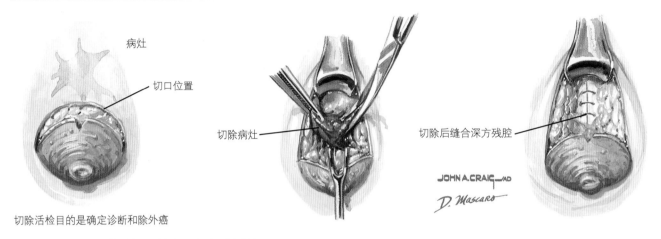

病灶

切口位置

切除病灶

切除后缝合深方残腔

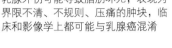

切除活检目的是确定诊断和除外癌

图 165.1　脂肪坏死的表现与切除活检

处理与治疗

非药物治疗

一般处理：评估。

特殊处理：切除活检。

饮食：正常饮食。

活动：无限制。

健康教育：指导每月乳腺自检。参见美国妇产科医师协会健康教育手册 AP026（良性乳腺疾病与状况），AP076（乳腺 X 线摄影与其他筛查方法）。

药物治疗

无。

随访

监测：健康保养，定期乳腺 X 线摄影。

预防：避免外伤。

并发症：考虑是脂肪坏死的肿块，若无明确的组织学诊断，可能会漏诊隐匿性的恶性病变。

预后：只有切除病灶，才能达到彻底治疗。

其他

妊娠：无影响。

ICD-10-CM 编码：N64.1（乳腺脂肪坏死）。

参考文献

扫描书末二维码获取。

概述

定义：纤维腺瘤是乳腺的第二大类常见疾病，是最常见的乳腺肿块。

患病率：在 2%~3% 的女性中出现（也有人声称患者数占所有女性的 25%）。

好发年龄：21~25 岁，多数小于 30 岁。

遗传学：无遗传学倾向。

病因与发病机制

病因：不详。

危险因素：美国非裔女性的发病率是其他种族的 2 倍（占所有乳腺疾病的 30%）；激素水平较高（青春期、妊娠期）；患者接受外源性雌激素治疗

症状与体征

- 质硬、无痛、活动、有弹性、孤立的乳腺肿物［青春期或高雌激素状态时（妊娠、雌激素治疗）可迅速生长］。
- 通常是偶然发现或做乳腺自检时发现，平均直径 2~3 cm，亦可能长至 6~10 cm。
- 15%~20% 的患者是多发性纤维腺瘤；10%~20% 的患者是双侧纤维腺瘤。
- 通常无周期性的变化。

诊断

鉴别诊断

- 纤维囊性改变
- 孤立性囊肿

合并症：无。

检查与评估

实验室检查：无特异性实验室检查。

影像学：乳腺 X 线摄影检查可以作为诊断依据，但一般不推荐此类检查。乳腺超声可以区别囊性和实性肿物，但并非必需的检查。

特殊检查：可行肿物细针穿刺抽吸（FNA）检查。

诊断步骤：病史、体格检查。

病理学

界清、多结节状，切面均质而细腻，通常呈球形或卵圆形。切开时，有粉红色或灰白色螺纹纤维从切面凸出，常见出血性梗死。

处理与治疗

非药物治疗

一般处理：对于小的无症状肿瘤，无须处理，定期观察。

特殊处理：尽管他莫昔芬和达那唑可以使用，主要的治疗方法仍是手术切除。冷冻消融疗法已被应用，但尚未取代手术作为主要治疗方法。

饮食：正常饮食。

活动：无限制。

健康教育：指导每月乳腺自检。参见美国妇产科医师协会健康教育手册 AP026（良性乳腺疾病与状况），AP076（乳腺 X 线摄影与其他筛查方法）。

药物治疗

达那唑钠 50~200 mg 口服，每日 2 次（治疗应该在月经期时开始，在妊娠时必须终止）。可能有明显的副作用；停药后可能出现复发。

禁忌证：妊娠时禁忌服用达那唑钠（X 类药物）。它可能加重癫痫、偏头痛，影响心脏和肾功能。

慎用：接受华法林治疗的患者，同时使用达那唑钠可能延长凝血时间。

其他药物

在一些研究中推荐使用他莫昔芬。

随访

监测：定期体检，健康保养。

预防：联合口服避孕药超过 1 年可以起到保护的作用。

并发症：纤维腺瘤内出血可能引起疼痛或者肿

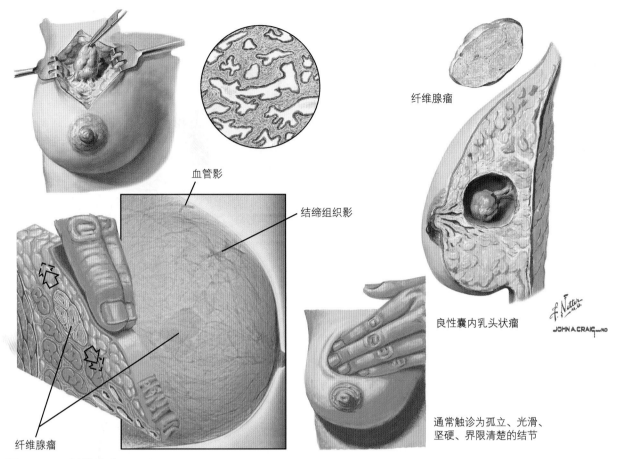

图 166.1 纤维腺瘤

瘤迅速增长，恶变极其罕见。

　　预后：如果未治疗，纤维腺瘤有增长趋势，外科手术治疗预后极好，药物治疗预后一般。绝经后纤维腺瘤趋向于萎缩和透明样变，如果用雌激素替代治疗，肿瘤可能无变化或继续生长。

其他

　　妊娠：无影响，但是妊娠时纤维腺瘤可能生长迅速。

　　ICD-10-CM 编码：D24.1（乳腺良性肿瘤）。

参考文献

扫描书末二维码获取。

167 乳腺导管内乳头状瘤

概述

　　定义：导管内乳头状瘤发生于乳腺导管，是由良性导管上皮覆盖的息肉样纤维血管瘤。

　　患病率：一般人群的发病率为 0.4%，在 70 岁以上的妇女中高达 20%。

　　好发年龄：中位年龄 40 岁，多数见于绝经前。

遗传学：无遗传学倾向。

病因与发病机制

病因：不详。

危险因素：不详。

症状与体征

- 自发的、间歇性、血性、浆液性或混浊的单侧乳头溢液（约 50%~75% 的患者会出现），溢液从几滴到几毫升不等。7%~17% 的浆液血性或血性乳头溢液与恶性肿瘤有关，但是溢液的颜色或清亮程度不能作为乳癌的诊断或除外依据。
- 乳头下有肿胀的感觉，溢液排出后可缓解。
- 肿块少见，一般为直径 2~5 mm 的肿瘤，通常不能触及。

诊断

鉴别诊断

- 乳腺癌
- 乳腺积乳囊肿
- 导管扩张
- 纤维囊性改变

合并症：纤维囊性改变，纤维腺瘤。

检查与评估

实验室检查：无特异性实验室检查。

影像学：导管造影或乳管造影有助于诊断。

特殊检查：乳头溢液的细胞学检查约有 20% 的假阴性率，因此意义不大。

诊断步骤：病史、体格检查和切除活检。

病理学

导管上皮蕈样增生，一般发生在乳晕 1 cm 内，大小极少超过 5 mm，相关导管通常扩张，上皮较脆，被覆上皮细胞的纤维血管组织形成小的绒毛结构。导管内乳头状瘤与乳头状癌的鉴别很困难，特别是冰冻切片。

处理与治疗

非药物治疗

一般处理：评估，安慰患者，消除疑虑。

特殊处理：导管内乳头状瘤多数是良性的，但是症状与乳腺癌相似，组织学上有时亦会混淆，因此多数患者须行肿物切除活检。

饮食：正常饮食。

活动：无限制。

健康教育：参见美国妇产科医师协会健康教育手册 AP026（良性乳腺疾病与状况），AP076（乳腺 X 线摄影与其他筛查方法）。

药物治疗

无。

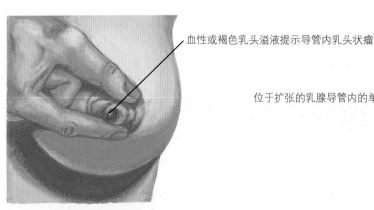

触诊常会发现乳头附近有肿块。导管开口可以用细探头进行插管，只需切除累及的导管

图 167.1 孤立性导管内乳头状瘤

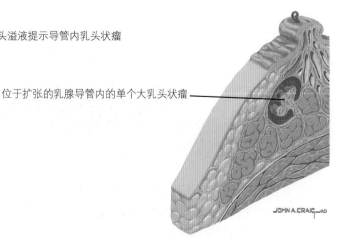

血性或褐色乳头溢液提示导管内乳头状瘤

位于扩张的乳腺导管内的单个大乳头状瘤

随访

监测：定期体检，健康保养。

预防：无特殊。

并发症：可能出现上皮细胞非典型增生，乳腺癌的可能性增加。

预后：外科切除达到诊断和治疗双重作用。

其他

妊娠：对妊娠无影响。

ICD-10-CM 编码：N64.9（乳腺异常，非特指）。

参考文献

扫描书末二维码获取。

168　乳腺纤维囊性改变

概述

定义：纤维囊性乳腺病变的特点是间质和导管增生，导致囊肿形成、弥漫性增厚、周期性疼痛和压痛。"纤维囊性改变"这一术语涵盖了不同的病变过程以及与之相应的旧术语，其中就包括"纤维囊性病"。纤维囊性改变是所有良性乳腺疾病中最常见的一种，这解释了其在命名上从"疾病"改为"改变"的原因。

患病率：60%~75% 的妇女可见。

好发年龄：30~50 岁常见，10% 的女性小于 21 岁。

遗传学：纤维囊性改变存在家族史，但是因果关系很难确定。

病因与发病机制

病因：引起乳腺纤维囊性改变的原因并不清楚，有假说认为是由于对雌激素的超强反应所致。常见的月经前乳腺胀痛和压痛是由于孕激素的作用所致。其他的乳腺囊性改变的原因是雌激素与孕激素比例失调或者是催乳素分泌增多所致，但是尚没有发现明确证据。

危险因素：甲基黄嘌呤的摄入可能导致乳腺的纤维囊性改变，但是缺乏强有力的证据。没有证据表明口服避孕药增加了纤维囊性改变的风险。

症状与体征

- 50% 无症状。
- 周期性、弥漫性、双侧乳腺疼痛和肿胀，月经前不适症状加重（纤维囊性改变伴随的疼痛经常放射到肩部和上臂）。
- 双侧散在分布、混杂的多发囊肿和结节，形成典型的结节样或者条索状增厚，乳腺的外上象限常见。

诊断

鉴别诊断

- 纤维腺瘤
- 乳腺癌
- 脂肪坏死
- 脂肪瘤
- 神经根炎（Tietze 综合征）

合并症：乳腺痛，纤维腺瘤。

检查与评估

实验室检查：无特异性实验室检查。

影像学：乳腺 X 线检查可用于辅助诊断或提供检查基线，但并非诊断所必须。此类临床症状主要见于年轻女性，然而乳腺 X 线摄影对于此类人群更难确诊。如有必要进行影像学检查时，超声检查可能会更有帮助。

特殊检查：如果患者有囊性乳腺肿块，用一个22~25G的针抽吸，有诊断和治疗的双重作用。如果怀疑恶性，可行细针（FNA）或粗针穿刺活检。

诊断步骤：诊断依据的是症状与体征，而不是组织学检查。

病理学

纤维囊性改变的发展有三个阶段：①基质增生，特别是在乳腺的外上象限；②导管和腺泡细胞增生，腺病出现，囊肿形成；③囊肿增大，疼痛逐渐减轻。任何受累的组织中却可能有广泛的增生性改变（尽管经常是良性的）。

处理与治疗

非药物治疗

一般处理：机械支撑（选择一个舒适的胸罩供白天和晚上穿戴），止痛，消除疑虑。急性加重时，局部冷敷或冰敷，有助于缓解症状。

特殊处理：利尿剂或非甾体抗炎药（例如月经前给予螺内酯或氢氯噻嗪），对于症状严重者，可能需要使用达那唑、溴隐亭、他莫昔芬或者促性腺激素释放激素（GnRH）激动剂。极少数患者痛感强烈，且服药后难以缓解，可能需要行皮下单纯乳腺切除。

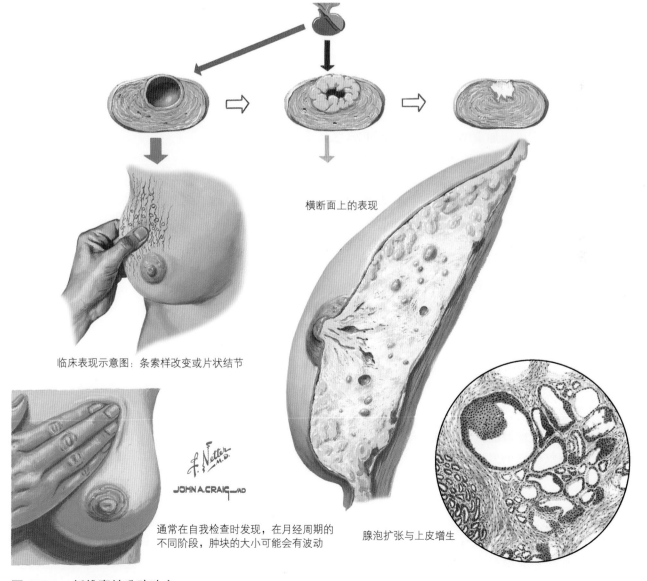

横断面上的表现

临床表现示意图：条索样改变或片状结节

通常在自我检查时发现，在月经周期的不同阶段，肿块的大小可能会有波动

腺泡扩张与上皮增生

图 168.1 纤维囊性乳腺改变

饮食：减少甲基黄嘌呤的摄入常常有益。月经前，患者选择性地限制盐和液体的摄入是有益的。维生素 A 和维生素 E 的治疗作用暂不清楚。

活动：无限制。为了减少不适，建议剧烈活动时，给胸部一个稳定的支撑，以减少冲击带来的不适感。

健康教育：参见美国妇产科医师协会健康教育手册 AP026（乳腺良性疾病与状况），AP076（乳腺 X 线摄影与其他筛查方法）。

药物治疗

- 联合口服避孕药（70%~90% 有效）。
- 螺内酯 50 mg 口服，每天 2 次，（月经前 7~10 天服用）。
- 达那唑钠 200 mg，口服，每天 2 次（治疗应该在有月经时开始，必须除外妊娠）；副作用可能很明显，停药后容易复发。
- 溴隐亭 2.5 mg 口服，每天 1 次（与饭同服），如果需要 3~7 天后可以加量。

禁忌证：在患者合并无尿、肾功能不全或者高钾血症时禁忌使用螺内酯。在妊娠时达那唑钠是禁忌的（X 类型），它可能加重癫痫、偏头痛，影响心肾功能。患者如果合并不可控制的高血压，或者对麦角生物碱过敏，禁用溴隐亭。

慎用：使用利尿剂时必须注意避免引起水、电解质紊乱。溴隐亭在最初几天治疗时可能引起血压降低。有肝肾功能不全者也应该注意监测。

相互作用：螺内酯可以增强其他利尿剂的作用，提高地高辛的浓度。达那唑钠可使接受华法林治疗的患者凝血时间延长。

其他药物

- 氢氯噻嗪 25 mg，每日临睡前口服，月经前 7~10 天。促性腺激素释放激素激动剂（醋酸亮丙瑞林 3.75 mg 肌注，每月一次，不超过 6 个月）。
- 部分研究中，他莫昔芬的有效率为 70%。

随访

监测：乳腺疼痛而无明显肿物的患者，可以放心地在下一个月经周期的不同阶段定期检查。囊肿抽吸后（抽出清亮的液体，囊肿完全消失），患者应在 2~4 周后复查。囊肿复发或出现可触及的肿物，应做进一步的处理，例如行 FNA 或者开放性活检。

预防：无特殊。

并发症：如果在增生乳管或腺细胞中发现非典型增生，发生乳腺癌的危险性增加 5 倍。

预后：联合饮食改变、止痛剂以及特殊的药物治疗通常均可以改善症状。已发生的病理改变将保持原样或出现进展。

其他

妊娠：无影响。妊娠时激素的变化可能加重症状。

ICD-10-CM 编码：N60.19（弥漫性囊性乳腺病，非特指）。

参考文献

扫描书末二维码获取。

169　乳腺积乳囊肿

概述

定义：乳腺积乳囊肿是乳腺导管的囊状扩张，内有黏稠的乳汁和脱落的上皮细胞，可以发生感染，并导致急性乳腺炎或乳腺脓肿。

患病率：该病通常无症状。

好发年龄：育龄期。

遗传学：无遗传学倾向。

病因与发病机制

病因：哺乳期或停止哺乳后短期内发生导管堵塞及炎症可以引起导管的囊状扩张，随后发展成为乳腺积乳囊肿。乳腺积乳囊肿与哺乳有关，但与溢乳或口服避孕药关系不大。

危险因素：哺乳，乳腺炎，溢乳，快速断奶。

症状与体征

* 乳腺中央可触及无痛性肿块。

诊断

鉴别诊断

* 导管扩张症
* 脂肪瘤
* 纤维囊性改变
* 纤维腺瘤
* 乳腺脓肿

合并症：乳腺炎，导管扩张症，乳头溢液。

检查与评估

实验室检查：无特异性实验室检查。

影像学：无特异性影像学表现。诊断有疑问时可使用超声检查。

特殊检查：穿刺抽吸出黏稠的奶油状物。

诊断步骤：病史及体格检查，穿刺抽吸。

病理学

导管囊状扩张，内有由富脂质泡沫细胞、导管上皮细胞、颗粒状嗜酸性分泌物及脂肪混合成的乳白色物质。

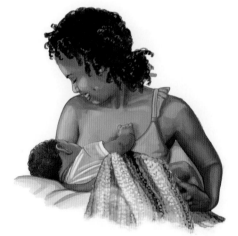

导管堵塞导致乳腺积乳囊肿形成，通常发生在哺乳期或哺乳后早期或急速断奶后

临床表现

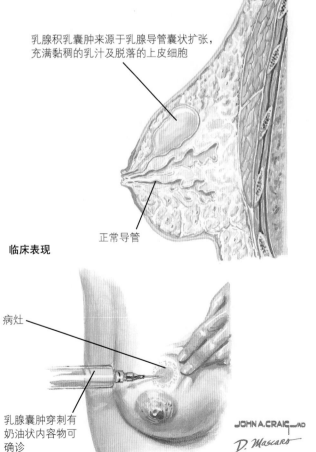

乳腺积乳囊肿来源于乳腺导管囊状扩张，充满黏稠的乳汁及脱落的上皮细胞

正常导管

病灶

乳腺内可触及无痛性肿块

乳腺囊肿穿刺有奶油状内容物可确诊

JOHN A. CRAIG—AD
D. Mascaro

图 169.1　乳腺积乳囊肿的临床表现

处理与治疗

非药物治疗

一般处理：评估，安慰患者，消除疑虑。

特殊处理：乳腺积乳囊肿无须特殊治疗，肿块会在数周内消退。未发生感染的情况下，轻微压力下穿刺抽吸或引流可达诊断目的，减压可达治疗目的。如果复发需要手术切除。

饮食：正常饮食。

活动：无限制。

健康教育：参见美国妇产科医师协会健康教育手册 AP026（良性乳腺问题与状况），AP029（母乳喂养），AP076（乳腺 X 线摄影与其他筛查方法）。

药物治疗

无。

随访

监测：定期体检，健康保养。

预防：无特殊。

并发症：继发感染，脓肿形成。

预期转归：肿块在未经治疗情况下在数周内消退。

其他

妊娠：对妊娠无影响，穿刺针吸或切除后通常可以继续哺乳。

ICD-10-CM 编码：N64.89（乳腺其他异常情况）。

参考文献

扫描书末二维码获取。

170　溢乳

概述

定义：自发性、双侧乳头乳汁样乳头溢液。

患病率：不常见。基于研究人群的不同，患病率 1%~30%。

好发年龄：育龄期。

遗传学：无遗传学倾向。

病因与发病机制

病因：垂体腺瘤（通常 <10 mm），甲状腺素或催乳素水平的紊乱，药物（多数是影响多巴胺或 5- 羟色胺的药物），第二代 H_2 受体拮抗剂（西咪替丁），自身免疫性疾病（肉瘤、狼疮），库欣病，带状疱疹，胸壁 / 乳腺刺激，孕期或分娩后和（或）母乳喂养期间的生理变化，特定食物（甘草）。高达 50% 以上的病例找不到明确原因。

危险因素：不明确。

症状与体征

- 双侧乳头自发性乳汁样溢液
- 常有伴随疾病的症状（如甲状腺功能减退、库欣病、垂体增大等）
- 常见闭经

诊断

鉴别诊断

- 妊娠
- 乳腺癌
- 慢性乳头刺激

- 甲状腺功能减退
- 肉瘤
- 狼疮
- 肝硬化或肝脏疾病

　　合并症：1/3 的患者伴有催乳素水平升高、闭经或不育。长期闭经使骨质疏松、阴道和生殖器萎缩改变、性交困难及性欲障碍等的风险增加。

检查与评估

　　实验室检查：停经首先要考虑妊娠。血清催乳

素水平与垂体大小或者垂体病变的检出率关系不大。作为鉴别诊断的依据，可检测 T_4（甲状腺素）和 TSH（甲状腺刺激激素）。

　　影像学：CT 或 MRI（首选）常用。

　　特殊检查：视野检测。

病理学

　　无特异。

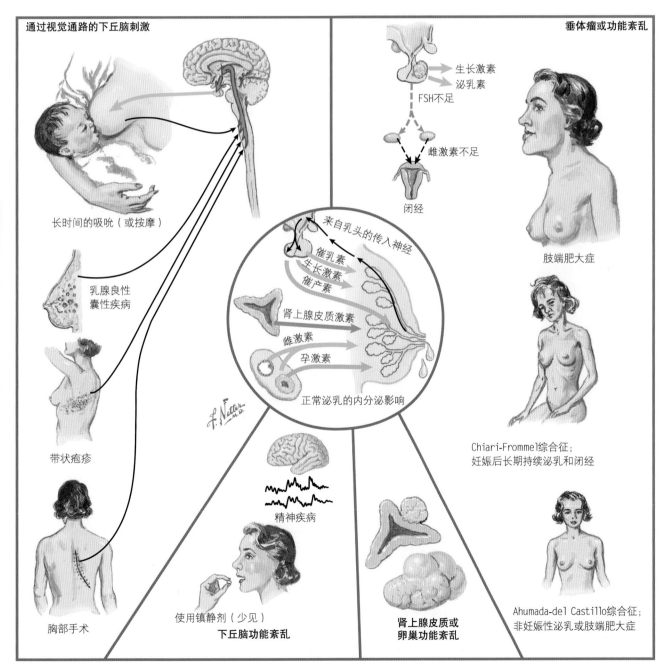

图 170.1　溢乳的发病机制

处理与治疗

非药物治疗

一般处理：如果催乳素水平低或者蝶鞍的冠状位图正常，观察即可。观察期间，需要定期重新评估，检查是否出现缓慢生长的肿瘤。

特殊处理：溴隐停用于以下情况：希望怀孕者、溢乳情况比较严重、抑制中等大小的垂体瘤。肿瘤增长速度较快者、发现时肿块较大者或溴隐停治疗无效者，需要进行手术治疗。

饮食：无特殊饮食要求。

活动：无限制。

健康教育：消除疑虑。讨论治疗方案的选择。参见美国妇产科医师协会健康教育手册 AP136（不孕评估）和 AP029（母乳喂养）。

药物治疗

催乳素升高：多巴胺拮抗剂（卡麦角林，0.25~1.0 mg 口服，每周 1~2 次）。

禁忌证：妊娠，高血压控制不佳。

注意事项：药物治疗中可有恶心、体位性低血压、昏睡、晕厥、高血压或癫痫发作。

相互作用：药物治疗可能与吩噻嗪类药物或丁基苯酚相互作用。

其他药物

- 溴隐停（帕洛德尔）：2.5 mg 每日 1 次，逐渐过渡到每日 3 次。
- 某些患者可补充雌激素。

随访

监测：定期体检，健康保养。如果有垂体瘤，需要定期检查视野。

预防：无特殊。

并发症：视野缺失，停药后症状复发。

预后：视病因而定，预后通常较好。每 6~12 个月检测催乳素，每年检测视野。基于初始诊断，每 2~5 年重新评估垂体情况。

其他

妊娠：尽管妊娠可能会引起垂体腺瘤的快速增长，本病对妊娠无影响。

ICD-10-CM 编码：N64.3（与生育无关的溢乳），N91.2（闭经，非特指），以及 O92.6（溢乳），只能与怀孕和哺乳同时使用。

参考文献

扫描书末二维码获取。

---

171 乳腺 X 线摄影

挑战

提高乳腺影像学检查在诊断隐匿性疾病中的应用

问题：1965 年始广泛应用乳腺 X 线摄影检查，使乳腺癌的死亡率最高降低 30%。遗憾的是，并非所有的女性都进行了适当的常规筛查。一项研究发现，仅有 39% 的 50~59 岁女性和 36% 的 60~69 岁的女性在过去一年中进行了 X 线摄影检查。另一项研究显示，仅有 24% 的 65 岁以上的女性遵从了当前的每年进行检查的建议。据估计，如果 40 岁以上的女性都进行了每年的 X 线摄影筛查，乳腺癌死亡率将降低高达 50%。有一项研究显示，每 1000 次乳腺 X 线摄影筛查将会发现 6 例乳腺癌，每年重复检查 1000 例将会新发现 3 例乳腺癌。

目标：对有症状的患者进行适当的乳腺 X 线摄影检查，并提高筛查指南的依从性。

策略

病理生理：对于早期病变，乳腺 X 线摄影是目前可及的最好的筛查手段。乳腺 X 线摄影可以定位、记录、客观描述，并发现一些隐匿性病变。粗略估计，乳腺 X 线摄影检查发现的乳腺癌 85% 是早期病变，而临床体检发现的乳腺癌只有 54%~70% 是早期病变，通过患者自检发现的早期病变为 38%~64%。大约有 35% 的乳腺癌未触及肿物，是通过乳腺 X 线摄影的异常而发现的。乳腺 X 线摄影可以在临床查体触及肿物之前 2 年发现微小的病变（1~2 mm）、钙化或者其他可疑恶性的改变。此类病变的患者 10 年无病生存率是 90%~95%。通过乳腺自检发现的病变平均大小是 2.5 cm，其中半数伴有淋巴结转移，此类患者 10 年的生存率降到 50%~70%。超过 1/3 的隐匿性乳腺癌有钙化，这类病变无法通过其他检查发现，而可通过乳腺 X 线摄影发现。

建议：美国癌症协会对于低危女性的筛查建议如下：

- 45~54 岁的女性每年应该进行一次乳腺 X 线摄影检查，但是最好从 40~44 岁就有机会开始每年的筛查。
- 55 岁以上的女性每 1~2 年进行一次乳腺 X 线摄影检查（如果一级亲属在绝经前患乳腺癌，乳腺 X 线摄影检查应该比该亲属诊断乳腺癌的年龄早大约 5 年）。
- 健康状况总体良好，且预期寿命在 10 年以上的女性，都应该坚持乳腺 X 线摄影筛查。
- 乳腺癌风险高的患者（有临床意义的家族史或基因异常，如 *BRCA1* 或 *BRCA2* 突变），乳腺影像检查需要再增加磁共振检查。

健康教育：宣讲并介绍定期乳腺 X 线检查的必要性。参见美国妇产科医师协会健康教育手册 AP026（良性乳腺疾病与状况），AP076（乳腺 X 线摄影与其他筛查方法）。

实施

注意事项：年轻女性应用乳腺 X 线诊断乳腺癌

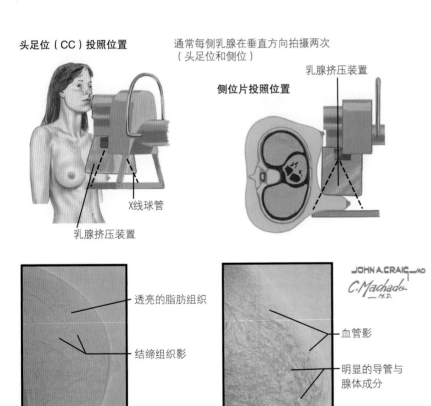
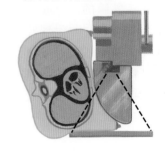
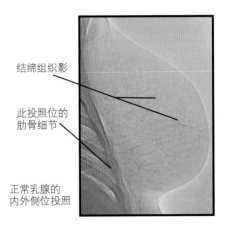

头足位（CC）投照位置

X线球管

乳腺挤压装置

通常每侧乳腺在垂直方向拍摄两次（头足位和侧位）

乳腺挤压装置

侧位片投照位置

如果需要了解乳腺或肋骨的细节，也可以拍摄内外侧位片

内外侧位片投照位置

透亮的脂肪组织

结缔组织影

正常脂肪型乳腺的头足位投照

血管影

明显的导管与腺体成分

正常致密型乳腺的侧位投照

结缔组织影

此投照位的肋骨细节

正常乳腺的内外侧位投照

图 171.1　乳腺 X 线摄影

较老年女性困难，因为在育龄期乳腺组织致密。老年女性患乳腺癌的风险会随着年龄而增加，与此同时，针对这部分人群的乳腺癌筛查技术也在不断提升。相比之下，年轻女性中的乳腺癌患者更容易被漏诊。由于诊断困难和相对较高的假阳性结果（需要进一步检查），对于 50 岁以下的妇女常规进行乳腺 X 线摄影产生了质疑。乳腺癌常见的簇状钙化是非特异的，75% 的乳腺 X 线摄影发现的簇状钙化是由于良性病变引起。总的来讲，乳腺 X 线片在诊断恶性肿瘤方面有 85% 的准确性，10%~15% 的假阴性率。因此，乳腺 X 线摄影术为临床诊断和准确活检提供了一种辅助手段。据估计，10% 的乳腺 X 线摄影结果需要进一步的检查。1%~2%

的 X 线摄影提示需要病理组织学检查以明确诊断。乳腺 X 线摄影辐射暴露的强度非常小（小于 1 rad），基于这一强度，40~44 岁女性中，因 X 线检查而诱发乳腺癌的，100 万人中约为 5 例；同比之下，100 万 60~64 岁女性中只有不到 1 例（这些年龄段的人群危险基数分别是 115 和 292）。因此，放射线暴露所致死亡的危险大致相当于以 220 英里 / 小时的速度开车，或者以 10 英里 / 小时的速度骑自行车，或每天吸 1.5 支香烟所遭遇的死亡危险。

参考文献

扫描书末二维码获取。

172　乳腺炎（哺乳期）

概述

定义：乳腺的一个或多个乳管感染，通常与哺乳有关，如果未尽早发现并积极治疗，可能导致严重后果。

患病率：分娩后 2%~10% 的哺乳妇女可能发生。

好发年龄：生育年龄，产后 2~6 周。

遗传学：无遗传学倾向。

病因与发病机制

病因：感染源为被哺乳婴儿口鼻中的微生物，多数为金黄色葡萄球菌和链球菌属。常见的病原菌为 β - 溶血性链球菌、嗜血流感菌、嗜血副流感菌、大肠埃希菌和克雷伯肺炎球菌。

危险因素：糖尿病，应用类固醇药物，重度吸烟者，乳头破损、皲裂、回缩或内陷。

症状与体征

- 乳腺局部出现质硬、红色的触痛结节，多发生在

外上象限。
- 高热、心悸、头痛、食欲减退及全身不适。
- 腋窝淋巴结疼痛或肿大。
- 非哺乳期患者出现可触及的周期性发作的肿块，伴有乳头溢液或者邻近的蒙氏腺溢液，颜色不一。

诊断

鉴别诊断

- 乳腺脓肿
- 导管阻塞
- 乳腺充血
- 积乳囊肿

　　合并症：乳腺充血。

检查与评估

实验室检查：全血细胞计数显示白细胞总数升高，但不是诊断所必需。母乳和婴儿口鼻的细菌培养对诊断有帮助，但非必需的。

影像学：无特异性影像学表现。

特殊检查：无。

诊断步骤：病史、体格检查，结合所了解的分娩前后的乳腺状况。

病理学

受累乳管因炎症所致的肿胀和梗阻。非妊娠或哺乳后妇女发病可伴随有鳞状上皮化生。痊愈后，导管壁的增厚可能导致乳头回缩。

处理与治疗

非药物治疗

一般处理：适当限制液体的摄入，止痛，冷敷，支撑（具有柔软舒适支撑的胸罩）。轻度乳腺炎无须停止哺乳。

特殊处理：及时、积极的抗生素治疗是必需的。对侧乳腺哺乳，吸空或者挤出受累乳腺的乳汁有助于治疗。如果疼痛或者发热不能迅速消退、可疑脓肿形成时，应该迅速行手术切开引流，通常需要全身麻醉。

饮食：正常饮食。

活动：无限制。

健康教育：心理宽慰、佩戴胸罩、健康咨询。详见美国妇产科医师协会健康教育手册 AP029（母乳喂养）。

药物治疗

双氯西林 500 mg 口服，每日 4 次，或头孢氨苄 500 mg 口服，每日 4 次。也可使用头孢克洛 250 mg 口服，每日 3 次；或阿莫西林 / 克拉维酸钾（奥格汀）250 mg 口服，每日 3 次。

禁忌证：已知或者可疑过敏者。

注意事项：如果药物治疗无明显效果，应行手术引流。

其他药物

- 青霉素 G 或红霉素 250~500 mg 口服，每天 4 次。
- 琥珀酸乙酯红霉素 400 mg 口服，每天 4 次。
- 红霉素的浓度在乳汁中非常高。
- 严重感染患者，可用万古霉素经验性治疗，15~20 mg/kg，8~12 小时一次（单次剂量不超过 2 g）。

随访

监测：定期体检，健康保养，注意脓肿的发生。

预防：哺乳期间注意保持卫生（洗手，避免使用干燥剂）。避免乳头皲裂，如果发生乳头皲裂应使用乳头保护罩。

并发症：感染加重，脓肿形成，瘢痕，鳞状上皮化生，导管扩张。在患者接受抗生素治疗时也可能形成脓肿。

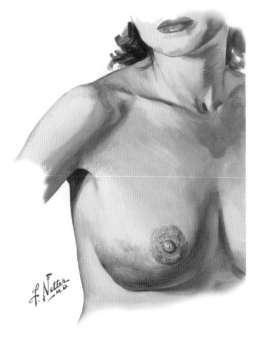

图 172.1　急性乳腺炎

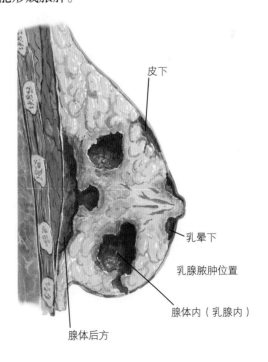

皮下

乳晕下

乳腺脓肿位置

腺体内（乳腺内）

腺体后方

预后：通过积极治疗通常预后良好。

其他

妊娠：对妊娠无影响。

ICD-10-CM 编码：O91.219（妊娠期相关的非化脓性乳腺炎，未特指妊娠期）。

参考文献

扫描书末二维码获取。

---

173 乳痛症和乳腺痛

概述

定义：乳腺痛是非特异性定义，指任何原因引起的乳腺疼痛。

患病率：大多数妇女在她们的一生中都经历过一定程度的乳腺疼痛（大多数是短暂的）。

好发年龄：育龄期。

遗传学：无遗传学倾向。

病因与发病机制

病因：纤维囊性改变。特别是由一系列原因引起的雌激素水平的升高，如避孕药、激素替代或妊娠早期。缺乏明显的病理改变，乳腺痛可能与摄入咖啡因、高脂食物有关，但是缺乏有力的证据。非妇科原因包括背部神经根或肋软骨关节的炎症改变（Tietze 综合征）、硬化性腺病、胸壁肌肉痉挛、肋软骨炎、神经炎及纤维肌痛或牵涉性痛。

危险因素：妊娠、激素治疗。也与摄入咖啡因、高脂食物有关，但尚未确定。

症状与体征

• 弥漫性乳腺疼痛，外上象限明显，经常放射到肩部或上肢，可能与月经周期有关（2/3）或无关（1/3）。周期性疼痛通常在月经前 1 周加重。单侧或局限性疼痛提示病理性过程。

诊断

鉴别诊断

• 纤维囊性改变（多数伴随周期性、弥漫性的双侧疼痛和肿胀，月经前症状加重）
• 乳腺炎或乳腺脓肿
• 外伤
• 胸壁异常（带状疱疹、肋软骨炎、神经根痛）
• 乳腺癌（不足 10% 乳腺癌患者伴有乳腺疼痛症状）
• Mondor 病

合并症：乳腺纤维囊性改变，纤维腺瘤，乳腺炎。

检查与评估

实验室检查：无特异性实验室检查。

影像学：乳腺 X 线摄影可以辅助诊断其他乳腺疾病，但是对于乳腺疼痛的直接评估帮助不大。

特殊检查：无。

诊断步骤：病史和体格检查。双侧散在结节提示纤维囊性改变。

病理学

基于当时的病生理改变。

处理与治疗

非药物治疗

一般处理：对症止痛，机械支持疗法（白天和晚

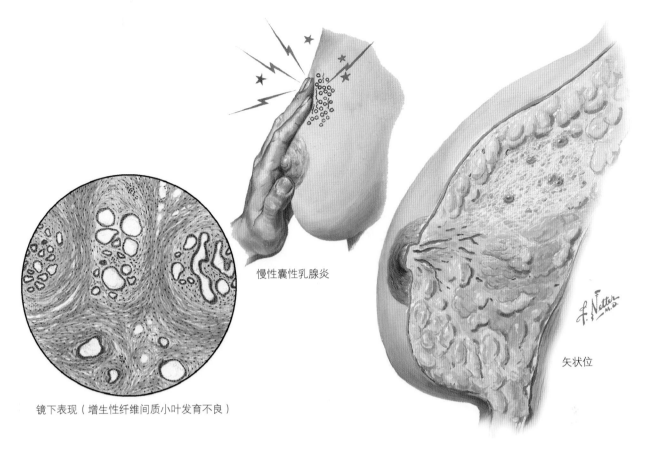

镜下表现（增生性纤维间质小叶发育不良）

慢性囊性乳腺炎

矢状位

图 173.1　慢性囊性乳腺炎

上穿上舒适的乳罩），局部热敷，心情舒畅，戒烟。

特殊处理：减少咖啡因摄入，药物治疗潜在的病生理变化（例如，纤维囊性改变）。

饮食：减少甲基黄嘌呤的摄入是有益的。对于某些特殊患者，建议月经前减少盐和液体的摄入。维生素 A 和维生素 E 的作用尚未知。

活动：无限制。为了减少不适，剧烈运动时建议佩戴合适的胸罩支撑固定，以减少冲击带来的不适感。

健康教育：参见美国妇产科医师协会健康教育手册 AP026（良性乳腺疾病与状况），AP076（乳腺 X 线摄影与其他筛查方法）。

药物治疗

- 联合口服避孕药（70%~90% 有效）。
- 螺内酯 50 mg 口服，每天 2 次，月经前 7~10 天服用。
- 达那唑钠 200 mg 口服，每天 2 次（月经期开始治疗，必须除外妊娠）；副作用可能很明显，停药后容易复发。
- 溴隐亭 2.5 mg 口服，每天 1 次（随餐服用），3~7 天后可以酌情加量。

禁忌证：合并无尿症、肾功能不全或者高钾血症的患者禁忌服用螺内酯。妊娠时禁用达那唑钠（X 类药物），它可能加重癫痫、偏头痛、心肾衰竭。合并有不可控制的高血压或者已知对麦角生物碱过敏的患者，禁用溴隐亭。

慎用：使用利尿剂时必须注意避免引起水、电解质紊乱。溴隐亭在最初几天治疗时可能引起血压降低。肝肾功能不全者也应该注意监测。

相互作用：螺内酯可以增强其他利尿剂的作用，提高地高辛的浓度。达那唑钠对于接受华法林治疗的患者可能延长凝血时间。

其他药物

- 氢氯噻嗪 25 mg，每日临睡前口服，月经前 7~10 天。
- 促性腺激素释放激素拮抗剂（亮丙瑞林 3.75 mg，每月 1 次，不超过 6 个月）。
- 月见草油和圣洁莓（chasteberry）在有限的试验中已经显示出有效性，但是鉴于两种治疗方法的标准化和活性成分的差异，很难完整评估这些方法可否作为一种治疗选择。

随访

监测：乳腺有痛感但无明显肿块的患者，可以放心地等待至下一月经周期的不同阶段进行复查。

预防：无特殊。

预后：联合饮食改变、止痛剂和特殊的药物治疗可以缓解症状。

其他

妊娠：尽管妊娠可能诱发乳腺疼痛，但是不影响妊娠。

ICD-10-CM 编码：N64.4（乳痛症）。

参考文献

扫描书末二维码获取。

174　Mondor 病

概述

定义：Mondor 病或表浅静脉炎是指乳腺浅静脉的血栓性静脉炎。

患病率：不详，估计女性中发生率不超过 0.8%。

好发年龄：30~60 岁。

遗传学：无遗传学倾向。

病因与发病机制

病因：静脉炎最常见于近期妊娠、创伤或者手术，但亦可无任何诱因。最常发生于乳腺的胸腹壁静脉。

危险因素：妊娠、创伤或手术，或者有血栓形成倾向。

症状与体征

- 疼痛（急性，通常是外上象限）。
- 皮肤有凹痕或者明显的索条，伴有红斑边缘。
- 当上肢抬起时可见指向腋窝的浅凹陷。

诊断

鉴别诊断

- 乳腺脓肿
- 导管扩张
- 乳腺癌（需要与炎性乳癌鉴别，后者表现为突发的疼痛，早期皮肤侵犯，进行性加重）
- 乳腺炎
- 脂肪坏死
- 既往外科手术形成的瘢痕（活检、隆胸或缩乳）

合并症：乳腺炎。

检查与评估

实验室检查：无特异性实验室检查。

影像学：需要行乳腺 X 线摄影除外其他疾病，诊断通常有赖于体格检查和病史。

特殊检查：偶尔需要活检明确诊断。

诊断步骤：病史和体格检查（在体格检查的过程中，抬起同侧上肢时经常出现凹痕加重，或者受累静脉上形成一条凹陷）。

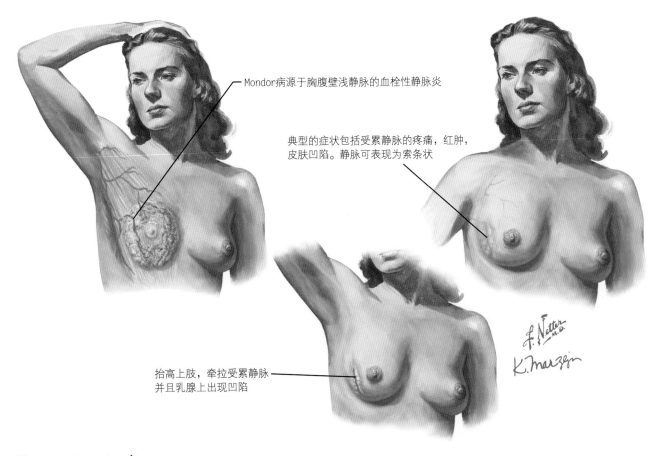

Mondor病源于胸腹壁浅静脉的血栓性静脉炎

典型的症状包括受累静脉的疼痛，红肿，皮肤凹陷。静脉可表现为索条状

抬高上肢，牵拉受累静脉并且乳腺上出现凹陷

图 174.1　Mondor 病

病理学

表浅静脉的血栓性静脉炎。

处理与治疗

非药物治疗

一般处理：评估病情，安慰患者，消除疑虑，对症治疗。

特殊处理：镇痛或热敷以减轻症状。通常在 2~3 周症状改善，也可能要 6 周或更长时间。

饮食：正常饮食。

活动：无限制。剧烈活动时使用支撑性较好的乳罩，可以减轻因冲击带来的不适感

健康教育：参见美国妇产科医师协会健康教育手册 AP026（良性乳腺疾病与状况），AP029（母乳喂养），AP076（乳腺 X 摄影与其他筛查方法）。

药物治疗

非甾体抗炎药，抗生素和抗凝药物对此疾病效果不明显，因而不必要使用。

随访

监测：定期体检，健康保养。

预防：避免乳腺外伤。

并发症：极少出现。

预后：Mondor 病具有自限性，完全恢复可能需要 8~10 周。

其他

妊娠：对妊娠无影响。

ICD-10-CM 编码：180.8（其他部位的静脉炎与血栓性疾病）。

参考文献

扫描书末二维码获取。

概述

定义：约 5% 的乳腺病患者表现出的痛苦症状。

患病率：占乳腺问题的 3%~5%，5% 非哺乳的妇女，>50% 的妇女可以挤出分泌物。

好发年龄：生育年龄（基于病生理改变）。

遗传学：无遗传学倾向。

病因与发病机制

病因：基于潜在的病生理改变。

危险因素：参见个体化的病理情况。

症状与体征

• 一侧或双侧乳腺出现的自发的、持续或间歇性溢液；可能是乳汁样、血性、浆液性、浆液血性或混浊的液体。多数的生理性溢液是白色或绿色的、清亮或黄色的；多达 50% 的浆液血性或血性乳头溢液与恶性肿瘤有关，但是溢液有颜色或者溢液的透明度并不能诊断或者除外恶性肿瘤。

诊断

鉴别诊断

• 乳腺癌
• 乳管内乳头状瘤
• 乳腺囊性扩张
• 乳管扩张（老年人常有烧灼、瘙痒或者局部不适）
• 纤维囊性改变

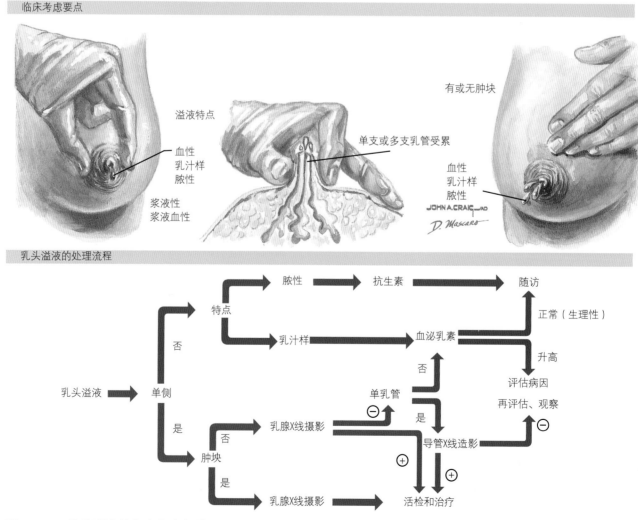

图 175.1　乳头溢液的临床考虑与处理

- 乳腺炎

  合并症：纤维囊性改变，纤维腺瘤。

检查与评估

实验室检查：乳头溢液细胞学检查的假阴性率约为 20%，因此意义不大。溢液的单纯脂肪染色可进一步证实乳汁样溢液的生理特性。

影像学：乳导管造影可能有诊断意义，乳腺 X 线摄影检查可能有帮助。乳腺导管镜可帮助诊断，但未被广泛应用及接受。

特殊检查：外科手术切除受累乳管可以达到诊断和治疗的作用。大约 25% 的手术患者被发现是恶性肿瘤。

诊断步骤：病史和体格检查常可鉴别生理性溢液和病理性溢液。

病理学

基于相关的病生理状况。多发乳头状瘤或非典型增生提示乳腺癌的危险性增加。

处理与治疗

非药物治疗

一般处理：评估，安慰患者，消除疑虑。

特殊处理：手术切除受影响的乳管或其他病变部位。

饮食：正常饮食。

活动：无限制。

健康教育：参见美国妇产科医师协会健康教育手册 AP026（良性乳腺疾病与状况），AP076（乳腺 X 线摄影与其他筛查方法）。

药物治疗

无。

随访

监测：定期体检。

预防：无特殊。

并发症：若未考虑到重大疾病的可能性，可能延误诊断和治疗。

预后：外科手术切除受累乳管可以达到诊断和治疗的作用。

其他

妊娠：对妊娠无影响。

ICD-10-CM 编码：N64.52（乳头溢液）。

参考文献

扫描书末二维码获取。

乳腺 Paget 病 176

概述

定义：侵犯乳头、乳晕的恶性病变。极少数情况也可能侵犯外阴部皮肤。

患病率：占乳腺癌的 2%。

好发年龄：绝经期和围绝经期。

遗传学：无遗传学倾向。

病因与发病机制

病因：起源于上皮交界处的多能性细胞（可分化为腺细胞和鳞状细胞），但也不除外恶性肿瘤细胞沿着导管迁移所致。

危险因素：未知。

症状与体征

- 红色湿疹样皮肤病变，瘙痒明显，常伴有出血或结痂，从乳头扩展到乳晕，在临床出现明显病变之前 6~8 个月即可有疼痛、烧灼、瘙痒等前驱症状。
- 几乎总是与乳腺深部的浸润性癌或导管内癌相关。

诊断

鉴别诊断

- 乳头湿疹
- 炎性乳癌
- 慢性乳头刺激（jogger 乳头）

　　合并症：浸润性癌或导管内癌，50% 的患者可触及肿块。

检查与评估

　　实验室检查：无特异性实验室检查。

　　影像学：乳腺 X 线摄影可以发现乳腺深部的病变以及对侧乳腺的病变。

　　特殊检查：用盐水软化表面，轻轻地搔刮并涂片，常可以观察到特征性的 Paget 细胞。

　　诊断步骤：病史，体格检查和活检。

病理学

　　Paget 细胞浸润真皮层，这些细胞体积较大，胞质丰富，核不规整、深染，通常起源于浸润性导管癌。Paget 细胞中低分子量的细胞角蛋白（CK）呈阳性，从而与上皮鳞状细胞癌（Bowen 病）鉴别。

处理与治疗

非药物治疗

　　一般处理：进一步的评估，乳腺 X 线摄影。

　　特殊处理：治疗的关键是针对潜在恶性病灶的治疗。如果病变局限于乳头，保乳手术是可行的。

　　饮食：正常饮食。

　　活动：无限制。

　　健康教育：参见美国妇产科医师协会健康教育手册 AP026（良性乳腺疾病与状况），AP076（乳腺 X 线摄影与其他筛查方法）。

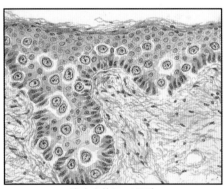

表皮中的Paget细胞

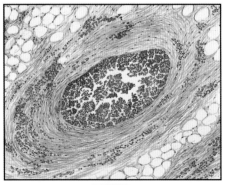

导管浸润

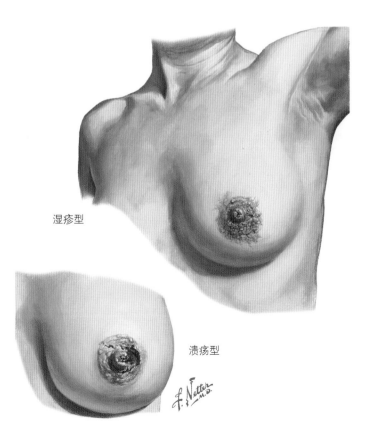

湿疹型

溃疡型

图 176.1　Paget 病的类型

药物治疗

无。根据细胞类型和分期，常推荐辅助化疗。

随访

监测：加强对复发和对侧乳腺发生肿瘤的监测。
预防：无特殊。
并发症：潜在恶性病变进展和扩散。局部皮肤糜烂伴随出血和渗出。

预后：局部复发常见。

其他

妊娠：通常不考虑。但是该病对妊娠没有直接的影响。
ICD-10-CM 编码：基于部位和疾病的严重程度。

参考文献

扫描书末二维码获取。

（彭颖　杜欣欣 译　雷玉涛 审校）

第十一篇

生殖、遗传与内分泌

注：本篇章节顺序按疾病英文名称首字母排序。

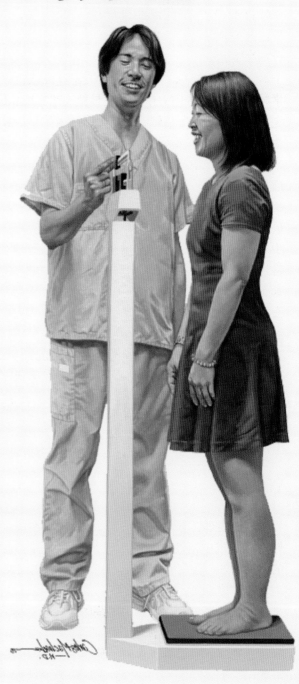

挑战

对没有经历过正常青春期的患者进行评估，当更危险的情况发生时，给予恰当而及时的诊断和干预以保障患者身心安全。青春期异常（早熟）大约困扰着 1/10 000 的年轻女孩。

涉及的范畴：对所有性早熟的患者（7 岁之前开始发育或 10 岁之前出现周期性月经来潮）无论是中枢性的还是外周性的均应对其严重性进行评估（由于性成熟率的不同，非洲裔美国女孩的平均性成熟年龄应下调 1 岁）。性早熟一般分为两类：真性或促性腺激素释放激素（GnRH）依赖性性早熟（70%）和不依赖于 GnRH 激素的假性性早熟。大多数 4 岁以上女孩发生性早熟的具体病因不清，而 4 岁以前女孩性早熟最常见的病因是中枢神经系统病变，其中以下丘脑错构瘤最常见。在最开始时，即使一切看起来似乎很正常也需要积极寻找是否存在严重疾病（如缓慢进展的脑瘤），并进行长期的随访观察。女孩的青春期延迟相对少见，一旦发生，必须考虑到遗传或下丘脑 - 垂体异常以及其他许多可能的原因。参照青春期的平均年龄和正常的生长发育变化，任何到 13 岁仍无乳腺发育的女孩均需进行初步检查；同样，15 岁或 16 岁尚无月经来潮者，无论其他性器官发育如何，均应进行评估。当正常的青春期发育出现中断，或者患者及其父母心存疑虑时也应进行检查评估。当有明显的身高或体重异常时，应进行染色体异常或内分泌疾病的评估。

管理目标：以适宜的速度和关心明确青春期提前或延迟的原因，而不增加青春期的创伤。

策略

病理生理：真性性早熟，又称完全性性早熟、同性性早熟或中枢性性早熟，与下丘脑 - 垂体 - 性腺轴的早期激活有关。75% 的患者找不到青春期正常进程为什么加速或如何加速的具体原因。剩下 25% 的患者是中枢神经系统异常所致。一些中枢神经系统的病理变化可能导致促性腺激素释放激素（GnRH）的激活和青春期早现。假性性早熟又称不完全性或外周性性早熟，也可能是同性或异性的，这些患者可能有来自垂体以外的性激素或人绒毛膜促性腺激素分泌。10%

以上的性早熟女孩有卵巢肿瘤，80% 以上的患者可以从体表触及或通过超声、CT 等检查发现。表现为阴道出血量大且不规则，不受正常机制的调节。无月经（月经延迟）的卵巢功能衰竭患者最常见的染色体异常是特纳综合征（45,XO）。一条 X 染色体的缺失导致了卵巢卵泡的加速闭锁，以至于到青春期时，正常功能的卵泡已完全耗竭。这些患者有特异性的躯体特征，包括身材矮小、颈蹼（翼状颈）、胸廓桶状或盾形、乳头间距大和手臂抬角增大（肘外翻）。口腔涂片无 Barr 体，染色体核型分析可明确诊断。此类患者无第二性征的发育成熟，建议转诊至专家处进行咨询并给予激素替代治疗。X 染色体长臂的部分缺失与卵巢早衰相关，缺失的片段越大卵巢早衰出现得越早。

策略：对性早熟患者的评估应侧重于发现可能危及生命的疾病和控制病情进展。当通过排除法诊断真性性早熟后，采用 GnRH 激动剂治疗会阻止疾病的进展。这种治疗花费高，只有在中枢调控下观察到明显变化才是有效的。每 2~4 周肌注 100~200 mg 醋酸甲羟孕酮（Depo-Provera）可抑制 GnRH。与 GnRH 激动剂治疗相比，这种疗法一般不会抑制骨骼生长。如果不进行任何治疗，大约 50% 的女孩身高不会超过 1.5 米。评估青春期发育延迟必须从病史开始，包括一般健康状况、体重和身高记录以及家族史，家族中其他人的青春期经历等。体格检查应明确目前第二性征发育的类型和程度。乳腺的发育通常预示着雌激素的产生，阴毛或腋毛的发育预示着雄激素的产生。实验室检查应包括血清促卵泡生成激素（FSH）、促黄体生成激素（LH）和催乳素以及头颅 X 线和甲状腺功能测定。其他检查包括骨龄、染色体或细胞学检查、盆腔超声或其他影像学检查。由于青春期发育异常的潜在原因很重要，大多数这样的患者应该由专家进行评估或咨询。

健康教育：消除疑虑。参见美国妇产科医师协会健康教育手册 AP041（身体变化：青少年），AP049（初潮：青少年）。

实施

进一步的思考：生长加速、月经来潮和肾上腺功能初现等一系列症状序贯出现预示着性早熟，这些事件也可能同时发生，或者以月经来潮为首发症状。特发性或体质性性早熟与正常的生育和绝经年龄有关。最大的畸形风险来自于骨垢提前闭合所致的身材矮小。治疗需考虑使幼儿达到成人身高，避免早熟所带来的社会和心理压力。如果是性腺功能减退所致的青春期延迟，激素替代治疗能启动并维持正常的第二性征发育，同时可保证正常的身高和骨质沉积。此外，青少年的激素需要量明显低于成人或绝经后女性。治疗通常从非对抗性雌激素开始，结合雌激素 0.3 mg/d、雌二醇 0.5 mg/d 或相应剂量其他雌激素。6~12 个月内雌激素用量常会翻倍，同时添加醋酸甲羟孕酮（每月前 12 天服用 10 mg/d）。联合用药可保证正常的月经来潮，但达不到避孕的效果。当患者的骨龄达到 13 岁时开始启动正常的青春期发育。

参考文献

扫描书末二维码获取。

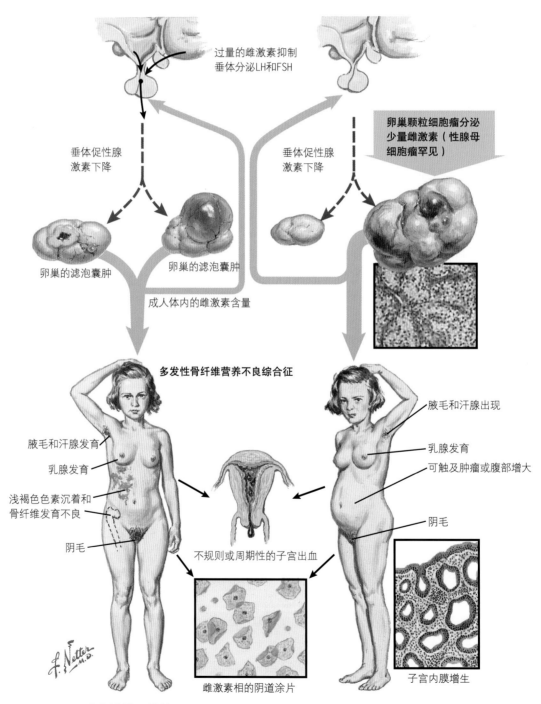

图 177.1　导致女性性早熟的原因

概述

定义：从未有正常月经来潮。

患病率：少见。

好发年龄：15~20 岁。

遗传学：1/3 的患者存在染色体异常，如 45,XO、46,XY 性腺发育异常或 46,XX q5 X 长臂缺失。

病因与发病机制

病因：性腺异常（占 60%）包括自身免疫性卵巢功能衰竭（Blizzard 综合征）、性腺发育异常、单纯性腺发育异常、45,XO（Turner 综合征）、46,XY 性腺发育异常（Swyer 综合征）、46,XX q5 X 染色体长臂缺失或融合或嵌合、卵泡损耗、自身免疫性疾病、感染（如流行性腮腺炎）、浸润性疾病（如结核、半乳糖血症）、医源性卵巢功能衰竭（如烷化剂化疗、放疗）、卵巢不敏感综合征（Savage 综合征）、17α-羟化酶缺乏、多囊卵巢综合征（PCOS 占 7%）、青春期慢性无排卵等。性腺外异常（40%）包括先天性无子宫、无阴道（15%）（苗勒管发育不全）、发育迟缓、处女膜闭锁、男性假两性畸形（睾丸女性化综合征）、垂体-下丘脑功能紊乱、阴道横膈。

危险因素：不详。

症状与体征

- 13 岁无月经来潮，且无第二性征
- 15 岁无月经来潮，无论有无第二性征发育
- 第二性征发育 2 年后仍无月经来潮

一旦发现应立即进行染色体及生殖道梗阻的相关检查。

诊断

鉴别诊断

- 初潮前妊娠
- 生殖道梗阻（隐性月经）
- 性腺发育异常

- 子宫发育不全
- 雄激素不敏感综合征
- Mayer-Rokitansky-Kuster-Hauser 综合征

合并症：不孕、体形异常（矮小或高大）及某些先天性综合征中的心脏改变、17α-羟化酶缺乏症时的高血压和低钾性碱中毒、男性化或多毛、伴有生殖道梗阻的周期性盆腔疼痛。可以同时伴有肾脏和骨骼发育异常，闭经时间过长可导致骨质疏松发生风险增加。

检查与评估

实验室检查：阴毛或乳腺发育情况与体内雄激素和雌激素分泌相关。

影像学：根据不同病因进行。如果未见正常阴道或子宫，应行盆腔超声检查以评估上生殖道。

特殊检查：根据不同病因进行。

诊断步骤：腹腔镜可用于评价内生殖器及性腺情况。

病理学

无特异。

处理与治疗

非药物治疗

一般处理：寻找病因。

特殊处理：主要基于诊断和患者的需要。

饮食：正常饮食。

活动：无限制。

健康教育：消除疑虑。参见美国妇产科医师协会健康教育手册 AP049（初潮：青少年）或 AP041（身体变化：青少年）。

药物治疗

主要根据病因选择，对大多数患者激素替代治疗是非常必要且有益的。

随访

监测：定期体检。

预防：无特殊。

　　并发症：如果存在 Y 染色体，性腺恶变风险大。如果伴有雌激素水平降低且未给予激素替代治疗，则骨质疏松风险增加。如果未及时解除生殖道梗阻，可能导致内生殖器疾病。

　　期后：如果没有染色体及生殖道发育异常（如子宫发育不全、雄激素不敏感综合征及性腺发育异常），大多数患者可以恢复月经及生育。

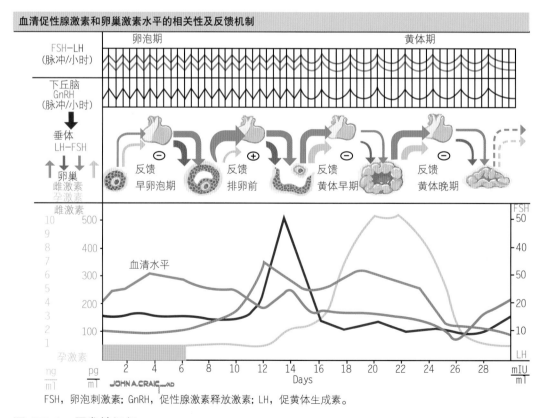

月经周期的神经内分泌调节

下丘脑调节垂体促性腺激素的产生和释放

下丘脑脉冲式释放GnRH（1脉冲/ 1～2小时）引起垂体前叶产生和释放FSH和LH（生理情况）

持续、过度、缺乏或更频繁的GnRH释放抑制FSH和LH产生和释放（下调）

GnRH的脉冲式释放减少会抑制LH的分泌、增加FSH的分泌（慢脉冲模型）

卵巢反馈调节垂体促性腺激素的产生和释放

GnRH的脉冲式释放和低水平的雌、孕激素导致脉冲式LH和FSH水平的上升（负反馈）

脉冲式GnRH的存在使雌激素水平迅速增加，少量的孕激素导致高脉冲LH的分泌和FSH水平的中度增加（正反馈）

GnRH的脉冲式释放和高水平的雌、孕激素导致脉冲式LH和FSH水平的下降（负反馈）

血清促性腺激素和卵巢激素水平的相关性及反馈机制

FSH，卵泡刺激激素；GnRH，促性腺激素释放激素；LH，促黄体生成素。

图 178.1　原发性闭经

其他

妊娠：通常不孕，如果能够正常妊娠，多无不利影响。

ICD-10-CM 编码：N91.2（闭经，非特指）。

参考文献

扫描书末二维码获取。

继发性闭经 179

概述

定义：建立正常月经后患者出现月经停止。
患病率：常见。
好发年龄：生育年龄（初潮至绝经）。
遗传学：无遗传学倾向。

病因与发病机制

病因：最常见原因为妊娠。其他原因包括 Asherman 综合征、生殖道梗阻；卵巢因素（占 40%）如多囊卵巢综合征（PCOS 占 30%）、绝经、卵巢抵抗（Savage 综合征）、接触毒素、手术、自身免疫性疾病；中枢神经系统（下丘脑占 35%）、行为性和其他原因如厌食症、肥胖、运动过量、药物性、营养缺乏、心因性（应激所致）；医源性：腺瘤、颅咽管瘤、Sheehan 综合征、结核、结节病、空蝶鞍综合征；男性化综合征：多囊卵巢综合征、肾上腺皮质增生、男性化肿瘤。

危险因素：无避孕措施的性生活、毒素、放射线接触史、手术、运动过量、应激刺激。

症状与体征

- 无月经来潮：临床表现可能与致病因素相关。

诊断

鉴别诊断

- 妊娠
- 绝经（正常或过早）
- 应用外源性激素
- 男性化

- 分泌性卵巢肿瘤
- 哺乳期闭经

合并症：子宫内膜增生、低雌激素性骨质疏松。

检查与评估

实验室检查：首先检查妊娠试验。
影像学：根据病因检查。
特殊检查：30 岁以下卵巢功能衰竭者应进行染色体核型分析。
诊断步骤：取决于不同病因。

病理学

无特异。

处理与治疗

非药物治疗

一般处理：取决于不同病因。如果能够除外病理性因素或意外妊娠，则无须担心，但应注意任何闭经的患者就诊均应首先明确有无畸形或妊娠存在。
特殊处理：每 3~6 个月给予孕激素治疗，撤退性出血避免子宫内膜过度增生。根据病因选择个体化的治疗方式（如雌/孕激素替代治疗绝经）。如有生育要求，则应将治疗重心放在恢复或诱导排卵方面。
饮食：正常饮食。
活动：无限制。
健康教育：消除疑虑。美国妇产科医师协会健康教育手册 AP049（初潮：青少年）或 AP041（身体变化：青少年）、AP121（多囊卵巢综合征）和 AP047（绝经期）。

药物治疗

根据不同诊断给予相应治疗，如甲状腺素替代

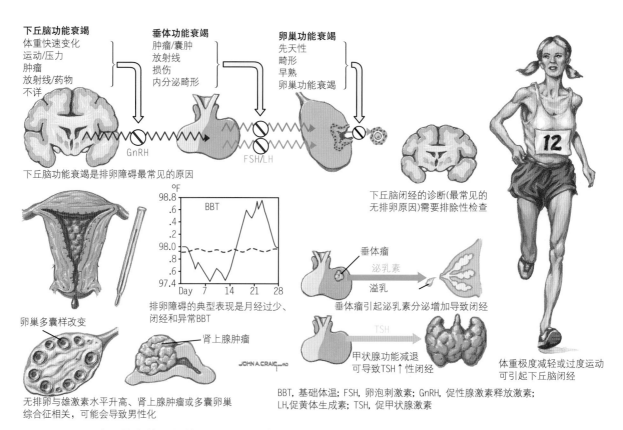

下丘脑功能衰竭
体重快速变化
运动/压力
肿瘤
放射线/药物
不详

垂体功能衰竭
肿瘤/囊肿
放射线
损伤
内分泌畸形

卵巢功能衰竭
先天性
畸形
早熟
卵巢功能衰竭

下丘脑功能衰竭是排卵障碍最常见的原因

下丘脑闭经的诊断(最常见的无排卵原因)需要排除性检查

排卵障碍的典型表现是月经过少、闭经和异常BBT

卵巢多囊样改变

肾上腺肿瘤

无排卵与雄激素水平升高、肾上腺肿瘤或多囊卵巢综合征相关，可能会导致男性化

垂体瘤
泌乳素
溢乳
垂体瘤引起泌乳素分泌增加导致闭经

TSH
甲状腺功能减退可导致TSH↑性闭经

体重极度减轻或过度运动可引起下丘脑闭经

BBT，基础体温；FSH，卵泡刺激素；GnRH，促性腺激素释放激素；LH，促黄体生成素；TSH，促甲状腺激素

图 179.1　导致无排卵性闭经的原因（继发性）

治疗甲状腺功能减退、雌激素和孕激素治疗卵巢功能衰竭、周期性孕激素治疗（口服或经阴道）或促排卵治疗无排卵。

禁忌证： 在排除妊娠之前，禁用一切医疗干预。

随访

监测： 定期体检，注意病情变化及妊娠。

预防： 无特殊（避孕）。

并发症： 持续无孕激素拮抗的雌激素作用导致的子宫内膜增生。

期后： 多数继发性闭经均可成功治愈，并恢复正常月经。

其他

妊娠： 必须排除妊娠。

ICD-10-CM 编码： N91.2（闭经，非特指）。

参考文献

扫描书末二维码获取。

180　雄激素不敏感综合征

概述

定义： 这些患者有正常的男性染色体核型，但

由于基因突变使体细胞不能识别睾酮或对其失去反应，导致表型为女性，但没有子宫、缺乏或没有体毛，曾称"睾丸女性化"。

患病率： 少见，10% 的患者有原发性闭经（是

原发性闭经的第三大病因）。每 2 万个女性表型中就可能有 1 个此类患者。

好发年龄：大多数在 15~20 岁间被发现。

遗传学：X 染色体上编码细胞质或细胞核中睾酮受体蛋白的基因缺失（雄激素受体基因位于 Xq11-12），所以是 X 连锁隐性遗传。大多数基因突变位于激素结合区域。

病因与发病机制

病因：睾酮及促性腺激素水平正常，可伴有黄体生成素（LH）水平的轻度升高，但因机体不能利用睾酮使其生物活性缺失，因此患者缺乏男性性征，苗勒氏管抑制因子也没有发挥作用，因此无女性内生殖器发育，阴道呈盲端。

危险因素：不详。

症状与体征

- 闭经
- 身材高大
- 乳腺发育正常，乳头发育不成熟，乳晕色素减低
- 阴道短或缺失呈盲端
- 阴毛、腋毛稀疏或缺失
- 性腺（睾丸）可于腹股沟管中触及或位于外阴皮肤皱褶内
- 腹股沟疝（50%）

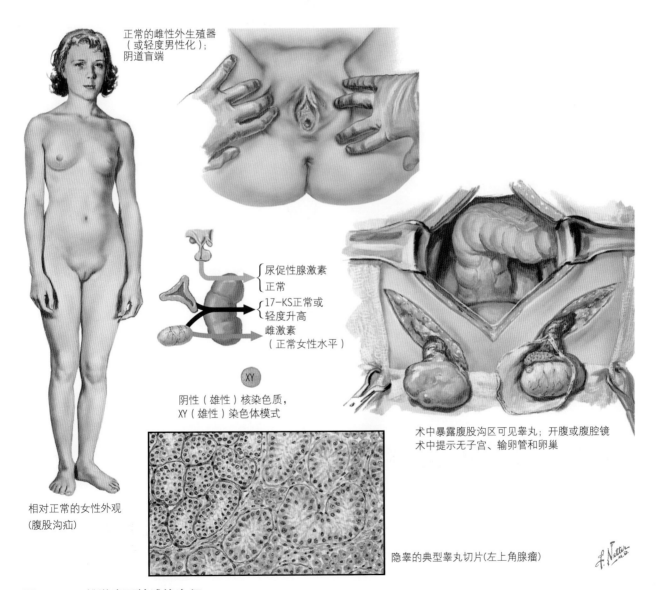

正常的雌性外生殖器（或轻度男性化）；阴道盲端

尿促性腺激素正常
17-KS正常或轻度升高
雌激素（正常女性水平）

阴性（雄性）核染色质，XY（雄性）染色体模式

相对正常的女性外观（腹股沟疝）

术中暴露腹股沟区可见睾丸；开腹或腹腔镜术中提示无子宫、输卵管和卵巢

隐睾的典型睾丸切片(左上角腺瘤)

图 180.1　雄激素不敏感综合征

诊断

鉴别诊断

- 初潮前妊娠
- 生殖道梗阻（出现隐经）
- 性腺发育不全
- 子宫发育不全
- Mayer-Rokitansky-Kuster-Hauser 综合征

　　合并症：不孕、闭经、视觉 - 空间觉轻度缺失、马蹄肾。

检查与评估

　　实验室检查：促性腺激素、雌激素、睾酮测定（不用于诊断）。

　　影像学：不依靠超声诊断，但可协助证实无子宫存在。

　　特殊检查：染色体核型分析可用于证实诊断。

　　诊断步骤：病史、体格检查可协助诊断，确诊依靠染色体核型分析。

病理学

　　腹腔髂窝内有睾丸组织存在。

处理与治疗

非药物治疗

　　一般处理：评估和确诊。

　　特殊处理：性腺肿瘤的恶变率为 25%~30%，所以手术切除性腺是非常必要的。手术应在乳腺发育完全且骨骺闭合（18 岁）后进行。其同胞应进行遗传咨询。

　　饮食：正常饮食。

　　活动：无限制。

　　健康教育：坦率告知此综合征及其所造成的影响（不孕和闭经）。应告知患者其携带有一条异常的性染色体，避免提及"Y 染色体"这个代表男性含义的词。另外，当讨论手术切除性腺时，同样回避"睾丸"这个词。

药物治疗

　　无。切除性腺后，不必常规应用雌激素替代治疗；外周组织对雄激素不敏感使机体对肾上腺和外周组织分泌的低水平雌激素无抵抗作用。

随访

　　监测：定期体检，一旦诊断成立，应及时切除性腺（在适合的时间）。

　　预防：无特殊。

　　并发症：如未切除睾丸，则有 25%~30% 的机会发生性腺恶性肿瘤（25 岁以前罕见）。

　　预后：这些患者的表型、行为及心理均为女性，除了不孕和闭经，可以正常生活。

其他

　　妊娠：均存在不孕。

　　ICD-10-CM 编码：E29.8（其他睾丸功能障碍）。

参考文献

　　扫描书末二维码获取。

181　无排卵

概述

　　定义：无排卵的特点是育龄期妇女不排卵。

　　患病率：在不孕夫妇中高达 25%。

　　好发年龄：生育年龄。

　　遗传学：无遗传学倾向，部分染色体异常与卵巢早衰相关（X 染色体的片段缺失）。

病因与发病机制

病因：生理性：绝经（正常或过早）、妊娠；激素性：催乳素增加、甲状腺功能减退；功能性：锻炼（过度地）、营养不良、肥胖、减肥；药物性：烷化剂化疗、激素类避孕药、大麻、镇静剂；肿瘤：颅咽管瘤、下丘脑错构瘤、垂体腺瘤（分泌催乳素）、肺小细胞癌；心因性：神经性厌食症、焦虑、假孕、应激；其他：肾上腺雄激素分泌过多、中枢神经系统创伤、慢性疾病、血色沉着病、组织细胞增多病 X、颈内动脉瘤、放疗、青年型糖尿病、多囊卵巢综合征、席汉综合征（产后缺血性坏死）、梅毒瘤、结核、尿毒症。

WHO 定义了三种分类：WHO 分类 1：低促性腺素性腺功能减退性无排卵（下丘脑闭经），5%~10%；WHO 分类 2：正常促性腺素性正常雌激素性无排卵（多囊卵巢综合征占大部分），70%~85%；WHO 分类 3：高促性腺素性低雌激素性无排卵（原发性卵巢衰竭，卵巢早衰），5%~10%；四种最常见的排卵障碍是低促性腺性功能减退症（HA）、多囊卵巢综合征、卵巢早衰、高催乳素血症。

危险因素：参见上述因素。

症状与体征

- 闭经（原发或继发）
- 无月经前紧张（前驱症状）

诊断

鉴别诊断

- 应首先排除妊娠的可能
- 绝经
- 流出道先天异常导致的闭经
- 宫颈狭窄导致的闭经

并发症：不孕、功能失调性子宫出血、子宫内膜增生症和子宫内膜癌。

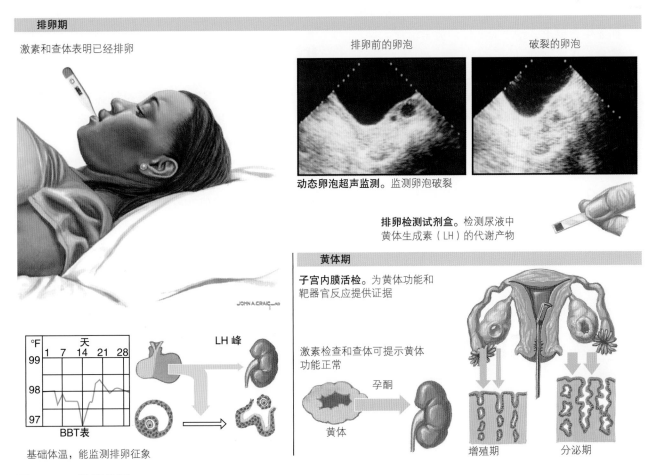

排卵期

激素和查体表明已经排卵

排卵前的卵泡　　破裂的卵泡

动态卵泡超声监测。监测卵泡破裂

排卵检测试剂盒。检测尿液中黄体生成素（LH）的代谢产物

LH 峰

°F　　天
99　1　7　14　21　28
98
97
BBT表

基础体温，能监测排卵征象

黄体期

子宫内膜活检。为黄体功能和靶器官反应提供证据

激素检查和查体可提示黄体功能正常

孕酮

黄体

增殖期　　分泌期

图 181.1　排卵监测

检查与评估

实验室检查：卵泡刺激素（FSH）、催乳素、甲状腺功能（如促甲状腺激素 TSH）检查，其他临床相关检查。

影像学检查：无特异性影像学表现。

特殊检查：基础体温表可以帮助观察排卵情况，但其他实验室检查方法可能更有特异性。

诊断步骤：在推测的黄体期进行子宫内膜活检。尤其在除外慢性雌激素暴露导致的子宫内膜增生时可能有用。

病理表现

子宫内膜只有增殖期改变，长期无排卵者可表现为子宫内膜增生。

处理与治疗

非药物治疗

一般处理：评估病情。

特殊处理：如有生育要求，可以应用促排卵治疗。如无生育要求，给予周期性孕激素治疗。

饮食：正常饮食。

活动：无限制。

健康教育：消除疑虑。参见美国妇产科医师协会健康教育手册 AP136（不孕评估），AP137（不孕治疗），AP095（异常子宫出血），AP121（多囊卵巢综合征），AP047（绝经期）。

药物治疗

促排卵药：氯米芬，50 mg/d，月经第 5~10 天连续口服 5 天；若促排卵失败，可增加至 100 mg/d，月经第 5~10 天连用 5 天。二甲双胍（1500 mg/d）目前是促排卵治疗的辅助药物（被认为是多囊卵巢综合征的一线治疗方案）。

孕激素撤退：服用甲羟孕酮 5~10 mg/d 1~14 天。

禁忌证：未明确诊断的闭经或出血。

注意事项：除外妊娠后才可应用孕激素。

其他药物

芳香化酶抑制剂也是促排卵的一线药物（来曲唑 2.5~5 mg/d，月经第 3~5 天开始连续口服 5 天）。

醋酸炔诺酮 5~10 mg，每月应用 10~14 天，可用于孕激素撤退。

随访

患者监测：常规健康维护。

预防：无特殊。

并发症：不孕症，非功能性异常子宫出血，子宫内膜增生。

预后：大部分患者能恢复正常排卵和生育能力。

其他

妊娠：一旦能成功怀孕就对妊娠没有影响。如果使用克罗米芬助孕则多胎妊娠风险增高。

ICD-10-CM 编码：N97.0（无排卵）。

参考文献

扫描书末二维码获取。

182　辅助生殖

挑战

应用先进的生殖技术去帮助那些难以自然受孕的夫妇。

适应范围：有 10%~15% 的不孕夫妇希望借助于或受益于辅助生育技术。

治疗目的：通过极小的干预措施，成功获得持续妊娠。不孕症的治疗基础是正确判断不孕病因，攻克病因或绕过病因的治疗才能够成功妊娠。有多种技术方法可以帮助达到这一目的，为简便起见，大多数技术方法以首字母缩写命名（表182.1）。在寻求治疗的不孕症夫妇中，有85%~90%的夫妇可以采用传统药物或手术治疗方式达到目的，并不需要体外受精等辅助生育技术。

策略

病理生理：助孕成功很大程度上取决于正确地诊断不孕病因，因为有些影响生育的问题是很容易解决的。首先我们要意识到女性年龄是助孕成功的关键，因为35岁以上的妇女自然流产率明显增加，妊娠成功率明显下降。

治疗措施：与不孕患者坦诚地讨论性生活及受孕生理是治疗不孕症的良好开始。当一对夫妇每周有4次或4次以上的性生活，80%的夫妇可以在6个月内成功获得妊娠；相反，如果每周性生活少于1次，则仅有15%的夫妇可以受孕。在排卵前3~4天至排卵后2~3天，应保持隔日一次性生活。当存在排卵障碍时，应当通过控制或诱导排卵来增加妊娠可能性。输卵管因素不孕可以通过手术修复损伤，或采用体外受精胚胎移植术（IVF/ET）绕过输卵管来助孕。手术治疗的成功率，包括既往绝育手术的复通，是比较高的。有些技术如单精子卵细胞浆内注射，使得一个卵细胞对应一个精子的生育力得到保障，主要适用于重度少、弱精子症患者。

健康教育：参见美国妇产科医师协会健康教育手册AP136（不孕评估），AP137（不孕治疗）。

实施

注意事项：不孕症夫妇通常会非常积极地听从

表 182.1 各种技术缩略词表

缩略词	技术
AID	供精人工授精（使用捐赠者精液，有时也叫 TDI 或治疗性供精授精）
	Artificial insemination, donor
AIH	夫精人工授精（使用配偶精液）
	Artificial insemination, homologous
BT	基础体温
	Basal body temperature
GIFT	配子输卵管内移植（将配子放置于输卵管内便于受精）
	Gamete intrafallopian transfer
HSG	子宫输卵管造影术或宫腔放射片
	Hysterosalpingogram
ICSI	单精子卵细胞质内注射
	Intracytoplasmic sperm injection
IUI	宫腔内人工授精（直接将供精或夫精放置于宫腔内）
	Intrauterine insemination
IVF/ET	体外受精胚胎移植术
	In vitro fertilization with embryo transfer
PCT	性交后试验或赫纳-西姆斯试验
	Postcoital test or Huhner-Sims test
SPA	精子穿透试验（又名仓鼠卵试验，或 zona-free 穿卵试验）
	Sperm penetration assay
ZIFT	合子输卵管内移植（体外受精后，合子放置于输卵管内以便进入宫腔）
	Zygote intrafallopian transfer

医疗团队的建议。因此，在不孕症的诊断和治疗过程中要言行谨慎，避免对夫妻关系造成不良影响。

最后，对于是否能获得成功妊娠不能给予任何承诺，因此医疗团队不能为了追求也许不存在的结局而破

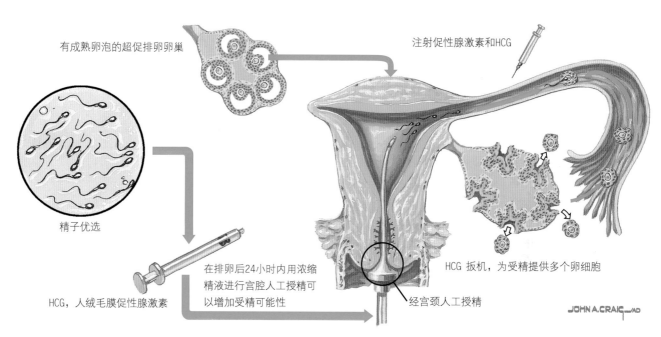

图 182.1　辅助生殖的基本技术

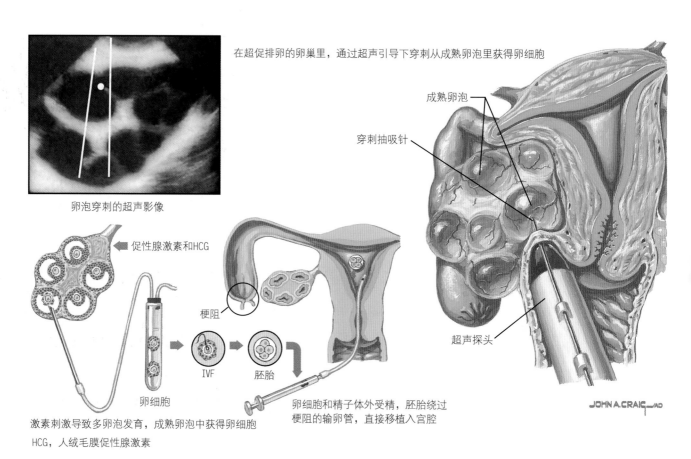

图 182.2　先进技术：体外受精

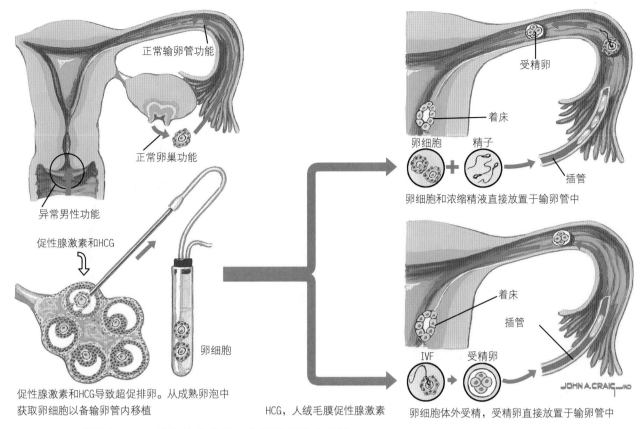

图 182.3　先进技术：配子输卵管内移植和合子输卵管内移植

坏现有的状况。应该提醒不孕夫妇，如果在这个月的排卵期错过了性生活也没有关系，排卵就像往返火车，下一列也许就在路上。性生活只要有兴致，可以是任何形式，不必在意基础体温变化。由于不孕症不会威胁生命安全和健康，许多保险公司不支付其检查和治疗费用。应该在就诊时开诚布公地交谈关于不孕症检查的时间和费用问题，让不孕夫妇作出明智

的选择，避免今后不必要的经济和情感困扰。

涉及卵巢刺激的所有辅助生殖技术类型都可能增加多胎妊娠的发生率（40%）。大部分为双胎妊娠（25%），5% 为高序列多胎妊娠。

参考文献

扫描书末二维码获取。

唐氏综合征　183

概述

定义：唐氏综合征的特征是患者存在躯体和智力障碍，原因是机体多了来自 21 号染色体的遗传学

物质。这种染色体异常是由于染色体存在复制或易位错误而导致有效复制。唐氏综合征患者表现的症状轻重不一。

患病率：主要取决于母亲的年龄，25 岁时的发病率为 1/1250，而 40 岁时达到 1/100。该病是活产

儿中最常见的染色体异常类型。

好发年龄： 大多数唐氏综合征患者在出生时即可诊断，其寿命较正常人短（多为 50~60 岁）。

遗传学： 90% 的患者由于染色体未分裂导致多了一条 21 号染色体，5% 是由于染色体易位所致，5% 由于染色体嵌合所致。

病因与发病机制

病因： 21 号染色体未分裂导致三条 21 号染色体存在，其中两条来自一个亲代，有一条来自另一个亲代。90% 的患者是由于 21 号染色体长臂平衡易位到其他染色体上（最常见的是 12，13，15 号染色体）。在细胞分裂的过程中，这种平衡易位独立于 21 号染色体进行遗传，导致 21 号染色体遗传物质增加，这种复制大约一半是新发生的，而另一半是来自亲代的携带。嵌合体是有两种细胞系组成：一种为正常细胞，另一种为 21 三体，这种患者的临床表现较轻。

危险因素： 母亲年龄、已知携带者（平衡易位）、既往染色体异常。依据年龄进行的筛查仅能发现 25% 的病例（其余病例为低危孕妇所生育）。

症状与体征

- 头小而扁（100%）
- 肌张力低下（80%）
- 第三囟门靠后
- 外耳小，位置低
- 先天愚型的内眦改变（90%）
- 舌增大（75%）
- 鼻梁扁平
- 先天性心脏病（50%）
- 智力低下（IQ=40~50）
- 异常皮纹（通贯掌、脚底缺乏螺旋纹）

诊断

鉴别诊断

相关表现： 肾脏和心脏异常、智力发育迟缓、肠梗阻、先天性巨结肠症和甲状腺疾病。

检查与评估

实验室检查： 如母血清甲胎蛋白（MSAFP）在 15~22 周（尤其在 16~18 周）时异常降低，提示胎儿唐氏综合征可能大。

影像学： 超声检查测量胎儿鼻骨或者颈部透明带是非常有效的筛查方法，但是该技术需要专业训练或者经验。对泌尿系统的影像学检查也被认为能够发现胎儿异常。

特殊检查： 在遗传咨询时，对夫妻双方进行染色体核型检查以发现有无染色体易位是有意义的，绒毛活检和羊水穿刺有助于产前诊断。母体血细胞游离 DNA 检测可以检测出超过 99% 的异常妊娠。

诊断步骤： 病史、体格检查、染色体分析（出生前或者产后）、脚掌上存在螺旋纹提示婴儿是正常的，而不是三体。

病理诊断

体检非常重要。Alzheimer 病多发生在 20 岁以后。

处理与治疗

非药物治疗

一般处理： 进行遗传和心脏情况的评估，另外要评估其生活能力和需要帮助的程度。

特殊处理： 基于个人的基本需要。父母的支持和建议是非常重要的。

饮食： 无特殊饮食改变。

活动： 无限制，除有心脏异常者。

健康教育： 参见美国妇产科医师协会健康教育手册 AP094（遗传疾病），AP060（35 岁后妊娠）。

用药选择

无。

随访

监测： 定期体检。注意肾脏、心脏合并症。

预防： 真正的三体复发率为 1%，易位时为 16%~20%，涉及 12 号染色体时三体的复发率为 100%。

唐氏综合征典型面容

眼睛向上斜视，
有内眦褶皱，
面部平

斜视

嘴小，
舌头外突

21号染色体三体异常表现

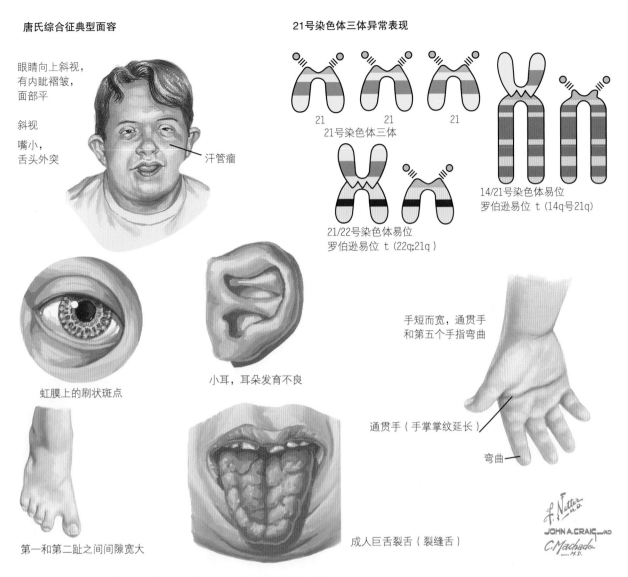

汗管瘤

21号染色体三体

21/22号染色体易位
罗伯逊易位 t (22q;21q)

14/21号染色体易位
罗伯逊易位 t (14q号21q)

虹膜上的刷状斑点

小耳，耳朵发育不良

手短而宽，通贯手
和第五个手指弯曲

通贯手（手掌掌纹延长）

弯曲

第一和第二趾之间间隙宽大

成人巨舌裂舌（裂缝舌）

图 183.1　21 三体唐氏综合征的特点和染色体异常表现

并发症：先天性心脏病（50%）、肠梗阻（10%）、先天性巨结肠症（3%）、甲状腺疾病（5%~8%）及 Alzheimer 病。

预后：1/3 的患者 1 岁以内发育正常，之后其生长发育、语言能力、智力发育均出现迟缓。心脏及一些其他异常使寿命缩短。生活能力程度不等，有的能够在有庇护的环境中生活和工作，而有的患者受到严重的限制。早衰很常见，预期寿命为 50~60 岁。

其他

妊娠：对于存在高龄或者其他危险因素的妇女，建议绒毛活检（9~10 周）或羊水穿刺（13~15 周）。母体血清 α - 胎蛋白（低）或三倍体或四倍体筛查（母体血清 α - 胎蛋白、β -HCG、雌三醇、PAPP-A、胎盘生长因子和母血抑制素 A 的联合筛查）应在 14~16 周进行。唐氏综合征患者有可能妊娠，复发率为 50%。

ICD-10-CM 编码：Q90.9（唐氏综合征，非特指）。

参考文献

扫描书末二维码获取。

概述

定义：性腺发育不全为一种发育异常表现，指的是虽然患者没有 Turner 综合征的表现，但存在由于染色体异常而导致的原发性闭经。这些患者的身高较高（>150 cm），外观大多正常，染色体核型不一（46,XX、46,XY 或 X/XY 核型的嵌合体）。

患病率：女性婴儿的发病率为 1/2500，是女性最常见的性染色体异常类型。

好发年龄：出生时即存在，但经常在青春期才被发现。

遗传学：散发的，部分或者整条 X 染色体缺失（长臂缺失多与闭经有关，短臂缺失多与身材矮小有关）。

病因与发病机制

病因：单纯性腺发育不全：45,XO（Turner 综合征）；46,XY 性腺发育不全（Swyer 综合征）；46,XX q5 X 染色体长臂缺失、融合、嵌合（50%）。

危险因素：包含 X 染色体的易位（罕见）。

症状与体征

取决于染色质丢失的程度。

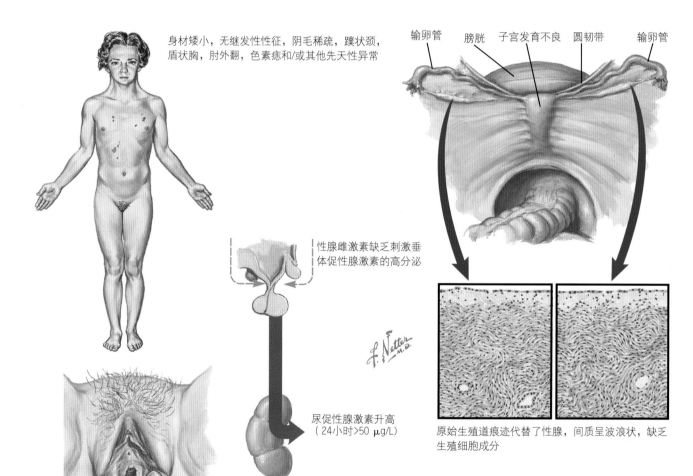

身材矮小，无继发性性征，阴毛稀疏，蹼状颈，盾状胸，肘外翻，色素痣和/或其他先天性异常

性腺雌激素缺乏刺激垂体促性腺激素的高分泌

尿促性腺激素升高（24小时>50 μg/L）

生殖器为女性幼稚型；小阴唇发育不良

输卵管　膀胱　子宫发育不良　圆韧带　输卵管

原始生殖道痕迹代替了性腺，间质呈波浪状，缺乏生殖细胞成分

44 plus XO　80%的病例染色质阴性，XO染色体核型最常见

44 plus XX　44 plus X　20%的病例染色质阳性；等色染色体XX，X染色体片段X的易位或缺失，XO/XX/XY 嵌合，或者其他

图 184.1　性腺发育不全

- 原发性闭经与不孕（原发性闭经最常见的原因为性腺发育不全；60%的原发性闭经妇女存在胎儿期或新生儿期性腺分化或发育异常）
- 性腺缺失或部分发育异常

诊断

鉴别诊断

- 多囊卵巢综合征
- 甲状腺功能减退
- 生长激素缺乏或糖皮质激素过剩
- 雄激素不敏感综合征（男性假两性畸形、睾丸女性化）
- 两性畸形
- 酶缺乏（如17α羟化酶缺乏）
- 生殖道结构异常（子宫/阴道发育不全或处女膜闭锁）
- 卵巢不敏感综合征［卵巢抵抗（Savage）综合征］
- 卵泡损耗［自身免疫性疾病、感染（流行性腮腺炎）、浸润性疾病（结核、半乳糖血症）］

　　合并症：闭经、不孕、外生殖器发育异常或不全、过早绝经。

检查与评估

　　实验室检查：FSH和LH水平升高（非特异性）。性腺发育不全患者多伴有FSH升高。检测甲状腺功能、催乳素及生长激素水平，以便进行鉴别诊断。

　　影像学：盆腔超声检查用于评估内生殖器官存在及发育情况。

　　特殊检查：染色体核型分析。

　　诊断步骤：病史、体格检查、核型分析。

病理学

　　异常核型。生殖细胞在迁移到未分化的性腺后不久很快发生退化，导致性腺纤维条索样，从而导致无激素活性。

处理与治疗

非药物治疗

　　一般处理：评估和筛查性腺缺失情况，询问月经和生育方面的问题。

　　特殊处理：激素替代治疗。如果存在Y染色体嵌合，需要手术切除性腺，以预防25%~30%的性腺恶变率。Y染色体患者的性腺切除时间通常推迟到青春期变化完成后进行。

　　饮食：无特殊。

　　活动：无限制。

　　健康教育：对性成熟及生育问题进行详细咨询。

用药选择

　　与绝经后妇女相比，青少年对雌激素效果更为敏感，一般每天服用0.3 mg结合雌激素、0.5 mg雌二醇或同等剂量的雌激素。此剂量应用6~12个月后，药物剂量需要加倍，同时加用孕激素（如醋酸甲羟孕酮每日10 mg/d，每个月的前12天使用），或者改为口服避孕药。这些治疗会让患者有规律的月经来潮，并且在骨龄达到13岁的时候启动正常的青春期发育。

　　禁忌证：未明确诊断的闭经。

随访

　　监测：定期体检。

　　预防：对已知携带平衡易位者进行产前染色体分析（尽管根据结果这些夫妇可能选择终止妊娠，但该方法仅仅作为检测手段，并不能预防）。

　　并发症：携带Y染色体的患者可出现性腺恶变或男性化。其他的取决于病因。

　　预后：除不能生育外，可以正常生活。

其他

　　妊娠：这些患者可能存在不孕。单纯性腺发育不全或XX/XY嵌合体的患者可以有子宫，所以部分患者可能妊娠。怀孕的患者有50%的可能性发生非整倍体。

　　ICD-9-CM编码：Q50.01（先天性卵巢缺失，单侧）、Q50.02（先天性卵巢缺失，双侧）和Q50.32（卵巢条索化）。

参考文献

　　扫描书末二维码获取。

概述

定义：多毛症是指毛发生长增加或过剩。可分为特发性（多毛症）或雄激素分泌过多所致。与民族、种族或家族倾向有关的四肢毛发过多不被认为是多毛症。

患病率：发生率为 5%~10%，与种族不同有关；其中 60% 与库欣综合征有关。

好发年龄：青春期后。

遗传学：与毛囊数量、种族和民族有关。

病因与发病机制

病因：家族性、特发性、毛囊雄激素增加（5α还原酶）。雄激素产物增加：卵巢（多囊卵巢综合征、门细胞增生症/肿瘤、雄性细胞瘤、肾上腺残余瘤），肾上腺［先天性肾上腺皮质增生（占多毛症妇女的 10%~15%）、库欣综合征、男性化癌/腺瘤］，药物［米诺地尔、雄激素（包括达那唑）、苯妥英、二氮嗪］，其他（甲状腺功能减退、高催乳素血症）。毛发的毛囊大小和类型（绒毛或末端）会因多种因素而改变，尤其是雄激素。

危险因素：应用雄激素、达那唑、米诺地尔、苯妥英、二氮嗪。

症状与体征

- 毛发生长多或过剩，主要沿下颌角、上唇和颏分布
- 大多数患者多毛发生于青春期
- 月经不规律或闭经（60%）
- 痤疮（40%）

诊断

鉴别诊断

- 男性化（特别是多毛呈男性方式生长者）
- 家族性多毛症
- 库欣综合征［向心性肥胖、满月脸、颈背部脂肪沉积（水牛背）以及皮肤紫纹］
- 多囊卵巢综合征
- 医源性多毛症［患者因多种原因应用类固醇激素，并且可能没有意识到男性化的副作用；使用达那唑（例如用于子宫内膜异位症的治疗）也可导致毛发生长增加］
- 肢端肥大症
- 甲状腺功能减退
- 高催乳素血症
- 神经性厌食

合并症：肥胖、月经不规律、闭经、不孕、痤疮、脂溢性皮肤、性欲增加、脱发、黑棘皮病。

检查与评估

实验室检查：评估男性化程度［催乳素、硫酸脱氢表雄酮（DHEA-s）、卵泡刺激素（FSH）、甲状腺功能筛查］。对怀疑有肾上腺源性高雄激素的患者，可通过测量 24 小时尿游离皮质醇、进行促肾上腺皮质激素（ACTH）刺激试验或进行过夜地塞米松抑制试验来筛查。循环睾酮一般正常或轻度增加（>1.5 ng/ml）。对于特发性多毛症患者，80% 的患者 3α-二醇-G 水平升高（5α还原酶代谢产物）。

影像学：无特异性影像学表现。主要依靠生理或实验室指标。

特殊检查：如可疑男性化，阴蒂指数可能有用。阴蒂指数是指垂直径乘以水平径，单位是 mm。正常值为 9~35 mm，临界值为 36~99 mm，超过 100 mm 则提示有明显的高雄激素血症存在，应当积极评估和转诊。多毛可应用 Ferriman-Gallwey 系统进行评分，但是界限值应该根据种族进行调整（白人和黑人 >8，地中海、西班牙裔和中东妇女 >9~10）。

诊断步骤：病史及体格检查，Ferriman-Gallwey 评分 >8。

病理诊断

基于潜在的病理生理情况。

处理与治疗

非药物治疗

一般处理：评估、剃毛、脱毛或者电解除毛。痤

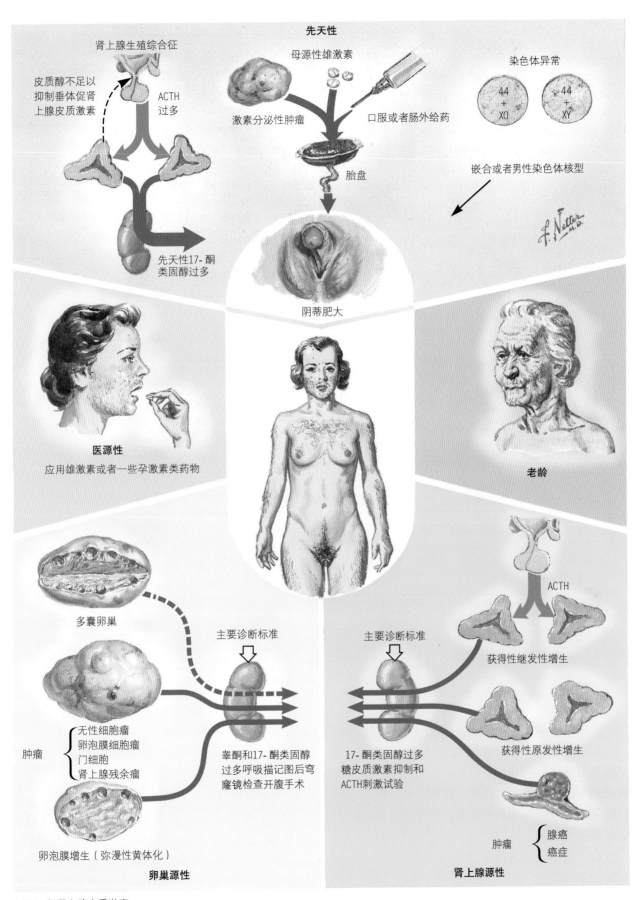

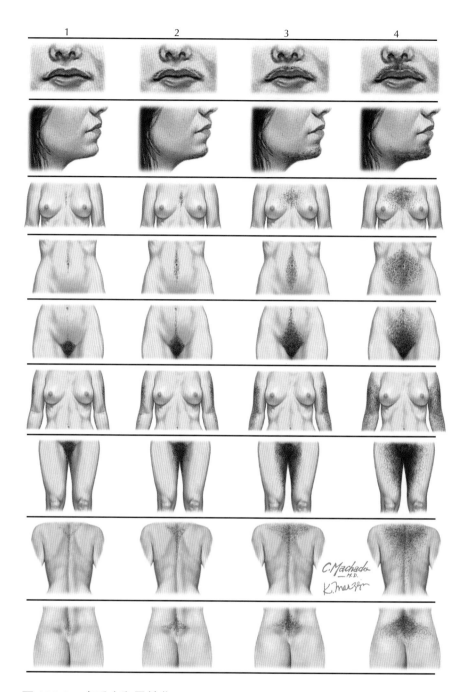

图 185.2 多毛症和男性化

疮的局部治疗（如果有的话），肥胖患者减肥。

  特殊处理：抑制性治疗以减少新毛产生，但一旦毛囊被诱导或者启动发育，它会持续生长。因此，剃毛、脱毛及电解除毛都是需要的，这些方法需要配合其他抑制新发生长的治疗方法才能达到满意效果。

  饮食：无特殊饮食改变。

  活动：无限制。

  健康教育：指导如何处理多余的毛发。参见美国妇产科医师协会健康教育手册 AP121（多囊卵巢综合征）。

药物治疗

- 5α 还原酶抑制剂（非那雄胺 5 mg 口服，每日 1 次）
- 多囊卵巢综合征：复方口服避孕药；安体舒通（螺内酯）（100~200 mg 口服，每日 1 次），醋酸甲羟孕酮（狄波 - 普维拉 150~300 mg 每 3 个月肌注 1 次，二甲双胍每日 1500 mg，或者其他胰岛素增敏剂）。如果有排卵需求的话可以使用芳香化酶抑制剂（例如来曲唑 2.5 mg 或者 5 mg 使用 5 天，自月经周期第 3~5 天开始)。

- 肾上腺源高雄激素：给予皮质激素。如果 DHEAs 升高，睡前可加用地塞米松 0.25~0.5 mg 口服。

  禁忌证：孕期（安体舒通和非那雄胺均属 X 类药物，因此生育期女性必须采用可靠的避孕方法)。

随访

监测：一旦诊断成立，定期体检。注意避孕并控制体重。多囊卵巢的患者出现糖尿病的风险升高。
预防：无特殊。
并发症：永久性诱发毛发改变。慢性无排卵与子宫内膜增生和子宫内膜癌的发病风险增高有关。
预后：经过 1 年的治疗，有效率约为 70%。

其他

妊娠：虽然一些引起多毛的代谢异常可能降低生育力或导致子代多毛症，但对妊娠无影响。
ICD-10-CM 编码：L68.0（多毛症）和 L68.9（多毛症，未特指)。

参考文献

扫描书末二维码获取。

高催乳素血症　186

概述

定义：指血清催乳素水平异常升高。催乳素水平升高从病因上并无特异性，因此需要仔细的临床评估。

患病率：不常见；文献报道发病率为 1%~30%，与研究的人群不同有关。

好发年龄：育龄期。

遗传学：无遗传学倾向。曾有报道催乳素受体基因（*PRLR*）发生种系功能缺失突变。

病因与发病机制

病因：垂体腺瘤（最常见）、药物性（主要是影响多巴胺或 5-羟色胺的药物)：包括主要镇静剂（吩噻嗪类）、三氟拉嗪（司他嗪）和氟哌啶醇（Haldol）；一些抗精神病药物；甲氧氯普胺（Reglan）；α- 甲基多巴和利血平较少见。其他：带状疱疹、胸壁 / 乳腺刺激或激惹、孕期、分娩后和 / 或母乳喂养期的生理学改变。大多数通过阻断促性腺激素释放激素（GnRH）的释放，从而降低黄体生成素（LH）而发挥作用。

危险因素：暴露于已知的药物、特定疾病过程（表 186.1)。

症状与体征

- 无症状
- 双侧、自发性溢乳（75%）
- 闭经（30%）
- 大腺瘤，伴有视神经或视交叉压迫的临床症状
- 即使月经周期正常，生育功能也可能受影响

诊断

鉴别诊断

- 妊娠期
- 乳腺癌
- 慢性乳头刺激
- 甲状腺功能减退
- 结节病
- 狼疮
- 肝硬化或者肝病
- 神经根病（疱疹性）

表 186.1　催乳素水平升高的来源

药物性（例子）	病理生理性原因
麻醉剂	中枢神经系统
中枢神经系统——多巴	海绵窦血栓
胺抑制因子	感染
α-甲基多巴	神经纤维瘤
单胺氧化酶抑制剂	颞动脉炎
利血平	肿瘤或囊肿（各种类型）
多巴胺受体阻滞剂	下丘脑性的
多潘立酮	颅咽管瘤
氟哌丁醇	胶质瘤
甲氧氯普胺	肉芽肿
酚塞嗪类	组织细胞增多症
匹莫齐特	结节病
舒必利	结核病
多巴胺再摄取抑制剂	放疗损伤
诺米辛芬	垂体柄切断
组胺 H_2 受体拮抗剂	手术
西咪替丁	创伤
激素	假孕（功能性）
雌激素	垂体病变
口服避孕药	肢端肥大症
促甲状腺素释放激素	混合型生长激素或促肾上腺皮
阿片制剂	质激素（催乳素分泌腺瘤）
5-羟色胺抑制因子激	催乳素瘤
动剂	体细胞源性
苯丙胺	隆胸或乳房缩小术
致幻剂	支气管癌
	胸壁创伤
	慢性乳头刺激
	库欣综合征
	带状疱疹
	肾上腺样瘤
	甲状腺功能减退
	妊娠
	肾衰竭
	上腹部手术

合并症：1/3 催乳素水平升高的患者伴有闭经或不孕。长期闭经与骨质疏松症的风险增加有关。

检查与评估

实验室检查：血清催乳素测定，如果月经延迟，需除外妊娠。

影像学：CT 或 MRI 来评估垂体和周围的骨结构。目前首选 MRI。

特殊检查：可进行视野检查。

诊断步骤：病史、体格检查及实验室催乳素水平测定。

病理学

无特异。

处理与治疗

非药物治疗

一般处理：在催乳素水平不高，且蝶鞍像正常时，以保守观察为主。保守治疗需要定期评估以发现有无生长缓慢的肿瘤出现。

特殊处理：多巴胺受体激动剂（溴隐亭、培高利特或卡麦角林）推荐用于有妊娠需求的患者，或为溢乳所困扰的患者，或用于抑制中等大小体积的垂体瘤患者。快速生长的肿瘤，发现时体积较大的肿瘤，或对溴隐亭治疗无效的肿瘤，可能需要手术治疗。

饮食：正常饮食。

活动：无限制。

健康教育：参见美国妇产科医师协会健康教育手册 AP136（不孕评估），AP137（不孕治疗）。

药物治疗

溴隐亭（Parlodel）2.5 mg 每日 1 次，逐渐增加至每日 3 次。

禁忌证：未控制的高血压病及妊娠。

慎用：与治疗相关的反应可能有恶心、体位性低血压、困倦、晕厥，罕见的还有高血压及癫痫发作。

相互作用：药物治疗可能与吩噻嗪类药物或丁基苯酚有相互作用。

其他药物

- 阴道用溴隐亭（副作用发生率较低）
- 可以使用卡麦角林（每周 1 或 2 次，每次口服 0.25~1.0 mg）

随访

监测：定期体检。如果发现垂体瘤，建议定期进行视野检查。

预防：无特殊。

并发症：视野缺损，停药后症状反复。慢性无

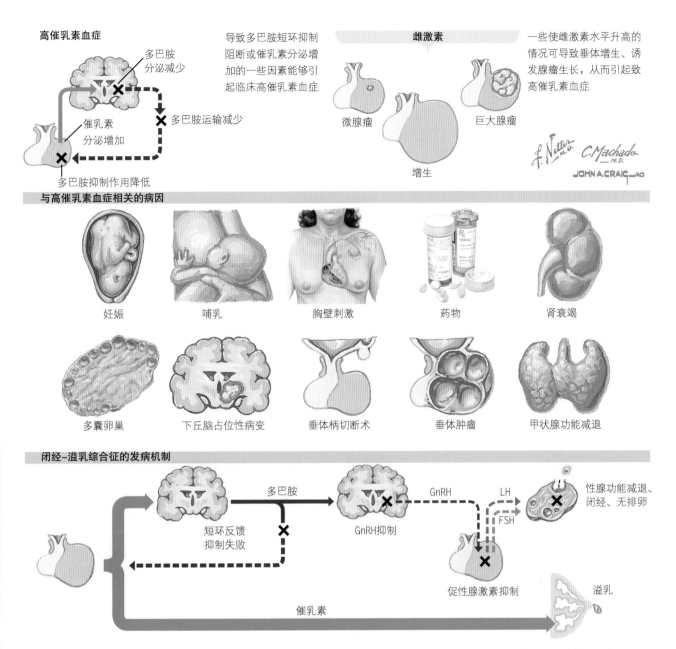

溢乳是催乳素作用于乳腺的直接表现；闭经和性腺功能减退是催乳素（通过多巴胺）作用于GnRH和促性腺激素合成及释放的继发表现。
FSH，卵泡刺激素；GnRH，促性腺激素释放素；LH，黄体生成素

图 186.1　高催乳素血症

排卵使子宫内膜增生及子宫内膜癌发病率增加。卡麦角林和培高利特与帕金森病患者的瓣膜性心脏病有关。

　　预后： 多数情况下是好的，与病因有关。确诊后每6~12个月复查一次催乳素水平，每年进行一次视野检查。根据初步诊断，每2~5年应评估垂体。大约10%接受口服药物治疗的患者的催乳素不会恢复到正常水平。

其他

　　妊娠： 对妊娠无影响，但妊娠可加快垂体瘤的生长。

　　ICD-10-CM 编码： E22.1（高催乳素血症）。

参考文献

扫描书末二维码获取。

概述

定义：不孕症指的是有生育要求的夫妇 1 年以上未避孕未孕。通常情况下，80%~90% 的夫妇经过 1 年的努力可获得成功妊娠。根据患者既往生育史，不孕症可分为原发性和继发性：从未受孕过的患者为原发性不孕，而距离上次妊娠史超过 1 年未孕为继发性不孕，并且与上次妊娠结局无关。超过 1/2 的患者属于原发性不孕。

患病率：占全美人口的 6%~18%，在从未妊娠过的人群中发病率较高，在以往有过妊娠的人群中发病率较低。美国约有 610 万不孕妇女。

好发年龄：生育年龄。发病率随女性年龄增加而增长。由于大约 20% 的美国妇女将妊娠计划推迟至 35 岁之后，因此与年龄相关的不孕症越来越普遍。

遗传学：无遗传学倾向。有些染色体异常可导致生育力降低或无生育能力。

病因与发病机制

病因：约 25%~50% 的不孕症为男性因素，如无精子症。女性因素，如输卵管疾病（15%~30%）、排卵功能障碍（10%~20%）及宫颈因素（5%），占女性不孕症的 50%~60%。其余 10%~20% 的患者无明确病因（特发性）。与继发性不孕夫妇相比，原发性不孕夫妇更容易出现特发性或者染色体异常所致不孕。

危险因素：一些增加排卵功能障碍的因素（如肥胖、运动过量、药物或毒素接触）、引起盆腔粘连的疾病（炎症、手术、子宫内膜异位症）、生精功能障碍（流行性腮腺炎、精索静脉曲张）或精子运输异常（射精功能障碍）。

症状与体征

- 尝试 1 年未孕称为不孕。大于 35 岁妇女 6 个月未孕应当开始进行不孕症评估。

诊断

鉴别诊断

- 反复妊娠丢失
- 原发不孕：染色体异常［如 45,XO（Turner 综合征）、46,XY 性腺发育不全（Swyer 综合征）、46,XX q5 X 染色体长臂缺失］
- 生殖道先天性异常（任何一方）

   合并症：与导致不孕的病因有关。

检查与评估

实验室检查：基于考虑的病因。

影像学：基于考虑的病因。

特殊检查：有一半输卵管因素不孕的妇女既往没有明显的感染史和手术史，所以建议进行输卵管通畅情况检查，并且不需要考虑她们的既往病史。

诊断步骤：取决于不同病因。

病理学

无特异。

处理与治疗

非药物治疗

一般处理：支持：由于不孕症关系到夫妇双方，并涉及了他们关系中最亲密的方面，所有尝试都不保证成功，因此相互支持是至关重要的。尿排卵预测试剂盒有助于指导同房时间。

特殊处理：不孕症的治疗基于发现影响受孕的原因，以便克服这个原因从而成功妊娠。绝大多数夫妇可以通过传统治疗（如药物或者手术）成功受孕，而并不需要更积极的辅助生殖技术。

饮食：正常饮食。建议控制体重和咖啡因以及酒精的摄入。

活动：不受限制，除非运动被认为对妊娠有负面影响（运动性闭经）。在寻找不孕原因的过程中，应当指导不孕夫妇在排卵期通过定期同房积极尝试妊娠。

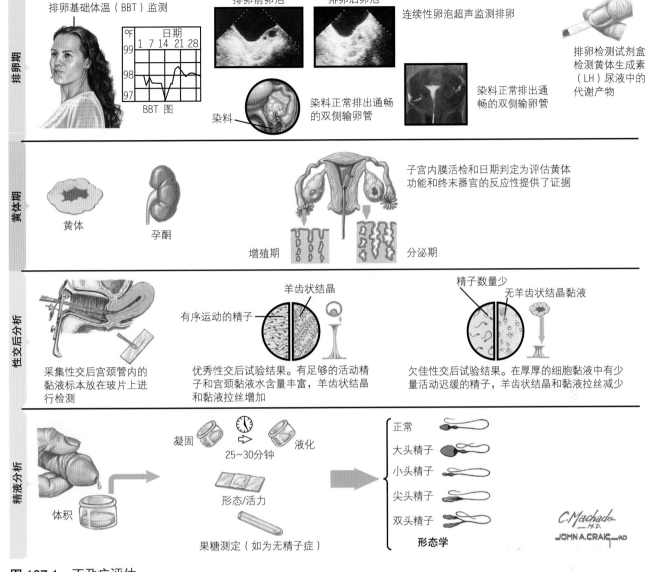

图 187.1 不孕症评估

健康教育：消除疑虑。参见美国妇产科医师协会健康教育手册 AP136（不孕评估），AP137（不孕治疗）。

药物治疗

- 取决于不同病因
- 继发性不孕（诱导排卵治疗）：克罗米芬（氯米芬）50 mg 口服，每日 1 次，月经第 5~10 天连用 5 天，如果无排卵可增加至每日 100 mg 口服。二甲双胍每日 1500 mg 作为诱发排卵的辅助治疗防范（对于多囊卵巢综合征患者目前认为是一线治疗）。

禁忌证：未诊断为不孕症。

慎用：必须考虑到有卵巢过度刺激的风险，进行促排卵时需要进行严密的随访。

其他药物

促性腺激素释放激素（GnRH）类似物可用于控制促排卵治疗中的激素环境。人促性腺激素可以用于促排卵治疗，但与多卵泡排卵及多胎妊娠发生风险增高有关。

随访

监测：定期体检。

预防：无特殊。

预后：治疗 6 年的时间内有不足 40% 的原发性

不孕夫妇成功妊娠，而继发性不孕夫妇在 3 年内怀孕的比例超过 50%。

其他

妊娠：一些影响生育力的因素与早孕流产风险升高有关。

ICD-10-CM 编码：N97.9（女性生育力，未特指）（其他基于病因有具体的分类方法）。

参考文献

扫描书末二维码获取。

---

188 绝经

概述

定义：绝经是因为卵巢功能丧失而导致的一种内分泌病，原因包括年龄、化疗、放疗或手术治疗。内分泌病指的是内分泌功能的丧失并且会对健康有不良影响。

患病率：如果不进行雌激素替代治疗，100% 妇女会发生。

好发年龄：平均年龄 51.5 岁，95% 的妇女发生在 44~55 岁间（或手术后所致绝经）。如果 40 岁之前发生绝经，则认为是原发卵巢功能不全（卵巢早衰）。

遗传学：X 染色体长臂遗传物质丢失与过早绝经有关。

病因与发病机制

病因：因手术、化疗（烷化剂）、放疗或卵巢功能自然停止（绝经）导致的雌激素合成终止。

危险因素：吸烟、营养不良、慢性疾病及 X 染色体长臂遗传物质丢失的患者可能在较年轻的时候即发生绝经。

症状与体征

- 超过 12 个月无月经来潮（有正常的子宫及生殖道）
- 潮热、潮红和盗汗（80%）
- 阴道萎缩（症状高达 50%）
- 排尿困难、尿急和尿失禁、尿频、夜尿症和张力性尿失禁增加
- 性欲降低
- 更年期（围绝经期）不规则阴道出血
- 抑郁（围绝经期发生率增加 2.5 倍）

诊断

鉴别诊断

- 妊娠
- 甲状腺功能减退
- 多囊卵巢综合征
- 催乳素瘤
- 下丘脑功能紊乱

合并症：性交困难、外阴痛、萎缩性外阴炎、骨质疏松、心血管疾病风险增加（过早绝经的患者更明显）、潮热和潮红、睡眠障碍、张力性尿失禁等。

检查与评估

实验室检查：非必须。如果需要明确卵巢功能衰竭的诊断，血清卵泡刺激素（FSH）水平的测定就足够。患者 FSH 40~50 mIU/ml 合并有临床症状时可以诊断，或 FSH 超过 100 mIU/ml 即可诊断。另外，血清雌激素水平低下（小于 15 pg/ml）也提示卵巢功能衰竭，但可靠性欠佳。围绝经期、性活跃并且未采取避孕措施者，需要排除妊娠。

影像学：不需要进行影像学检查。骨质丢失在 30% 以下时，影像学检查并无改变。

特殊检查：可计算阴道成熟指数，但一般并非诊断所需。骨密度测定主要用于高危人群中；如有不规则阴道出血，强烈建议行子宫内膜活检。如30岁前卵巢功能衰竭，应检查染色体核型分析。

病理诊断

阴道、外阴及子宫内膜呈萎缩性改变，卵巢间质变薄，卵母细胞几乎耗竭。绝经后大约7~10年骨钙快速丢失。

处理与治疗

非药物治疗

一般处理：保持健康，每年进行一次乳腺 X 线摄影、盆腔及直肠检查，每5年或者根据要求检查一次甲状腺和胆固醇测定，每10年注射一次破伤风加强针，以及按照要求注射肺炎球菌疫苗。对高龄

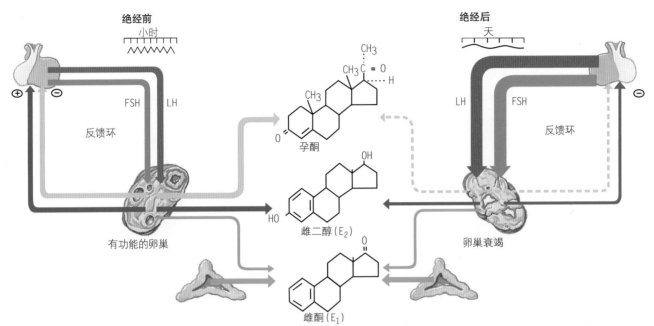

月经周期中激素水平周期性地升高和降低。机体通过促性腺激素的脉冲释放以及体内正反馈和负反馈环调节激素水平。

在绝经后，由于卵巢功能衰竭，促性腺激素水平升高，卵巢激素水平下降。内源性雌激素主要来源于肾上腺，E_1/E_2比值出现逆转。

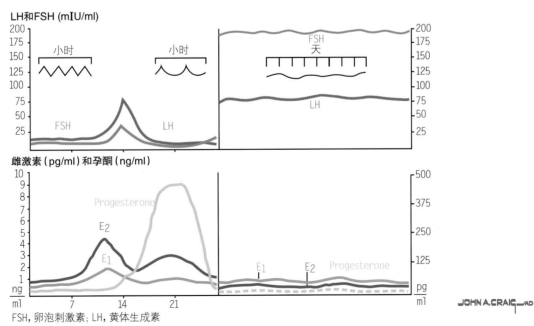

FSH，卵泡刺激素；LH，黄体生成素

图 188.1　绝经期垂体和卵巢激素的变化

妇女进行常规盆腔检查的价值一直受到质疑，且尚未达成共识。

特殊处理： 为了改善症状，全身雌激素（雌/孕激素）治疗（低于 1% 的妇女无法从治疗中获益），或者外用雌激素补充。

饮食： 摄入足量的钙（1000~1500 mg/d）。

活动： 没有限制。举重运动能够促进骨骼健康和心血管功能的健康和保持。

健康教育： 消除疑虑。参见美国妇产科医师协会健康教育手册 AP047（绝经期），AP048（骨质疏松的预防），AP028（阴道炎）。

药物治疗

- 最常使用的药物及使用剂量如下。
- 口服雌激素：结合雌激素每日 0.625~1.25 mg、己烯雌酚、酯化雌二醇每日 0.625~1.25 mg、炔雌醇每日 0.05 mg、微粒化雌二醇每日 0.5~1.0 mg、硫酸哌嗪雌酮、哌嗪雌酮硫脂、炔雌醚。
- 注射用雌激素：结合雌激素、苯甲酸雌二醇、环戊丙酸雌二醇、戊酸雌二醇（油剂）、雌酮（水剂）、炔雌醇、磷酸聚雌二醇。
- 外用雌激素：17β-雌二醇（皮下）每日 0.05~0.10 mg、结合雌激素 0.625 mg/g、雌二醇 0.1 mg/g、哌嗪雌酮硫脂 1.5 mg/g。

禁忌证： 全身治疗——活动性肝病、乳腺癌（患病期间）、慢性肝损害（肝功能受损）、子宫内膜癌（患病期间）、栓塞性疾病（有或无栓子）、原因不明的阴道出血。相对禁忌/注意事项——子宫内膜异位症、家族性高脂血症、胆囊疾病、高血压病（未控制的）、偏头痛、癫痫发作、血栓性静脉炎（危险因素不明）、子宫平滑肌瘤。外用药——已知对剂型敏感者。

慎用： 持续应用雌激素而未周期性或者同时给予孕激素，子宫内膜癌的风险会增加 6~8 倍。长期雌/孕激素治疗经常导致不规则阴道出血，有必要进行活检或其他检查。接受雌/孕激素周期治疗的患者，只有在孕激素撤退后才应出现阴道出血，如果有不规则阴道出血或者月经量大则应进行活检及相关检查。

相互作用： 雷洛替芬不能与考来烯胺合用，大多数治疗可改变华法林的疗效。

其他药物

- 雷洛替芬（易维特）每日 60 mg 口服——减低乳腺癌的风险，但是对潮热或阴道干涩无改善作用。
- 孕激素治疗（口服、阴道或注射）——可以有效减轻潮热，可能减少骨质丢失，但对冠状动脉疾病及泌尿生殖系统萎缩无作用。
- 可乐定（口服或经皮）。
- 抗胆碱药（苯巴比妥、酒石酸麦角胺、颠茄）。
- 阿仑膦酸盐（福善美或者其他类型，治疗骨质疏松）。
- 局部湿润剂治疗萎缩性阴道炎。
- 植物制剂并没有被证明对大多数更年期症状或骨质疏松症的预防有效。

随访

监测： 定期体检。应当慎重考虑终止 2 年或 2 年以上的试验性治疗。

预防： 绝经期采用雌激素替代治疗。如果患者有子宫，需要应用孕激素，以减少医源性子宫内膜增生或子宫内膜癌的发生风险。治疗可口服药物［如醋酸甲羟孕酮（Provera）每日 5~10 mg 口服，每个月服用 12~14 天，或每日 2.5 mg 口服］或阴道制剂［孕酮生物黏附凝胶（Crinone）4%~8%，45 mg（1.125 g）隔日注入阴道 1 次，每月 6 次］。

并发症： 如患者有子宫且未应用孕激素治疗，可能出现子宫内膜增生；阴道出血（可预测的或者其他异常出血）。

预后： 治疗后能够缓解症状，恢复正常的生理功能。选择性雌激素受体调节剂（又称 SERMS 或者组织特异性雌激素）可保护心血管和骨骼系统，减少结肠癌和 Alzheimer 病发生，并且降低乳腺癌和子宫内膜癌的风险。

其他

妊娠： 绝经与生育力丧失有关。

ICD-10-CM 编码： N95.1（更年期或女性更年期状态）、E28.310（典型的过早绝经）和 E89.40/E89.41（无症状/有症状的术后卵巢功能衰竭）。

参考文献

扫描书末二维码获取。

概述

定义： 以闭经、多毛、胰岛素抵抗、肥胖及增大、多囊样改变的卵巢为主要表现的临床综合征。

患病率： 超过 5% 的女性发病，占继发性闭经患者的 30%。育龄女性中最常见的激素异常疾病。

好发年龄： 多在初潮后。

遗传学： 无特殊遗传学倾向，但有家族倾向。

病因与发病机制

病因： 多囊卵巢综合征的病理生理学机制尚未完全阐明。可能与青春期促性腺激素释放激素（GnRH）脉冲幅度增加以及卵泡刺激素（FSH）和促黄体生成素（LH）的异常分泌继而导致雄激素水平升高有关。LH 持续高水平可能有助于诊断本病。胰岛素抵抗是该综合征的一个突出表现。

危险因素： 交界性肾上腺增生症、隐匿型甲状腺功能减退症及儿童肥胖。

症状与体征

- 无排卵和闭经（75%~80%）
- 不孕（75%）
- 毛发生长过多，主要沿下颌角、上唇和颏分布（70%）
- 肥胖（50%；躯干下半部分肥胖的"苹果型"肥胖）
- 黑棘皮症
- 痤疮

诊断

鉴别诊断

- 男性化（特指呈男性型多毛）
- 家族性多毛症
- 库欣综合征［向心性肥胖、满月脸、颈背脂肪沉积（水牛背）］、紫纹增加

合发症： 罹患心血管疾病（可逆的脂代谢异常）、糖尿病（50% 的患者存在胰岛素抵抗）、高血压病和不孕的风险增高。

检查与评估

实验室检查： LH 水平升高可以协助诊断（LH/FSH 比例为 1~2 可考虑诊断）。男性化的评估（催乳素、FSH、甲状腺素检查）。如果考虑患者有肾上腺源性雄激素分泌过多，应测定 ACTH 刺激试验或过夜地塞米松抑制试验后 24 小时尿氢化可的松水平。血清睾酮（总量）一般为 70~120 ng/ml，雄烯二酮为 3~5 ng/ml，50% 的患者 DHEA-s 升高。

影像学： 超声检查（经腹部或经阴道）可见卵巢增大或小卵泡增多（每侧卵巢 ≥ 12 个），MRI 或 CT 主要用于肾上腺检查。

特殊检查： 无

诊断步骤： 根据病史、体格检查、影像学及实验室检查情况进行评估，另外也可进行腹腔镜检查协助诊断，但很少单纯用于诊断（专栏 189.1）。高雄激素血症通过临床症状与体征诊断，而不需要实验室检查确认。

专栏 189.1 2003 鹿特丹诊断标准

患者需至少符合以下诊断标准中的两条：
1. 稀发排卵或无排卵
2. 高雄激素
3. 卵巢多囊样改变（妇科超声证实）

Data based on Welt CK, Gudmundsson JA, Arason G, et al. Characterizing discrete subsets of polycystic ovary syndrome as defined by the Rotterdam Criteria: the impact of weight on phenotype and metabolic features. *J Clin Endocrinol Metab*. 2006;91:4842

病理学

卵巢增大、白膜增厚、多个不同发育阶段的卵泡，可能伴有卵泡膜细胞黄素化。

处理与治疗

非药物治疗

一般处理： 评估。体重减轻后，轻型或早期多囊卵巢综合征患者多出现临床综合征好转及月经恢复的表现。

特殊处理： 药物治疗已取代手术治疗，治疗与患者的生育要求相关，如果患者有生育要求可给予

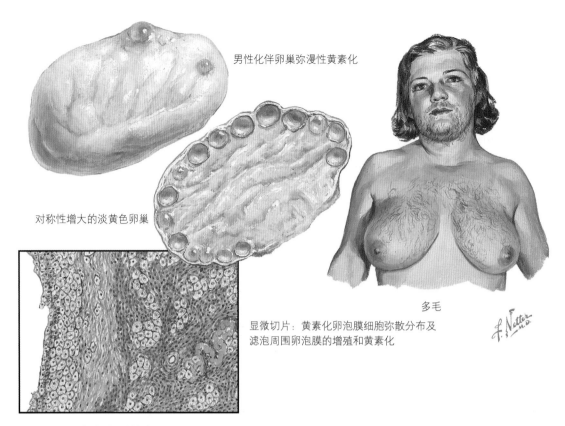

男性化伴卵巢弥漫性黄素化

对称性增大的淡黄色卵巢

多毛

显微切片：黄素化卵泡膜细胞弥散分布及
滤泡周围卵泡膜的增殖和黄素化

图 189.1　多囊卵巢综合征

诱导排卵治疗。

饮食：正常饮食。但减轻或控制体重将对本病
有益。

活动：无限制。

健康教育：参见美国妇产科医师协会健康教育
手册 AP121（多囊卵巢综合征）。

药物选择

* 联合口服避孕药（含少于 50 μg，除炔诺孕酮的孕
  激素）。
* 如果 DHEA-s 升高，可给予地塞米松 0.25~0.5 mg
  及避孕药口服。
* 螺内酯 100~200 mg/d。
* 二甲双胍 1500 mg/d，作为诱导排卵的辅助治疗
  （现在被认为是多囊卵巢综合征的一线治疗）。

禁忌证：妊娠（螺内酯是 X 类药物，有生育能
力的患者必须使用可靠的避孕方法）。

替代药物

可使用 GnRH 类似物和克罗米芬柠檬酸盐。

随访

患者监测：一旦进入诊断和管理环节就可进行
正常体检。多囊卵巢患者患糖尿病的风险增加，控
制体重及避孕也应同时进行。

预防：讨论标准化体重的作用。

并发症：慢性无排卵与骨质疏松症、子宫内膜
增生甚至子宫内膜癌相关。

预后：一般对药物治疗反应良好。

其他

妊娠：尽管可能降低生育能力，但对妊娠没有
影响。

ICD-10-CM 编码：E28.2（多囊卵巢综合征）。

参考文献

扫描书末二维码获取。

概述

定义：女性发生连续 2 次或总共 3 次及以上的孕早期内自发性妊娠丢失，诊断为复发性流产。

患病率：观察到女性人群中复发性妊娠丢失的比例为 0.4%~0.8%，然而有 15% 的临床妊娠发展为偶发的妊娠丢失（20%~60% 发生在妊娠前 6 周）。

好发年龄：育龄期。

遗传学：无遗传学倾向。

病因与发病机制

病因：当妊娠丢失发生在孕早期，最常见的原因是胚胎染色体异常，然而，晚期妊娠丢失与子宫异常等母体因素更为相关。尽管大多数的染色体异常是由于配子形成的减数分裂过程或受精后有丝分裂导致的，经历过复发性妊娠丢失的夫妻中，5% 存在可检测的染色体异常（60% 平衡异位，40% 罗伯逊异位）、手术可矫正的子宫畸形、宫颈功能不全或宫腔粘连。在 15%~20% 的复发性妊娠丢失患者中存在子宫异常。免疫因素（例如系统性红斑狼疮）也可能是妊娠丢失的一个病因（占 5%~15%），同样应该进行评估。2/3 的复发性流产发生在孕 12 周之后，提示母体以及环境因素在此过程中起着重要的作用。只有 50% 的患者可以明确病因。

危险因素：与自然流产相关的因素，包括父母双方年龄增加以及自身免疫性疾病。

症状与体征

* 连续 2 次或共计 3 次孕 12 周内自发性妊娠丢失。

诊断

鉴别诊断

* 子宫异常（子宫肌瘤、宫颈功能不全、宫腔粘连、子宫发育异常如子宫纵隔或双子宫）
* 染色体异常（常见于女方，也可能为男方染色体异常）
* 免疫原因（如系统性红斑狼疮）
* 内分泌系统疾病（如甲状腺功能减退）
* 凝血异常或血栓形成倾向

合并症：无。

检查与评估

实验室检查：免疫因素筛查（抗心磷脂抗体 IgG 及 IgM 和狼疮抗凝物）；内分泌异常筛查（糖尿病、甲状腺疾病）；凝血异常及血栓性疾病筛查。

影像学：当怀疑存在子宫异常时，盆腔超声检查或子宫输卵管造影会有帮助。

特殊检查：尽管存在发生率低、费用高、预测价值有限等问题，针对早期复发性流产未发现明确病因时，建议筛查夫妻双方染色体。流产物的核型分析很有价值，但需要组织新鲜、专门的保存介质以及相应的实验室技术。由于妊娠丢失可导致压力，建议适当进行抑郁筛查。

诊断步骤：宫腔镜检查的价值可能有限（仅在强烈考虑子宫因素时进行）。

病理学

无特异。

处理与治疗

非药物治疗

一般处理：支持和评估。

特殊处理：存在染色异常的夫妻可以考虑供卵或供精人工授精。手术矫正子宫异常及剔除黏膜下肌瘤，但必须注意其他因素导致再次妊娠丢失的可能，以及子宫手术可能会影响到将来妊娠分娩的决策。

饮食：无特殊。

活动：无限制。

健康教育：消除疑虑。参见美国妇产科医师协会健康教育手册 AP100（复发性流产），AP090（孕早期流产）。

药物治疗

无。尚未显示黄体酮及甲状腺素可以降低妊娠

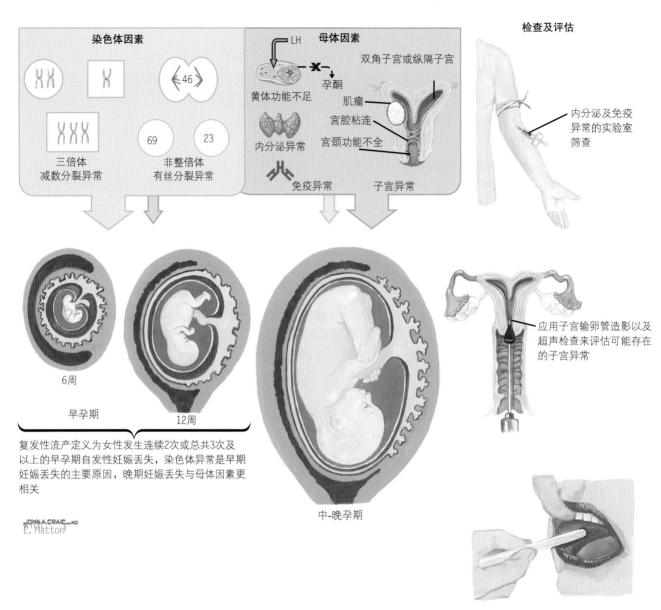

染色体因素

三倍体
减数分裂异常

非整倍体
有丝分裂异常

母体因素

LH

黄体功能不足

内分泌异常

免疫异常

双角子宫或纵隔子宫

肌瘤
宫腔粘连
宫颈功能不全

子宫异常

孕酮

检查及评估

内分泌及免疫异常的实验室筛查

6周

早孕期

12周

复发性流产定义为女性发生连续2次或总共3次及以上的早孕期自发性妊娠丢失，染色体异常是早期妊娠丢失的主要原因，晚期妊娠丢失与母体因素更相关

中-晚孕期

应用子宫输卵管造影以及超声检查来评估可能存在的子宫异常

针对早期复发性流产建议夫妻双方染色体核型分析

JOHN A. CRAIG MD
E. Hatton

图 190.1 染色体因素、检查及评估

丢失风险。当存在免疫因素（抗磷脂综合征）时。应用小剂量阿司匹林或者皮下注射肝素（5000 单位 / 次，每日 2 次）可能会降低之后的流产风险，但不改善没有免疫因素患者的预后。

随访

监测： 正常体检。

预防： 基于潜在的病理状况。

预后： 基于潜在的病理状况。

其他

妊娠： 如果病因为可纠正的因素，将来妊娠不受影响。

ICD-10-CM 编码： O26.20（复发性流产患者的妊娠护理，非特定时期）。

参考文献

扫描书末二维码获取。

概述

定义：出生时即有的结构的异常，使性别区分困难或不能正确区分。对这些新生儿的评估同时表现出社会和医疗两方面的急迫性，因为危及生命的情况随时可能出现。

患病率：小于 1/2000 新生儿。

好发年龄：出生时即表现。

遗传学：某些酶缺陷可能被遗传。亲属中有既往病史，患者可能存在雄激素不敏感或其他类似的不同表现。

病因与发病机制

病因：酶缺陷（5α-还原酶、11β-17α-或21-羟化酶缺乏），雄激素不敏感综合征，宫内雄激素暴露。大多数两性畸形患者都证实为过度雄激素刺激的女性，并伴有肾上腺增生。病例通常分为以下四类：女性假两性畸形、男性假两性畸形、性腺发育不全（包括真两性畸形）以及真两性畸形（罕见）。

危险因素：宫内雄激素暴露

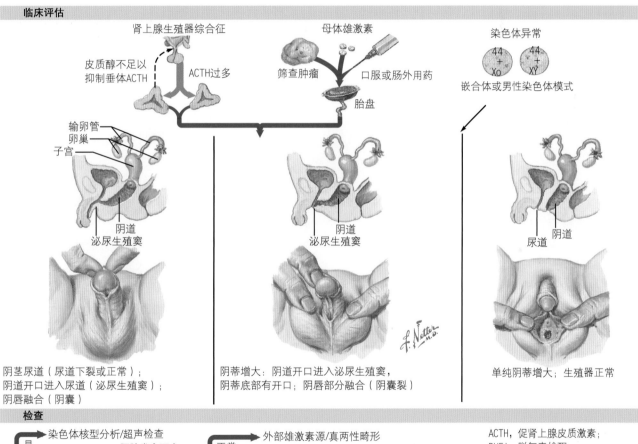

临床评估

阴茎尿道（尿道下裂或正常）；阴道开口进入尿道（泌尿生殖窦）；阴唇融合（阴囊）

阴蒂增大；阴道开口进入泌尿生殖窦，阴蒂底部有开口；阴唇部分融合（阴囊裂）

单纯阴蒂增大；生殖器正常

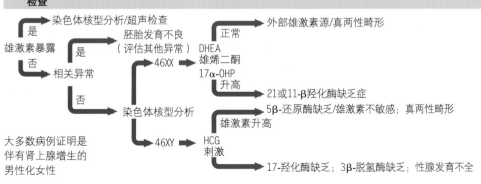

检查

ACTH，促肾上腺皮质激素；
DHEA，脱氢表雄酮；
HCG，人绒毛膜促性腺激素；
17α-OHP，17α-羟基孕酮

图 191.1　性模糊的临床检查及评估

症状与体征

- 外生殖器发育不完全或畸形（根据不同的病因及个体遗传特性有各种不同表现，从阴唇粘连到阴蒂肥大再到阴道发育不全）
- 婴儿：迅速发展的呕吐、腹泻、脱水和休克（先天性肾上腺增生）

诊断

鉴别诊断

- 先天性肾上腺增生（可能危及生命——在任何有两性生殖器的新生儿或有隐睾病的男婴中必须首先考虑到此病；如果不能触及性腺，必须拟诊此病直到被证明排除）
- 宫内雄激素暴露（外因性或妊娠黄体瘤）
- 阴道发育不全
- 处女膜闭锁
- 其他的酶缺陷

　　合发症：性早熟、不孕症、性功能障碍以及性别焦虑。

检查与评估

　　实验室检查：电解质、激素及酶功能。

　　影像学：超声可用于检查内生殖器，但对于初诊病例不是必要的检查。

　　特殊检查：染色体核型分析是可行的，但口腔涂片检查通常足以检测 Barr 体。

　　诊断步骤：生殖器系统查体（阴阜和腹股沟，阴蒂/阴茎，尿道口，阴唇，阴道口，后联合和会阴，肛门和肛周异常——阴茎有一条中线系带；阴蒂有两侧皱褶延伸至小阴唇），染色体分析，实验室检查。完成诊断可能需要多学科的协作。

病理学

　　与病因相关。

处理与治疗

非药物治疗

　　一般处理：如果考虑到存在先天性肾上腺增生

的可能，需迅速评估及治疗，直到可能性被排除。分娩后需尽早确定性别，但是如果有可能，应延迟至性别被建立后。许多专家反对使用具有性别模糊的名字，如 Leslie、Terry 以及 Jamie。

　　特殊处理：治疗包括药物和手术。药物治疗是为了逆转酶缺陷的影响；手术治疗目的在于整形和性功能建立。手术常常推迟到婴儿后期或青春期进行（根据复建方案的类型而定）。如果有 Y 染色体细胞系建议将性腺摘除。对许多患者来说，这可能延迟到青春期完成后。

　　饮食：正常饮食。

　　活动：无限制。

药物治疗

　　对于先天性肾上腺增生，皮质醇 12~18 mg/m^2 或泼尼松 3.5~5 mg/m^2 或更大剂量以维持肾上腺抑制。

随访

　　患者监测：定期体检。持续的酶缺陷支持。

　　预防：孕期避免应用具有雄激素活性的制剂（药物和食品增补剂）。

　　并发症：不能建立明确的性别（社会性别）可能造成终身的社会心理问题，并可能限制将来的手术重建和性别选择。

　　预后：随着早期发现，可以期望成功地成长发育为适当的性别。经过手术重建，甚至严重的解剖畸形也可以纠正，得到外观和性功能都满意的结果。

其他

　　妊娠：根据病因。过度雄激素刺激的女性具有完全的生育能力，并可以正常怀孕；患有单一尿道下裂或隐睾病的男性可能有生育能力。其他类型均为不育。

　　ICD-10-CM 编码：Q56.4（性别不明确，未确定）和 Q56.3（假两性畸形，未确定）。

参考文献

　　扫描书末二维码获取。

概述

定义：由于缺氧、血栓或出血造成垂体损伤或坏死，导致垂体功能丧失。当合并妊娠时称为 Sheehan 综合征，否则称为 Simmonds 病。

发病率：罕见。少于 1/10 000 例分娩。

好发年龄：生育年龄。

遗传学：无遗传学倾向。

病因与发病机制

病因：由缺氧、血栓或出血导致的垂体损伤或坏死，确切的机制尚不明确，但垂体功能的损伤多合并产后出血，极少数与蛇咬伤相关（Russell viper）。

危险因素：产后出血合并低血压。

症状与体征

- 继发闭经
- 继发甲状腺功能减退
- 肾上腺功能不全（根据垂体损伤程度的不同，由此导致肾上腺及甲状腺激素的分泌也呈现相应的减少，可从轻度减少至完全丧失）
- 产后泌乳障碍和阴毛、腋毛脱落（哺乳可以减少垂体坏死的发生）
- 子宫萎缩

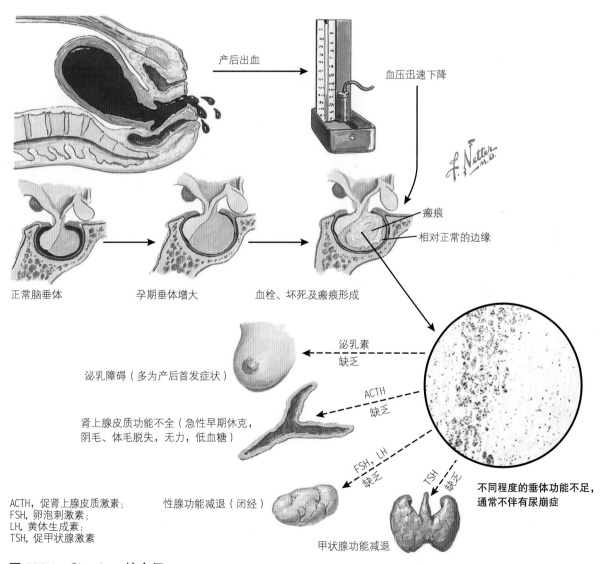

产后出血

血压迅速下降

瘢痕

相对正常的边缘

正常脑垂体   孕期垂体增大   血栓、坏死及瘢痕形成

泌乳素缺乏

泌乳障碍（多为产后首发症状）

ACTH缺乏

肾上腺皮质功能不全（急性早期休克，阴毛、体毛脱失，无力，低血糖）

FSH, LH缺乏

TSH缺乏

不同程度的垂体功能不足，通常不伴有尿崩症

ACTH, 促肾上腺皮质激素；
FSH, 卵泡刺激素；
LH, 黄体生成素；
TSH, 促甲状腺激素

性腺功能减退（闭经）

甲状腺功能减退

图 192.1 Sheehan 综合征

诊断

鉴别诊断

- 哺乳期闭经
- 妊娠
- 应用外源激素
- 代谢活跃的卵巢肿瘤
- 其他原因造成的继发闭经

合并症：甲状腺功能减退、肾上腺功能不全和产后出血。

检查与评估

实验室检查：卵泡刺激素（FSH）、黄体生成素（LH）、促甲状腺激素（TSH）和促肾上腺皮质激素（ACTH）水平有诊断意义。

影像学：垂体 CT 及 MRI 可作为辅助检查，但不能赖以诊断。

特殊检查：无

诊断步骤：询问病史，进行实验室检查。

病理学

脑垂体坏死。

处理与治疗

非药物治疗

一般处理：评估（需快速诊断，肾上腺和甲状腺激素的缺失具有潜在危及生命的可能）。

特殊处理：激素替代治疗（甲状腺、肾上腺和卵巢皮质激素）。

饮食：正常饮食。

活动：无限制。

健康教育：对需要进行持续肾上腺激素和甲状腺激素替代治疗的患者进行详细药物指导教育。

药物治疗

激素替代（甲状腺、肾上腺和卵巢皮质激素）。

随访

监测：严密监测甲状腺、肾上腺功能。

预防：当发生产后出血时，保证充分流量灌注和供氧。

并发症：如漏诊垂体功能减退，可导致危及生命的肾上腺功能不全和甲状腺功能减退。

预后：通过及时的诊断和激素替代治疗，可期获得正常生活和工作能力。

其他

妊娠预期：不经诱导排卵和助孕则难以受孕。

ICD-10-CM 编码：E23.0（垂体功能减退）。

参考文献

扫描书末二维码获取。

---

193 Turner 综合征

概述

定义：由于一条 X 染色体缺失造成的一组特征性临床表现，包括手足水肿、蹼颈、身材矮小、左位心或大动脉畸形和性腺发育异常并导致原发闭经和不孕。此类患者智力正常，但在数学、视 - 动协调和时空调配方面有困难。

发病率：1/2700 女婴。

好发年龄：出生时，也可能直到出现青春期延迟才被发现。

遗传学：散发；缺失一条 X 染色体（60% 为 45,
XO；其余为 X 染色体部分缺失：长臂缺失表现为闭
经，短臂缺失表现为身材矮小）。98% 的 X 单体胚胎
均在孕早期发生自然流产。

病因与发病机制

病因：X 染色体单体。

危险因素：牵涉 X 染色体的易位（罕见）。

症状与体征

- 身材矮小（<150 cm）（98%）
- 性腺发育异常、闭经（95%）
- 短颈、高腭弓、低发际线和宽乳距合并乳腺细胞
  发育不全（80%）
- 盾状胸、指（趾）甲发育不全（75%）
- 淋巴水肿、肘外翻、明显的耳畸形、复合痣、听
  力损害（70%）
- 蹼颈、第四掌骨短小（65%）
- 肾脏和心脏畸形

诊断

鉴别诊断

- 单纯性腺发育不全
- 多囊卵巢疾病
- Noonan 综合征
- 甲状腺功能减退
- 家族性身材矮小
- 生长激素缺陷或糖皮质激素过量
- 遗传性先天淋巴水肿
- 假性甲状旁腺功能减退

合并症：肾脏和心脏畸形，闭经，不孕，身材
矮小，听力障碍，桥本甲状腺炎，甲状腺功能减退
（10%），脱发，白癜风和自身免疫疾病。若个体为
45X / 46XY 嵌合体，可能发生性腺细胞肿瘤或男性化
表现。

检查与评估

实验室检查：FSH 和 LH 水平升高，但不是确诊
所必需的（非特异性）。

影像学：肾脏和心脏超声用于评估先天性畸形。
有研究报道，高达 87% 的 Turner 综合征可通过测量
颈背透明层被发现。

特殊检查：染色体核型分析（50% Turner 综合
征患者为染色体嵌合体或有一条异常的 X 或 Y 染色
体），心电图，双上肢或上、下肢血压（筛查主动脉
缩窄）。

诊断步骤：染色体核型分析，体格检查。

病理学

45,X 染色体核型，性腺发育不良（有始基条索
样性腺），马蹄肾或双集合管系统（60%），二叶主
动脉瓣畸形，主动脉缩窄，主动脉瓣狭窄和骨发育
不全。

处理与治疗

非药物治疗

一般处理：对相关缺陷进行评估、筛查，对身
材和生育问题提供咨询。

特殊处理：激素替代治疗，如果在 10 岁前确
诊，可行生长激素治疗。X/XY 嵌合体患者应切除性
腺组织。

饮食：正常饮食。此类患者有肥胖倾向。

活动：无限制（基于心血管及肾脏功能）。

健康教育：提供内容广泛详尽的有关身材、性
成熟和生育方面的咨询。

药物治疗

青春期患者较绝经后女性对雌激素的敏感性
高得多，允许剂量为结合雌激素 0.3 mg/d，雌二醇
0.5 mg/d 或其他等效同类药物。在此水平治疗 6~
12 个月后，剂量应加倍并且加用孕激素（如醋酸甲
羟孕酮，每月前 12 天 10 mg/d），或者调整治疗改为
服用复方口服避孕药。这通常会使患者在骨龄达到
13 岁时主动获得规律的月经和正常的青春期发育。
如果在 10 岁前给药，生长激素（0.05 mg/kg，皮下注
射，每天）可能有效。

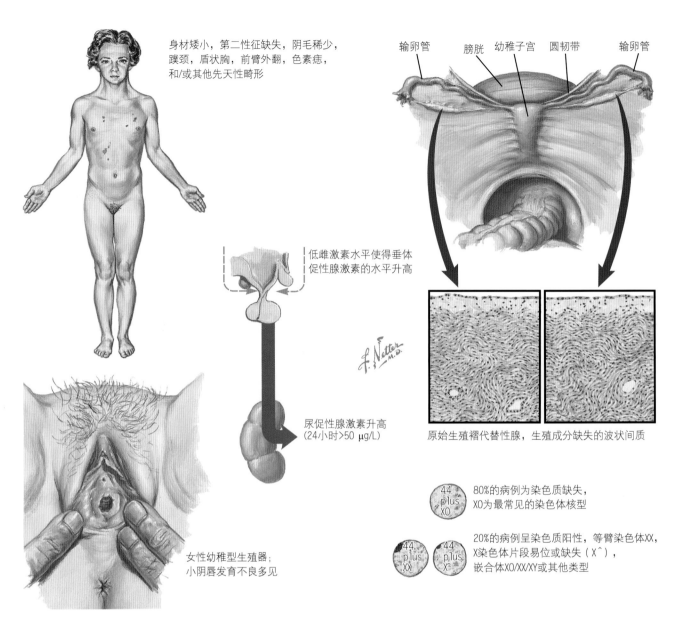

身材矮小，第二性征缺失，阴毛稀少，蹼颈，盾状胸，前臂外翻，色素痣，和/或其他先天性畸形

输卵管　膀胱　幼稚子宫　圆韧带　输卵管

低雌激素水平使得垂体促性腺激素的水平升高

尿促性腺激素升高（24小时>50 μg/L）

原始生殖褶代替性腺，生殖成分缺失的波状间质

44 plus X0　80%的病例为染色质缺失，X0为最常见的染色体核型

44 plus XX　44 plus X̂　20%的病例呈染色质阳性，等臂染色体XX，X染色体片段易位或缺失（X̂），嵌合体X0/XX/XY或其他类型

女性幼稚型生殖器；小阴唇发育不良多见

图 193.1　Turner 综合征

禁忌证：未经确诊的闭经。

预后：除了不孕，可有相当正常的生活。

随访

监测：对心脏和肾脏畸形进行筛查，每年行听力和甲状腺检查，监测生长情况。每年行一次血脂和血糖水平筛查，同时每年行盆腔检查以发现性腺肿瘤。

预防：对已知携带易位染色体的孕妇做产前染色体分析（尽管夫妇双方可能因为发现染色体异常而选择终止妊娠，但此项检查仅作为检测而非预防）。

并发症：肾脏或心脏的并发症。新发的乳腺发育或与性征相关的毛发生长提示可能有性腺肿瘤的生长。

其他

妊娠：此类患者不能生育。嵌合体的个体有可能有生育能力，但约有 50% 的可能性为非整倍体妊娠。此外，Turner 综合征患者在接受供卵行 IVF 助孕成功妊娠的病例中，曾有报道孕期发生主动脉夹层及主动脉破裂。

ICD-10-CM 编码：Q96.9（Turner 综合征）。

参考文献

扫描书末二维码获取。

概述

定义：子宫发育不全是一类由于苗勒管发育过程中中隔融合不完全导致的先天性子宫畸形，根据形态的多样化分为双子宫、双角子宫、子宫纵隔或鞍状子宫。也被称为 Mayer-Rokitansky-Küster-Hauser（MRKH）综合征。

患病率：1/（4000~5000）出生女婴。是导致原发闭经的第二原因（15%），但只占子宫畸形的3%。

好发年龄：先天性。

遗传学：除了雄激素不敏感综合征，其余均为散发病例。

病因与发病机制

病因：大多数患者为散发病例，胎儿睾丸中的 Sertoli 细胞产生抗苗勒管激素（在雄激素抵抗综合征中）。17α-羟化酶缺乏、17,20-裂解酶缺乏和无性腺症可能在无乳腺或子宫发育以及男性染色体核型（胚胎睾丸退化症）罕见病例的发病中起作用。

危险因素：尚不明确。

症状与体征

- 原发闭经（占原发闭经中的15%）
- 阴道短浅或缺失
- 在某些综合征中乳腺不发育，但绝大多数患者乳腺发育正常

诊断

鉴别诊断

- 雄激素抵抗（睾丸女性化），如有正常阴毛可排除
- 阴道发育不全
- 处女膜闭锁
- 原发闭经

合并症：原发闭经、不孕症、泌尿系统畸形（25%~40%）、骨骼畸形（12%）、先天性直肠阴道瘘、肛门闭锁和尿道下裂。

检查与评估

实验室检查：血清 FSH（鉴别促性腺激素功能低下型性腺功能减退症和性腺发育不全）。

影像学：无特异性影像学表现。超声可用于辅助诊断，但通常不建议做。可以考虑行静脉肾盂造影。

特殊检查：测量身高、体重和指距。可以做染色体核型或口腔涂片检查，但通常不是必需的。

诊断步骤：病史、体格检查、影像学检查。

病理学

正常的子宫位置可发现一侧或双侧输卵管和一些纤维组织。正常卵巢通常是存在的，并具有正常卵巢功能。

处理与治疗

非药物治疗

一般处理：评估和宣教。

特殊处理：由于 Y 染色质的存在，恶性肿瘤的风险增加，患者可能需要手术切除异常性腺（青春期后：18岁）。生育可以通过体外受精和胚胎移植技术将胚胎移植至代孕志愿者子宫内。

饮食：正常饮食。

活动：无限制。

健康教育：坦诚地讨论该综合征及其影响（不孕和闭经）。

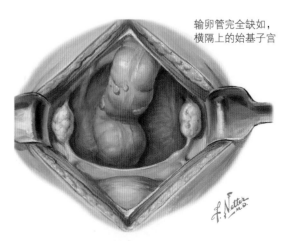

输卵管完全缺如，横隔上的始基子宫

图 194.1　子宫发育不全

药物治疗

无。

随访

监测：定期体检。

预防：无特殊。

并发症：此类患者常合并有肾脏、骨骼和心脏的畸形。

预后：可有正常寿命预期但不具有生殖能力。通过体外受精和胚胎移植生育是可能的。

其他

妊娠：正常途径的妊娠是不可能的。

ICD-10-CM 编码：Q51.0（子宫发育不全）。

参考文献

扫描书末二维码获取。

195　阴道发育不全

概述

定义：先天性无阴道，多数患者常合并无子宫表现（Mayer-Rokitansky-Kuster-Hauser 综合征）。7%~10% 的患者可能会有功能性子宫内膜，并存在实性子宫/无宫颈子宫、残角子宫或苗勒管残留腔的可能。

患病率：报道不一，1/4000 到 1/10 500 出生女婴。

好发年龄：多数患者直到青春期才被诊断，常延迟 2~3 年或更长时间。

遗传学：虽然有迹象提示在近亲婚配的群体中，可能常染色体隐性基因与发病相关，但该病无遗传倾向（发育中的偶然事件）。

病因与发病机制

病因：在胚胎发育过程中，泌尿生殖窦内胚层和阴道前庭上皮不能融合和贯通。这一过程通常发生于孕 21 周前。先天无阴道但有子宫的患者可以说是阴道横隔的极端表现形式。

危险因素：尚不明确。

症状与体征

• 阴道梗阻（缺如）
• 原发闭经
• 周期性腹痛
• 宫腔积血（如果子宫或子宫残端存在）

诊断

鉴别诊断

• 处女膜闭锁
• 两性畸形
• 雄激素不敏感综合征（睾丸女性化）
• Mayer-Rokitansky-Kuster-Hauser 综合征（75% 有阴道发育不全，25% 有短浅的阴道盲端）
• 阴道横隔

合并症：子宫内膜异位症、不孕症、慢性盆腔痛、性功能障碍、宫腔积血（有子宫结构）、泌尿系统畸形（25%~40%）和骨骼畸形（10%~15%）。

检查与评估

实验室检查：无特异性实验室检查。

影像学：超声、MRI 或 CT 用以评估确定上生殖道结构。可考虑行静脉肾盂造影。

特殊检查：应行染色体核型分析或口腔涂片。虽然腹腔镜检查术不是必要的，但对某些患者可用以明确诊断。

诊断步骤：病史和体格检查（包括直肠指诊）。

病理学

通常有正常的卵巢及双侧输卵管结构存在。

处理与治疗

非药物治疗

一般处理：评估和消除疑虑。

特殊处理：当希望获得性生活时可行阴道成形手术，可通过植皮术（McIndoe 法）或会阴顶压法（Ingram 扩张器 / 自行车座法）。雄激素不敏感的患者应切除性腺（睾丸），以预防发生精原细胞瘤；Mayer-Rokitansky-Kuster-Hauser 综合征患者有正常的卵巢，不应切除。

饮食：正常饮食。

活动：无限制。

药物治疗

无。

随访

监测：定期体检。阴道成形术后的患者需注意阴道挛缩情况。

预防：无特殊。

并发症：阴道积血、子宫内膜异位症、性功能

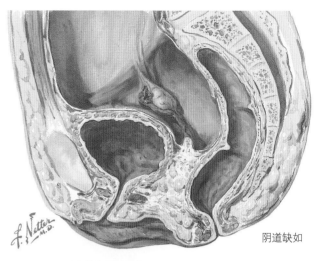

阴道缺如

图 195.1　阴道发育不全

障碍。如果新建的阴道不经常使用或不坚持放置扩张器就会形成瘢痕和挛缩。

预后：阴道成形术后通常可提供正常的性生活。有子宫结构的患者有发生周期性腹痛的可能，多数建议行子宫切除。患者可作为供卵者，但生育能力不可恢复。

其他

妊娠：一般不考虑。患者有可能作为供卵者延续下一代。

ICD-10-CM 编码：Q52.4（其他先天性阴道畸形）。

参考文献

扫描书末二维码获取。

男性化　196

概述

定义：男性化是指失去女性性征如身体曲线，并表现出男性特质，如肌肉量增加、颞部脱发、声音低沉和阴蒂肥大。

患病率：不常见。

好发年龄：生育期。

遗传学：无遗传学倾向。

病因与发病机制

病因：特发性卵巢疾病（多囊卵巢综合征、门细胞增生 / 肿瘤、卵巢男性细胞瘤、肾上腺剩余瘤），

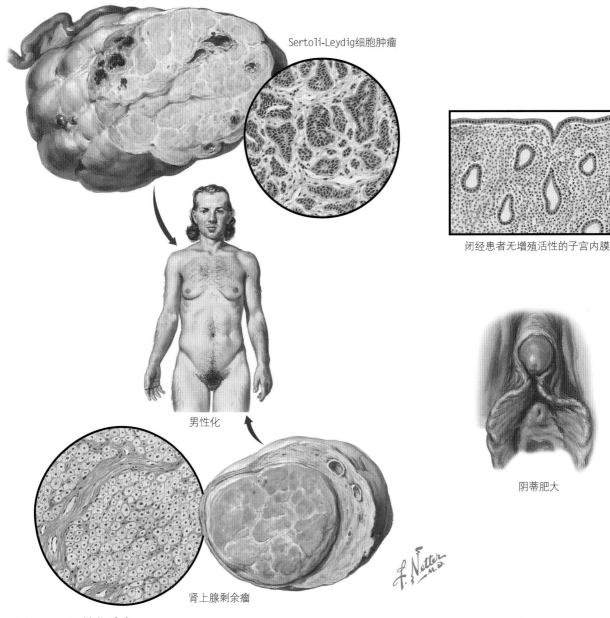

Sertoli-Leydig细胞肿瘤

闭经患者无增殖活性的子宫内膜

男性化

阴蒂肥大

肾上腺剩余瘤

图 196.1　男性化肿瘤

肾上腺疾病［先天性肾上腺增生（10%~15% 的女性有多毛表现）、Cushing 病、可导致男性化的癌症或腺瘤］，药物因素［米诺地尔、男性激素（包括达那唑）、苯妥英、氯氮嗪］，妊娠因素（妊娠相关的高雄激素血症、黄体瘤或卵泡膜黄素囊肿）。

危险因素：不明。

症状与体征

- 闭经（常见但不普遍）
- 颞部、额部脱发
- 声音低沉

- 阴蒂增大
- 阴道干涩
- 肌肉含量增加
- 男性化毛发生长

诊断

鉴别诊断

- 医源性或外源类固醇使用
- 多囊卵巢综合征
- 卵巢基质泡膜细胞增生

- 卵巢肿瘤（Sertoli-Leydig 肿瘤）
- Cushing 病［向心性肥胖、满月脸、颈背部脂肪堆积（水牛背）和红 / 紫纹，这些临床症状通常不会同时出现］
- 肾上腺肿瘤
- 先天性肾上腺增生（尤其在新生儿和儿童中）

　　合并症：去女性化、闭经、肥胖、月经紊乱、不孕症、痤疮、油性皮肤、性欲增强和脱发。

检查与评估

　　实验室检查：催乳素、FSH、甲状腺功能筛查。可疑为肾上腺来源的高雄激素血症可行 24 小时尿氢化可的松定量、ACTH 刺激试验或地塞米松抑制试验进行筛查。应测量硫酸脱氢表雄酮（DHEA-s）和睾酮量。外周血睾酮水平一般 ≥ 2 ng/ml。

　　影像学：90% 的男性化肿瘤可被经阴道超声和 CT 检测出，其余的 5%~10% 不能被查出，当怀疑有肿瘤时，就有手术探查的必要。

　　特殊检查：阴蒂指数。阴蒂指数是指阴蒂垂直径乘以水平径，单位 mm。正常范围是 9~35 mm，临界值 36 ~ 99 mm。大于 100 mm 提示严重高雄激素血症，应积极建议进一步检查和治疗。

　　诊断步骤：病史、体格检查和实验室检查。

病理学

　　基于发病机制及病理生理情况。

处理与治疗

非药物治疗

　　一般处理：评估并且支持，刮毛、使用脱毛剂脱毛或电针祛毛。局部外用药物治疗痤疮（如有痤疮）。

　　特殊处理：患有多囊卵巢综合征的患者往往对口服避孕药的卵巢功能抑制反应良好，或对螺内酯的治疗反应也很好。肾上腺源性的高雄激素血症患者对甾体激素的反应良好，其作用是使雄激素前体的产物减少。肿瘤需手术切除。

　　饮食：正常饮食。

　　活动：无限制。

药物治疗

- 多囊卵巢综合征：复方口服避孕药、螺内酯（100~200 mg/d 口服）、醋酸甲孕酮（Depo-Provera 150~300 mg 肌注，1 次 /3 个月）。
- 肾上腺来源高雄激素：皮质醇药物治疗。

　　禁忌证：妊娠（螺内酯有致畸作用，服药期间必须采取可靠的避孕手段）。

随访

　　监测：一旦确诊并已实施治疗应保持常规的健康体检。多囊卵巢患者罹患糖尿病的风险增加。

　　预防：无特殊。

　　并发症：女性特征永久丧失以及导致多毛、声音低沉及其他症状。长期排卵障碍可导致子宫内膜增生及子宫内膜癌的风险增高。

　　预后：通过合理的诊断和治疗，预后良好。

其他

　　妊娠：对妊娠无影响，虽然母亲的一些男性化代谢因素可能导致生育力减低或造成胎儿男性化。

　　ICD-10-CM 编码：E25.9（肾上腺疾病，非特指）（其他根据诊断）。

参考文献

　　扫描书末二维码获取。

　　（王洋　杨纨　张春梅　宋颖　王广涵 译　赵捷　龙晓宇　杨蕊　范燕宏　智旭 审校）

第十二篇

产科总则

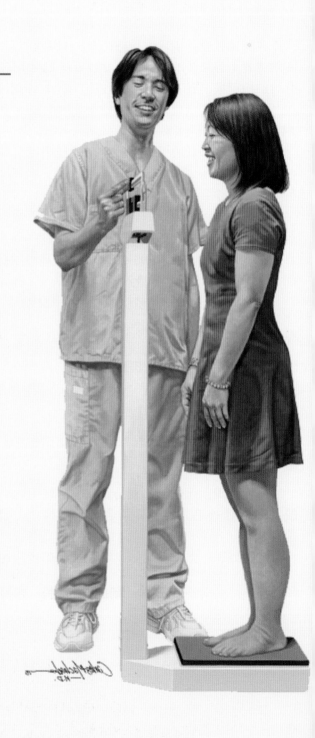

挑战

孕前保健是预防医学的经典范例。目的在于确保女性在备孕期间达到理想的健康状态，并去除可能影响妊娠结局的不良因素。女性在孕前及产前的保健工作对她们身体健康以及妊娠结局都至关重要。

问题： 美国大约每年有 4 百万女性妊娠，超过90% 的美国女性一生中会经历分娩。超过 20% 的女性存在对妊娠不利的危险因素。因此，对于未产检或妊娠 12 周后才开始产检的孕妇，妊娠期并发症风险增加，严重时危及母胎生命。

目标： 通过孕前筛查和健康管理来保障孕妇、胎儿及新生儿的健康。

策略

病理生理学： 应在孕前至少 1 个月补充叶酸来预防新生儿神经管缺陷，例如脊柱裂或无脑儿。由于器官发育发生于妊娠早期，因此，神经管闭锁（妊娠 28 天后）后补充叶酸没有更多益处。与之相似，如果糖尿病女性在孕前及孕期血糖控制在满意

孕前访视

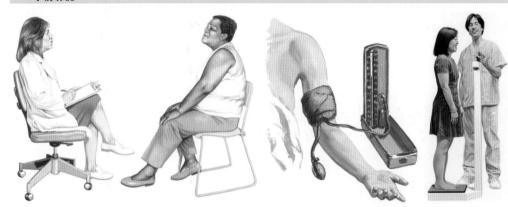

怀孕前应该进行孕前访视，全面采集夫妻双方的家族史和病史，并进行体格检查，检查妇女的血压和体重。

孕前营养与健康

对于一般风险人群，孕前维生素需要至少含有400 mcg叶酸和30 mg元素铁

提供食物营养信息，包括控制体重建议

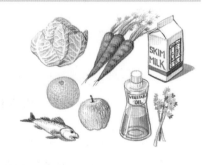

告知使用毒品、酒精、烟草和化学药物的风险

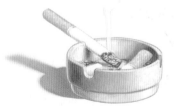

孕前检查

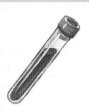

· 乙型肝炎病毒

· 风疹，水痘

· 人类免疫缺陷病毒（HIV）

· 梅毒

· 家族史相关的针对性检查

图 197.1 孕前访视、营养与健康、检查

范围，则孕产妇死亡、自然流产、胎儿畸形、巨大儿、死胎以及新生儿死亡的风险将明显减低。通过注射疫苗（如风疹）或远离感染源（如弓形虫）来减少危害母胎健康的感染性疾病的发生，也是有效的预防措施。

措施： 理想情况下，产科保健应包括孕前访视，包括夫妻双方的家族史采集以及备孕女性的健康状况检查。无论是孕前或孕期，均应及时识别对妊娠造成不良影响的危险因素，以确保接下来"健康"的妊娠。在美国，非计划妊娠大约占所有妊娠的一半，这使得孕前保健十分困难。因此，向备孕女性提供有效孕前保健的同时，向所有可能妊娠的女性提供孕前保健也非常重要。

- 一般评估旨在使孕妇达到最佳的健康状态，提供营养咨询并建立适当的预防措施。通常建议对于能导致子代患病的母体特定基因进行筛查和检测。基于年龄、种族或家族史，夫妻双方将被检测是否携带镰状红细胞病、地中海贫血、泰-萨氏（Tay-Sachs）病等染色体和酶异常疾病的基因。对于囊胞性纤维症、先天性耳聋等明确与家族遗传相关的疾病，一旦有阳性家族史，夫妻双方需要特定的针对性筛查。

- 对备孕女性的评估是多方面的，只要对妊娠结局可能造成不利影响，均应包括在内：未诊断、未治疗或控制不佳的疾病、既往免疫情况、药物使用情况、职业或环境暴露、营养状况、烟草和药物滥用，以及其他一些高危行为。社会心理健康情况会影响女性在孕前保健的参与度，因此也需要关注和干预。

- 孕前需筛查是否感染乙肝、风疹、水痘、HIV以及梅毒。如果发现感染需要立即治疗，防止母婴垂直传播。告知如何预防弓形虫、巨细胞病毒以及细小病毒感染的方法。识别贫血、甲状腺功能减退症、泌尿系感染等问题，做好营养咨询和孕前减重。告知患者饮酒、药物滥用、烟草等对妊娠的危害，孕早期避免有机溶剂、农药等化学药品的接触。

- 计划妊娠者需要口服叶酸和（或）维生素。对于一般风险人群，孕前维生素需要至少含有 400 mcg 叶酸和 30 mg 元素铁。对于合并糖尿病、癫痫或血红蛋白病的患者，叶酸剂量需增加到 1 mg/d。曾生育过神经管缺陷患儿的孕妇则需要将叶酸剂量增加到 4 mg/d。考虑到维生素 A 的毒性，通过补充多种维生素片来提高维生素水平的方法并不推荐。

健康教育： 参见美国妇产科医师协会健康教育手册 AP056（孕前健康管理：孕前保健），AB012（计划妊娠），AP001（孕期营养）、AP103（妊娠：青少年），AB005（你和你的孩子：孕前管理、妊娠和分娩、产后管理），AP060（35 岁后妊娠），AP032（孕期父亲需要做什么）。

实施

注意事项： 如果孕前患者有严重的健康问题，需要评估是否适合妊娠，同时尽量去除这些疾病风险。对于使用治疗高血压、癫痫、血栓栓塞性疾病或焦虑抑郁药物的患者，孕前需要对药品进行充分评估并酌情改变用药。

参考文献

扫描书末二维码获取。

---

198 孕早期常规产前检查

挑战

尽管胚胎在妊娠的前 14 周将经历戏剧性的巨大变化，许多孕妇并未及时意识到妊娠的发生或者并未及时进行产前检查。有证据表明，这一阶段对孕期甚至出生后的个体健康具有重要意义。虽然绝大多数孕妇都能分娩健康的婴儿，但是产前检查对于提升孕期最佳健康状态、发现并处理妊娠期并发症十分重要。

问题：约 1/4 的孕妇在孕早期未接受产前检查。

目标：保障母胎健康。

策略

病理生理学：孕早期是胚胎在子宫内膜着床（除异位妊娠外）、胎盘附属物产生、胎儿重要器官和结构形成的时间。发育的胚胎对毒素、化学物质、放射线以及母体情况的影响十分敏感。这个阶段出现的问题可能导致胚胎结构或功能异常，甚至胎儿丢失。胎盘分泌的激素在妊娠 12 周左右取代黄体的支持功能。如果这个过程没有平稳的过渡，也有可能造成流产。

措施：在第一次产前访视时，需要询问详细的病史，包括既往妊娠结局、可能影响妊娠的内外科情况。应当涵盖既往病史、与基因筛查有关的信息以及与当下妊娠相关的所有问题。应特别注意询问饮食、吸烟、饮酒及药物使用情况。进行常规的实验室检查，对孕妇进行常规产检的说明，告知其孕

期各种并发症的发生征象，并告知当发生问题时如何联系医生（专栏 198.1）。应进行完善的体格检查，宫颈细胞学检查以及性传播疾病的检查也是必要的。

- 孕早期核对孕周并推算准确的预产期十分重要。这对孕晚期并发症的处理以及孕期检查时机（如神经管畸形筛查、1 小时葡萄糖耐量试验、Rh 血型不合溶血病预防）的选择十分重要。孕早期行经阴道或经腹超声可以将预产期精准至 7~10 天的误差之内。
- 每次产检均需询问患者有无阴道出血、恶心 / 呕吐、排尿困难或阴道排液等问题，测量血压、体重及水肿情况（血压在孕早期末降低，孕晚期再次升高）。清洁尿液样本将用于检查尿蛋白及感染情况。产科检查包括评估并记录子宫大小（通过盆腔查体及宫高测量）、胎心率（通过多普勒设备）（12 周前不需要常规使用多普勒设备听胎心）。
- 低风险孕妇在孕 28 周前应每 4 周产检一次。

健康教育：参见美国妇产科医师协会健康教育手册 AP001（孕期营养），AB005（你和你的孩子：孕

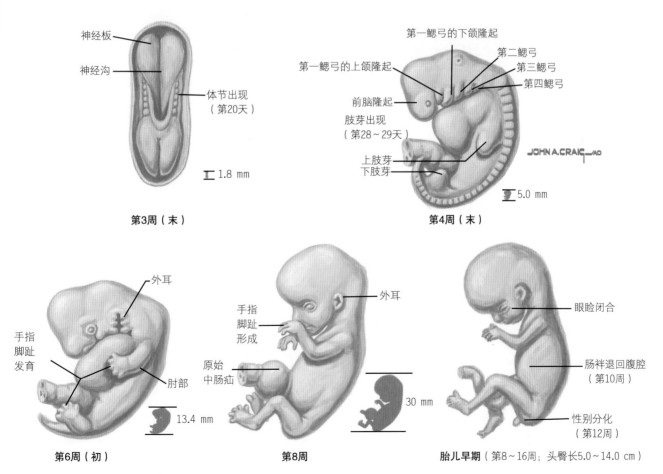

第3周（末）

第4周（末）

第6周（初）

第8周

胎儿早期（第8~16周；头臀长5.0~14.0 cm）

图 198.1　孕早期胚胎发育

专栏 198.1 常规实验室检查及其他检查

- 全血细胞计数
- 尿液分析、尿液培养和药敏
- 血型、Rh 抗体筛查
- 梅毒血清学试验［快速血浆反应素环状卡片试验（RPR），性病研究实验室试验（VDRL）］
- 酶联免疫吸附法（ELISA）测定 HIV 滴度，若 ELISA 测定 HIV+ 进行 Western blot 检测
- 乙肝表面抗原
- 风疹病毒滴度
- 基于筛查指南建议的宫颈细胞学检查（巴氏试验）
- 淋病奈瑟菌检测
- 血红蛋白电泳（特定患者）
- 在孕 15~20 周进行开放性神经管缺陷的母体血清学筛查（三联或四联）（母体血清甲胎蛋白联合其他标志物）

前管理、妊娠和分娩、产后管理），AP032（孕期父亲需要做什么），AP060（35 岁后妊娠），AP090（孕早期流产），AP0103（妊娠 - 青少年），AP119（孕期锻炼），AP156（胎儿生长发育），AP165（出生缺陷筛查）。

实施

注意事项： 4%~8% 的孕妇是"重度创伤"的受害者，并能在咨询服务、避难所或其他社会支持中获益。在美国，3/4 的孕产妇死亡归因于自杀、过失杀人、未系安全带相关的偶发伤害。

如果需要产前基因诊断，可在妊娠第 10~12 周进行绒毛膜活检。所有患者均应在孕早期或孕中期进行肺囊性纤维化的筛查。

参考文献

扫描书末二维码获取。

199 孕中期常规产前检查

挑战

孕中期（孕 14~28 周）随着胎儿生长发育，器官功能趋于正常，子宫增大明显。这一阶段产前检查的重点是监测妊娠进程，及时发现妊娠并发症。

问题： 尽管孕中期出现的并发症较少，但有些妊娠晚期的并发症可能会在此期间出现初期的表现。如果没有持续警惕，这些早期征象容易被忽略。

目标： 保障母胎健康。

策略

病理生理： 孕中期人绒毛膜促性腺激素（hCG）下降，乳腺胀痛、孕吐等妊娠相关不适得到缓解。同时，增大的子宫可能导致胃部灼热感或便秘。孕早期这一流产高发期已过（除了罕见的宫颈机能不全和早产）。胎儿在 14 周大约 3 英寸，28 周时生长

到大约 2 磅。母体血容量和心脏排出量增加 20% 以适应妊娠。第一次胎动通常发生在妊娠 16~20 周。女性胎儿在此阶段拥有此生最多的卵泡（卵泡数在妊娠 16~20 周时达到高峰，大约 600 万 ~700 万个，此后逐渐减少，出生时剩余 100 万个）。妊娠 24 周起，胎儿具有生存力（离开母体后存活的能力）但非常低。在孕中期末，孕妇可能出现痔疮和下背部痛。初乳（乳汁的最初形式）将会在孕 26 周出现。

措施： 每次产检均需询问患者有无阴道出血、恶心 / 呕吐、排尿困难或阴道排液等问题，测量血压、体重及水肿情况（血压在孕早期末降低，孕晚期升高）。清洁尿液样本将用于检查尿蛋白及感染。产科检查包括评估并记录子宫大小（通过盆腔查体及宫高测量）、胎心率（通过多普勒设备）。

- 开放性神经管及其他缺陷的筛查（通过检测母体血清甲胎蛋白及其他标志物）一般在妊娠 15~20 周进行。
- 孕中期末将进行血红蛋白测定、血糖筛查（低风

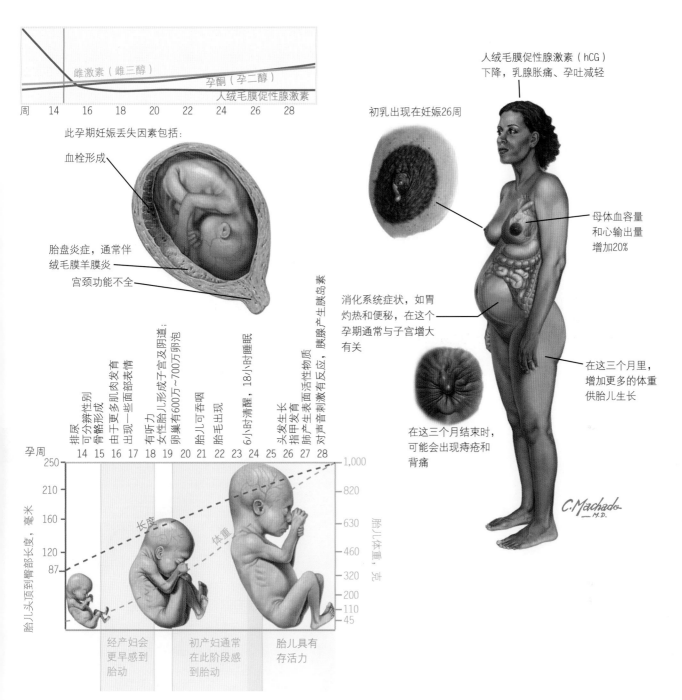

图 199.1　孕中期胎儿发育

险人群通常在 28 周进行 1 小时糖耐量检测），并对 Rh 阴性患者注射 Rh D 免疫球蛋白。

• 低风险人群每 4 周产检一次，直到孕中期末。对低风险人群，不推荐常规使用超声进行筛查。

　　健康教育： 参见美国妇产科医师协会健康教育手册 AP001（孕期营养），AB005（你和你的孩子：孕前管理、妊娠和分娩、产后管理），AP060（35 岁后妊娠），AP0103（妊娠 - 青少年），AP119（孕期锻炼），AP113（孕期常规化验），AP156（胎儿生长发育）。

实施

　　注意事项： 如果需要产前诊断，可在妊娠 12~21 周进行羊水穿刺。所有患者均应在孕早期或孕中期进行肺囊性纤维化的筛查。

参考文献

扫描书末二维码获取。

挑战

孕晚期（妊娠 29~40⁺ 周）胎儿持续生长发育且器官功能趋于成熟，母体的生理变化尤其宫颈和宫体将为分娩做好准备。这一阶段产前检查的重点是监测妊娠状态及发现妊娠并发症。

问题： 在孕晚期，宫颈和宫体将发生变化来为分娩做准备。在此阶段，常见的妊娠并发症包括子痫前期、产前出血、糖尿病和高血压疾病、胎儿畸形、羊水量异常及早产。

目标： 保障母胎健康。

措施

病理生理学： 在孕晚期，胎儿迅速生长，器官发育成熟以满足出生后作为独立个体生存。母体血容量几乎达到孕前的 2 倍，心输出量达到峰值。到孕 29 周时，胎儿具有 300 块骨，尽管生后这些骨会融合许多，成年时骨总数为 206 块。胎先露于妊娠的最后一个月进入母体骨盆，导致宫高下降，呼吸和胃肠功能改善，骨盆压力增大，母体不适感明显。孕晚期末，宫颈开始变化，为分娩时宫颈扩张和消失做准备。

措施： 每次产检均需询问患者有无阴道出血、恶心/呕吐、排尿困难或阴道排液等问题。每次产检还应测量血压、体重及水肿情况（血压在孕早期末有所降低，孕晚期再次升高）。清洁尿液样本将用于检查尿蛋白及感染。产科检查包括评估并记录子宫大小（通过盆腔查体及宫高测量）、胎心率（通过多普勒设备）。在孕 31~34 周，宫高（cm）通常和孕周相符。所有的检查均应在排空膀胱后进行。充盈的膀胱会使宫高增加 3 cm。对于有早产史或有分娩征象的患者，应进行阴道检查来评估宫颈的扩张和消失（不常规对近足月患者进行宫颈检查）。

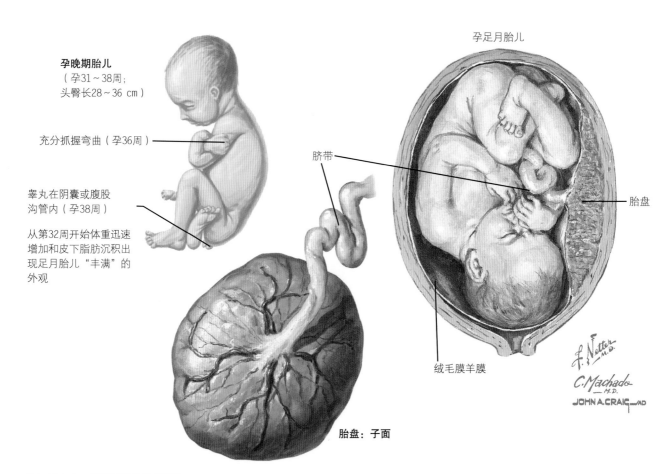

孕晚期胎儿
（孕 31~38 周；
头臀长 28~36 cm）

充分抓握弯曲（孕 36 周）

睾丸在阴囊或腹股沟管内（孕 38 周）

从第 32 周开始体重迅速增加和皮下脂肪沉积出现足月胎儿"丰满"的外观

脐带

孕足月胎儿

胎盘

绒毛膜羊膜

胎盘：子面

图 200.1　孕晚期胎儿发育

- 对于指定患者，胎动计数对评估胎儿健康十分有效。一般来说，每小时胎动超过 4 次提示胎儿健康状况良好。建议所有患者自行监测胎动，评估胎动的减少或缺失。
- 应在孕 35~37 周时完成 B 族链球菌（GBS）检测，从而发现 GBS 定植孕妇并在分娩时给予抗生素预防；一些医生针对高危因素选择性应用抗生素预防新生儿 GBS 感染，这两种方式都是可接受的。
- 孕晚期需要准备和计划母乳喂养。不需要对成功的母乳喂养做特别的准备，但是哺乳所需要的物品（如哺乳乳罩）需要在分娩前讨论、询问和购买。
- 对于高风险患者，应进行产前监测（无应激试验、缩宫素激惹试验、生物物理评分）。
- 低风险患者在孕晚期可以每 2 周产检一次直到孕 36 周，此后为每周产检一次（或根据妊娠进程增加频率）。

健康教育： 参见美国妇产科医师协会健康教育手册 AP001（孕期营养），AB005（你和你的孩子：孕前管理、妊娠和分娩、产后管理），AP060（35 岁后妊娠），AP069（预产期后的预期），AP079（如果你的胎儿是臀位），AP098（胎儿健康的特殊检测）、AP0103（妊娠 - 青少年），AP119（孕期锻炼），AP113（孕期常规化验），AP156（胎儿生长发育）。

实施

注意事项： 高危患者应在妊娠晚期重复检测性传播疾病（艾滋病、梅毒、淋病、衣原体感染）。

参考文献

扫描书末二维码获取。

产前胎儿监测　201

挑战

为了减少高危孕妇胎死宫内的风险，无创胎儿监护设备的使用所带来的低假阳性率和假阴性率是可以被接受的。

问题： 在美国大约有 5.96‰ 或更多的胎儿超过孕 20 周死亡（2013 年数据；1942 年死亡率为 25‰）。

目标： 识别胎儿的高风险和状态恶化，以便于及时干预降低死亡率。最终，胎儿死亡率的降低和神经系统结局的改善还是较为理想的状态，目前仍缺乏有效证据支持产前监测的效果。

策略

病理生理学： 无应激试验（nonstress test，NST）和宫缩应激试验（contraction stress test，CST）的前提是胎儿氧合基本足够，但无法通过调整心率来耐受胎动或宫缩导致的胎盘缺氧。NST 结果正常（反应型）是指 20 min 内有 2 次或以上的胎心率加速（15 秒内加速 15 bpm）。声音刺激也可以作为引起胎心率增加的方式。缩宫素激惹试验中，超过 50% 的宫缩（无论频率）出现胎心率减速代表"阳性"，提示胎儿高风险。生物物理评分（biophysical profile，BPP）是依据 NST、胎儿呼吸样运动、胎儿活动度以及羊水量来综合评分，满分 10 分（正常：8~10/10，可疑：6/10，异常：≤ 5/10）。胎儿脐血流和大脑中动脉血流也能用于评估胎儿健康状态，但是这些检查需要专业人员来评估和分析。

措施： 最常用的产前胎儿检查包括 NST、CST、BPP 以及胎动（计数等）。这些检查可以按需单独、依次或组合使用。每项检查均有优缺点，没有单独一项是绝对最佳的。上面已说明了一些适应证。

健康教育： 参见美国妇产科医师协会健康教育手册 AP098（胎儿健康的特殊检测），AP015（产时胎心率监测）。

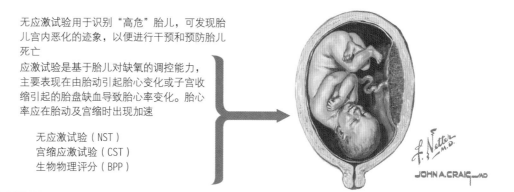

无应激试验用于识别"高危"胎儿，可发现胎儿宫内恶化的迹象，以便进行干预和预防胎儿死亡

应激试验是基于胎儿对缺氧的调控能力，主要表现在由胎动引起胎心变化或子宫收缩引起的胎盘缺血导致胎心率变化。胎心率应在胎动及宫缩时出现加速

无应激试验（NST）
宫缩应激试验（CST）
生物物理评分（BPP）

需要产前监测的情况

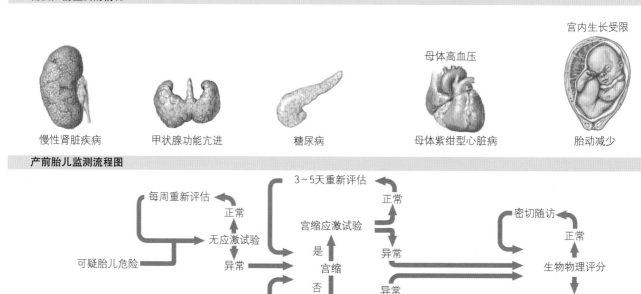

慢性肾脏疾病　　甲状腺功能亢进　　糖尿病　　母体紫绀型心脏病

母体高血压

宫内生长受限

胎动减少

产前胎儿监测流程图

可疑胎儿危险

无应激试验
正常 → 每周重新评估
异常 →

宫缩应激试验
是 ← 宫缩 → 否
催产素激惹试验

正常 → 3~5天重新评估
异常 →

生物物理评分
正常 → 密切随访
异常 → 临床评估及干预

3~5天重新评估

图 201.1　产前胎儿监测

实施

注意事项： NST 比 CST 更容易进行，但它具有最高的假阳性率（90%）和最高的假阴性试验结果风险（1.4/1000）。CST 需要通过静脉注射催产素或刺激乳头来诱导宫缩。在 10 分钟的试验期间，必须有 ≥ 3 次宫缩，且不得出现延迟减速。CST 的假阳性率较低（50%），假阴性结果的风险较低（0.4/1000）。BPP 的假阳性率和假阴性率最低（0~0.6/1000），但成本最高，需要的专业知识和设备最多。所有的监测必须在临床背景下进行。监测类型和时机的选择必须基于临床特征、危险因素、执行和对监测结果进行解释的人员的执行力和专业知识。正常的监测结果通常可保障几天到一周内的胎儿状态。阳性或不确定结果表明需要在妊娠（分娩）过程中进行更具侵入性的检查（如 NST → CST，CST → BPP）或更直接的干预。尽管关于这些技术的研究范围很广，但所有研究必须始终能够基于临床情况进行解释。

参考文献

扫描书末二维码获取。

挑战

生物物理评分（BPP）是用来评估胎儿健康状态和储备能力的测试之一。在胎儿评估方法中，生物物理评分是技术最密集和昂贵的，但它的假阳性和假阴性率最低（0.6~1/1000）。

问题： 在怀孕期间，有3%~12%的孕妇处于危险之中，因为妊娠期超过了足月，而且母体疾病状态可能会影响胎儿健康或胎盘功能（如高血压、糖尿病），导致胎儿生长发育异常、羊水量异常和其他问题。

目标： 评估胎儿健康状态和储备能力。

策略

病理生理学： 生物物理评分是基于胎心率对活动的反应（如在无应激测试中），但也增加了胎儿肌张力、胎儿活动和呼吸样运动（利用超声检查）的评估。这些活动参数通常反映急性和亚急性应激的影响。羊水量（也可以通过超声测量）可以作为胎儿风险的指标，因为羊水量减少通常与母体或胎儿的异常有关（大多数情况下，胎儿宫内缺氧，排尿量减少）。

方法： 生物物理评分是由5个指标评估胎儿健康：羊水量、胎儿呼吸样运动的频率、胎儿肌张力、胎儿全身运动和无应激试验的结果。将每个参数按存在或缺失（0或2分制）进行打分，然后对得分进行汇总（表202.1）。8分或10分为正常，1周内胎儿死亡的风险较低（0.4~0.6/1000）；6分模棱两可，建议进一步评估；4分或低于4分是不正常的，提示需要立即干预。0分与严重的胎儿酸中毒相关。

健康教育： 消除疑虑；参见美国妇产科医师协会健康教育手册AP098（胎儿健康的特殊监测）。

实施

注意事项： 大约有97%的生物物理评分是正常的。生物物理评分的假阴性率约为1/1000，假阳性率为1.5%。使用产前类固醇后，对胎儿心脏和身体活动的影响长达4天，可能导致较低的分数。尽管生物物理评分广泛应用，但仍需根据临床情况综合判断。

参考文献

扫描书末二维码获取。

表 202.1　生物物理评分

评分内容	正常（2分）	异常（0分）
羊水量	两个象限羊水最大深度至少1 cm	无羊水或各象限羊水最大深度均≤1 cm
胎儿呼吸样运动（FBM）	30分钟内至少有1次持续30秒的FBM	30分钟内无持续30秒的FBM
胎儿肌张力	至少1次伸展和屈曲或手部张开和闭合	无或缓慢伸展、微弱屈曲或无活动
胎儿活动	30分钟内至少3次肢体或躯体活动	30分钟内≤2次持续30秒的肢体或躯体活动
胎心率反应	无应激试验阳性	无应激试验阴性

生物物理评分是通过将5个指标的值相加而得出的。

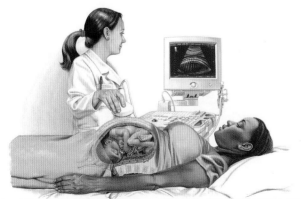

超声检查生物物理评分5个因素中的4个（胎儿呼吸、运动、肌张力和羊水量）

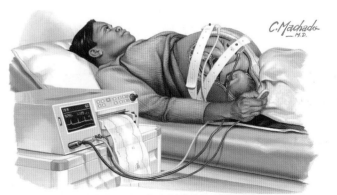

生物物理评分中的第5个因素是心率对活动的反应，通过无应激试验检查

图 202.1　生物物理评分

挑战

胎儿宫内情况可以用宫缩应激试验（CST）（也叫催产素激惹试验）来评估。这项试验类似于评估成人心脏的运动负荷试验，静息状态下被掩盖的问题会在应激状态下显露出来。在缩宫素激惹试验中，胎儿-胎盘-母体在缩宫素的作用下处于应激状态，评估当子宫血流周期性减少时胎盘的储备能力。

问题：3%~12%的孕妇在足月后出现胎盘功能下降。更多的风险来自母体疾病（例如高血压、糖尿病），影响胎儿或胎盘，造成胎儿生长和羊水量的异常以及其他问题。

目的：评估胎儿健康状态和胎盘储备能力。

策略

病理生理学：在子宫收缩时，子宫壁内压力超过胎盘灌注压力，导致短暂的缺血和绒毛间隙的血液输送缺失。当胎儿和胎盘功能正常时，这种血供的缺失不会引起胎儿缺氧，也不会引起胎儿心率的补偿性或反应性变化。当胎儿-胎盘或胎盘-母体功能下降时，这种短暂的灌注缺失可能引起胎心率下降，类似分娩时出现的晚期减速。

方法：如果子宫有自发收缩，则可直接进行宫缩应激试验。要进行催产素激惹试验，必须排除使用催产素的禁忌证。建立胎心率和宫缩监测，并使用催产素或通过间歇刺激乳头诱发宫缩。宫缩每10分钟

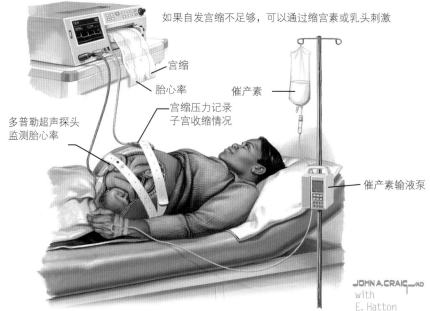

如果自发宫缩不足够，可以通过缩宫素或乳头刺激

宫缩
胎心率
催产素
宫缩压力记录
子宫收缩情况
多普勒超声探头
监测胎心率
催产素输液泵

患者采用半卧位（30°~45°），子宫偏向左侧，以避免下腔静脉受压

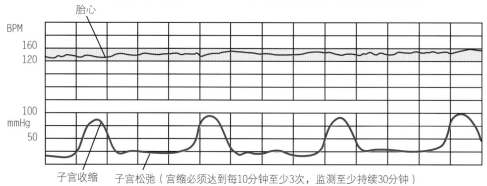

胎心
BPM
160
120
100
mmHg
50
子宫收缩
子宫松弛（宫缩必须达到每10分钟至少3次，监测至少持续30分钟）
"正常"（阴性）宫缩激惹试验是宫缩时无减速。

BPM，每分钟次数

图 203.1 宫缩应激试验

3 次，监测持续至少 30 分钟。正常的宫缩应激试验应显示正常的胎儿心率变异性，无周期性减速。胎心率加速则是胎儿状态良好的表现。

健康教育： 参见美国妇产科医师协会健康教育手册 AP098（胎儿健康的特殊监测）、AP015（产时胎心率监测）。

实施

注意事项： 如果自发的宫缩每 10 分钟至少 3

次，则通常使用术语"宫缩应激试验"，而当必须通过注射催产素诱发宫缩时则使用术语"催产素激惹试验"。像大多数胎儿状态检测方法一样，宫缩应激试验有一定的假阳性率。因此，必须综合考虑母体和胎儿的其他状况，包括其他检查结果，如无应激试验或胎儿生物物理评分，来共同做出试验阳性的综合判断。

参考文献

扫描书末二维码获取。

多普勒血流监测　204

挑战

多普勒血流监测（也称为多普勒测速）是一组通过评估脐带、大脑中动脉或其他血管结构的血流特征来评估胎儿健康和储备的检测。在胎儿评估的方法中，多普勒血流监测所需技术较高，费用较大，并需要特殊的专业知识来实施和解释。

问题： 3%~12% 的孕妇在足月后出现胎盘功能恶化。更多的风险来自母体疾病（例如高血压、糖尿病），影响胎儿或胎盘，造成胎儿生长和羊水量的异常以及其他问题。

目的： 评估胎儿健康和储备情况。

策略

病理生理学： 多普勒原理指出，当能量从移动边界反射时，反射能量的频率随移动边界的速度而变化。在临床实践中，这一原理被用于确定血管中的血流速度，因为移动的血细胞反射的声波频率与血流速度（以及入射角的余弦）成比例地发生变化。

- 在心搏周期内，胎儿循环内血流搏动，收缩期和舒张期血流差异随孕周等因素逐渐减小。脐动脉收缩期与舒张期血流的比值（S/D）从 20 周时的 4 下降到 30 周时的不到 3，最后在近预产期时下降到

2。这种变化大部分是由胎盘的健康和功能介导的，当胎盘功能受损时，舒张期血流减少。脐动脉多普勒血流异常的胎儿，无论胎儿大小正常或生长受限，因胎儿窘迫而造成的剖宫产率明显较高，新生儿在新生儿重症监护病房停留时间较长，且新生儿各种疾病发病率增高。

- 胎儿贫血时，伴随的心输出量增加和血液黏度相对降低，导致大脑中动脉血流增加。这种血流测量用于评估同种异体免疫胎儿。血流大于中位数 1.5 倍的胎儿被诊断为贫血，假阳性率仅为 12%。在其他低氧血症的指标出现之前，大脑中动脉血流量的增加也被认为是血流量改变的标志。

- 子宫动脉血流从妊娠早期的约 50 ml/min 增加到足月时的 500~750 ml/min。子宫动脉的多普勒血流监测已用于预测子痫前期和其他并发症的发展。遗憾的是，子宫动脉多普勒血流速度在预测子痫前期、胎儿生长受限（IUGR）和围产期死亡方面的诊断准确性似乎有限。

方法： 多普勒血流监测可用于评估脐静脉和动脉、胎儿大脑和胎儿心脏的血流。当胎儿有宫内生长限制或羊水量异常时，常使用多普勒血流监测检查。

- 当胎儿暴露于非甾体抗炎药物时，可以评估胎儿动脉导管内的血流量。

健康教育： 参见美国妇产科医师协会健康教育手册 AP098（胎儿健康的特殊监测）。

多普勒血流监测是通过评估胎儿和子宫血管以及胎儿心脏的血流特征来评估胎儿健康和储备的一组测量。不过，常规情况下，只有脐血管和大脑血管的监测才具有重要意义。

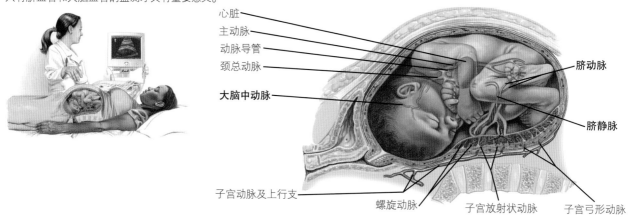

目前多普勒血流研究一般用于胎儿宫内生长受限（IUGR）的病例。无论胎儿正常大小或生长受限，异常的脐动脉多普勒血流的胎儿，胎儿窘迫剖宫产发生率明显较高，新生儿重症监护室住院时间更长，新生儿发病率增加

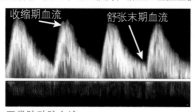

正常脐动脉血流

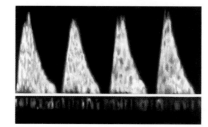

脐动脉舒张末期血流消失与胎儿恶化有关

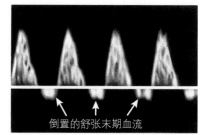

脐动脉舒张末期血流反向预示着胎儿胎盘功能受损

图 204.1　多普勒血流监测（多普勒测速）

实施

注意事项： 尽管它在评估胎儿危险时有用，产时脐动脉多普勒测速对不良围产期结局预测价值较低。研究表明，甚至像低胆固醇饮食这样的因素也会影响脐动脉的血流。

尽管相应技术进行了大量的研究，但多普勒血流检测必须始终基于所有的临床因素进行综合解释。

参考文献

扫描书末二维码获取。

205　无应激试验

挑战

胎儿健康可以通过无应激试验（nonstress test, NST）进行评估。这是一种最简单的产前检查方式，通常作为管理高危妊娠的一线监测方法。

问题： 在妊娠女性中，3%~12% 的人在足月后存在妊娠孕周带来的风险。更多的风险来自母体疾病（例如高血压、糖尿病），影响胎儿或胎盘，造成胎儿生长和羊水量的异常以及其他问题。

目的： 评估胎儿健康和储备情况。

策略

病理生理学: NST 是基于这样一个前提,即当胎儿出现轻度缺氧时由胎动诱发的胎心加速不会出现。NST 反应型为 20 分钟内有 2 次或 2 次以上的胎心率加速,最高加速 15 bpm,持续 15 秒。NST 无反应最常与胎儿睡眠有关,但也可能由其他原因如中枢神经系统抑制,包括胎儿酸中毒引起。考虑到胎儿醒睡周期的影响,可能需要持续监护至少 40 分钟。声音刺激也可用于唤醒胎儿并诱发胎心率加速。

方法: 如前所述,NST 反应型定义为在 20 分钟内有 2 次或 2 次以上的胎儿心率加速,无论母亲是否感觉到胎儿的运动。伴随胎动出现的胎心加速是正常的表现。NST 无反应是指超过 40 分钟的时间内未达到上述标准(缺乏足够的胎儿心率加速)。反应型的 NST 是胎儿氧合充足的良好预测指标,并且大多数 NST 反应型的胎儿至少在 1 周内预后良好。

健康教育: 参见美国妇产科医师协会健康教育手册 AP098(胎儿健康的特殊监测),AP015(产时胎心率监测)。

实施

注意事项: 为了提高 NST 的可靠性,患者应避免近期吸烟。NST 比催产素激惹试验更容易执行,但是它有高达 90% 的假阳性率和 1.4 / 1000 的假阴性率。健康早产儿的 NST 通常是非反应型的:在妊娠 24~28 周,高达 50% 的 NST 可能不是反应型的,在妊娠 28~32 周,15% 的 NST 不是反应型的。在高达 50% 的 NST 中可以观察到变异减速。变异减速如果是偶发的和短暂的(<30 秒),它们并不重要,且不表明胎儿存在危险状态或需要干预。反复的变异减速(20 分钟内至少 3 次),即使是轻微的减速,也与胎儿因素所导致的剖宫产风险增加有关。基于这些情况,对 NST 的解释必须从有关母亲和胎儿的多方面的信息进行综合考虑,包括其他试验的结果,如催产素激惹试验和胎儿生物物理评分(另见第 201 章 "产前胎儿监测")。

参考文献

扫描书末二维码获取。

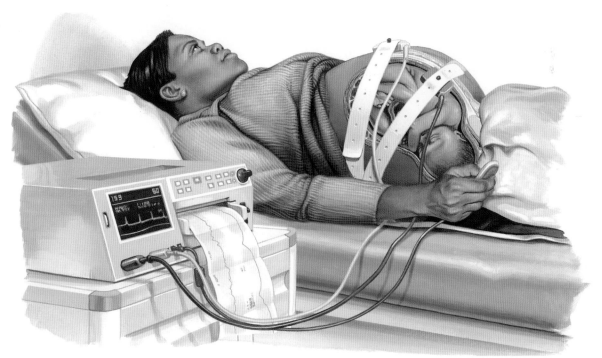

图 205.1 无应激试验

挑战

概述：分娩是子宫有节奏的收缩，导致进行性宫颈消失和扩张。一旦出现有效宫缩，就会导致胎儿下降并最终成功分娩。生产过程中宫缩的高峰不一定出现在胎儿娩出时。一般分为三个阶段：第一阶段：从分娩开始到宫口完全扩张，尽管确切的时间几乎无法确定；第二阶段：从宫口完全扩张到胎儿娩出；第三阶段：从胎儿娩出到胎盘娩出。有些人还会增加第四个阶段：恢复，从分娩到产后 1 小时。分娩的第一阶段通常被细分为潜伏期（从临产到宫颈扩张 3~4 cm）和活跃期（从 4 cm 到宫口开全），虽然这些定义仍存在不一致，且难以确定具体时间点。分娩将遵循可预测的顺序和时间进程。然而，诸如主动分娩管理和疼痛控制等因素已经引起了人们对使用传统标准的关注。

问题：除非提前决定进行剖宫产，否则所有的孕妇最终都会进入分娩阶段。

目的：安全监控和管理分娩过程，确保母婴健康和安全。

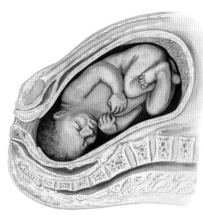

1. **衔接**：胎头最宽的部分进入骨盆入口平面（通常为横位）

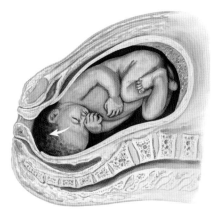

2. **下降**：通常伴随俯屈

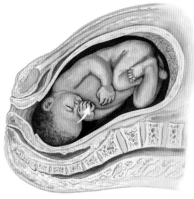

3. **俯屈**：下降过程中造成胎儿颏部更贴近胸部

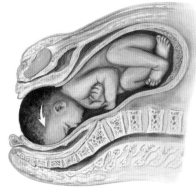

4. **内旋转**：旋转至枕前位（通常）

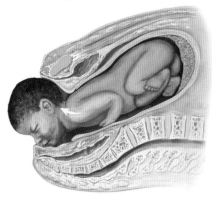

5. **仰伸**：胎头在耻骨联合下方仰伸

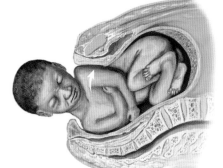

6. **外旋转**：胎头复位到横位，使胎肩进入前后径

7. **娩出**：胎儿分娩

图 206.1 胎儿七步分娩机制。一些作者将下降与俯屈作为一步，为六步分娩机制

策略

病理生理学：分娩的动因是多种多样的、复杂的、深刻的、相互联系的，难以完全描述。人类单胎妊娠的平均妊娠时间为从末次月经的第一天算起共 280 天（40 周）。实际"单胎预产期"的定义为 259~293 天。很明显，复杂的信号分子（耻骨松弛激素、孕激素、雌激素、前列腺素、催产素、一氧化二氮等）、胎儿分子（皮质醇、雌激素等）相互作用导致子宫膨胀、收缩受到抑制并诱导子宫增加催产素和前列腺素受体、离子通道和细胞缝隙连接。后者似乎是必要的，以实现协调收缩，创造一个从子宫底部到子宫颈的压力梯度。子宫局部平滑肌细胞的去极化、慢波和快波的效果越来越明显，随后引起整个区域肌肉的去极化并产生收缩（通过 ATP 依赖的肌球蛋白与肌动蛋白的结合介导）。宫颈压力的增加会导致拉伸、神经信号产生和前列腺素（主要是 PGF_{2a}）的局部释放，在不断增加的正反馈循环中加强子宫收缩和催产素敏感性，最终导致有节律的收缩。尽管这种积极的反馈循环很重要，但大多数研究认为分娩的开始是一种抑制的丧失，而不是一个积极主动的过程。

对大多数胎生动物来说，胎儿和胎盘似乎控制着分娩开始的时间。在人类，这被认为是由于下丘脑-垂体-肾上腺轴的变化，增加胎儿的皮质醇，诱发胎盘酶的功能，下调抑制因子，如黄体酮。在妊娠早期孕激素可以抑制子宫收缩，但孕激素水平降低并不是临产的先决条件，而且产前、产时的孕激素水平没有显著差异。胎盘雌激素上调肌层间隙连接和子宫收缩受体（1 型钙通道和催产素受体），同时胎盘和宫颈产生的前列腺素增加，进一步诱导其受体，促进宫颈成熟（PGE_2）和子宫收缩（PGF_{2a}）。前列腺素合成抑制剂如非甾体抗炎药（NSAIDs）的使用所引起的延迟分娩可以体现这些分子的关键作用。

催产素是最有效的内源性子宫收缩肽，在分娩管理中具有重要的临床意义。然而，催产素水平在临产时与临产前几周没有显著差异（尽管胎儿的产生量似乎有所增加）。这进一步强调了足月子宫肌层催产素受体数量增加（高达 200 倍）的重要性。除了催产素对子宫肌层的影响，它还通过增强羊膜和蜕膜前列腺素的合成来间接发挥作用。

胎儿的成功分娩取决于三个变量的相互作用：产力（子宫收缩）、胎儿和产道（骨盆骨和骨盆软组织）。胎儿通常要经历一系列的运动（分娩的基本运动），这些运动使胎儿能够通过迂回曲折的分娩通道。如果这三种因素中的任何一种出现异常，都可能导致胎儿无法继续分娩，需要手术辅助阴道分娩（产钳或真空吸引）或剖宫产。

产力的强度可以通过计算 MVUs（Montevideo units）来量化，它是子宫工作的代表（压力曲线下的面积减去基线或静息压力）。MVU 的计算方法是将 10 分钟内所有超过基线（减去基线值）的收缩压力的峰值相加。这就需要胎膜破裂并放置压力测量导管以获得压力数据。MVUs 持续维持 200~250 被认为是"足够的"，并且通常意味着成功的分娩。子宫压力会因分娩阶段的不同而不同：潜伏期约 100 MVUs，活跃期约 175 MVUs，第二产程约 250 MVUs。

措施：对大多数妇女来说，分娩的开始和进展是自然的、自动的和有效的。一般情况下，宫颈以 1 cm/h 的速度从 5 cm 扩张至 9 cm。这种扩张速度可能受到胎次、镇痛药的使用、宫缩的积极处理、胎儿的大小、产妇的身高或体重以及其他因素的影响。初产妇和经产妇宫颈从 4 cm 扩张到 10 cm 的中位时间分别为 5.3 小时和 3.8 小时。一般情况下认为胎膜的破裂能够加速分娩的进程，但并没有研究证实这一观点。第二产程的中位持续时间为初产妇 1.1 小时、经产妇 0.4 小时，95% 的产妇将在 3.5 小时和 2 小时完成第二产程。荟萃分析表明，不应该严格依赖这些时间限制，临床决策必须利用所有可用的信息，而不仅仅是关注产程的时长。

健康教育：美国妇产科医师协会健康教育手册 AP004（如何判断何时开始临产），AP006（剖宫产），AP015（产时胎心率监测），AP069（预产期后的预期），AP070（剖宫产后顺产：决定剖宫产后分娩的试验），AP079（如果你的胎儿是臀位），AP086（缓解分娩和分娩疼痛的药物），AP087（早产和分娩），AP103（妊娠：青少年），AP154（引产），AP181（39 周前择期分娩），AP192（辅助阴道分娩）。

实施

注意事项：分娩延迟和产程停滞是常见的。根据目前的研究和定义的时间限制，这些可能出现在多达 20% 的成功分娩中（在一些样本中高达 35%）。催产素的积极使用与缩短分娩时间有关，但与剖宫产率的改变无关。使用硬膜外麻醉与产程时间的轻微增加和手术分娩的可能性有关，但不增加剖宫产率。

参考文献

扫描书末二维码获取。

---

207 胎儿心动过缓

概述

定义：胎儿心动过缓是指胎心率基线下降，一般低于 120 次 / 分（目前公认低于 110 次 / 分诊断胎儿心动过缓。译者注）。中度胎儿心动过缓定义为 80~100 次 / 分，重度胎儿心动过缓定义为小于 80 次 / 分，持续 3 分钟以上。

患病率：约 2% 的分娩中可观察到轻微的胎儿心动过缓。

好发年龄：育龄期女性。

遗传学：无遗传学倾向。

病因与发病机制

病因：胎儿缺氧（胎盘功能障碍、胎盘早剥）、胎儿酸中毒，母体影响（低血压、药物、体位、严重的体温过低），先天性胎儿心脏传导阻滞，颈旁传导阻滞，胎头压迫（胎头下降至娩出前时，尤其是枕后位）。

危险因素：胎儿缺氧、胎盘灌注减少（母体或胎儿）、母体镇静、胎儿枕后位。

症状与体征

- 胎心率基线低于 120 次 / 分（某些国家或研究为 110 次 / 分）。

诊断

鉴别诊断

- 捕获的是母体心率而不是胎儿心率
- 药物影响

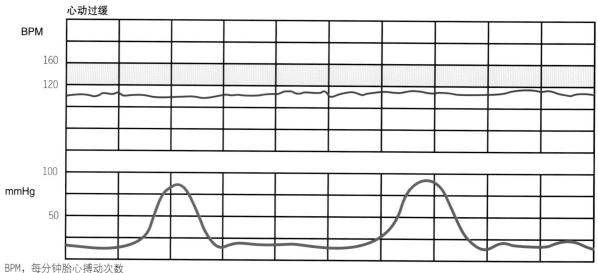

心动过缓

BPM，每分钟胎心搏动次数

图 207.1 胎儿心动过缓

- 延长减速
- 胎儿畸形（心脏或其他结果）
- 子宫张力过大或母体心动过速（导致胎儿窘迫）
- 麻醉因素

合并症：胎儿缺氧可能、抑郁、酸中毒。

检查与评估

实验室检查： 无特异性实验室检查。

影像学： 超声检查可发现胎盘异常（胎盘早剥），但对诊断胎儿心动过缓仅起辅助作用。

特殊检查： 胎儿头皮血 pH 值或脉搏血氧测定（如果有条件）可能有助于确定胎儿状态。

诊断步骤： 对母亲和胎儿的临床评估。

病理学

基于潜在的病理生理情况。

处理与治疗

非药物治疗

一般处理： 补液、体位变化（侧卧）、吸氧。

特殊处理： 积极的胎儿和母亲评估，羊膜腔灌注，抑制宫缩药物（如果有子宫张力过大），在出现异常变化时应加快分娩。

健康教育： 美国妇产科医师协会健康教育手册

AP015（产时胎儿心率监测），AP098（胎儿健康的特殊监测）。

药物治疗

在考虑子宫强直收缩是导致胎儿窘迫的原因时，可使用抑制宫缩药物。

禁忌证： 在没有明确诊断的情况下，抑制宫缩药物是相对禁忌证。

随访

监测： 继续孕产妇和胎儿的评估。

预防： 适当的补液治疗，分娩时采用左侧卧位。

并发症： 胎儿状态的进行性恶化，除非潜在的病因被识别和纠正。

预后： 通过积极诊断和处理，预后通常较好。

其他

注意： 产时胎儿心率监测只是母亲和胎儿的整体评价的一部分。这种监测方法是用来补充辅助临床判断，而不是取代临床判断。

参考文献

扫描书末二维码获取。

胎心率的加速或减速 208

概述

定义： 随子宫收缩可以发生胎儿心率的周期性变化。当胎儿所受压力持续或逐渐增加或持续时间较长时，胎心率变化可能提示胎儿窘迫。反复减速定义为在 20 分钟内发生伴随 ≥ 50% 的宫缩的胎心率减速。在美国，胎儿心率减速按其与子宫活动的关系分为早期、晚期和变异减速（专栏 208.1）。减速

的形状在分类中也很重要。加速高于基线通常伴随着胎儿运动，这是正常的表现。

患病率： 在正常产程中，轻度和短暂的周期性减速并不少见。几乎所有正常的分娩都有加速的记录。

好发年龄： 生育年龄。

遗传学： 无遗传学倾向。

专栏 208.1　产时胎心监护分类

I类图形：预测胎儿酸碱平衡正常，见于 15% 的病例

　　基线：110~160 次 / 分

　　基线 FHR 中等变异

　　无延长或变异减速

　　可能存在或不存在早期减速

　　加速可能存在或不存在

II类图形：中度风险。确保继续密切观察。见于 85% 的病例。

　　不符合I类或III类图形

III类图形：预测胎儿酸碱状态异常。

　　可能需要干预。出现在 <1% 病例。

　　无基线 FHR 变异，伴随以下任何情况：

　　　　反复晚期减速

　　　　反复变异减速

　　　　心动过缓

　　或者

　　正弦图形

病因与发病机制

病因

- 加速
  - 对胎儿活动或外界刺激（声音刺激、头皮刺激、胎儿头皮采血）的生理反应。代偿加速也发生在变异减速之后。这些变化反映了一个完整的神经激素心血管调节系统。
- 早期减速
  - 胎头受压的生理反应：由迷走神经介导的硬膜刺激（"潜水反射"）。这些变化与缺氧、酸中毒及低 Apgar 评分无关。
- 变异减速
  - 间歇性脐血流受阻而产生的生理反应。
- 晚期减速
  - 反应心动过缓或心肌受损。尽管这种减速胎心率变化较小，但提示最严重的胎儿窘迫。

危险因素：早期减速：枕后位、头盆不称。变异减速：羊水量少、脐带脱垂、胎位异常。晚期减速：胎盘老化、胎盘灌注减少（孕妇疾病、血管痉挛、药物因素）。

症状与体征

- 加速
  - 胎心率在 30 秒内突然增加达到最大。

- 早期减速
  - 浅 U 型，逐渐起伏，一般较浅（10~30 次 / 分），在子宫收缩高峰时达到最低点；胎心率很少低于 100~110 次 / 分。
- 变异减速
  - 减速突发突止，经常在加速之前和 / 或之后，在深度和持续时间上变化不一，但在宫缩时与脐带的受压时间一致。
- 晚期减速
  - U 型，逐渐减速并恢复，一般较浅（10~30 次 / 分），在子宫收缩高峰后达到最低点；通常与变异性降低有关。一般来说，只有 50% 以上的宫缩时出现减速才会诊断晚期减速。

诊断

鉴别诊断

早期减速

- 胎头受压（较少见；通常会导致较缓慢的减速，这与收缩的强度和持续时间成正比，但也可能反映出母亲腹压的变化）

变异减速

- 脐带受压
- 脐带脱垂

晚期减速

- 子宫张力过大或强直收缩
- 麻醉因素
- 母体低血压
- 胎盘早剥
- 药物影响

合并症：羊水过少、子痫前期、子痫、产妇高血压、产妇短暂性低血压、宫内生长受限、胎盘早剥。

检查与评估

实验室检查：无特异性实验室检查。

影像学：超声检查可用于评估可能的病因。

特殊检查：胎儿头皮血 pH 值或脉搏血氧测定（如果有条件）可能有助于确定胎儿状态。

诊断程序：对母亲和胎儿的临床评估。胎儿监

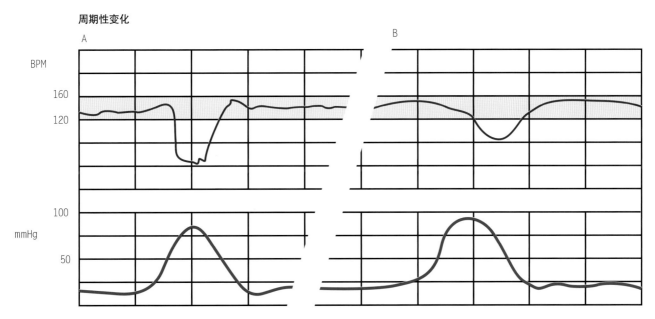

周期性变化

变异减速（A）通常轮廓清晰，与宫缩一致，并且可能具有前后相关加速。晚期减速（B）是微弱的，它的最低点出现在宫缩的峰值之后

BPM，每分钟胎心搏动次数

图 208.1　周期性变化

测模式通常分为三类（见专栏 208.1），这表明临床关注的程度。

病理学

脐带绕颈的患者经常观察到变异减速。胎盘的情况通常体现母亲或胎儿疾病，并表现为晚期减速。

处理与治疗

非药物治疗

一般处理：补液、体位变化（侧卧位）、吸氧。

特殊处理：积极的胎儿和母亲评估，羊膜腔灌注，抑制宫缩药物（如果有子宫张力过大），在出现异常时应加快分娩。

健康教育：美国妇产科医师协会健康教育手册 AP015（产时胎心率监测），AP098（胎儿健康的特殊监测）。

治疗药物

在考虑子宫强直收缩是导致胎儿窘迫的原因时，可使用抑制宫缩药物。

禁忌证：在没有明确诊断的情况下，抑制宫缩药物是相对禁忌证。

随访

监测：继续孕产妇和胎儿的评估。

预防：适当的补液治疗，分娩时采用左侧卧位。持续评估胎儿状态。

并发症：胎儿状态的进行性恶化，除非潜在的进程被识别和纠正。

预后：通过积极的诊断和处理，预后通常较好。

其他

注意：产时胎儿心率监测只是母亲和胎儿整体评价的一部分。这种监测方法是用来补充、辅助临床判断，而不是取代临床判断。

参考文献

扫描书末二维码获取。

概述

　　定义：胎心基线变异减小的特征是正常心跳变化度的减小，这可能是胎儿窘迫的信号。

　　发病率：当胎儿状态异常时，胎心基线变异减小是一种常见的情况。

　　好发年龄：生育年龄。

　　遗传学：无遗传学倾向。

病因与发病机制

　　病因：胎儿缺氧伴神经系统抑制（当无减速时，胎心基线变异减小不太可能由缺氧引起）；极早产；母亲应用镇静剂；胎儿睡眠。

　　危险因素：早产；母亲应用镇静剂。

症状与体征

- 胎心率变异降低到 3~5 bpm 以下（通常与周期性减速有关）。这必须与具有固定频率和振幅的平滑的类似正弦波的图形相区别。

诊断

鉴别诊断

- 子宫张力过大或强直收缩
- 麻醉因素
- 母体低血压
- 胎盘早剥
- 药物影响（硫酸镁、镇静剂）
　　合并症：早产、胎儿窘迫。

检查与评价

　　实验室检查：无特异性实验室检查。

　　影像学：超声检查可用于评估可能的病因。

　　特殊检查：胎儿头皮血 pH 值或脉搏血氧测定（可能时）可能有助于确定胎儿状态。

　　诊断步骤：对母亲和胎儿的临床评估。

病理学

　　无特异。

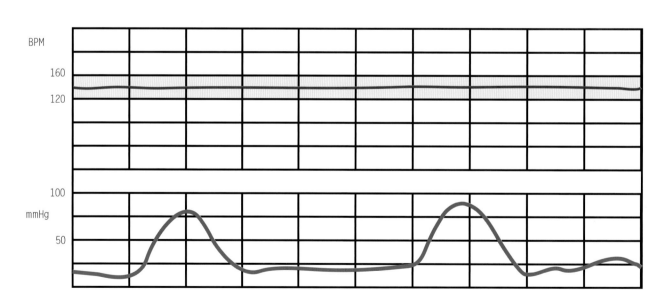

BPM，每分钟胎心搏动次数

图 209.1　胎心基线变异减小

处理与治疗

非药物治疗

一般处理：补液、体位变化（侧卧位）、吸氧。

特殊处理：积极的胎儿和母亲评估，羊膜腔灌注，抑制宫缩药物（如果有子宫张力过大），在出现异常变化时应加快分娩。

健康教育：参见美国妇产科医师协会健康教育手册 AP015（产时胎儿心率监测），AP098（胎儿健康的特殊监测）。

药物治疗

在考虑子宫强直收缩是导致胎儿窘迫的原因时，可使用抑制宫缩药物。

禁忌证：在没有明确诊断的情况下，抑制宫缩药物是相对禁忌证。

随访

监测：继续孕产妇和胎儿的评估。

预防：适当的补液治疗，分娩时采用左侧卧位。

并发症：除非潜在的进程被识别和纠正，否则胎儿的状态将进行性恶化。

预后：通过积极诊断和处理，结果通常较好。

其他

注意：当胎心率增加时，仅基于生理限制的变异性明显减小不反映胎儿窘迫。产时胎儿心率监测只是母亲和胎儿的整体评价的一部分。这种监测方法是用来补充辅助临床判断，而不是取代临床判断。

参考文献

扫描书末二维码获取。

胎儿心动过速　210

概述

定义：胎儿心动过速是指胎心率基线的增加，一般超过 160 次 / 分。轻度胎儿心动过速一般定义为 161~180 次，重度胎儿心动过速为每分钟 180 次以上，持续时间 3 分钟以上。

流行病学：约 2% 的分娩中可观察到轻微的胎儿心动过速。

好发年龄：生育年龄。

遗传学：无遗传学倾向。

病因与发病机制

病因：产妇发热（最常见）、羊膜腔感染（甚至在产妇发热前就可能发生胎儿心动过速）、胎儿先天性心脏病、胎儿缺氧、胎儿酸中毒、胎儿贫血或失血、药物作用（阿托品、特布他林）、产妇低血压。

危险因素：母体、胎儿或子宫感染。

症状与体征

• 胎心率基线增加超过 160 次 / 分（经常与明显的变异缺失相关）。

诊断方法

鉴别诊断

• 母体发热
• 羊膜腔感染
• 先天性心脏病
• 胎儿贫血或失血
• 药物影响

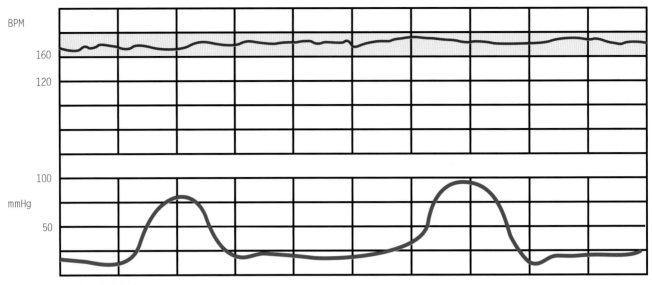

BPM，每分钟胎心搏动次数

图 210.1　胎儿心动过速

- 子宫破裂

　　合并症：绒毛膜羊膜炎、母体发热、母体脱水。

检查与评价

　　实验室检查：无特异性实验室检查。

　　影像学：无特异性影像学表现。

　　特殊检查：胎儿头皮血 pH 值或脉搏血氧测定（如果有条件）可能有助于确定胎儿状态。

　　诊断步骤：对母亲和胎儿的临床评估。

病理学

　　基于潜在的病理生理情况。

处理与治疗

非药物治疗

　　一般处理：补液、体位变化（侧卧位）、吸氧。

　　特殊处理：积极的胎儿和母亲评估，羊膜腔灌注，抑制宫缩药物（如果有子宫张力过大），在出现异常变化时应加快分娩。

　　健康教育：参见美国妇产科医师协会健康教育手册 AP015（产时胎心率监测），AP098（胎儿健康的特殊监测）。

药物治疗

　　无。地高辛可用于特定的持续性胎儿心动过速，如胎儿室上性心动过速。

随访

　　监测：持续孕产妇和胎儿的评估。

　　预防：适当的补液治疗，减少感染高危（胎膜早破）患者的阴道检查次数。

　　并发症：如潜在的进程未被识别和纠正，胎儿状态可能进行性恶化。

　　预后：通过积极的诊断和处理，结果通常较好。

其他

　　注意：当胎心率增加时，仅基于生理限制的变异性明显减小不反映胎儿窘迫。产时胎儿心率监测只是母亲和胎儿的整体评价的一部分。这种监测方法是用来补充辅助临床判断，而不是取代临床判断。

参考文献

　　扫描书末二维码获取。

挑战

描述：分娩过程的生理变化导致神经刺激，从而诱发应激性疼痛。

问题：平均超过 60% 的美国妇女在分娩时接受硬膜外麻醉或脊髓麻醉。更多的妇女在分娩过程中接受了其他形式的镇痛或麻醉。

目标：在生产和分娩过程中，缓解产妇生理和心理的不适，同时保护产妇和胎儿的健康和安全。

策略

病理生理学：第一产程中宫颈扩张、肌肉收缩、短暂的子宫缺血和邻近结构的受压都能产生刺激信号。这些刺激信号通过 T_{10}、T_{11}、T_{12} 和 L_1 白色交通支进入脊髓。第二产程中阴道、会阴和骨盆底的扩张以及骨盆韧带的伸展，刺激三条骶神经（S_2、S_3 和 S_4）构成的阴部神经，引起疼痛。在子宫的内脏疼痛和躯体疼痛的基础上，再加上胎头下降产生的疼痛，共同加剧患者的疼痛感受。

措施：分娩镇痛可以通过全身或局部的方式进行。实施的时机、类型和路径取决于孕妇和胎儿的临床情况、产程所处阶段、可及性和偏好（患者和提供者）。

全身镇痛有多种可以选择的方法，从定向放松和冥想，到吸入性麻醉，以及静脉注射阿片类药物和其他药物。以这种方式使用的药物主要是阿片类药物、阿片类混合激动剂 - 拮抗剂、巴比妥类药物和苯二氮䓬类药物。它们可以单次（弹丸式）给药，也可以通过患者自控的镇痛系统（通过设定的药物剂量和指定的最小剂量间隔自行给药）给药。镇静和呼吸抑制以及较低的疗效，限制了全身性镇痛的应用。为了避免胎儿呼吸抑制，这些药物的使用大

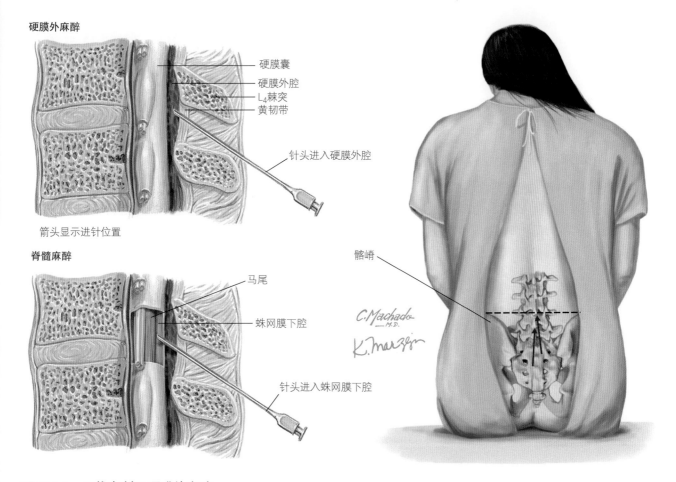

硬膜外麻醉

硬膜囊
硬膜外腔
L_4棘突
黄韧带

针头进入硬膜外腔

箭头显示进针位置

脊髓麻醉

马尾
蛛网膜下腔

针头进入蛛网膜下腔

髂嵴

图 211.1　腰椎穿刺及硬膜外麻醉

多局限于分娩的早期阶段。

区域阻滞或局部麻醉是缓解疼痛最有效的方法。包括局部或轴索麻醉，如硬膜外或脊髓麻醉。局部麻醉，如阴部麻醉或局部浸润麻醉，是治疗分娩末期会阴不适（必要时进行修复）的较好选择，但对分娩其他方面的疼痛缓解很少或根本没有缓解。轴索麻醉技术则更灵活、有效和持久，如硬膜外麻醉、脊髓麻醉或硬膜外 - 脊髓联合技术。这些特别适合剖宫产或手术分娩的需要。骶管部麻醉对于缓解分娩后期的不适是有效的，但现在已经不再使用，转而选择有更多功能的硬膜外麻醉。

健康教育： 消除疑虑。参见美国妇产科医师协会健康教育手册 AP086（分娩和分娩时止痛药物）。

实施

注意： 硬膜外和脊髓麻醉技术不得用于以下情况：未纠正的凝血障碍、局部感染、未纠正的低血容量或颅内压增加。使用硬膜外麻醉与产程轻微延长、手术分娩有轻微相关性，但不增加剖宫产率。在紧急情况下，可能需要快速序贯诱导插管全身麻醉，但同时也有麻醉胎儿的风险。

参考文献

扫描书末二维码获取。

---

212 正常产后变化

挑战

描述： 产后即刻母体会发生一系列突然变化来实现自我保护并通过缓慢变化恢复孕前状态。根据各系统变化和定义，完全恢复到非孕期状态可能需要 12 个月的时间。

问题： 几乎每个器官系统的改变都是必要的，从怀孕的适应状态恢复到此次妊娠前的初始状态。

目标： 确保产后（产褥期）的过渡，从而保护母亲并使其身体恢复正常功能。

策略

病理生理学： 在怀孕期间，女性的所有器官系统都经历了适应性的变化。在多数情况下，所有这些变化都必须在很短的时间内被逆转。

子宫： 子宫必须在胎盘分离后的瞬间强力而连续地收缩，以机械地阻断滋养胎盘床的螺旋小动脉。足月时，高达 15% 的心输出量会到达子宫，因此女性不能仅依靠凝血来防止严重出血。凝血需要大约 5 分钟才能完全建立。宫缩乏力是产后出血的主要原因。强烈的子宫收缩经常导致"产后疼痛"，这可能需要止痛药。

子宫的体积和重量必须从足以容纳足月胎儿、胎盘和羊水的大小转变为约 3/4 拳头大小的体积。产后 24 小时内子宫底应在脐水平附近，1 周内应在耻骨联合与脐之间可触到，产后 2 周不能触到。完全恢复到怀孕前的大小需要 6~8 周。子宫的重量从足月时的约 1 kg 下降到完全退化时的 60~80 g。

胎盘床必须被子宫内膜细胞重新覆盖。蜕膜床的表面，连同纤维蛋白和其他碎屑一起脱落，形成恶露。恶露包括浆液渗出物、红细胞、白细胞、蜕膜、上皮细胞和细菌，在 4~6 周的时间内由红色、棕色到黄白色。再生的子宫内膜组织来自剩余的基底层，在产后第 16 天恢复覆盖整个子宫内膜腔。

宫颈大约 1 周后恢复至约 1 cm 的扩张，但 4 个月后可能还不能完全达到组织学恢复。

乳房： 在怀孕和分娩的最后阶段，乳房的腺体成分增加，乳腺主要由上皮成分和很少的基质组成。如果患者采用母乳喂养，这些变化会持续存在。泌乳后发生退化，其特征是细胞凋亡和组织重塑。Cooper 韧带和其他弹性组织的伸展可能导致不同程度的乳房下垂。

阴道和会阴：阴道缓慢收缩，第3周水肿消退，血管供应恢复正常，皱纹恢复。任何撕裂或手术创伤的愈合应在3~4周内基本完成。筋膜的伸展和骨盆底的肌肉损伤可能不能完全恢复到怀孕前的状态。

心血管系统：分娩后的前10分钟内，心输出量和每搏量分别增加60%和70%。这些变化会持续数小时或数天，而心率在第一个小时内会下降15%。在分娩后2周，左心室大小和收缩能力就有了实质性的降低。心排血量和全身血管阻力在大约3个月后恢复到非妊娠期水平。

分娩后，从子宫胎盘回到母体的血量多达500 ml，有助于抵消与分娩有关的容量损失。血管内容量、红细胞生成和凝血系统在6~12周内全部恢复正常。

呼吸系统：膈肌恢复到正常位置导致功能残气量恢复正常。在最初的几个小时到几天内，每分通气量、潮气量和胸廓直径都恢复到正常值。

肾和泌尿系统：分娩后，机械压力和局部麻醉药的使用增加了尿潴留的风险。腹部肿块增大、下腹痛、分娩后无排尿或持续滴尿应提示该诊断。留置导尿管是解决方案。如果尿潴留量过大，应该缓慢释放尿液，导尿管放置24小时或更长时间。

通常在怀孕期间发现的输尿管积水和肾积水在分娩后4~6周就消失了。由怀孕引起的肾小球滤过

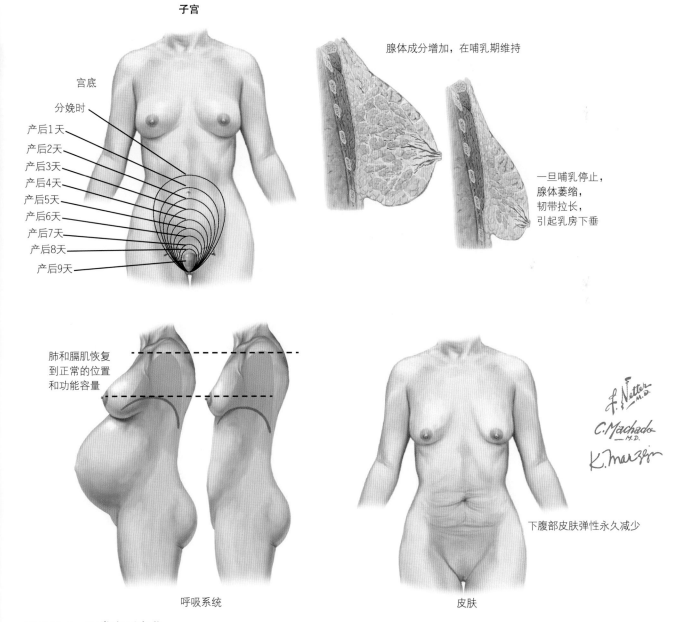

子宫

宫底
分娩时
产后1天
产后2天
产后3天
产后4天
产后5天
产后6天
产后7天
产后8天
产后9天

腺体成分增加，在哺乳期维持

一旦哺乳停止，腺体萎缩，韧带拉长，引起乳房下垂

肺和膈肌恢复到正常的位置和功能容量

呼吸系统

皮肤

下腹部皮肤弹性永久减少

图 212.1 正常产后变化

率的增加和其他肾脏功能的改变在类似的时间过程中消失。

肌肉骨骼系统： 由于胎儿、子宫和羊水所导致的前移状态消失，患者的重心突然向后移动到正常位置。这迫使患者迅速恢复到孕前的正常直立姿势。加之照顾新生儿时身体弯曲和抱起动作，常诱发下腰背部不适。腹壁肌肉组织恢复了大部分（即使不是全部）正常的张力和强度，但腹直肌的松弛可能会持续存在。

皮肤和毛发： 当有妊娠纹时，会从红色褪为银色，但会永远存在，下腹壁的皮肤常失去部分弹性。分娩后，毛囊生长（生长期）和静止（休止期）的比例发生逆转，这导致加速脱发（休止期脱发）的出现，这是自限性的，约持续 6~12 个月。

措施： 了解妊娠引起的变化以及恢复妊娠前状态所需的相关逆转是很重要的，可以观察它们是否正常，或在恢复不完全时进行干预。

健康教育： 消除疑虑。美国妇产科医师协会健康教育手册 AP029（母乳喂养），AP091（产后抑郁症），AP131（怀孕后运动），AB005（你和你的孩子：孕前管理、妊娠和分娩、产后管理），AB020（计划生育），AP052（产后绝育）。

实施

注意： 女性在分娩后的前 30 分钟出现颤动是很常见的（25%~50%）。这种现象的确切病因尚不清楚，但它是正常的和自限性的。

参考文献

扫描书末二维码获取。

213　哺乳

挑战

协助产妇成功地哺育婴儿。

问题： 2011 年，美国 79% 的新妈妈开始母乳喂养；然而，只有大约 49% 的婴儿 6 个月后仍接受母乳喂养，1 岁时只有 27%。

目标： 鼓励母乳喂养，帮助产妇准备母乳喂养，并在出现问题时处理问题。

策略

病理生理学： 母乳喂养是新生儿和婴儿的首选喂养方式。关于母乳喂养对妇女及其婴儿的重要性的证据越来越多。母乳喂养的婴儿发生呼吸道、胃肠和耳部（中耳炎）感染的概率较小，过敏也较少。母乳比配方奶更容易消化，吸收更好，便秘更少。母乳喂养会加速子宫复旧。刺激乳晕会导致催产素的分泌，催产素负责释放反射和收缩乳管，从而排出乳汁。哺乳会进一步刺激乳汁分泌。通常直到第 3 天才能建立好正常的乳汁分泌。产妇应保持足够的液体摄入，并增加大约 200 kcal/d 的饮食摄入量。应继续补充维生素。乳管阻塞和乳腺炎是最常见的并发症。乳腺炎表现为导管阻塞（疼痛、硬块或肿块），伴有红斑和发热。采取针对金黄色葡萄球菌的抗生素以及采用温湿包、止痛药，是有效的治疗方式。感染源于婴儿的鼻子和嘴巴。产后发热还需要考虑其他原因（子宫内膜炎）。

措施：

哺乳准备：鼓励母乳喂养，尽早讨论计划，解决工作和断奶等问题，讨论补充营养的作用，并介绍喂养方法。父亲和其他人的参与可增加母乳喂养成功的机会。乳头不需要提前准备或处理。

哺乳：最初，婴儿应在 24 小时内至少接受 9 次哺乳，以促进泌乳。一旦乳汁形成，婴儿应有规律的护理频率和时间——每天至少 6 个湿尿布，体重每天增加约 1 盎司（约 28 g）表明喂养足够。哺乳前乳腺应坚硬，哺乳后乳腺应柔软。

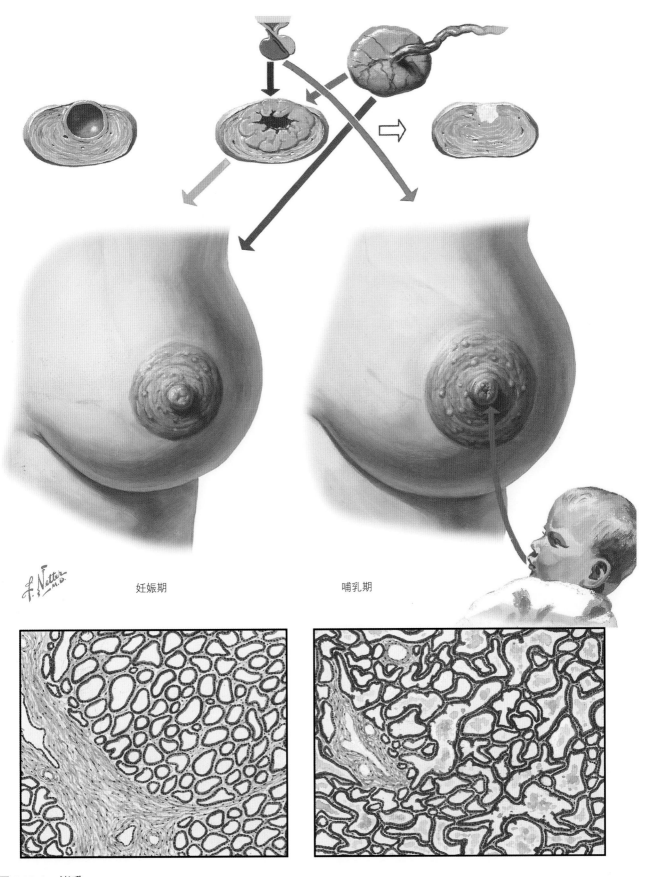

妊娠期　　　　　　　　哺乳期

图 213.1　泌乳

断奶：在3~4周时引入奶瓶作为偶尔的补充（可能使用泵吸母乳）。完全断奶可以是逐渐的（用奶瓶代替一些喂养），也可以是突然的。如果发生乳腺充血肿胀，镇痛、冰敷和挤压结合能提供最大的缓解。抑制泌乳的药物一般是无效的。

健康教育： 安抚、支持、具体建议。参见美国妇产科医师协会健康教育手册AP029（母乳喂养）。

实施

注意： 当患有人类免疫缺陷病毒（HIV）、巨细胞病毒、乙型肝炎病毒、Ⅰ型和Ⅱ型人类T细胞淋巴细胞病毒感染时，以及患有未经治疗的活动性肺结核、水痘或活动性单纯疱疹病毒感染并伴有乳腺病变时，禁止母乳喂养。滥用的物质（包括酒精）会转移到母乳中，一些药物也是如此。母乳喂养的婴儿通常在最初几天体重会下降，直到第10天体重才会反弹。生长突增通常发生在大约10天、6周、3个月和4~6个月。如果婴儿不能茁壮成长，就需要给予支持和评估。在哺乳或乳腺操作之前，必须注意洗手（并清洗使用的任何设备）。每次喂奶前乳头和婴儿的脸也应该清洁。新鲜的母乳在室温下可以安全保存6~10小时，在冰箱下可以安全保存72小时。母乳也可以冷冻，在家庭冰箱中保存6个月，或在零下20℃保存12个月。解冻的母乳应在24小时内使用，不能再冷冻。母乳不应该用微波炉加热。每次喂养所需的奶量差别很大，但新生儿一般为2~5盎司，2~4个月的婴儿为4~6盎司，4~6个月的婴儿为5~7盎司。一项研究发现，接受隆胸手术的女性中有65%存在泌乳不足。

参考文献

扫描书末二维码获取。

（王楠　徐晓楠　李璐瑶　译　王妍　审校）

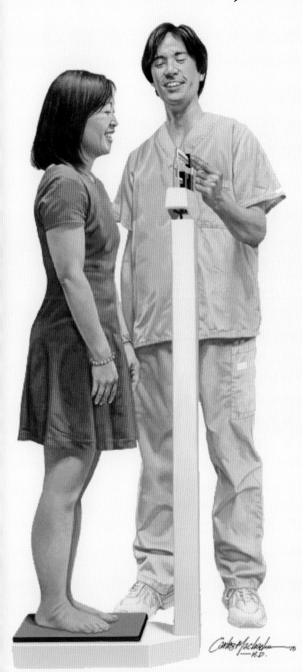

产科健康和问题

注：本篇章节顺序按疾病英文名称首字母排序。

概述

定义：蜕膜形成异常导致胎盘种植部位异常，绒毛可紧贴（粘连型；79%）或侵入（植入型；14%）或完全穿透肌层（穿透型；7%），包括胎盘部分植入和完全植入。

发病率：很难统计，从 1/1667 到 1/70 000 不等，平均 1/7000。随着剖宫产率的增加，胎盘植入的发病率也在持续增长。

好发年龄：育龄期，平均年龄 29 岁。

遗传：无遗传学倾向。

病因学

原因：在胎盘种植期蜕膜形成异常，类纤维蛋白层发育缺陷。胎盘种植部位异常包括前置胎盘、胎盘粘连（64%）、胎盘附着于子宫角或子宫下段或子宫瘢痕处，如前次剖宫产部位。

危险因素：前置胎盘（无子宫手术史者占 5%，有手术史者占 15%~70%），剖宫产（随手术次数增加风险上升，有 3 次及以上手术史的占 2.4%），多次妊娠史（分娩次数 <3 次者发生率为 1/50 万，分娩次数 >6 次者发生率为 1/2500），高龄（>35 岁），清宫术史，子宫感染史，手取胎盘史，子宫肌瘤，子宫畸形，流产史，子宫内膜去除术。80% 的患者存在既往子宫手术病史。

症状与体征

- 胎盘娩出困难
- 胎盘娩出后异常大量出血（有可能是致命性的）
- 产前出血史

诊断

鉴别诊断

- 前置胎盘
- 胎盘娩出时子宫破裂
- 手取胎盘时子宫破裂

合并症：前置胎盘（15%），产后出血。

检查与评估

实验室检查：全血细胞计数可用来评估产后出血量。

影像学：部分病例在分娩前可应用超声或 MRI 检查来确诊。文献报道，约 90% 在孕 30 周前发现的胎盘低置状态至孕足月时胎盘位置可恢复正常。

特殊检查：无。

诊断步骤：通常依据分娩时胎盘剥离的异常而诊断，确诊需组织学检查。

病理学

底蜕膜缺失，被疏松的结缔组织替代。蜕膜可能正常或缺失，绒毛和肌细胞可能被一层纤维组织分隔开。

处理与治疗

非药物治疗

一般处理：必要时积极地补液或输血，当胎盘娩出后可应用缩宫素或其他的子宫收缩剂促进胎盘娩出后的子宫收缩（若胎盘已经完全娩出）。

特殊处理：大多数患者需要行子宫切除术，如果是胎盘部分侵入子宫肌层且未侵及膀胱，则可以采用宫腔填塞的保守治疗。一旦考虑该诊断，在进行任何胎盘剥离的尝试之前，就应当做好子宫切除术的准备，包括麻醉、器械以及充足的血液。

饮食：禁食直至病情稳定。

活动：卧床休息直至病情稳定。

健康教育：参见美国妇产科医师协会健康教育手册 AP038（妊娠期出血），AP006（剖宫产），AP025（超声检查）。

药物治疗

应用宫缩剂加强子宫收缩，广谱抗生素预防感染。

随访

监测：诊断和治疗期间血流动力学变化。

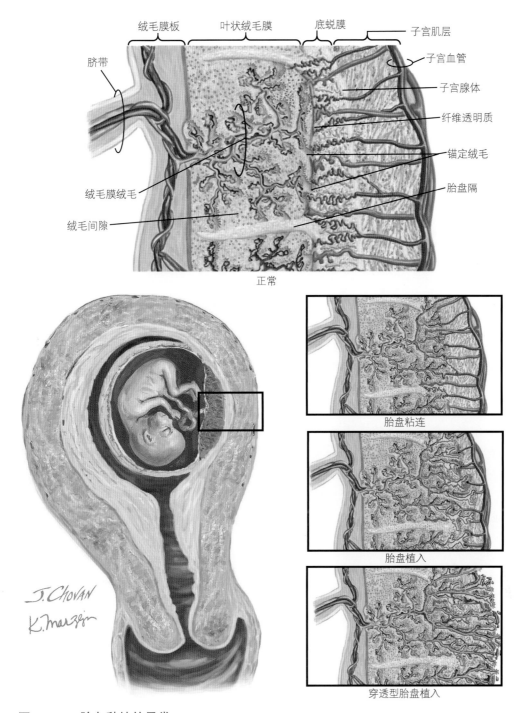

图 214.1　胎盘种植的异常

预防：高危患者应行超声或 MRI 检查，以判断有无胎盘下低回声带缺失或腔隙性血流模式的存在。如果明确诊断，可考虑进行自体血回输和选择性子宫切除术。但是，即使没有上述发现，也不能排除这一诊断。

并发症：可发生危及生命的大出血；据报道，行子宫切除术治疗的孕妇死亡率为 2%~6%，保守治疗的孕妇死亡率达 30%。凝血功能异常的发生率仅次于大出血，当发生严重大出血时会出现成人呼吸窘迫综合征和肾衰竭。产前也可能发生自发的子宫破裂，在尝试剥离胎盘过程中随时可能发生子宫破裂和内翻。

预后：大多数患者足月时胎儿发育正常。如果能早期诊断，适当处理，虽然通常切除了子宫，但孕妇的存活率高。如果胎盘种植异常的附着面积小，胎盘小叶可能与胎盘部分分离，形成胎盘息肉。

其他

ICD-10-CM 编码：O43.21（所有类型，不伴有出血），O43.329（穿透型胎盘植入，非特异孕周），O73.0（不伴出血的胎盘滞留）。

参考文献

扫描书末二维码获取。

215　积极的产程处理

挑战

一系列积极的产程处理措施可以有效地促进产程，减少剖宫产。

范围：在某些地区，初产妇的剖宫产率接近或超过 30%。在爱尔兰，倡导积极的产程处理，可以将剖宫产率降至 5%。

目标：通过积极的产程处理来降低剖宫产率，包括孕妇教育、制订严格的临产和异常产程的诊断、一对一护理和必要时应用高剂量缩宫素。

策略

病理生理：在爱尔兰，积极的产程处理是建立在以下基础之上：

- 患者教育
- 严格的临产诊断，异常产程的确定，危及胎儿情况的判定
- 在产程中一对一的护理
- 高剂量缩宫素静脉点滴（需要时）
- 同行对手术产病例进行评定

治疗原则：在爱尔兰，这种策略得到了发展，对单胎纵产式不存在胎儿窘迫的初产妇严格地执行这一策略。孕妇在刚临产时就被小心地送到医院。根据宫颈管完全消失、黏液栓排出和胎膜破裂可做出临产的诊断。如果符合上述标准，患者将被送至医院，1 小时内予以破膜（如果尚未破膜的话）。每小时进行一次阴道检查。如果宫口的扩张速度小于 1 cm/h，要给予高剂量的缩宫素。缩宫素的起始速度为 6 mU/min，每 15 分钟增加一次，直至达到最大剂量 40 mU/min，成功建立积极的产程处理模式，有时也会导致子宫过度刺激。在这种模式下，需要提供一对一的护理服务，每 5 分钟听诊胎心音来评价胎儿情况。通过胎儿头皮的 pH 值检测来确定胎儿宫内窘迫。如果入院后 12 小时尚未分娩或者存在胎儿宫内窘迫应选择剖宫产分娩。

健康教育：参见美国妇产科医师协会健康教育手册 AP004（如何描述产程开始）。

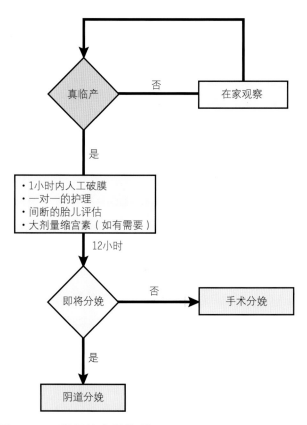

图 215.1　积极的产程处理

实施

注意： 爱尔兰人通过积极的产程处理使剖宫产率下降而并无棘手的事情发生。教育、早破膜、专人看护、积极使用缩宫素及胎儿宫内窘迫的直接诊断方法，其中哪个因素是成功的关键尚未可知。若仅仅靠其中的部分因素往往不能有效地降低剖宫产率。爱尔兰的局部麻醉（硬膜外）率比较低。

参考文献

扫描书末二维码获取。

妊娠期急性脂肪肝 **216**

概述

定义： 妊娠期急性脂肪肝是一种罕见的妊娠并发症，可导致急性肝衰竭，后果严重。它也被称为急性脂肪变性或急性黄色萎缩。

患病率： 占妊娠总数 1/（10 000~20 000）。

好发年龄： 生育年龄；通常在妊娠晚期。

遗传学： 可能与隐性遗传的线粒体脂肪酸氧化异常有关，这项研究首先在 Reye 综合征的儿童中进行。最常见的缺陷是编码长链 3- 羟基酰基 -CoA- 脱氢酶（LCHAD）的基因突变。

病因与发病机制

病因： 不详。与肾功能受损后服用四环素引起的肝衰竭、Reye 综合征、丙戊酸钠中毒、水杨酸中毒等引起的肝衰竭相似。目前认为 LCHAD 缺乏的胎儿的胎盘可能会产生一种影响母体肝脏的有毒代谢物。

危险因素： 不详。初产妇多见，男婴、母亲低体重（BMI<20 kg/m^2）和多胎妊娠时发生概率略高。再次妊娠时复发的概率低，但如果胎儿是纯合酶缺乏的话，发生率会更高。

症状与体征

- 平均孕周：37.5 周
- 逐渐出现的不适、厌食、恶心和持续呕吐（75%），上腹部疼痛（50%），进行性加重的黄疸
- 高血压、蛋白尿、水肿（50%）
- 低纤维蛋白原血症、凝血时间延长（55% 出现严重凝血障碍）、高胆红素血症（<10 mg/dl）、轻度血小板减少、溶血、抗凝血酶Ⅲ水平显著降低、低血糖
- 血清转氨酶水平升高（300~500 U/L）、肝性脑病（60%）

诊断

鉴别诊断

- 肝炎
- 溶血、肝酶升高，血小板减少（HELLP）综合征
- 子痫前期
- 胆汁淤积性黄疸
- 胆石症

合并症： 常见的有低血糖及肝性脑病、凝血功能障碍、肾衰竭、败血症、误吸、循环衰竭、胰腺炎、胃肠道出血。

检查与评估

实验室检查： 全血细胞计数，肝功能测定，血清胆红素，凝血试验，血氨。

影像学： 超声、CT 或磁共振成像可证实脂肪变性，但假阴性结果可高达 80%。

特殊检查： 无。

诊断步骤： 病史、体格检查及实验室检查。

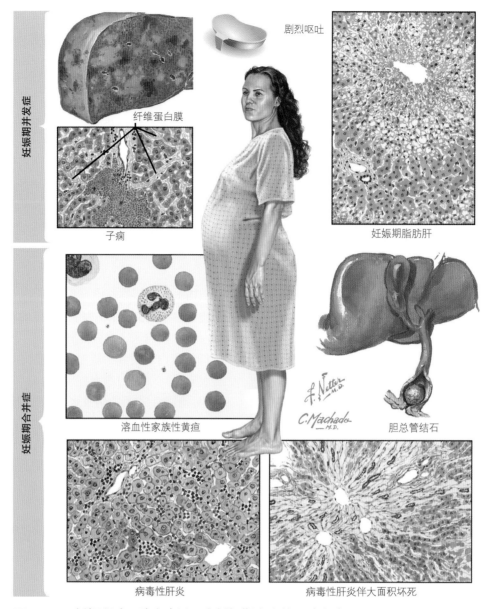

妊娠期并发症

妊娠期合并症

剧烈呕吐

纤维蛋白膜

子痫

妊娠期脂肪肝

溶血性家族性黄疸

胆总管结石

病毒性肝炎

病毒性肝炎伴大面积坏死

图 216.1 妊娠所致肝脏疾病以及在妊娠期发生的肝脏疾病

病理学

大体上肝脏缩小，质软，色黄腻，组织学上肝细胞水肿，含有脂肪微粒，细胞核居中，不累及门脉区。肾小管细胞也有脂质沉积。

处理与治疗

非药物治疗

一般处理：快速评估，支持性治疗（液体、葡萄糖和凝血因子），以及不考虑孕周的立即分娩。

特殊处理：唯一有效的治疗方法是分娩，通常

可阻止病情发展。终止妊娠的方法是选择剖宫产还是阴道分娩仍有争议。若计划手术或出现继发出血，输注新鲜冰冻血浆、冷沉淀、全血、浓缩红细胞、血小板都是必需的。在某些病例中需考虑肝移植。

饮食：禁食。

活动：严格卧床休息。通常需要重症监护病房住院治疗。

药物治疗

无特效药物。其他药物的应用取决于症状及一般情况。

随访

监测：加强对循环系统和肝肾衰竭的监护。通常胎儿安全也受到严重威胁（大部分在诊断时胎儿已死亡），故应加强胎儿监护。

预防：无特殊。

并发症：通常对母亲（75%）及胎儿都是（90%）致死性的；近来死亡率报道较前降低（母体死亡率10%，胎儿死亡率20%）。其他并发症包括低血糖及肝性脑病（60%）、凝血功能障碍（55%）、肾衰竭（50%）。败血症、误吸、循环衰竭、胰腺炎及胃肠道出血都很常见。

预后：通常对母亲及胎儿都是致死性的。如果诊断明确并且及时分娩，恢复的标志是急性胰腺炎

及腹水（几乎是普遍的）。短暂性尿崩症在恢复期很常见，大约在分娩后7~10天发生。对于接受快速和支持性治疗的患者，最终可痊愈，而且很少复发。大多数实验室检查指标在分娩后7~10天内恢复正常。

其他

ICD-10-CM 编码：O26.611（妊娠期肝和胆道疾病，妊娠早期），O26.612（妊娠期肝和胆道疾病，中期），和 O26.613（妊娠期肝和胆道疾病，妊娠晚期）。

参考文献

扫描书末二维码获取。

羊水栓塞　　217

概述

定义：羊水栓塞是一种罕见但致命的分娩并发症，它是指混有胎儿鳞状细胞及毛发的羊水进入母体循环系统，并于肺及其他血管床发生栓塞。是机械性梗阻和过敏反应共同导致的一个致命的临床过程。"妊娠过敏性综合征"一词已被提出，但尚未得到广泛认可。

患病率：占分娩总数的1/3万（尽管罕见，但它是孕产妇死亡的最常见原因之一）。

好发年龄：生育年龄；产程晚期或产后立即发生。

遗传学：无遗传学倾向。

病因与发病机制

病因：胎儿鳞状细胞及毛发引发过敏反应以及肺血管的机械性梗阻。左心衰竭。弥散性血管内凝血所致的凝血功能障碍。

高危因素：产程异常、子宫张力降低、高龄产

妇、剖宫产和器械辅助分娩、前置胎盘和胎盘早剥、多产、过敏史或过敏体质、子痫、药物引产。

症状与体征

- 呼吸窘迫和低氧血症，继而出现发绀，然后是心功能衰竭，之后发生出血和凝血物质的耗竭，包括纤维蛋白原，血小板，凝血因子 V、Ⅷ和 XⅢ，最后发生昏迷、癫痫，或两者兼而有之。

诊断

鉴别诊断

- 肺栓塞（血栓形成）
- 心肌梗死或围产期心肌病
- 心律失常
- 子宫破裂

合并症：过敏或过敏体质。

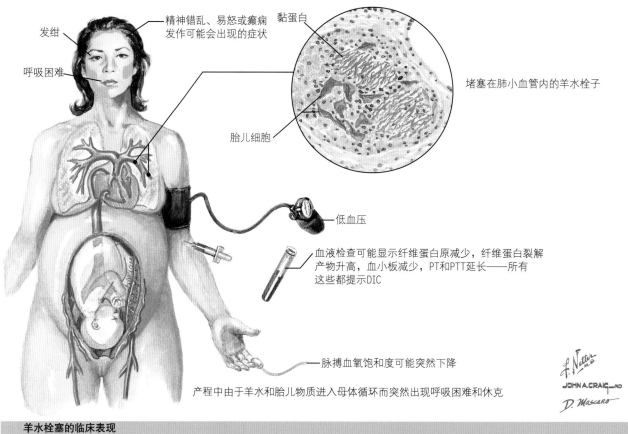

精神错乱、易怒或癫痫发作可能会出现的症状

发绀

呼吸困难

黏蛋白

堵塞在肺小血管内的羊水栓子

胎儿细胞

低血压

血液检查可能显示纤维蛋白原减少，纤维蛋白裂解产物升高，血小板减少，PT和PTT延长——所有这些都提示DIC

脉搏血氧饱和度可能突然下降

产程中由于羊水和胎儿物质进入母体循环而突然出现呼吸困难和休克

羊水栓塞的临床表现

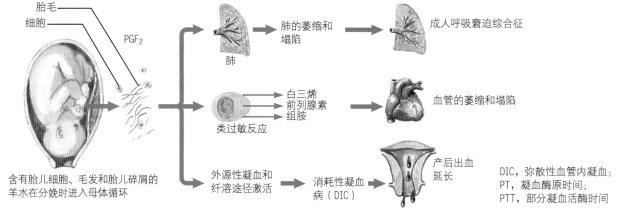

胎毛
细胞

PGF₂

肺

肺的萎缩和塌陷

成人呼吸窘迫综合征

类过敏反应

白三烯
前列腺素
组胺

血管的萎缩和塌陷

含有胎儿细胞、毛发和胎儿碎屑的羊水在分娩时进入母体循环

外源性凝血和纤溶途径激活

消耗性凝血病（DIC）

产后出血延长

DIC，弥散性血管内凝血；
PT，凝血酶原时间；
PTT，部分凝血活酶时间

图 217.1　羊水栓塞

检查与评估

实验室检查：凝血功能、血气分析、肾功能和各项基本化验。

影像学：可以帮助评估肺部并发症，但对诊断无决定性意义

特殊检查：氧饱和度的持续监测，有创的血流动力学监测（肺动脉漂浮导管）。

诊断步骤：病史、体格检查。需排除其他病因。

病理学

典型表现为肺血管内可见胎儿鳞状细胞及毛发，但既不具有敏感性也无特异性。最初表现为急性肺动脉高压和右心衰竭（持续 15~30 分钟），然后是左心功能不全。

处理与治疗

非药物治疗

一般处理：保持气道畅通，心肺复苏（包括营养心肌、强心、高浓度氧气支持等治疗），据报道，血管加压素的使用是成功的。纠正凝血功能障碍（输血和血小板、新鲜冻血浆及蛋白质）。

特殊处理：无。分娩前出现心脏停搏的产妇，应选择剖宫产术分娩以提高新生儿的预后。

饮食：禁食水至病情好转。

活动：卧床至病情好转。

药物治疗

无特效药物。其他药物治疗包括心血管系统、呼吸系统、肾脏和凝血功能等方面。

随访

监测：严密监测血流动力学变化（动脉和中心静脉）及凝血功能改变。

预防：无特殊。

并发症：羊水栓塞的急性死亡率约为 50%。存活妇女中，50% 会有严重的出血倾向。肾衰竭、肺水肿和成人呼吸窘迫综合征也经常发生。起病早期出现心脏停搏的产妇仅 8% 没有神经系统后遗症。总孕产妇死亡率接近 80%。活产新生儿一半以上存在神经系统后遗症。

预后：维持幸存者生命，防止并发症的出现。

其他

注意：羊水栓塞的严重影响是由过敏反应引起的，实验研究发现，在实验环境下，预防性的应用白三烯合成抑制剂可能阻止羊水栓塞症状的发展。

ICD-10-CM 编码：O88.113（妊娠期的羊水栓塞，孕晚期），O88.12（分娩期羊水栓塞）。

参考文献

扫描书末二维码获取。

臀先露　218

概述

定义：分娩时胎儿的臀（臀位：50%~70%）、单足或双足位于子宫颈口处（完全臀位、臀部弯曲占 5%~10%；不完全臀位、臀部伸展占 10%~40%）。

患病率：足月妊娠中占 3%，妊娠 30 周时占 13%。

好发年龄：生育年龄。

遗传学：无遗传学倾向。

病因与发病机制

病因：早产，胎儿或母体畸形（例如胎儿脑积水、母体子宫畸形），多胎妊娠。

危险因素：早产，胎儿或子宫畸形，多胎妊娠，既往臀位妊娠。

症状与体征

- 腹部触诊时胎头未入盆
- 胎心位于子宫的较高位置
- 子宫颈检查时触到胎儿的单足、双足或臀部

诊断

鉴别诊断

- 胎儿畸形（脑积水、无脑畸形）

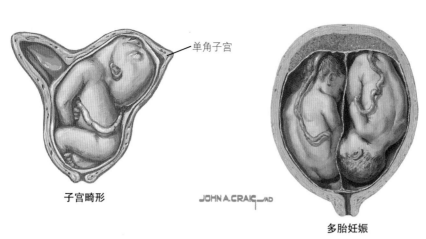

子宫畸形

多胎妊娠

JOHN A.CRAIG_AD

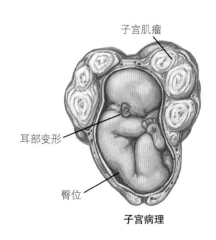

子宫肌瘤

耳部变形

臀位

子宫病理

导致胎儿宫内拥挤的情况会导致胎位异常

图 218.1　臀位分娩

- 子宫畸形（子宫纵隔、双角子宫、子宫肌瘤）
- 多胎妊娠
- 巨大胎儿

　　合并症： 早产，前置胎盘，胎盘早剥，胎膜早破，先天畸形（6%，所有分娩胎儿中畸形比例为2.5%），颅内出血，胎儿生长受限，神经系统疾病和死亡，多胎妊娠和羊水过多。

检查与评估

　　实验室检查： 在分娩前进行评估时无特异性检查。
　　影像学： 超声检查可以确定胎儿先露。
　　特殊检查： 胎心率和子宫活动监测。
　　诊断步骤： 体格检查（四步触诊），超声检查。

病理学

　　无特异。

处理与治疗

非药物治疗

　　一般处理： 母儿监测和支持。
　　特殊处理： 外倒转，评估分娩方式。外倒转的成功率 >50%。据估计，为防止 1 例围产儿死亡，需要进行 338 例剖宫产手术。
　　饮食： 正常饮食。臀先露手术产的风险高，因此患者在产程中不宜进食。
　　活动： 无限制。
　　健康教育： 消除疑虑。参见美国妇产科医师协会

健康教育手册 AP079（如果你的胎儿是臀位）。

药物治疗

　　无（宫缩抑制剂可用于外倒转术的辅助）。

随访

　　监测： 母儿监测与正常分娩相同。
　　预防： 无特殊。
　　并发症： 脐带脱垂，胎头娩出困难，分娩损伤。
　　预后： 臀位分娩的新生儿先天畸形、颅内出血、生长受限、神经系统疾病和新生儿死亡的风险增高，但臀位和分娩方式在其中的作用尚不清楚。臀位及臀位分娩的高发病率通常与容易导致臀位的因素（先天性异常、早产）有关。

其他

　　妊娠： 分娩方式必须根据母儿的情况个体化，除有效的预防措施外还需要有专业技术的产科医生。如果条件允许可以考虑经阴道分娩：胎儿体重在 2000~3800 g，胎儿情况正常，骨盆够大，胎方位正常，并且分娩过程中子宫颈扩张和先露部下降正常。剖宫产不能避免胎头娩出困难的情况（约 1% 的病例）。
　　ICD-10-CM 编码： O32.1XX0（臀位的母体护理，不适用或非特异）。

参考文献

　　扫描书末二维码获取。

概述

定义： 分娩时产力作用于胎儿头部和周围组织形成的胎头外观特征性改变。这种局部隆起一般刚好位于宫颈内口下方的胎儿头皮下。

患病率： 较典型的位于经阴道分娩的胎儿头顶部。与之相似的胎儿先露部分的隆起根据先露部不同而异。

好发年龄： 刚出生时。

遗传学： 无遗传学倾向。

病因与发病机制

病因： 胎头进入并通过较窄的产道时被挤压。

危险因素： 巨大儿，产程延长，骨盆狭窄，孕妇增加腹压时间较长。

症状与体征

- 胎儿头皮下对称的隆起恰好位于宫颈内口下。在左枕横位分娩时胎头水肿位于右顶骨部；在右枕横位分娩时胎头水肿位于左顶骨部。

- 通常有数毫米厚度的渗出，常见于分娩过程中梗阻或产程延长。胎头水肿与头皮血肿不同之处在于后者有明显的骨缝界线，不越过骨缝。

诊断

鉴别诊断

- 头皮血肿占分娩的 2%~3%
- 胎头塑形
- 帽状腱膜下血肿

　　合并症： 巨大儿，梗阻性分娩，孕妇糖尿病。

检查与评估

实验室检查： 无特异性实验室检查。

影像学： 无特异性影像学表现。

特殊实验： 无。

诊断程序： 病史和体格检查。

新生儿颅外出血或水肿

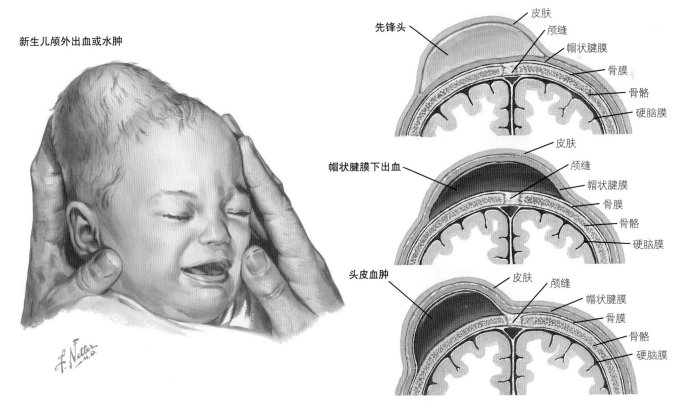

图 219.1　胎头水肿

病理学

非挫伤性的弥散性组织水肿。

处理与治疗

非药物治疗

一般处理：评估和解释。

特殊处理：无。胎头水肿在分娩后 24~48 小时内消退。

饮食：正常饮食。

活动：无限制。

药物治疗

无。

随访

监测：定期检查。

预防：缩短产程尽快结束分娩。

并发症：头皮血肿和可能被忽视的颅内出血。有报道称极少数病例发生头皮坏死导致长期瘢痕和脱发。存在潜在感染风险，但较少见。

预后：快速而自发的完全消退。

其他

ICD-10-CM 编码：P12.81(胎头水肿)，P12.1(由于胎头吸引时产伤所致的胎头水肿)。

参考文献

扫描书末二维码获取。

---

220 妊娠合并心血管疾病

挑战

心血管疾病是妊娠期非产科因素中孕产妇死亡的主要原因之一。以往患先天性心脏病或重大心脏疾病的患者难以存活至生育年龄，而现在大部分患者无论是计划内或计划外的妊娠和分娩都很普遍。

范围：心脏病合并妊娠约占所有妊娠总数的 1%。二尖瓣脱垂占妊娠合并心脏病妇女的 5%~7%，风险的类型和严重程度因病变类型和患者的心脏功能而异（见表 220.1）。伴有瓣膜疾病的孕妇在孕期和分娩后患血栓栓塞性疾病、亚急性细菌性心内膜炎、心功能衰竭和肺水肿的风险增加。

目标：识别存在心血管疾病风险的患者，提供现实的母儿风险的咨询服务并降低风险。分娩前处理包括经常性地对母亲的心功能状态和胎儿状态进行评估，同时避免增加心脏负担。后者包括预防贫血，及时控制感染和发热，限制剧烈活动，并适当限制体重的增加。

表 220.1　妊娠合并心脏病孕产妇死亡率

Ⅰ组（死亡率 <%1 ）	• 房间隔缺损
	• 生物瓣
	• 二尖瓣狭窄（心功能Ⅰ、Ⅱ级）
	• 动脉导管末闭
	• 肺 / 三尖瓣疾病
	• 手术矫正后的法洛四联征
	• 室间隔缺损
Ⅱ组（死亡率 5%~15% ）	• 主动脉瓣狭窄
	• 主动脉缩窄（未累及瓣膜）
	Ⅱ A
	• 主动脉正常的马方综合征
	• 二尖瓣狭窄（心功能Ⅲ、Ⅳ级）
	• 既往心肌梗死
	• 未矫正的法洛四联征
	Ⅱ B
	• 人工瓣膜
	• 二尖瓣狭窄伴心房纤颤
Ⅲ组（死亡率 25%~50% ）	• 主动脉狭窄累及瓣膜
	• 累及主动脉的马方综合征
	• 肺动脉高压

策略

病理生理： 至妊娠中期，由于外周阻力降低，心输出量增加 40%，血管内容积增加 30%~50%，血压平均下降 10 mmHg；这种需求增加，可能是致命的。在产后一段时间内，由于子宫收缩和子宫体积迅速变小，多达 500ml 的血液进入母体循环。心脏并发症，如围产期心肌病，可能在产后 6 个月内发生。心脏瓣膜病是妊娠期最常见的心脏并发症，其中妊娠合并风湿性心脏病最多见，瓣膜受损的严重程度决定了妊娠的风险。粗略统计，这类患者中 90% 伴有二尖瓣狭窄，这可能导致在妊娠期心输出量增加时阻塞加重。严重或伴有心房颤动时，妊娠期间发生心力衰竭的风险增加。

治疗原则： 纽约心脏协会心脏病分级是一个经常使用的用于评估妊娠期心脏病风险的指南（见表 220.2）。Ⅰ级和Ⅱ级的患者，比如室间隔缺损、动脉导管未闭、轻度二尖瓣关闭不全或主动脉瓣疾病的患者，通常能较好地度过妊娠期，但这些胎儿仍面临较高的早产和低出生体重的风险。由于原发肺动脉高压、未纠正的法洛四联症、艾森曼格综合征等或其他疾病引起的Ⅲ、Ⅳ级的患者，很少有好的治疗效果，合并妊娠时有较高的死亡风险，常超过 50%。处于这个级别的心功能失代偿的患者应避免妊娠，或在仔细咨询心脏病专家或产科高危妊娠专家后考虑终止妊娠。ZAHARA 评分在一项回顾性队列研究中得到验证，可以预测不良的母体心脏事件。也有其他评分系统（如 CARPREG 风险评分），但尚未普遍采用。

表 220.2　纽约心脏协会心脏病分级

Ⅰ级	无心脏病的代偿失调
Ⅱ级	休息时无代偿失调的症状 体力活动基本不受限制
Ⅲ级	休息时无代偿失调的症状 体力活动时明显受限制
Ⅳ级	休息时出现代偿失调的症状 任何体力活动均出现不适

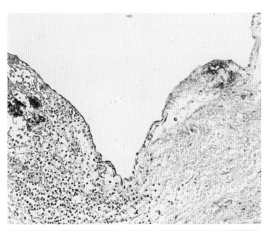

非常早期主动脉瓣细菌性心内膜炎时血小板和有机物沉积（染色深）、水肿和白细胞浸润

细菌性心内膜炎时二尖瓣、主动脉瓣的早期赘生物

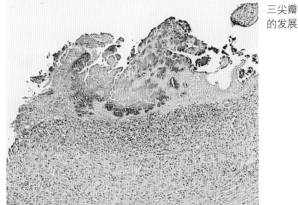

三尖瓣赘生物的发展

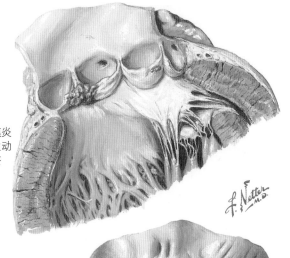

早期细菌性心内膜炎的二尖瓣赘生物

图 220.1　妊娠期心血管疾病

实施

注意：大多数二尖瓣脱垂患者能平安度过妊娠期。罕见的左房和左室增大的患者在妊娠过程中可以发展为心功能不全。超声心动图可以评估疾病的严重程度和心房及心室的压力。

围生期心肌病罕见，但是病情严重。围生期心肌病的症状体征与其他心肌病相似，发生在妊娠晚期和产后 6 个月，病因不详。因此，疾病诊治过程风险很大，需要早期诊断、及时处理。风险最高的是那些 30 多岁、经产妇、非裔美国人、双胎妊娠或患有先兆子痫的患者。

少见的心脏疾病，如特发性肥厚性主动脉瓣狭窄和马方综合征相关的结构异常，孕产妇死亡率达 25%~50% 或者更高。这种状况的出现，要求在妊娠期必须进行具有预见性和富有决策性的专业监护，切合实际要求，并能够及时转诊至专业医疗机构。

参考文献

扫描书末二维码获取。

221　宫颈机能不全

概述

定义：宫颈机能不全是指妊娠期子宫颈无症状的扩张，常导致妊娠中晚期子宫颈管的完全扩张和随之发生的胎膜早破和（或）胎儿娩出。

患病率：发生率为 1/（54~1842）次妊娠（由于诊断标准不确定），似有下降趋势。

好发年龄：生育年龄。

遗传学：无遗传学倾向。

病因与发病机制

病因：医源性（最常见）：宫颈扩张术、刮宫术或其他操作造成宫颈损伤，手术（锥切术）造成的损伤。先天性组织缺损、子宫畸形如双子宫、产科裂伤、胎儿期母体接触己烯雌酚。

危险因素：胎儿期母体接触己烯雌酚（现在很少见），子宫畸形，结缔组织病紊乱（如 Ehlers-Danlos 综合征）。

症状与体征

- 妊娠中晚期先于分娩的自发性胎膜破裂，或无痛而迅速的早产史（通常 3 次或更多）。
- 分娩前胎膜突出至阴道内。

诊断

鉴别诊断

- 子宫畸形
- 绒毛膜羊膜炎、宫颈炎
- 染色体异常（平衡易位）

合并症：胎膜早破、早产和妊娠中晚期复发性流产或早产。

检查与评估

实验室检查：除常规产前检查外无特异性检查。

影像学：宫颈环扎术前进行超声检查，确保胎儿正常发育。虽然宫颈长度可以通过超声检查来测量，但除了在高危人群中（约在怀孕 14 周时开始），常规使用这种方法并不是一种有效的筛查工具。正常宫颈长度在 14~28 周约为 4.1 cm（±1.02 cm），并且通常长度逐渐减少直至孕 40 周，平均长度在 2.5~3.2 cm。宫颈漏斗状和宫颈缩短的迹象与早产的风险增加有关，但在没有其他危险因素的情况下进行治疗尚有争议。

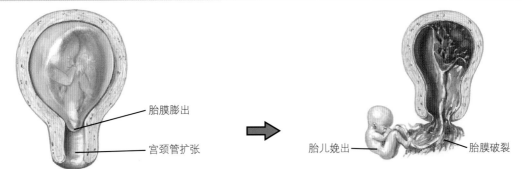

宫颈机能不全

胎膜膨出

宫颈管扩张

宫颈机能不全表现为孕中期宫颈管扩张

胎儿娩出

胎膜破裂

如果不治疗，扩张的宫颈管可能导致胎膜破裂和/或胎儿娩出

宫颈机能不全的外科治疗（宫颈环扎术）

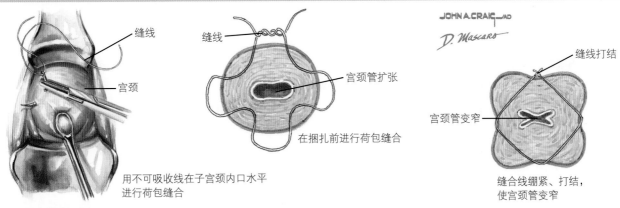

缝线

宫颈

用不可吸收线在子宫颈内口水平
进行荷包缝合

缝线

宫颈管扩张

在捆扎前进行荷包缝合

缝线打结

宫颈管变窄

缝合线绷紧、打结，
使宫颈管变窄

图 221.1 宫颈机能不全与手术治疗

特殊检查：无。通常在前次发生流产的孕周或接近妊娠中期时行阴道检查。

诊断步骤：病史。

病理学

无痛性子宫颈扩张。

处理与治疗

非药物治疗

一般处理：随访，定期产前检查，监测子宫颈变化。

特殊处理：在妊娠 10~14 周行子宫颈环扎（用不可吸收线在子宫颈内口水平缝合），通常在妊娠 38 周拆除阴道内的缝线。如果在妊娠 38 周前发动分娩，应及时拆除缝线。少数时候经腹完成子宫颈环扎，这时保留缝线并且禁止经阴道分娩。有报道使用子宫托（如 Smith-Hodge）得到与子宫颈环扎相似的效果，但这种方法较少使用。阴道出血、出现子宫收缩、明显感染或胎膜早破是子宫颈环扎的禁忌

证。因为子宫颈环扎术后留下的瘢痕，约 15% 的患者需要剖宫产分娩。

饮食：正常饮食。

活动：通常建议限制活动，但缺少相关的妊娠结局研究。因为子宫颈环扎术可能会诱发分娩，所以妊娠 24 周后卧床休息是唯一有效的治疗。

健康教育：参见美国妇产科医师协会健康教育手册 AP100（复发性流产），AP110（子宫颈环扎线圈拆除步骤）。

药物治疗

在既往出现过孕中期胚胎丢失并提示宫颈机能不全的妇女中，一项关于应用羟孕酮己酸（从 16 周至 20 周开始应用到 36 周）的随机试验结果显示该药物的应用降低了复发早产的风险。预防性抗生素和 β 受体激动剂并没有被证明是有效的。

随访

监测：定期产前检查，监测高危患者的子宫颈变化。如果行子宫颈环扎术，应在妊娠 38 周时拆除

环扎线。

预防：非孕期手术，要避免过度扩张宫颈。

并发症：胎儿丢失，绒毛膜羊膜炎，宫颈裂伤，或者在分娩发动时未拆除环扎线可能发生子宫破裂。

预后：正确的诊断并进行子宫颈环扎术，胎儿幸存率由 20% 升至 80%。

其他

ICD-10-CM 编码：N88.3（宫颈机能不全）。

参考文献

扫描书末二维码获取。

222 妊娠期胆囊炎

概述

定义：大约 3% 的孕妇可并发胆石症和胆囊炎。急性胆囊炎是妊娠期手术的第二大非产科指征（仅次于急性阑尾炎）。

患病率：孕妇胆石症发病率为 3%~4%；胆囊炎发病率约为 0.25%。

好发年龄：生育年龄。

遗传学：某些种族存在较高的发病风险，例如 Pima 印第安人。

病因与发病机制

病因：多数学者认为形成胆固醇结石的代谢变化是羟甲基戊二酰辅酶 A（HMG-CoA）还原酶和胆固醇 -7α- 羟基化酶之间的平衡失调。HMG-CoA 调控胆固醇合成，而胆固醇 -7α- 羟基化酶调节胆汁酸合成速率。并发胆固醇结石患者 HMG-CoA 水平升高，胆固醇 -7α- 羟基化酶含量降低。这种比例变化增加胆固醇沉淀的风险。在妊娠期，胆汁合成速度加快，胆汁内胆固醇饱和度增加，胆囊排空速度下降，因此胆结石形成和堵塞的风险增加。这些生理变化在分娩后 2 个月左右逆转。

危险因素：胆囊炎与孕妇年龄大、多次分娩、多胎妊娠和既往胆囊炎发作史有关。

症状与体征

不因妊娠而改变。

- 可与妊娠反应相互混淆
- 厌油腻
- 右上腹痛，可伴有向背部或肩胛骨的放射痛
- 恶心或呕吐（常误认为"消化不良"或"晨吐"）
- 发热常与胆囊炎有关

诊断

鉴别诊断

- 分娩
- 子痫前期
- 胎盘相关因素（胎盘早剥）
- 妊娠期肝内胆汁淤积症
- 胃肠炎
- 胃食管反流
- 消化不良
- 肠易激综合征
- 消化道溃疡
- 冠心病
- 肺炎
- 阑尾炎

合并症：黄疸、肝硬化、胰腺炎、肠梗阻和早产。

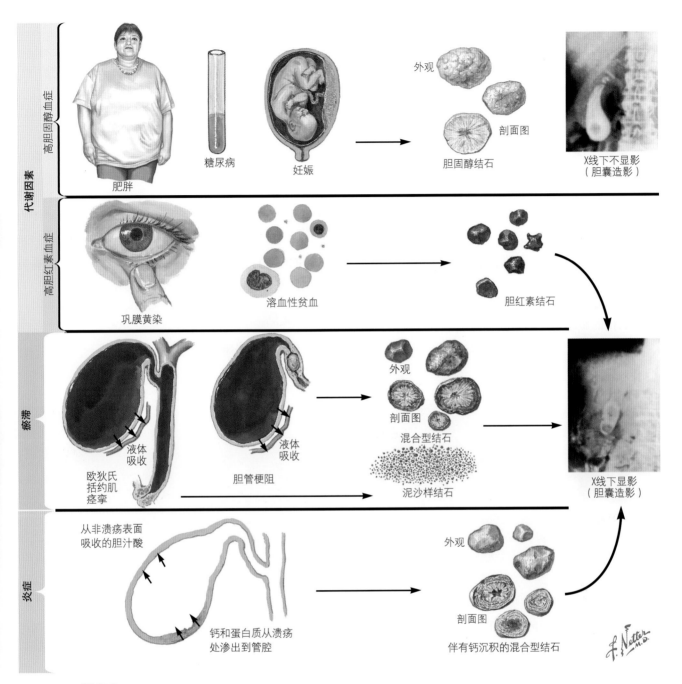

代谢因素

高胆固醇血症

肥胖　　糖尿病　　妊娠　　外观　　剖面图
胆固醇结石　　X线下不显影（胆囊造影）

高胆红素血症

巩膜黄染　　溶血性贫血　　胆红素结石

淤滞

液体吸收　　液体吸收
欧狄氏括约肌痉挛　　胆管梗阻
外观　　剖面图　　混合型结石　　泥沙样结石
X线下显影（胆囊造影）

炎症

从非溃疡表面吸收的胆汁酸　　钙和蛋白质从溃疡处渗出到管腔
外观　　剖面图　　伴有钙沉积的混合型结石

图 222.1　胆囊炎

检查与评估

实验室检查： 辅助检查没有特异性诊断价值，包括全血细胞计数、血清胆红素、淀粉酶、碱性磷酸酶和转氨酶浓度。

影像学： 胆囊的超声检查（对于胆囊内的淤泥状结石或结石的诊断准确率为 96%）；可以看到最小 2 mm 的结石。

特殊检查： 无。

诊断程序： 病史、体格检查、超声检查和实验室检查。

病理学

无特异。

处理与治疗

非药物治疗

一般处理： 观察，调整饮食结构以减少富含胆固醇和脂肪类食物的摄入量。

特殊处理：胆石症可以采用支持治疗和口服药物治疗，必要时可以手术切除。在妊娠期间施行胆囊切除术可导致 5% 的胎儿丢失率，如果在手术治疗期间并发胰腺炎则上升至接近 60%。

饮食：急性发作时或在确诊之前均应禁食；其他时间要减少含脂肪和胆固醇多的食物摄入量。

活动：无限制。

药物治疗

熊去氧胆酸 8~10 mg/d，每日分 2~3 次口服。合并胆囊炎时，应给予适当的静脉补液、胃肠减压、止痛剂和抗生素（例如头孢菌素）。

禁忌证：已知过敏者、急性胆囊炎、肝功能异常、钙化的胆结石（非胆固醇为主的结石）。

相互作用：详见各药物说明。

随访

监测：急性发作经控制后应进行正常的产前护理。
预防：无特殊。
并发症：急性胆囊炎、胰腺炎、逆行性胆管炎、腹膜炎、穿孔（至胃肠道）以及早产或分娩。
预后：通过口服药物或外科手术治疗，胆囊炎一般预后良好。

其他

ICD-10-CM 编码：K80.20（胆囊结石不伴胆囊炎不伴梗阻，其他以梗阻或炎症为基础）。

参考文献

扫描书末二维码获取。

---

223 绒毛膜羊膜炎

概述

定义：绒毛膜羊膜炎是胎膜的炎症。其可能与胎膜早破发生早、时间长或早产有关。
患病率：占早产的 40%。
好发年龄：生育年龄。
遗传学：无遗传学倾向。

病因与发病机制

病因：阴道微生物逆行性感染，最常见的是胎膜早破。研究表明细菌（特别是大肠埃希菌）可以渗透完整的绒毛膜羊膜。感染途径包括血行、经腹或经输卵管。

危险因素：长时间的胎膜早破，频繁的阴道检查，细菌性或滴虫性阴道炎，阴道或宫颈感染沙眼衣原体，吸烟，贫血，阴道出血。

症状与体征

不因妊娠而改变。

- 可能无症状
- 发热（>100.5 ℉，38 ℃）
- 母体心动过速
- 子宫易激惹和压痛
- 可能导致胎膜早破或早产
- 母亲感染症状（白细胞计数和红细胞沉降率升高）
- 宫颈分泌物脓性（晚期）

诊断

鉴别诊断

- 胎盘早剥
- 腹腔内感染（如阑尾炎）
- 肾盂肾炎

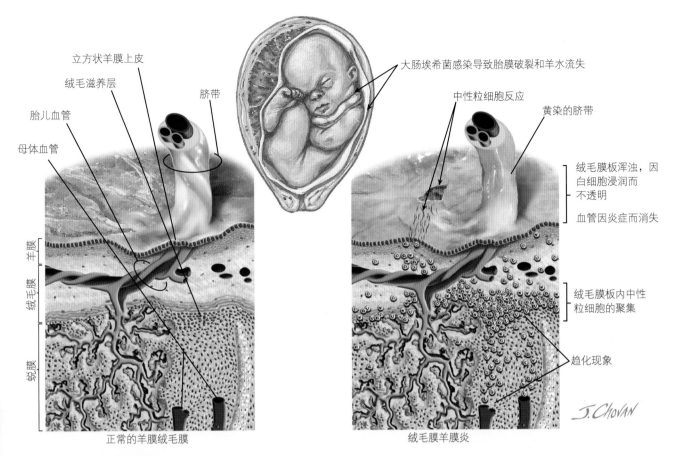

图中标注：

立方状羊膜上皮
绒毛滋养层
胎儿血管
母体血管
脐带
大肠埃希菌感染导致胎膜破裂和羊水流失
中性粒细胞反应
黄染的脐带
绒毛膜板浑浊，因白细胞浸润而不透明
血管因炎症而消失
绒毛膜板内中性粒细胞的聚集
趋化现象
J. Chovan

羊膜
绒毛膜
蜕膜

正常的羊膜绒毛膜

绒毛膜羊膜炎

图 223.1　绒毛膜羊膜炎

- 肺炎
- 肺栓塞
- 手术切口部位感染（会阴切开术、剖宫产腹部切口或输卵管结扎术）
- 乳腺充血
- 药物热

　　合并症：子宫内膜炎、胎儿感染（肺炎、皮肤感染、败血症）和羊水过少与临床绒毛膜羊膜炎有关。产程异常和产后出血也更为常见。脑瘫与宫内感染和相关的炎症过程有关。

检查与评估

　　实验室检查：白细胞计数和红细胞沉降率。羊水革兰氏染色（阴性结果具有 99% 的特异性）。进行微生物培养，可能有助于治疗，但诊断必须是基于临床的。羊膜腔穿刺术用于培养并没有显示能改善妊娠结局。目前尚无明确证据支持 C 反应蛋白用于绒毛膜羊膜炎的早期诊断。

　　影像学：无特异性影像学表现。

　　特殊检查：胎儿的生物物理特征可能有助于管理（如果时间和母体条件允许）。

　　诊断程序：体格检查，微生物培养。

病理学

　　单核和多形核白细胞侵入绒毛膜（非特异性）。

处理与治疗

非药物治疗

　　一般处理：评估和抗感染。

　　特殊处理：尽快分娩（引产）

　　饮食：除产科因素要求外，无特殊饮食改变。

　　活动：无限制，除非产科因素要求。

　　健康教育：消除疑虑。美国妇产科医师协会健康教育手册 AP087（早产和分娩）。

药物治疗

　　基于可疑病原体或培养检测到的病原体使用广谱抗生素。

- 氨苄西林每 6 小时静脉注射 2 g，每 8 小时加庆大霉素 1.5 mg/kg。
- 头孢西丁（每 6~8 小时静脉注射 2 g）。
- 替卡西林 / 克拉维酸盐每 6 小时静脉注射 3.1 g。
- 亚胺培南 - 西司他丁每 6 小时静脉注射 0.5 g。
- 氨苄西林 / 舒巴坦每 6 小时静脉注射 3.0 g。

禁忌证：已知或疑似过敏。有关其他注意事项，请参见各药物说明。

注意事项：详见各药物说明。

其他药物

- 美洛西林每 4~6 小时静脉注射 4 g；哌拉西林每 4 小时静脉注射 3~4 g。
- 提倡使用退热药来降低胎儿发病的风险。

随访

监测：胎儿和母亲受感染和分娩的影响，需要加强监测。

预防：胎膜早破后限制阴道检查次数。

并发症：严重的败血症可能发生在罕见的情况下，可能需要子宫切除。产程异常和产后出血的风险增加。如果抗生素治疗不能在 24~48 小时内改善，考虑脓肿或化脓性盆腔血栓性静脉炎的可能。

预后：早期识别，积极抗菌，快速分娩，产妇预后良好。胎儿结局取决于分娩时的胎龄。

其他

妊娠：当绒毛膜羊膜炎出现时，一般必须加快分娩。

注意：多达 20% 的早产妇女可以通过羊膜腔穿刺术发现细菌，而没有明显的临床感染证据。绒毛膜羊膜炎不是剖宫产的指征。

ICD-10-CM 编码：O41.1230（绒毛膜羊膜炎）。

参考文献

扫描书末二维码获取。

---

224 妊娠期糖尿病

挑战

及时诊断和治疗糖代谢紊乱，最大程度地减少与糖尿病有关的母婴风险。糖尿病和妊娠可以互相影响，应了解糖尿病对孕妇和胎儿的影响，进行必要的治疗处理，以提供最佳的治疗监护。

问题：妊娠期糖尿病是最常见的妊娠并发症，孕妇发病率为 2%~7%（与特定人群或民族中 2 型糖尿病的患病率成正比）。前一次妊娠合并妊娠期糖尿病的患者在随后的妊娠中复发的可能性为 33%~50%。1 型糖尿病的孕妇更容易发生母体并发症（糖尿病酮症酸中毒、糖尿、高血糖、羊水过多、子痫前期、妊娠期高血压、早产、视网膜病、泌尿道感染以及宫缩乏力等）。患糖尿病孕妇的婴儿发生先天畸形的风险（3%~6%）与正常孕妇的婴儿（1%~2%）相比，高 3 倍以上。在这些先天性畸形中心脏和肢体畸形最常见。其他的胎儿并发症包括胎儿死亡、羊水过多、高胆红素血症、低钙血症、低血糖症、巨大儿、红细胞增多症、早熟、呼吸窘迫综合征以及自然流产。

目的：通过饮食控制、锻炼、口服降糖药和应用胰岛素（有指征的患者）的综合治疗使血糖水平尽可能接近正常值。糖尿病的理想治疗应在妊娠前开始，并要求患者和家庭接受有关糖尿病知识的宣教、参与治疗。对已经确诊的患者，宣教应针对需要，以密切控制和更经常地监测血糖为目的。新诊断出糖尿病的妇女需要对其疾病和怀孕期间血糖控制进行指导。对于胎儿，治疗的目的是减少巨大儿的可能性及其后果，减少新生儿低血糖的发生。

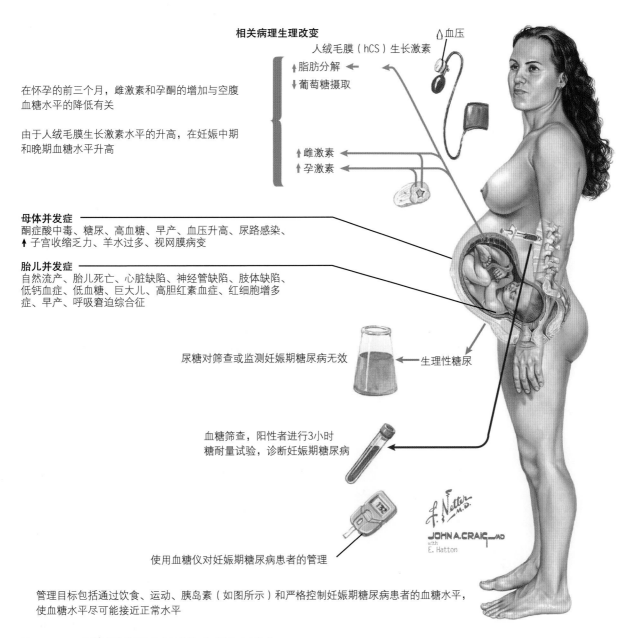

在怀孕的前三个月，雌激素和孕酮的增加与空腹血糖水平的降低有关

由于人绒毛膜生长激素水平的升高，在妊娠中期和晚期血糖水平升高

相关病理生理改变

人绒毛膜（hCS）生长激素

↑脂肪分解
↓葡萄糖摄取

↑血压

↑雌激素
↑孕激素

母体并发症
酮症酸中毒、糖尿、高血糖、早产、血压升高、尿路感染、↑子宫收缩乏力、羊水过多、视网膜病变

胎儿并发症
自然流产、胎儿死亡、心脏缺陷、神经管缺陷、肢体缺陷、低钙血症、低血糖、巨大儿、高胆红素血症、红细胞增多症、早产、呼吸窘迫综合征

尿糖对筛查或监测妊娠期糖尿病无效

生理性糖尿

血糖筛查，阳性者进行3小时糖耐量试验，诊断妊娠期糖尿病

使用血糖仪对妊娠期糖尿病患者的管理

管理目标包括通过饮食、运动、胰岛素（如图所示）和严格控制妊娠期糖尿病患者的血糖水平，使血糖水平尽可能接近正常水平

图 224.1　妊娠期糖尿病相关的病理生理改变

策略

病理生理：在胎盘生成过程中大量合成的人催乳素能够促进脂类分解代谢并减少葡萄糖摄取和生成。这种抗胰岛素作用足以使边缘状态的患者转变成糖尿病患者，或者使胰岛素依赖型糖尿病患者胰岛素应用的剂量进行再调整。雌激素、黄体酮和胎盘中的胰岛素酶使糖尿病治疗进一步复杂化，糖尿病酮症酸中毒更常见。肾血流量和灌注率的升高超过肾小管重吸收，导致生理性尿糖的排出量接近 300 mg/d。由于尿糖和血糖水平之间不良的相互联系，这种生理性改变使得尿糖筛查不适合作为检查或监测妊娠期糖尿病的方法。

治疗原则：糖尿病的严重程度可以根据美国糖尿病协会（ADA）分类或按怀特分类方案判断，但后者因胎儿评估、新生儿护理和孕妇代谢管理的改进而变得不那么适用。这些分级方法有利于已发表数据间进行有意义的比较，并且有助于预测孕妇和胎儿的关联风险。ADA 中 2 型糖尿病患者通常体重超重，其糖尿病的控制需要严格的饮食管理和应用小剂量口服降糖药或胰岛素。虽然妊娠期糖尿病患者在以后的妊娠中或年龄增大后的糖耐量异常发生率较高，但它是可逆的。由于此种患者的胎儿畸形风险增加，所以孕妇血清甲胎蛋白测定和早期超声波检查对这些患者具有很大的意义。产前检查和晚期妊娠积极引产都适用于确诊的糖尿病患者。当估计胎儿体重在 4500 g 或以上时，可以考虑剖宫产，因为这样可以减少婴儿永久性臂丛神经损伤的可能性。

健康教育：美国妇产科医师协会健康教育手册 AP176（糖尿病妇女的健康怀孕），AP177（妊娠期糖尿病），AP142（糖尿病和妇女）。

实施

注意事项：妊娠期糖尿病的筛查是在 24~28 周间口服 50 g 葡萄糖后测量 1 小时血糖水平。果冻豆可以代替通常的葡萄糖饮料（28 个标准尺寸的果冻豆 =50 g 简单碳水化合物），但与葡萄糖聚合物溶液（80%~90%）相比，这种方法的灵敏度较低（40%）。此类试验的正常上限为 130 mg/dl（140 mg/dl 的筛查阈值比 130 mg/dl 的阈值灵敏度低 10%，但假阳性结果较少；任何一个阈值都可以接受）。如果患者的值超过这个阈值，则进行正式的 3 小时葡萄糖耐量试验。大约有 15% 的患者有异常筛查结果，大约相同比例

的患者 3 小时葡萄糖耐量检查异常。对于 3 小时葡萄糖耐量试验，患者必须在试验前 3 天摄入至少 150 g/d 的葡萄糖。测定空腹血糖水平，消耗 100 g 葡萄糖负荷。然后在 1 小时、2 小时和 3 小时测量血糖水平。如果两个或两个以上的数值异常，则可诊断为妊娠期糖尿病。如果只有一个值异常，则该测试被视为模棱两可，应在 4~6 周内重复进行。妊娠期糖尿病低风险人群见表 224.1。

表 224.1　妊娠期糖尿病低风险人群（必须满足所有标准）

- 年龄小于 25 岁
- 一级亲属中没有已知的糖尿病
- 非 2 型糖尿病高危人群（高危人群包括亚裔、非裔、土著美裔、南亚或东亚裔、太平洋岛国居民）
  体重指数不超过 25 kg/m²
  既往无糖耐量异常
  既往没有与妊娠期糖尿病相关的不良产科结局

参考文献

扫描书末二维码获取。

225　胎儿酒精综合征

概述

定义：妊娠期间酗酒孕妇分娩的新生儿表现出的一种畸形综合征。异常表现包括形态畸形（尤其是面部）、生长迟缓以及智力低下等神经系统畸形。

患病率：新生儿发病率从 6/10 000 到 2/1 000 不等，全球发病率高达 23/1000。宫内酒精暴露是可预防的引起出生缺陷和发育障碍的主要原因。

好发年龄：生育年龄的母亲，其新生儿出生时确诊。

遗传学：无遗传学倾向。

病因与发病机制

病因：妊娠期间饮酒（通常每天饮酒量大于 80 g）。其不良影响可发生在妊娠各时期，即使饮酒量低于上述剂量。疾病的严重程度似乎与饮酒量和饮酒时间成正比。尽管每天不超过 1 盎司的少量饮酒未发现明显影响，但是绝对安全的饮酒量目前还没能确定。

危险因素：妊娠期间饮酒。

症状与体征

- 面部畸形：小头畸形、眼裂短小、面部中间扁平、人中发育不良以及上唇变薄；也可以见到低鼻梁、内眦皮的皱褶、小耳畸形、带有不美观牙釉质的小牙齿、鼻部短小和短腭等；确定诊断必须具备两个或两个以上面部畸形特征

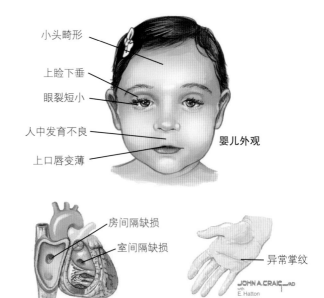

小头畸形
上睑下垂
眼裂短小
人中发育不良
上口唇变薄
婴儿外观

房间隔缺损
室间隔缺损
异常掌纹
心脏和骨骼畸形很常见

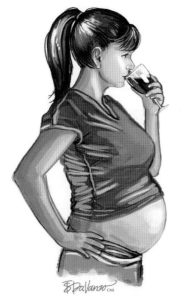

怀孕期间饮酒超过3盎司/天被认为是"高风险的"。
虽然饮酒量低于1盎司/天时很少看到可识别的影响，
但在这一水平上没有安全保证。

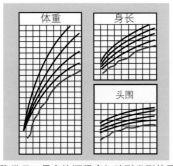

体重　身长
头围

发育缺陷常见。母亲饮酒程度与畸形类型的程度和
严重程度（包括生长迟缓）有关，对预后影响大

图225.1　胎儿酒精综合征的临床特征

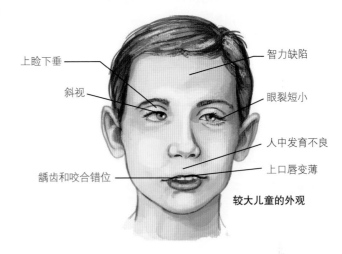

上睑下垂
斜视
龋齿和咬合错位
智力缺陷
眼裂短小
人中发育不良
上口唇变薄
较大儿童的外观

- 心脏畸形
- 关节、肢体和手指或足趾畸形
- 视力下降（包括近视）
- 胎儿出生前后生长迟缓
- 智力迟钝和发育异常，大脑和脊髓发育缺陷
- 行为异常，如注意力不集中、活动过多（多动症）、易冲动、高度精神紧张、焦虑

诊断

鉴别诊断

- 其他染色体异常或先天性的综合征。

合并症：孕妇方面有其他物质滥用（烟草、毒品），性传播疾病。胎儿方面有牙齿疾病、心脏缺陷和眼部疾病（经常需要矫正视力）。

检查与评估

实验室检查：无特异性实验室检查。

影像学：应用超声检查评估胎儿生长和发育，在宫内也可以发现一些心脏异常，阴性检查结果没有排除价值。

特殊检查：无。

诊断步骤：孕妇个人生活史和新生儿体格检查。

病理学

影响额叶、纹状体和尾状核、丘脑和小脑的脑容量减少；胼胝体变薄；杏仁核功能异常。

处理与治疗

非药物治疗

一般处理：对孕妇进行劝告并制订戒酒计划。对胎儿和新生儿进行评估、专业指导和支持，监测牙齿疾病（在这些儿童中更常见）、心脏和视力异常。

特殊处理：无。

饮食：在怀孕期间减少或戒除饮酒。

活动：无限制。

健康教育：饮食和饮酒忠告。参见美国妇产科医师协会健康教育手册 AP068（酒精和女性），AP170（烟草、酒精、药物和怀孕）。

药物治疗

无。

随访

监测：定期体检，监测牙齿疾病（儿童）、心脏和视力异常。

预防：在怀孕期间减少或戒除饮酒，但目前还没有确定每天不超过 1 盎司的少量饮酒与这种综合征的关系。妊娠期间安全饮酒量尚无结论。

并发症：重度饮酒的孕妇其自然流产的发生率较高。

预后：由于胎儿酒精综合征的影响，新生儿可患有轻度到重度的智力迟钝，同样，畸形多种多样，而且是终身的。

其他

ICD-10-CM 编码：P04.3［新生儿（疑似）受母亲饮酒影响），Q86.0［胎儿酒精综合征（畸形）］。

参考文献

扫描书末二维码获取。

---

226 妊娠滋养细胞疾病

概述

定义：妊娠滋养细胞疾病包括绒毛膜癌和葡萄胎妊娠（葡萄胎和侵蚀性葡萄胎）、胎盘部位滋养细胞肿瘤和上皮样滋养细胞肿瘤（胎盘部位肿瘤的罕见变体）。这些疾病是完全起源于胎盘异常增生的病态妊娠。分两种类型：宫腔内没有胎儿发育属于完全性；胎儿和葡萄胎组织均存在者属于部分性。

患病率：在美国葡萄胎占妊娠者1/（1000～1500）；在亚洲高达 10/1000；绒毛膜癌为 1/40 000。

好发年龄：年龄过小或过大怀孕最易发病。

遗传学：完全性葡萄胎的染色体类型 46,XX 最多见（起源于父亲，尽管线粒体 DNA 仍为母体起源）。部分性葡萄胎为三倍体（69,XXY 或 69,XXX；均起源于父亲）。

病因与发病机制

病因：不详。

危险因素：孕妇年龄（＞40 岁风险高 5.2 倍），生活在东南亚地区的非洲人，叶酸缺乏和葡萄胎病史（复发率为 2%）。

症状与体征

• 有妊娠表现，但与较高的激素水平有关，许多患

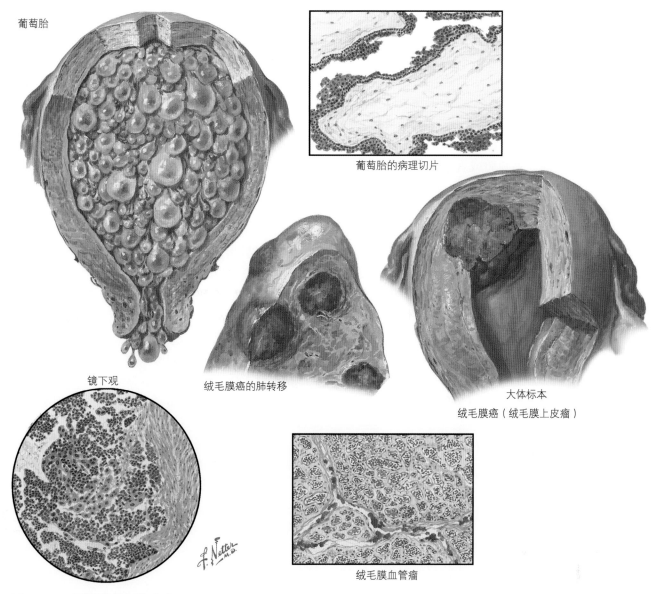

葡萄胎

葡萄胎的病理切片

镜下观

绒毛膜癌的肺转移

大体标本

绒毛膜癌（绒毛膜上皮瘤）

绒毛膜血管瘤

图 226.1　妊娠滋养细胞疾病

者妊娠反应剧烈
- 妊娠子宫大小与妊娠时间不符合（较大或较小，30%）
- 无痛性阴道流血（95%，一般在妊娠 6~16 周）
- 高血压、子痫前期、蛋白尿、恶心呕吐（呕吐过多，8%）、视力变化、心动过速及呼吸急促都可能出现（在怀孕早期出现妊娠有关的高血压实际上即有诊断意义）
- 部分性葡萄胎会出现不全流产或流产的症状（90%），包括阴道出血（75%）
- 双侧卵巢增大（卵巢黄素化囊肿；由于过度的 hCG 刺激）

诊断

鉴别诊断

- 绒毛膜癌
- 流产
- 先兆流产

　　合并症：妊娠剧吐、高血压、子痫前期、蛋白尿、恶心呕吐、视力改变、心动过速及呼吸急促。15%~20% 的患者可发生双侧附件肿物（卵巢黄素化囊肿）。

检查与评估

实验室检查：全血细胞计数；人绒毛膜促性腺激素（β-hCG）定量检测确定风险程度和连续检测以观察治疗效果；为确定是否适合 Rh 免疫球蛋白治疗（需要时）和血液置换应检测患者血型和 Rh 状态。在切除大子宫前，建议进行凝血功能检测和交叉配血。对于侵蚀性葡萄胎或绒毛膜癌，绒毛膜促性腺激素水平通常超过 100 000 mIU/ml。

影像学：超声检查能够确诊。应常规拍摄胸部 X 线片以检查有无转移性病变。

特殊检查：无胎儿心音（完全性葡萄胎）。

诊断步骤：病史和体格检查。水肿的滋养层碎片可能通过部分扩张的宫颈口通过阴道，提醒临床医生诊断。

病理学

滋养细胞水肿。染色体核型：部分性——三倍体（80%）；完全性——46,XX（95%）。

处理与治疗

非药物治疗

一般处理：评估和诊断，一般支持性治疗。

特殊处理：葡萄胎治疗需要手术清除宫腔内容物。最常利用吸引刮除术来完成治疗。由于一些葡萄胎体积大，并且有子宫收缩乏力倾向，应及时给予缩宫素，需要时应立即输血。

饮食：正常饮食。

活动：无限制。

药物治疗

无。缩宫素或麦角新碱（甲基麦角新碱）在清宫术时可用以帮助子宫收缩。原发或复发恶性滋养细胞疾病通常需要化疗，如甲氨蝶呤、放线菌素 D、苯丁酸氮芥或环磷酰胺，单用或联合应用。

随访

监测：一旦宫腔内病变被清除，患者必须密切随访至少 1 年，以观察良性或恶性病变复发的可能性。患者检查中的任何变化、hCG 浓度定量的增加或至术后 12 周时 hCG 水平没有降到 10 mIU/ml 以下，都必须考虑良性或恶性病变复发的可能性。血清 hCG 水平通常每 2 周监测一次，直到连续三次检测结果为阴性，然后每月监测直至术后 6~12 个月〔在 3%~4% 的个体中发现的蛋白水解酶和嗜异性抗体可导致 hCG 试验出现假阳性（据报道高达 800 ImU/ml），并可能导致不适当的治疗〕。

预防：无特殊。

并发症：尽管恶变率不足 10%，但妊娠滋养细胞肿瘤患者仍应警惕。一般而言，葡萄胎体积越大或者病情越重，手术期间肺部并发症、出血、滋养细胞栓塞或术后体液过载发生的风险越大。

预后：约 80% 葡萄胎经过初步治疗后均呈良性过程。15%~25% 的患者发展为侵蚀性病变，3%~5% 最终出现转移性病变。原发或复发的恶性滋养细胞肿瘤患者的预后总体上良好（治愈率 >90%）。经常伴发于葡萄胎的卵巢黄素化囊肿，在手术清除宫腔病变后可能需要数月时间才能恢复。只有不到 5% 的患者需要子宫切除术才能治愈绒毛膜癌。

其他

妊娠：在一次葡萄胎后应至少推迟一年才可再次怀孕，以避免混淆正常妊娠和疾病复发。这些患者在将来的妊娠中流产、死产、先天畸形、早产或其他并发症发生率并不升高。任何后续妊娠的胎盘应送去进行组织学评估。

ICD-10-CM 编码：O01.9（葡萄胎，未指定），D39.2（胎盘行为不确定的肿瘤）。

参考文献

扫描书末二维码获取。

概述

定义：妊娠期间激素水平升高可以引起齿龈增生、肉茎状齿龈生长以及化脓性肉芽肿。尽管怀孕时齿龈炎不是孕妇关注的重点，但牙科医生必须重视这种常见病并且应适时给予治疗。牙周病被认为是早产的一个危险因素。

患病率：属于常见病（一些学者估计在孕妇中发病率达到90%）。

遗传学：无遗传学倾向。

病因与发病机制

病因：激素引起的过度增生（口服避孕药物也有类似影响）、不正确的牙菌斑清除、梭形杆菌或螺旋体感染以及过敏反应等。

危险因素：激素水平上升（妊娠和口服避孕药物）、牙齿保健不佳、长期经口呼吸、糖尿病、艾滋病病毒感染和牙齿咬合不正。

症状与体征

- 口臭
- 牙龈红肿，尤其在牙齿根部
- 齿龈周线改变
- 刷牙或用牙线清洁时出血
- 牙齿之间乳头状齿龈水肿

诊断

鉴别诊断

- 糖尿病
- 脱屑性牙龈炎
- 白血病
- 药物反应（苯妥英）
- 艾滋病病毒感染

合并症：牙周炎，舌炎，早产。

检查与评估

实验室检查：无特异性实验室检查。

影像学：无特异性影像学表现。

特殊检查：涂片检查以确定致病病因，必要时进行病原菌培养。

诊断步骤：病史和体格检查。

病理学

急性或慢性炎症，上皮细胞不连续、充血和多形核白细胞浸润。

处理与治疗

非药物治疗

一般处理：定期检查、注意保持良好的口腔卫生、戒烟、温盐水漱口（每日2次）、定期牙齿护理。无论处于妊娠的何种阶段，若有感染、脓肿或败血症均需要及时治疗。

特殊处理：清除刺激因素（牙菌斑）。

饮食：保证适当的营养。

活动：无限制。

健康教育：加强定期牙齿护理。

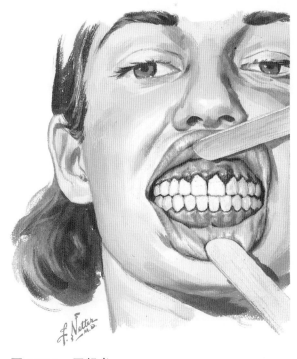

图 227.1 牙龈炎

药物治疗

青霉素 V 250~500 mg 口服，每 6 小时一次，局部应用皮质类固醇药物（口腔用曲安奈德）。

禁忌证：已知或怀疑的过敏反应。

慎用：如果应用青霉素要注意观察阴道真菌菌群过度生长的情况。

相互作用：详见各药物说明。

其他药物

根据涂片或细菌培养结果选择其他抗生素。

随访

监测：定期健康维护。

预防：培养并保持良好的牙齿卫生习惯（每天刷牙和用牙线清洁牙齿），定期检查和洗牙。

并发症：严重的牙周疾病，牙齿脱落。

预后：分娩后如果激素变化停止，一般均会改善；如果不注意保持牙齿卫生则有复发可能。

其他

ICD-10-CM 编码：K05.10（慢性牙龈炎，牙菌斑导致）。

参考文献

扫描书末二维码获取。

---

228 HELLP 综合征

概述

定义：溶血（hemolysis）、肝酶升高（elevated liver enzymes）、血小板减少（low platelet count）（HELLP）综合征与妊娠期高血压疾病和子痫前期等多种疾病相关，以肝脏和血液系统改变为主要特点。

患病率：0.1%~0.8% 的孕妇；重度子痫前期患者可高达 20%。

好发年龄：生育年龄。80% 的病例是在怀孕 37 周前确诊的。

遗传学：无遗传学倾向。

病因与发病机制

病因：尚不清楚。可能与遗传学、内分泌 / 代谢（包括前列腺素产生异常）、子宫胎盘缺血及免疫系统变化有关。与胎儿长链 3- 羟基酰基辅酶 A 脱氢酶（LCHAD）缺乏有关。

危险因素：年龄大于 40 岁、黑种人、妊娠期高血压疾病家族史、肾脏疾病、抗磷脂综合征、糖尿病、多胎妊娠、既往有子痫前期或 HELLP 综合征病史。慢性高血压增加妊娠期高血压疾病的风险。

症状与体征

- 子痫前期或者子痫伴有溶血（血小板减少的程度可预测疾病的严重程度和预后不良的可能性）、转氨酶升高（部分或全部指标；其中有 20% 的患者血压正常）
- 右上腹或者上腹疼痛。
- 恶心、呕吐和精神萎靡

诊断

鉴别诊断

- 子痫前期或者子痫

HELLP综合征（溶血、肝功能异常、血小板减少）

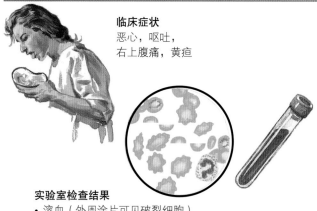

临床症状
恶心，呕吐，
右上腹痛，黄疸

实验室检查结果
- 溶血（外周涂片可见破裂细胞）
- 肝功能检测值升高
- 血小板计数减少

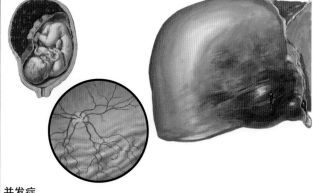

并发症
- 胎盘早剥
- 肝被膜下血肿
- 视网膜脱离
- 急性肾损伤
- 肺水肿
- 弥散性血管内凝血（DIC）

子痫

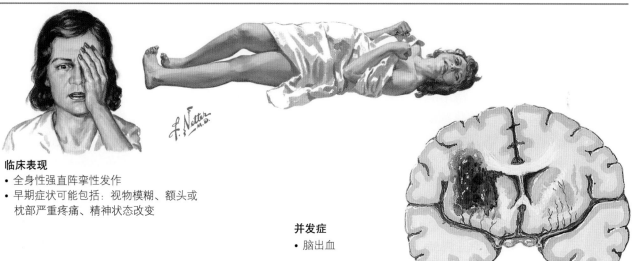

临床表现
- 全身性强直阵挛性发作
- 早期症状可能包括：视物模糊、额头或枕部严重疼痛、精神状态改变

并发症
- 脑出血

图 228.1　HELLP 综合征

- 继发性高血压
  - 不正确的血压测量（袖带大小、位置、方法不正确）导致的血压读出值升高
  - 多胎妊娠
  - 葡萄胎
  - 原发性肝病和妊娠期急性脂肪肝

    合并症：胎儿生长受限，早产。

检查与评估

　　实验室检查：肝肾功能（包括酶、肌酐清除率、24 小时尿蛋白），血小板计数，血小板凝集试验（血小板 $>50 \times 10^9/L$ 时很少发生自发性出血）。

　　影像学：超声监测胎儿宫内生长状况（经常表现为胎儿生长受限）。

　　特殊检查：评估胎儿肺成熟度。如果母体病情严重，在处理上应该基于母体的情况，而不是胎儿的成熟度。

　　诊断步骤：血压测定，实验室确诊。

病理学

　　HELLP 综合征累及多个脏器，包括肾脏、肝脏、血液系统和神经系统。

处理与治疗

非药物治疗

一般处理： 进行评估，给予支持治疗，做好终止妊娠的准备。

特殊处理： HELLP综合征经常出现在子痫前期或者子痫的重症患者中，分娩是唯一而有效的治疗。除在短暂的病情稳定时期外一般不宜进行保守治疗。

饮食： 正常饮食。

活动： 无限制。

健康教育： 参见美国妇产科医师协会健康教育手册AP034（妊娠期高血压）。

药物治疗

对于轻度至中度的慢性高血压患者可以选用α-甲基多巴作为一线药物。

在产程中或者引产时，需用硫酸镁来减少抽搐的发生为32周前分娩胎儿提供脑保护（20分钟静脉给予4 g硫酸镁，然后每小时2~3 g静脉滴注维持，治疗范围为4~8 mg/dl）。

如果收缩压>180 mmHg、舒张压>110 mmHg时，肼曲嗪5~10 mg静脉小壶滴入，每20分钟给药一次，或者拉贝洛尔20 mg，每10分钟给药一次，24小时的最大剂量不超过300 mg。重症患者也可以使用硝普钠。

类固醇一直被提倡，但其使用并没有得到大规模精心设计的随机、双盲、安慰剂对照试验的支持。

禁忌证： 血管紧张素转换酶抑制剂具有致畸作用，妊娠期禁用。利尿剂可引起血容量下降从而对胎儿产生不利影响，因此尽量避免在妊娠期使用。（尽管伴有水肿，但这些患者的血液浓缩，循环血量下降）。

慎用： 如果血压增高或者使用强的降压药物，需要进行血流动力学监测（中心静脉）。

其他药物

异维拉帕米和尼莫地平均可用来快速降压。

随访

监测： 加强对孕妇和胎儿的监测，产前检查。

预防： 小剂量阿司匹林和补充钙剂的作用目前尚未得到证实。

并发症： 孕妇心功能不全，脑卒中，肺水肿（10%的死亡率），呼吸衰竭，肾衰竭（5%的死亡率），弥散性血管内凝血（DIC），包膜下或实质内肝血肿，癫痫发作和癫痫相关损伤（6%的死亡率），视网膜脱离，颅内出血，昏迷，死亡（0.5%~5%的死亡率）。胎儿的危险（宫内生长受限和胎死宫内）与尿蛋白的严重程度及母亲的舒张期血压有直接的关系。胎盘早剥可发生在高达10%的病例。

预后： HELLP综合征通常在妊娠终止后缓解，但再次妊娠的复发率或以后血压增高的概率将增加。

其他

ICD-10-CM编码： O14.20（HELLP综合征），O14.10（重度子痫前期）。

参考文献

扫描书末二维码获取。

---

229 妊娠期肝炎

概述

定义： 肝炎是妊娠期发生的最严重的感染之一。

患病率： 妊娠期肝炎的发病率为0.1%~0.5%（1/3的美国人甲肝抗体呈阳性）。在过去15年中，妊娠期肝炎的患病率有所下降。

好发年龄： 生育年龄。

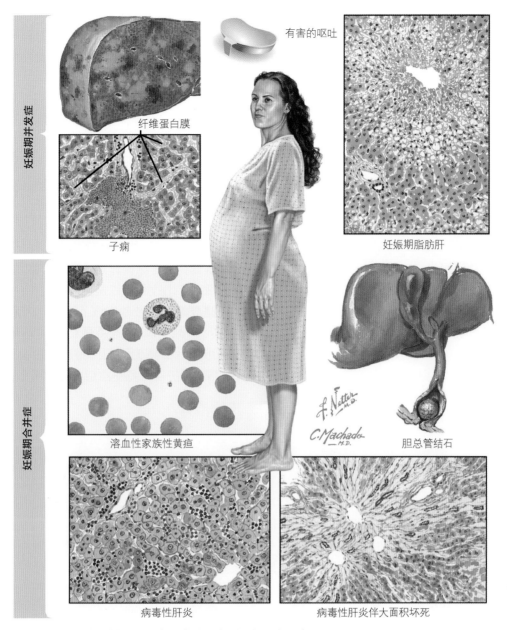

妊娠期并发症

纤维蛋白膜

子痫

有害的呕吐

妊娠期脂肪肝

妊娠期合并症

溶血性家族性黄疸

胆总管结石

病毒性肝炎

病毒性肝炎伴大面积坏死

图 229.1　妊娠引起的肝脏疾病和妊娠合并肝脏疾病

遗传学：无遗传学倾向。

病因与发病机制

病因：有五种肝炎类型。甲型肝炎是一种 RNA 病毒经粪口传播引起，占急性肝炎的 30%~50%。乙型肝炎是一种小的 DNA 病毒感染引起，约占 40%~45%。孕期急性乙型肝炎的发生率为 1‰~2‰，慢性感染则为 5‰~15‰。乙型肝炎通过非肠道和性行为传播。通过与感染者性接触，25% 的人被感染。丙型肝炎（即非甲非乙型）约占 10%~20%，是由单链的 RNA 病毒通过非肠道传播引起。丁型肝炎是由一种 RNA 病毒引起，与乙型肝炎合并感染，其发生

率低，但病死率高且远期预后差。戊型肝炎和其他非甲非乙型肝炎尽管少见，但在妊娠期也有发生。

危险因素：静脉注射吸毒者、血友病患者、同性恋、医护工作者为乙型肝炎疾病感染高危人群。不良的洗手习惯、多个性伴侣、性传播疾病史、纹身和多次输血（丙型肝炎），也增加感染风险。

症状与体征

不因妊娠而改变。

- 发热（60%），精神萎靡（70%），乏力，食欲下降（50%），恶心（80%）
- 不同程度的右上腹痛（50%）

- 上腹部触及肿大的肝脏
- 深色尿（85%）和白陶土样便
- 60% 伴有黄疸
- 凝血功能异常和脑病（仅在重症时发生）

诊断

鉴别诊断

- 妊娠期急性脂肪肝
- 中毒性肝损害
- 妊娠期肝内胆汁淤积症
- 重度子痫前期
- 单核细胞增多症
- 巨细胞病毒性肝炎
- 狼疮性肝炎
- 病毒性肠炎

合并症：黄疸、肝硬化、胰腺炎、肾炎、肠梗阻。如有肝硬化，合并早产、胎儿生长受限、宫内感染和宫内胎儿死亡。

检查与评估

实验室检查：妊娠期的肝炎诊断标准与非孕期是一致的；血生化检查异常提示急性肝脏疾病（丙氨酸转移酶、门冬氨酸转移酶和胆红素显著升高）。免疫化学检查提示感染的存在和临床分期。重症患者，需要检查凝血功能。建议孕妇做常规筛查。

影像学：无特异性影像学表现。

特殊检查：经皮肝穿刺活检对诊断有帮助，但通常不必要进行。

诊断步骤：病史、体格检查、超声（价值有限）和实验室检查。

病理学

病毒性肝炎以其损伤和浸润的特点区别于其他肝损伤。

处理与治疗

非药物治疗

一般处理：脑病、凝血功能异常的重症患者以及精神萎靡的患者应该收住院观察。营养支持是必需的，同时应当保证液体摄入和维持电解质平衡。上腹部避免外力撞击。在性伴侣进行预防接种以前，应避免性接触。

特殊处理：没有特效的方法可以改善这些感染的自然进程。对于高危人群（如去流行区旅行、性伴侣患病）可以进行预防。紧急暴露的情况下可以注射免疫球蛋白（见下文内容）。妊娠期每天应用富马酸替诺福韦酯 300 mg 或每天拉米夫定 100 mg 是安全的，并且产生耐药性的风险很低。抗病毒治疗通常是不需要的，除非在急性肝衰竭或长期重型肝炎的情况下。

饮食：饮食结构合理，营养丰富。

活动：上腹部应该避免外伤。

健康教育：患者应该了解高危因素和传播途径，从而可以减少家庭内接触传播的危险性和日后复发的可能。参见美国妇产科医师协会健康教育手册 AP125（保护自己免受乙型肝炎和丙型肝炎）。

药物治疗

可以应用支持治疗所需药物；其余的药物作用有限或者疗效尚待证实。

随访

监测：一旦发现患者出现急性期临床表现，应该立即开始进行产前检查。对于慢性肝病或者肝炎病毒携带者则需要动态、连续监测。

预防：在孕前对高危孕妇进行有计划的主动免疫接种。易感甲型肝炎的高危人群可以和非孕妇一样注射 γ- 球蛋白。那些暴露于乙型肝炎的人群或者乙肝携带者可以使用乙型肝炎疫苗进行主动免疫治疗，也可以使用乙型肝炎免疫球蛋白（HIBG）进行被动免疫。HIBG 应该在暴露后的 48 小时内使用。这些产妇的婴儿应该接受以上两种免疫措施。乙型肝炎患者的婴儿应该在生后 12 小时内分别注射 0.5 ml 的 HIBG、乙型肝炎疫苗（在不同部位），在生后 1 个月和 6 个月时再分别接种一次。

并发症：急性肝炎死亡率随肝炎类型和感染的严重程度而不同，大约在 2‰~10‰。严重的甲型肝炎并发症很少见。乙型肝炎病毒垂直传播到发育中的胎儿可能会带来很大的风险。在乙型肝炎表面抗原（HbsAg）阳性的妇女中，在没有免疫预防措施的情况下 10%~20% 将病毒传播给新生儿。在 HBsAg

和 HbeAg 血清阳性的妇女中，垂直传播率约为 90%。急性乙型肝炎患者中，高达 10% 的新生儿垂直传播发生在妊娠早期，80%~90% 的新生儿垂直传播发生在妊娠晚期。大多数（90%）未经治疗的婴儿成为慢性携带者，能够感染他人。这些婴儿患肝硬化和肝癌的风险也在增加。新生儿的感染率随着孕周的不同而不同，孕晚期的感染机会明显增加（在分娩时暴露于血液和体液中）。由丁型肝炎导致的慢性肝炎约占 80%，其中 15% 表现为急性肝硬化，死亡率达 25%。慢性肝病和肝衰竭往往继发于乙型、丙型和丁型肝炎。

预后：85%~90% 的患者症状完全消失，10%~15% 的乙型肝炎患者成为慢性乙型肝炎病毒携带者（其中 10%~15% 的患者将出现持续的严重肝脏病变，包括肝硬化和肝细胞性肝癌）。80% 以上的丙型和丁型肝炎将发展为伴有肝硬化的慢性肝炎，而 20%~25% 发展至肝衰竭。

其他

ICD-10-CM 编码：O98.519（妊娠期其他病毒性疾病）。

参考文献

扫描书末二维码获取。

妊娠剧吐　230

概述

定义：妊娠剧吐是指妊娠早期严重的恶心和呕吐，引起脱水、代谢紊乱和体重减轻，其中碱中毒（由于盐酸的丢失）和低钾血症是常见的情况。

患病率：70%~85% 的妇女会感到恶心；50% 的呕吐发生在怀孕的前三个月；0.5%~2% 的孕妇剧烈呕吐。

好发年龄：生育年龄。

遗传学：无遗传学倾向。

病因与发病机制

病因：未知。

危险因素：多胎妊娠、葡萄胎、心理因素、偏头痛、女性胎儿（发生妊娠剧吐的概率是男性胎儿时的 1.27 倍）。酒精和吸烟似乎在一定程度上有保护作用。

症状与体征

- 恶心和呕吐导致体重下降、脱水、酮体形成和电解质紊乱（有些人将其定义为体重下降超过怀孕前体重的 5%）
- 症状一般从第 4~8 周开始，持续到 16 周或更长时间

诊断

鉴别诊断

- 妊娠异常（滋养细胞疾病、多胎妊娠）
- 心理因素
- 胃肠炎
- 胆囊炎
- 胰腺炎
- 肝炎
- 消化性溃疡
- 妊娠期急性脂肪肝
- 肾盂肾炎

合并症：若呕吐延长可能出现宫内生长受限。

检查与评估

实验室检查：评估肝脏和代谢功能（血清肝酶

和尿酮体）。

影像学：超声检查用于妊娠评估和胎龄测定。

特殊检查：无。

诊断步骤：病史和体格检查。

病理学

无特异。

处理与治疗

非药物治疗

一般处理：小量、频繁地进食淡而无味的食物（饼干、烤面包等）。早干预效果可能更好，并将减少并发症，包括住院治疗。

特殊处理：维生素 B$_6$、止吐药或静脉补液。随着症状得到控制，逐渐增加饮食。针灸、穴位按压、类固醇或生姜疗法等尚未被证明有效。

饮食：应避免辛辣或油腻的食物，有人提倡睡前吃蛋白质类零食。

活动：无限制。

健康教育：参见美国妇产科医师协会健康教育手册 AP001（孕期营养），AP126（晨吐：妊娠期恶心呕吐）。

药物治疗

- 维生素 B$_6$（吡哆醇）50~100 mg/d（可分两次服用）和琥珀酸多西拉敏（Unisom）12.5~25 mg/d。可作为联合剂量提供（缓释剂型每片含 10 mg/10 mg；Diclegis）。

- 异丙嗪（Phenergan）25 mg 口服或直肠用，每 4~6 小时一次。
- 甲氧氯普胺（Reglan）10 mg 口服，每天 4 次。
- 美克洛嗪（Antivert）12.5~25 mg 口服，每天 4 次。

禁忌证：见具体药物。

注意事项：异丙嗪（Phenergan）是 C 类药物（动物有致畸风险，但人类有未知风险）。甲氧氯普胺（Reglan）和甲奎嗪（Antivert）是 B 类药物（无已知的人类风险）。

随访

监测：正常保健，监测胎儿生长发育。

预防：无特殊。

并发症：孕妇脱水和代谢受损。据报道，由于呕吐曾出现食管破裂或撕裂和气胸。

预后：总体良好，但严重病例复发很常见（25%~30%）。

其他

妊娠：如果营养充足，对怀孕没有影响。再次怀孕可能会复发。

ICD-10-CM 编码：O21.0［妊娠剧吐（轻度）］和 O21.1（伴有代谢紊乱）。

参考文献

扫描书末二维码获取。

---

231 胎儿生长受限

概述

定义：与相应孕周的预计值相比，胎儿大小和体重呈匀称性或非匀称性的下降，称为胎儿生长受限。发病的原因很多，大部分提示胎死宫内的风险上升。

有学者认为生长曲线的 10~20 百分位数之间的胎儿存在发育的"下降"，可能出现一系列并发症。

患病率：由于定义的不同使之很难评估，但通常认为在妊娠中发生率为 5%~10%。

好发年龄：生育年龄。在生育的极端年龄发生率较高。15 岁以下妇女的低出生体重率为 13.6%，而

25~29 岁的妇女为 7.3%。如果排除多胎妊娠，45 岁以上妇女的比例大于 20%。

遗传学：无遗传学倾向。

病因与发病机制

病因：特发性（50%）。母体疾病：高血压、吸毒或酗酒、吸烟、苯妥因、香豆素、普萘洛尔、激素、营养不良、肠炎、孕妇低体重（<50 kg）、高海拔、血红蛋白病、发绀型心脏病、多胎妊娠、辐射。胎盘疾病和异常：前置胎盘、纤维化、慢性感染，部分剥离和梗死。胎儿因素：先天性畸形、染色体异常和慢性胎儿感染。

危险因素：慢性母体疾病（高血压、肾脏疾病、心血管疾病），胎盘功能障碍，先天畸形，习惯性流产，死胎或者早产史。

症状与体征

- 子宫增长小于相应孕周
- 羊水过少
- 胎儿生长低于相应孕周的 5~10 百分位数，或者通过一系列检查证实生长速度减慢。

诊断

鉴别诊断

- 胎龄不准确
- 先天畸形
- 多胎妊娠
- 先天性小于孕龄儿
- 异位妊娠

　　合并症：早产，胎死宫内，先天畸形，羊水过少。

检查与评估

实验室检查：除非孕妇患有相应疾病，一般无意义。

影像学：通过胎儿超声检查与相应人群进行生物统计学比较。基于有关胎儿生长发育的一系列检查，方可作出诊断。

特殊检查：在妊娠晚期，进行胎儿无应激试验和缩宫素应激试验或者生物物理评分检查。多普勒血流研究的作用仍有待评估，只有当胎盘功能不全是生长受限的原因时，检查才可靠。

诊断步骤：体格检查，超声检查。体格检查可能漏诊多达 2/3 的病例；超声检查对病例的确诊率达到 80%，还可以排除 90% 的非胎儿生长受限病例。必须将胎儿生长受限与小于孕龄儿区分开来，因为小于孕龄儿的风险并没有增加。非匀称型的胎儿生长受限通常不是先天性导致的。早期宫内受损更可能导致匀称型胎儿生长受限，后期的损伤导致非匀称型胎儿生长受限。类似的，内在因素通常造成匀称型胎儿生长受限，而外在因素通常造成非匀称型胎儿生长受限。

病理学

与预期相应孕周的胎儿相比，其脂肪贮备减少导致体重下降。

处理与治疗

非药物治疗

一般处理：评估，超声监测生物学参数，停止吸烟和酗酒（如有）。

特殊处理：针对病因和不同孕龄进行处理。常需要尽早终止妊娠（大多数的胎死宫内发生在 36 周以后）。先天性的小于孕龄儿则无需处理。

饮食：除非确实存在某些物质缺乏，否则正常饮食即可。

活动：除了孕妇本身疾病或者胎儿状况外，无需限制活动。

健康教育：参见美国妇产科医师协会健康教育手册 AP098（胎儿健康的特殊监测），AP025（超声检查）。

药物治疗

无。小剂量阿司匹林治疗曾被提倡，但已被放弃。

随访

监测：加强胎儿评估、产前胎儿监护（包括无应激试验、生物物理评分、缩宫素应激试验）。母体原因的高危孕妇应尽早进行胎儿生长的评估（双顶

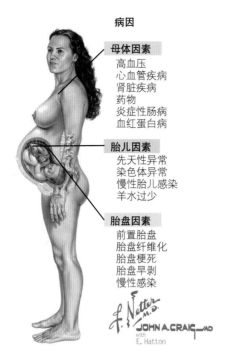

病因

母体因素
高血压
心血管疾病
肾脏疾病
药物
炎症性肠病
血红蛋白病

胎儿因素
先天性异常
染色体异常
慢性胎儿感染
羊水过少

胎盘因素
前置胎盘
胎盘纤维化
胎盘梗死
胎盘早剥
慢性感染

宫内生长受限可能以对称或不对称的方式发生。根据超声测量胎儿头围和腹围，并与胎龄进行比较，以评估胎儿的限制。其他产前检查用于评估胎儿健康状况

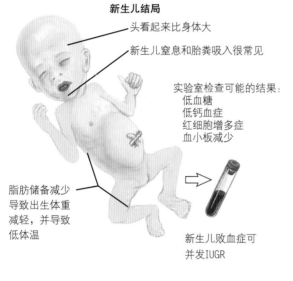

新生儿结局

头看起来比身体大

新生儿窒息和胎粪吸入很常见

实验室检查可能的结果：
低血糖
低钙血症
红细胞增多症
血小板减少

脂肪储备减少
导致出生体重
减轻，并导致
低体温

新生儿败血症可
并发IUGR

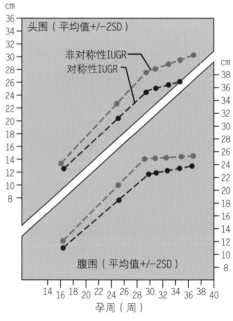

图 231.1 胎儿生长受限

径、头围、腹围、股骨长），而且随着孕周的进展多次进行。重症患者应该每 2~3 周进行一次评估。在产程过程中，应进行严密的胎儿监测。

预防： 处理母亲合并症。

并发症： 胎儿状态进行性恶化，胎死宫内（围产儿死亡率增加 8~10 倍，胎儿生长受限是继早产后导致围产儿死亡的第二病因）。体格和智力发育的远

期后遗症常见。生长受限的程度与妊娠不良结局密切相关。生长受限的胎儿胎死宫内的危险增加 2 倍。最直接的胎儿并发症是窒息、胎粪吸入、败血症、低血糖、低血钙、体温不升、红细胞增多症、肺出血。

预后： 尽管很多妊娠需要及早分娩或用其他方式进行干预以保证胎儿的健康状态，但早期发现，

往往可以促进胎儿发育。

其他

ICD-10-CM 编码：O36.5990（其他已知或疑似胎

儿生长不良）。

参考文献

扫描书末二维码获取。

多胎妊娠　232

概述

定义：多胎妊娠是指在同一妊娠期内同时存在两个或多个胎儿。

患病率：在美国占新生儿出生的 3.4%（但患病率正在上升：自 1980 年以来，患病率增长了 70%，当时患病率为 1/53）；三胞胎的自然发生率为 1/10 000。多胞胎的增加被认为与使用了生育药物和 30 岁以上妇女的生育率增加有关，她们更有可能怀上多胞胎。多胎妊娠在围产期发病率和死亡率中所占比例过高。它们占所有孕 37 周前早产的 17%，孕 32 周前早产的 23%，低出生体重儿（<2500 g）的 24%，极低出生体重儿（<1500 g）的 26%。多胎妊娠妇女的住院费用平均比同胎龄的单胎妊娠高 40%，因为她们的住院时间更长，而且产科并发症的发生率也在增加。双胎妊娠约占多胎妊娠的 96%。

好发年龄：生育年龄（随着母亲年龄的增加越来越普遍；从 15 岁到 35 岁增加了 4 倍）。

遗传学：双卵双胎具有遗传学倾向。

病因与发病机制

病因：单卵双胎是由单个受精卵分裂而成（发生率 4/1000）。当有多个卵子排出并受精（自然或通过辅助排卵）时，发生异卵多胎妊娠。见表 232.1。

危险因素：促排卵（克罗米芬治疗：5%~10% 的多胎妊娠率）、产妇高龄、产次多、体重和身高异常、非裔美国人种族。

表 232.1　双胎妊娠形成机制

机制	双胎结果
双卵子，双精子	双合子（异卵双生；70% 的病例）
单卵子，单精子	单合子（"同卵双生"）
・72 小时内分裂	・双绒毛膜双羊膜囊
・4~8 天分裂 *	・单绒毛膜双羊膜囊
・8~13 天分裂	・单绒毛膜单羊膜囊
・10~13 天后分裂	・连体双胎

* 受精后天数

症状与体征

- 子宫大于孕龄
- 听诊或多普勒研究发现多胎心音

诊断

鉴别诊断

- 羊水过多
- 葡萄胎

合并症：早产、脐带意外、宫内生长受限（50%~60% 的三胎或以上妊娠发生）、羊水过多、胎儿发病率和死亡率增加、先天性异常风险增加、胎盘早剥、前置胎盘、高血压、子痫前期、贫血、急性脂肪肝、妊娠期糖尿病、妊娠剧吐、肾盂肾炎、胆汁淤积、血栓栓塞、产后出血、手术分娩率增加。单绒毛膜双胎发生双胎输血及脐带缠绕。

辅助检查

实验室检查： 无特异性实验室检查。由于妊娠期糖尿病发病率较高，筛查尤为重要。妊娠敏感的实验室检测异常（abnormality of gestation-sensitive laboratory tests）是可以预料的，如母体血清甲胎蛋白（MSAFP）。

影像学： 超声检查（被认为是决定性的；将未诊断的多胎妊娠率从 40% 降低到 <5%）。放射学研究通常不足以确定多胎妊娠的存在或健康状况，因此常规使用 X 线片是不可取的。

特殊检查： 可考虑羊膜腔穿刺术进行基因检测

（双胎妊娠的异常率加倍：单卵妊娠为 2%~10%）。

诊断流程： 病史、体格检查、超声检查。

病理结果

检查胎盘可以确定妊娠的类型。

处理与治疗

非药物治疗

一般检查： 营养充足，减少活动，增加围产期检查，监测胎儿生长（连续超声检查）。

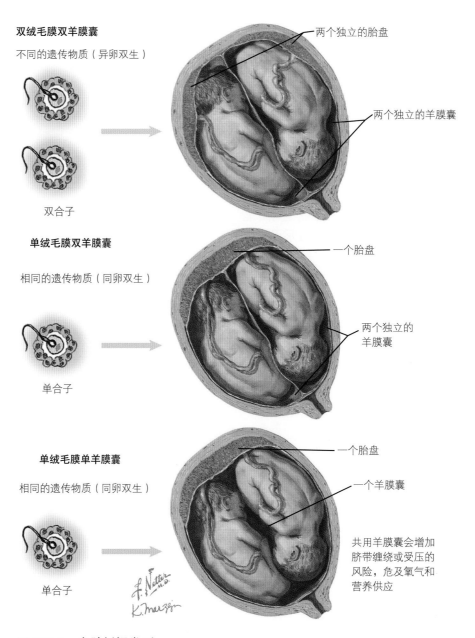

双绒毛膜双羊膜囊

不同的遗传物质（异卵双生）

双合子

两个独立的胎盘

两个独立的羊膜囊

单绒毛膜双羊膜囊

相同的遗传物质（同卵双生）

单合子

一个胎盘

两个独立的羊膜囊

单绒毛膜单羊膜囊

相同的遗传物质（同卵双生）

单合子

一个胎盘

一个羊膜囊

共用羊膜囊会增加脐带缠绕或受压的风险，危及氧气和营养供应

图 232.1 多胎妊娠类型

特殊检查：产前检查，对先兆早产及时干预。不建议常规早产住院治疗。

饮食：孕期母体每天摄入比正常孕妇多摄入300 cal。补充铁和叶酸。

活动：随着怀孕的进展减少活动。卧床休息的有效性未经证实，而且增加了发生血管血栓栓塞事件的风险。

健康教育：消除疑虑。参见美国妇产科医师协会健康教育手册 AP188（多胎妊娠）；AP087（早产和分娩），AP004（如何判断何时开始分娩）。

药物治疗

无。当早产受到威胁时，通常使用宫缩抑制药物，但作为预防措施没有用处，而且在这些患者中使用时，副作用的风险增加。使用孕激素来降低早产的风险只在单胎妊娠中进行过试验。

随访

监测：增加产前评估以及妊娠晚期产前胎儿监测的频率。关于早产迹象的咨询。

预防：无。多胎妊娠的一些并发症可以通过加强监测来减少。

并发症：围产期发病率和死亡率是单胎妊娠的 2~5 倍。早产（50%）是最常见的发病或死亡原因。其他并发症：宫内生长受限（12%~47%，单胎 5%~7%）或生长不一致、脐带缠绕、羊水过多、先天性畸形（增加 2 倍）、先露异常。单卵双胎有 1% 的单羊膜囊发生率，由于脐带缠绕或连体双胞胎，其胎儿死亡率为 50%。1/5 的三胎妊娠和 1/2 的四胎妊娠导致至少一个孩子患有严重的长期残疾，如脑瘫。脑瘫在三胎妊娠中的发生率是单胎妊娠的 17 倍，双胎妊娠的发生率是单胎妊娠的 4 倍多。如果与分娩时的胎龄相匹配，多胎妊娠的婴儿患脑瘫的风险高出近 3 倍。

产妇并发症：胎盘早剥、前置胎盘、子痫前期、贫血、妊娠剧吐、肾盂肾炎、胆汁淤积、产后出血、手术分娩率增加。

预后：总体良好，尽管足月前分娩很常见，而且手术分娩的风险增加。

其他

注意事项：高达 50% 的双胎妊娠在最初的几周内会导致一个胎儿流产（有或没有出血）。

最常见的胎位：头 / 头位（43%），头位 / 其他胎位（38%），一胎儿为其他胎位（19%）。

ICD-10-CM 编码：O30.009（双胎妊娠，胎盘数目和羊膜囊数目不明，未指明孕期），O30.109（三胎妊娠、胎盘数目和羊膜囊数目不明，未指明孕期），O30.309（四胎妊娠，胎盘数目未明，羊膜囊数目不详，未指明孕期）。

参考文献

扫描书末二维码获取。

羊水过少　233

概述

定义：羊水过少是指羊水的异常减少。足月时，羊水量大约 800 ml。

患病率：很少出现在早期妊娠，多在过期妊娠（12%~25% 在 41 周）和胎膜破裂后发生。

好发年龄：生育年龄。

遗传学：无遗传学倾向。

病因与发病机制

病因：不详。一般来说与胎儿尿液产生减少（肾发育不全、尿道梗阻、胎死宫内）、慢性羊膜渗漏或胎膜早破（35%）、母亲疾病（高血压、糖尿病、子宫胎盘供血不足、子痫前期）有关。

　　危险因素：胎儿染色体异常或者先天畸形（约50%；见表233.1），胎儿生长受限或胎死宫内，过期妊娠，多胎妊娠（双胎输血综合征），母亲高血压、糖尿病、子痫前期、应用前列腺素合成酶抑制剂等。

表233.1　羊水过少相关异常

- 羊膜带综合征
- 心脏异常：法洛四联症，室间隔缺损
- 中枢神经系统：全前脑畸形、脑膜膨出、脑膨出、小头畸形
- 染色体：三倍体，18三体，Turner综合征
- 泄殖腔发育不全
- 淋巴水囊瘤
- 膈疝
- 泌尿生殖系统：肾缺如、肾发育不良、尿道梗阻（后尿道瓣膜）、膀胱外翻、Meckel-Gruber综合征、肾盂输尿管连接处梗阻、Prune-belly综合征
- 甲状腺功能减退
- 多胎妊娠：双胎输血综合征，双胎反向动脉灌注序列（TRAP）
- 肌肉骨骼系统：阴茎畸形、骶骨发育不全、桡骨缺失、面部裂
- VACTERL（脊椎、肛门、心脏、气管和食管、肾、肢体）联合畸形

症状与体征

- 子宫大小较正常妊娠相应孕周小
- 超声检测羊水量减少

诊断

鉴别诊断

- 孕周计算不准确
- 胎儿生长受限
- 胎儿畸形
- 胎膜早破

　　合并症：胎儿：肾和输尿管畸形；胎儿生长受限；肺发育不全；肌肉和骨骼缺陷（畸形足、羊膜带综合征、肢体截断）；羊水胎粪污染；15%~25%的胎儿伴有畸形。母亲：慢性疾病（糖尿病、高血压）。

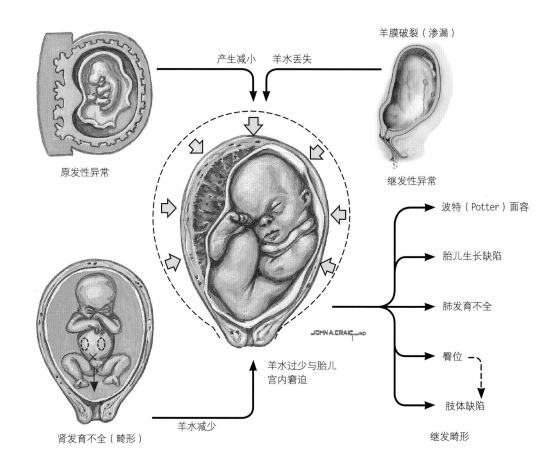

图233.1　羊水过少

检查与评估

实验室检查：无特异性实验室检查。

影像学：超声检测将宫内羊水池四个象限的最大值相加，即羊水指数（足月时平均值 12.5 cm，95 百分位数值为 21.4 cm）。对临界值给予干预措施前应再次复查。除外胎儿畸形。

特殊检查：无应激试验和缩宫素应激试验评估胎儿状况。

诊断步骤：体格检查和超声检查。

病理学

羊水量减少（由于原因不同可有其他的发现）。

处理与治疗

非药物治疗

一般处理：评估，轻度的羊水过少可以采用期待疗法。母体口服补液可改善羊水量。

特殊处理：羊水灌注疗法（在临产后应用导管输注生理盐水）可以减轻产程中脐带受压。但是并不能减少胎粪吸入的发生危险。

饮食：正常饮食。

活动：无限制。

健康教育：参见美国妇产科医师协会健康教育手册 AP069（预产期后的预期），AP025（超声检查）和 AP098（胎儿健康的特殊监测）。

药物治疗

无。

随访

监测：加强胎儿监测。

预防：无特殊。

并发症：羊膜带综合征（包括部分肢体截断），肺发育不良，早产，畸形足，羊水胎粪污染、脐带受压和胎死宫内。预后与胎龄呈负相关；羊水过少发生越早结局越差。

预后：如果羊水过少发生在足月或者过期妊娠时，胎儿耐受产程能力差（剖宫产率增加 5~7 倍）。

其他

ICD-10-CM 编码：41.00X0（羊水过少）、P01.2 [新生儿（疑似）受羊水过少影响] 和 O42.00（胎膜早破）。

参考文献

扫描书末二维码获取。

前置胎盘 234

概述

定义：胎盘种植的部位达到或部分 / 全部遮盖宫颈内口。这种情况可导致母亲大出血和子宫出口的梗阻。不同程度的分类：完全性、部分性、边缘性以及低置胎盘。以上各种分类随着宫颈的扩张和孕周的增加而改变。

患病率：占分娩总数的 0.3%~0.5%；在妊娠 10~20 周的患者中高达 6%。

好发年龄：生育年龄，平均年龄 29 岁。

遗传学：无遗传学倾向。

病因与发病机制

病因：受精卵在宫腔内种植位置低（靠近宫颈内口的位置）。由于蜕膜炎症和营养不良导致蜕膜血管发育障碍。

危险因素：经产，孕妇高龄（>35 岁发生率 1%；>40 岁发生率 2%），剖宫产史（增加 2~5 倍）；人工流产；吸烟（增加 2 倍）；使用可卡因；多胎妊娠；男婴；高海拔地区；既往前置胎盘和流产史。

症状与体征

- 无痛性阴道出血（70%，多在中孕晚期出现）；尽管早期很少有致命的大出血，但是有时会发生大量的出血；血液来源于母体
- 出血可伴随子宫收缩过强（20%）
- 产后出血增多，出血时间延长

诊断

鉴别诊断

- 先兆临产，见红
- 胎盘早剥
- 前置血管
- 胎盘低置

合并症：胎盘粘连（发生率 15%~25%）；胎盘植入或胎盘穿透；早产和胎儿畸形。

检查与评估

实验室检查：全血细胞计数，血型，交叉配血试验以备输血可能。

影像学：超声（经腹）检查明确胎盘位置、胎儿状况（假阳性病例往往与膀胱充盈有关，可疑病例应该在膀胱排空后复查）。30 周之前显示胎盘位置低者经常会出现胎盘"上移"至正常位置的情况（高达 90%）。

特殊检查：Kleihauer–Betke 试验：母胎间输血。试管凝集试验评价凝血功能。Apt 试验可以鉴定是否为胎儿失血（如前置血管出血）。

诊断步骤：病史，超声检查（禁忌阴道检查，除非胎盘位置已经明确）。

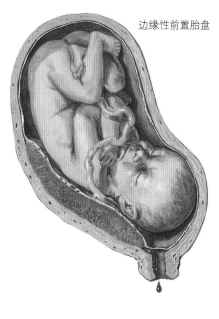

边缘性前置胎盘

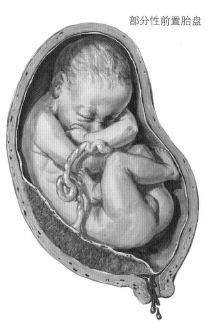

部分性前置胎盘

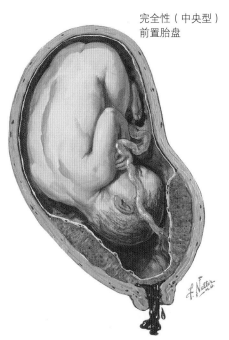

完全性（中央型）前置胎盘

图 234.1　前置胎盘

病理学

胎盘种植在子宫下段。

处理与治疗

非药物治疗

一般处理： 评估，血流动力学检查，胎儿评估。如果怀疑前置胎盘，不要进行阴道检查，除非胎盘附着部位已明确为正常。

特殊处理： 如果出血量多或者胎盘阻碍分娩，应行剖宫产术。边缘性前置胎盘如果出血发生早，可以给予保守治疗。严重的出血需要全面考虑（包括子宫切除术）以控制出血。

饮食： 除非患者有活动性出血或者病情不稳定，否则在饮食上无特殊要求。

活动： 一般都要求卧床休息。

健康教育： 参见美国妇产科医师协会健康教育手册 AP038（妊娠期出血），AP006（剖宫产分娩），AP025（超声检查）。

药物治疗

液体和血液制品的替代治疗是必需的。提倡对未足月的患者使用糖皮质激素以促进胎儿肺成熟。缩宫素、麦角新碱和前列腺素（E_2）用来在产后加强子宫收缩。Rh 阴性的产妇分娩后应该注射 Rh（D）免疫球蛋白。如果需要宫缩抑制剂，首选硫酸镁。

禁忌证： 由于母体存在失血和低血压，因此不能使用 β 受体相关药物。

随访

监测： 定期检查。

预防： 无特殊。

并发症： 母体大出血，胎儿缺氧。大量或长期出血导致的凝血功能障碍。出血会危及母体的生命安全，为控制出血需行子宫切除等。早产是导致新生儿并发症的最主要原因。需要输血的母亲中，大约 35% 的婴儿也需要输血。

预后： 总体而言，尽管可能出现反复的阴道出血，25%~30% 的患者预后良好，妊娠可达到 36 周。

其他

ICD-10-CM 编码：O44.00（前置胎盘）和 O44.10（前置胎盘出血）。

参考文献

扫描书末二维码获取。

胎盘早剥　235

概述

定义： 在胎儿娩出前，正常位置附着的胎盘从子宫壁剥离。这个术语通常只适用于 20 周以上的妊娠。

患病率： 85~290 次分娩中有 1 例胎盘早剥。1600 例分娩中有 1 例导致胎儿死亡（约占妊娠晚期胎儿死亡的 10%）。

好发年龄： 生育年龄。

遗传学： 无遗传学倾向。

病因与发病机制

病因： 妊娠高血压疾病（最多见），腹部外伤，子宫压力骤减（羊水流出、双胎之一胎娩出），吸毒。

危险因素： 妊娠高血压疾病（最多见）。既往胎盘早剥病史：发作 1 次，再发率为 15%；发作 2 次以上者，再发率为 20%~25%。其他：吸烟每日大于 1 包，经产，酗酒，吸毒，羊水过多，母亲高血压疾病（风险增加 5 倍），胎膜早破，外伤，子宫肌瘤，高龄，多次妊娠，多胎妊娠。

症状与体征

• 阴道出血（不常见，约 80%）
• 腹痛、背痛或子宫痛（65%）
• 胎儿心动过缓或晚期减速（60%）
• 子宫易激惹，持续性收缩，宫腔内压力升高（20%~40%）
• 母亲低血压或失血表现（低血压、休克）
• 胎死宫内

诊断

鉴别诊断

• 子宫破裂

• 前置胎盘或前置血管
• 见红
• 绒毛膜羊膜炎
• 其他原因引起的腹痛
• 早产

合并症：高血压，子痫前期，子痫，胎死宫内，产后出血，消耗性凝血病，产程中哭闹，早产，胎儿心动过缓。这些婴儿的先天性畸形略有增加。

检查与评估

实验室检查：全血细胞计数，评价凝血功能（出血时间、凝血酶原时间、部分凝血活酶时间、纤维蛋白、纤溶二聚体）。

影像学：超声检查会发现胎盘后的凝血块或者血液聚集。但无上述表现并不能除外胎盘早剥。

特殊检查：Kleihauer–Betke 试验检测胎儿 – 母体间输血，试管凝集试验用来评价凝血异常。Apt 试验可以判断是否存在胎儿失血（前置血管）。

诊断步骤：病史，体格检查，实验室检查。胎心率和宫缩状况。

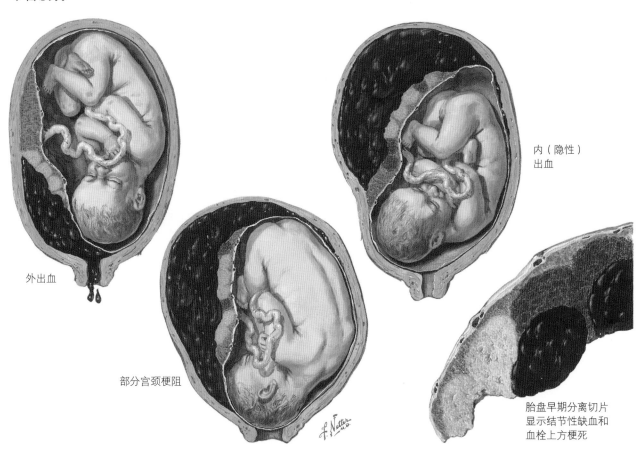

内（隐性）出血

外出血

部分宫颈梗阻

胎盘早期分离切片显示结节性缺血和血栓上方梗死

图 235.1　胎盘早剥

病理学

出血进入底蜕膜形成血肿，促使胎盘进一步发生剥离，压迫坏死。急性的贫血，凝血功能亢进，凝血物质的消耗，胎盘组织学检查正常。

处理与治疗

非药物治疗

一般处理：迅速进行评估，开放静脉，交叉配血和血制品，包括 Rh 血型。

特殊处理：监测胎儿状况和宫缩情况，母体情况（脉搏、血压、氧饱和度）。

饮食：在诊断明确之前应禁食，直至病情稳定。

运动：在诊断明确之前应卧床休息，直至病情稳定。

健康教育：参见美国妇产科医师协会健康教育手册 AP038（妊娠期出血）。通常，除了最基本的信息和咨询之外，没有足够的时间来做任何事情。

药物治疗

无。氧气和静脉补液均为常规处理，Rh 阴性的产妇应该注射 Rh（D）免疫球蛋白。

禁忌证：不应行保守治疗，除非明确排除

随访

监测：严密监测阴道出血情况、胎儿状况和母亲循环系统状况。

预防：减少可改变的高危因素。复发的风险估计为 9%~15%。

并发症：消耗性凝血功能障碍，母亲死亡率 0.5%~1%，胎儿死亡率 20%~70%，与胎盘剥离范围、病因、胎龄有关；10%~15% 的新生儿伴有神经系统后遗症。严重的胎盘早剥可导致低血容量和急性肾衰竭。

预后：胎盘早剥的面积小可考虑进行保守治疗；大面积的剥离危及母体和胎儿的安危，一般需要立即终止妊娠。

其他

ICD-10-CM 编码：O45.8X9（其他胎盘早剥，未明确孕期）。

参考文献

扫描书末二维码获取。

羊水过多 | 236

概述

定义：胎儿周围的羊水量异常增多。此诊断一般用于羊水体积大于 2 L 和羊水指数（amniotic fluid inder，AFI）大于 24~25 cm 的情况下（一般妊娠足月时羊水量大约为 800 ml）。羊水量随着孕周增加而逐渐增多（慢性羊水过多），或在几天内骤然增多（在早期妊娠时更多见）。

患病率：0.9%~1.6% 的妇女在妊娠期发现羊水量增多（80% 为轻度，5% 为重度）

好发年龄：生育年龄。

遗传学：无遗传学倾向。

病因与发病机制

病因：特发性（40%），母亲患糖尿病（25%），多胎妊娠，胎儿畸形（50% 的重度羊水过多伴有中枢神经系统、消化系统畸形或染色体异常）。

危险因素：胎儿异常，缺乏吞咽，尿量增多；多胎

妊娠（双胎输血综合征）；母亲糖尿病；红细胞增多症。

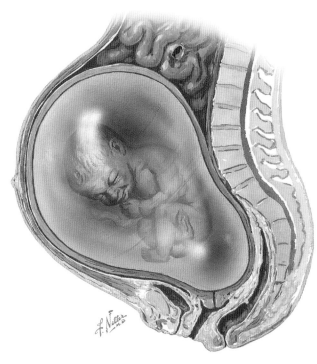

图 236.1 羊水过多

症状与体征

- 子宫大于正常妊娠月份
- B 超测量羊水量增多（AFI>24~25 cm）
- 呼吸困难：尤其在平卧时
- 下肢和外阴水肿
- 早产
- 胎体触诊和听胎心音困难

诊断

鉴别诊断

- 孕周不准确
- 正常的多胎妊娠
- 胎儿畸形
- 腹水
- 卵巢囊肿

　　合并症： 无脑儿，食管闭锁，早产，21 三体，胎儿贫血，脐带脱垂，胎位不正，产后子宫收缩乏力和胎盘早剥。当与胎儿生长受限相关时，应考虑18 三体。围产期死亡率增加 2~5 倍。

检查与评估

　　实验室检查： 无特异性实验室检查。
　　影像学： 羊水指数是指超声检测将宫内羊水池四个象限的最大值相加（足月时平均值 12.5 cm，95 百分位数值为 21.4 cm）。可同时发现胎儿畸形。
　　特殊检查： 无。
　　诊断步骤： 体格检查，超声检查。

病理学

　　无特异。

处理与治疗

非药物治疗

　　一般处理： 轻度羊水增多可采取期待疗法，如果出现呼吸困难或者腹部疼痛，应该住院治疗。
　　特殊处理： 吲哚美辛对一些患者有效。治疗性羊水穿刺可以暂时缓解母亲的症状，从而延长孕周（如果施行羊水穿刺，抽吸的速度约 500 ml/h，总量应该限制在 1500~2000 ml）。卧床休息、利尿剂、限制盐和水的摄入对本病无效。根据胎龄和早产风险，应用类固醇加速胎肺成熟。
　　饮食： 正常饮食。
　　活动： 无限制，除非增大的子宫造成活动不便。
　　健康教育： 参见美国妇产科医师协会健康教育手册 AP025（超声检查），AP098（胎儿健康的特殊监测）。

药物治疗

　　吲哚美辛 1.5~3.0 mg/（kg·d）。
　　禁忌证： 阿司匹林敏感性哮喘、肠道感染或者溃疡。
　　慎用： 应用非甾体抗炎药可导致动脉导管提前闭合，一般是暂时性的，可在超声下进行监测。

其他药物

　　无。

随访

　　监测： 正常体检。

预防：无特殊。

并发症：早产（40%），胎盘早剥，脐带脱垂，母亲肺部疾病，子宫肌无力。

预后：轻中度羊水增多不会导致严重的危险。严重的羊水过多往往合并胎儿畸形。一些研究显示，羊水过多的围产儿死亡率高达 25%~30%。羊水增多越严重，胎儿死亡率越高。

其他

ICD-10-CM 编码：P01.3［新生儿（疑似）受羊水过多影响］。

参考文献

扫描书末二维码获取。

产后乳腺肿胀　237

概述

定义：产后乳腺肿胀是指产后或断奶期间乳汁积聚或产后泌乳开始时乳腺间质水肿而引起的乳腺疼痛、肿胀、坚硬。

患病率：常见。

好发年龄：生育年龄，产后 3~4 天。

遗传学：无遗传学倾向。

病因与发病机制

原因：与泌乳增加有关。一般发生在分娩后 3~4 天初次泌乳时或在断奶期间。

危险因素：液体摄取量高、不经常护理、婴儿哺乳不良、突然停止哺乳。

症状与体征

- 乳腺温暖、坚硬、疼痛，无发热或红肿

诊断

鉴别诊断

- 乳腺炎
- 乳管堵塞

相关疾病：乳腺炎。

辅助检查

实验室：无特异性实验室检查。

影像学：无特异性影像学表现。

特殊检查：无。

诊断过程：病史和体格检查。

病理结果

坚硬、疼痛的乳腺，没有皮肤变化、全身发热或炎症。

处理与治疗

非药物治疗

一般处理：轻度液体限制、止痛药、冰袋、支撑物（合适的胸罩）。有人提倡使用卷心菜叶（用于乳腺），但缺乏结论性研究。

特殊处理：加大母乳喂养的频率（如要继续母乳喂养），不要约束乳腺。

饮食：轻度体液限制。如果要继续母乳喂养，需要足够的热量（每天额外 200 kcal）和蛋白质。

活动：无限制。

健康教育：消除疑虑、支持、给出具体建议。参见美国妇产科医师协会健康教育手册 AP029（母乳喂养）和 AB005（您和您的宝宝：产前护理、分娩和产后护理）。

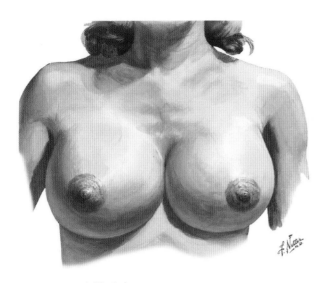

图 237.1 痛性肿胀

药物治疗

止痛药。抑制泌乳的药物价值不大，不建议使用。

随访

监测：正常的健康维护；注意可能的感染。
预防：逐渐断奶可减少充血。
并发症：导管阻塞和扩张（不常见）。
预后：一般在 24~48 小时内可解决。

其他

ICD-10-CM 代码：O92.29（与妊娠和产褥期相关的其他乳腺疾病）。

参考文献

扫描书末二维码获取。

---

238 产后抑郁

概述

定义：产后抑郁是一组与分娩有关，以情绪紊乱、自控力丧失、剧烈的精神情感和身体痛苦以及自尊感丧失为特征的症状群。美国精神病学会《诊断与统计手册》第 5 版（DSM-5）定义中将出现抑郁的时间限制在分娩后的前 4 周，也有学者将时间延长到分娩后 1 年内。

患病率：8%~15% 的产妇，真正的精神疾病为 1‰~2‰。

好发年龄：生育年龄。

遗传学：尽管有学者提出存在家族遗传倾向，但没有遗传模式。

病因与发病机制

病因：不详。

危险因素：重度抑郁症病史、经前期综合征、产后抑郁史、围分娩期或幼年时期丧失亲人（父母、同胞等）、经历身体或性虐待、丧失经济来源、家庭易患病体质、生活压力大、早产以及计划外怀孕等。再次妊娠产后抑郁复发率为 50%。

症状与体征

- 必须存在下列症状中的至少 5 项：①大部分时间情绪低落；②对愉快活动的兴趣降低；③明显的非自愿减肥，④精神运动性兴奋或迟钝；⑤内疚感或无价值感；⑥丧失专注力；⑦自杀倾向。
- 产后 2~12 个月开始；持续 3~14 个月。

诊断

鉴别诊断

- 正常的忧伤情绪

- 短暂的情绪变化（"产后心绪不良"；40%~80% 的患者在分娩后 2~3 天内发病，2 周内消除）
- 吸毒
- 进食障碍或其他与情绪无关的心理疾患
  合并症：无。

检查与评估

实验室检查：无特异性实验室检查。

影像学：无特异性影像学表现。

特殊试验：贝克（Beck）抑郁评估法可用来筛选产后抑郁。

诊断步骤：根据病史可初步考虑此诊断。

病理学

无特异。

患者可能有抑郁症或在月经期紧张的病史，或有产后抑郁症的病史

处理与治疗

非药物治疗

一般处理：鼓励、放松和帮助患者过渡到母亲身份。产后锻炼与较低的抑郁发生率有关。

特殊处理：心理疗法、抗抑郁药物和电休克治疗。

饮食：正常饮食。

活动：无限制。

健康教育：心情放松，家庭支持。参见美国妇产科医师协会健康教育手册 AP091（产后抑郁）。

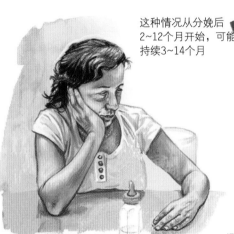
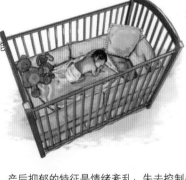

这种情况从分娩后 2~12个月开始，可能持续3~14个月

产后抑郁的特征是情绪紊乱；失去控制感；强烈的精神、情感和身体痛苦；以及与分娩有关的自尊丧失

诊断标准
（必须满足以下中的5项）
1）大部分时间情绪低落
2）对愉快活动的兴趣降低
3）明显的非自愿减肥
4）精神运动性兴奋或迟钝
5）内疚感或无价值感
6）丧失专注力
7）自杀倾向

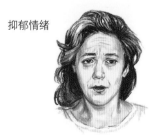
抑郁情绪

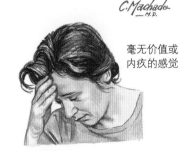
毫无价值或内疚的感觉

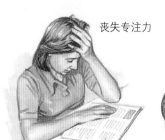
丧失专注力

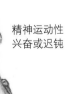
精神运动性兴奋或迟钝

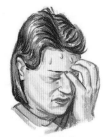
自杀倾向

图 238.1　产后抑郁

481

药物治疗

- 选择性 5-HT 再摄取抑制剂（SSRIs）：氟西汀（百忧解）10~40 mg/d，帕罗西汀（帕克赛）20~50 mg/d，舍曲林（左洛复）50~150 mg/d。
- 针对下列症状：食欲下降，对日常或娱乐活动丧失兴趣，精神活动迟缓，绝望、犯罪和自杀倾向，可从低剂量逐渐加量应用抗抑郁剂，如阿米替林、氯米帕明、多塞平、丙咪嗪、去甲替林、安非他酮和其他药物。
- 针对食欲增加、嗜睡、重度焦虑症、恐惧症和强迫症等症状可服用单胺氧化酶抑制剂，如水胺酰肼、苯那嗪、曲安奈普罗明。

禁忌证：详见各药物说明。

慎用：孕妇服用药物必须认真权衡避免可能对胎儿产生的潜在影响（致畸作用）。一些药物与心脏传导延迟和心律不齐有关。三环类药物、帕罗西汀、舍曲林和文拉法辛必须经过 2~4 周逐渐减量才能停药。

相互作用：事实上所有药物与单胺氧化酶抑制剂或抗心律失常药物相互作用均可产生致命影响；反之，单胺氧化酶抑制剂同血管收缩剂、血管舒张剂、哌替啶和其他麻醉药品也能发生相互影响。

其他治疗

对其他治疗无效或有高度自杀危险的患者，电休克疗法在重症抑郁和躁狂治疗中仍然有一定效果。

随访

监测：产后 6 周、3 个月、6 个月和必要时都需要随访检查。

预防：对于那些有产后抑郁症病史的人，预防性给予抗抑郁药物治疗与降低复发率相关。产后锻炼与较低的抑郁发生率有关。

并发症：进行性功能丧失，亲密关系受损，婚姻不和，杀婴或自杀。

预后：轻、中度抑郁对心理和药物疗法通常反应良好；45%~65% 的重症抑郁仅在药物治疗时有效。发作一次后复发率接近 50%，两次后复发率占 70%，三次及以上发作约 90% 复发。

其他

妊娠：再次妊娠时产后抑郁有复发倾向，对这些患者在产后应采取避孕措施。

ICD-10-CM 编码：O99.340（孕期其他精神疾病、不特指孕期）。

参考文献

扫描书末二维码获取。

---

239 子痫前期和子痫

概述

定义：子痫前期是一种妊娠特异性综合征（发生在妊娠 20 周后），表现为器官灌注减少、血管痉挛和内皮细胞活化，其特征是高血压、蛋白尿、靶器官功能障碍和其他症状。妊娠可以导致高血压或者使原有高血压加重。水肿和 / 或蛋白尿是妊娠所致的特征性改变。如果子痫前期未予治疗，可能发展为子痫。慢性高血压可能加重或者因妊娠发生病情变化。严重的病例可能包括溶血、肝酶升高和血小板计数低（HELLP 综合征；高达 20% 的重度子痫前期病例发生）。

患病率：占分娩总数的 3%~5%；每年 25 万例；导致 150 例孕产妇死亡（占所有产妇死亡的 10%~15%；病死率为每 1 万例 6.4 例死亡）和每年胎儿死亡 3000 例。

好发年龄：多出现在妊娠 20 周之后。分娩后 2 天到 6 周内很少发生。

遗传学：多种因素决定，有家族遗传倾向。

病因与发病机制

病因：不详。可能与遗传、内分泌 / 代谢（包括前列腺素产生的改变）、子宫胎盘血供减少、免疫系统改变有关。

危险因素：既往病史，体重指数 >26.1 kg/m^2，黑色人种，初产妇（增加 1.5~2 倍），年龄大于 35 岁（增加 2~3 倍）或小于 18 岁，多胎妊娠，胎儿水肿，葡萄胎，血栓形成。

症状与体征

* 高血压不伴有蛋白尿或水肿（妊娠期高血压）
* 高血压伴有蛋白尿或水肿（子痫前期、重度子痫前期：头痛，腹痛，体重增加，视物模糊，血小板减少，尿少，血液浓缩，肺水肿）
* 高血压和癫痫（大发作型；子痫）

诊断

鉴别诊断

* 慢性（原发性）高血压
* 暂时性高血压
* 慢性肾脏疾病
* 急性或慢性肾小球肾炎
* 大动脉狭窄
* 库欣（Cushing）综合征
* 系统性红斑狼疮
* 动脉周围结状神经炎
* 肥胖
* 癫痫或其他与癫痫发作相关的神经系统疾病
* 脑炎
* 脑动脉瘤或者肿瘤
* 狼疮性大脑炎
* 癔症

合并症：高血压，心脏病，脑卒中，胎盘梗死，胎盘早剥。

检查与评估

实验室检查：肝肾功能检查（酶学、肌酐清除率、24 小时尿蛋白测定）。

影像学：超声检查，监测胎儿生长情况（常出现生长受限）。

特殊检查：进行胎儿肺成熟度评估，但如果母亲疾病严重，处理应依据母亲的情况而不是胎儿成熟度。对于大多数严重患者，可能需要进行血流动力学监测。

诊断步骤：病史，体格检查（血压），尿液分析，实验室检查。诊断标准见表 239.1。

表 239.1　子痫前期诊断标准

子痫前期（轻度）	• 妊娠 20 周后血压正常，收缩压 ≥ 140 mmHg 或舒张压 ≥ 90 mmHg
	• 蛋白尿（≥ 0.3 g/24h）或定量 1+
重度子痫前期（一个或多个）	• 患者卧床休息时，两次收缩压 ≥ 160 mmHg 或舒张压 ≥ 110 mmHg，间隔至少 6 小时。
	• 肾功能不全（血清肌酐 >1.1 mg/dl 或在无其他原因的情况下浓度加倍）
	• 意识或视觉障碍
	• 肺水肿或发绀
	• 上腹部或右上腹部疼痛，对镇痛无效
	• 肝功能受损（转氨酶高于正常值 2 倍以上）
	• 血小板减少症（<100 × 10^9/L）

病理学

24 小时尿蛋白定量 >300 mg，血压 >140/90 mmHg，特异性肾小球损伤（毛细血管内皮损伤），胎盘老化，血管反应性增加，肝酶升高，血小板减少。

处理与治疗

非药物治疗

一般处理：加强围生期监测，提高胎儿生存率。绝大多数患者需要住院治疗，一般情况好的患者（轻度 PIH，胎儿生长正常、病情平稳的慢性高血压患者）可考虑严密观察。

特殊处理：对于子痫前期和子痫患者，分娩是唯一有效的治疗。控制症状以便母亲和胎儿为分娩做好准备。

饮食：正常饮食，除非是为配合分娩或者其他治疗。

活动：病情严重或分娩过程中需要卧床休息。

健康教育：参见美国妇产科医师协会健康教育手册 AP034（妊娠期高血压）。

药物治疗

　　对于轻度子痫前期进行药物治疗往往收效甚微。可以给予糖皮质激素促胎儿肺成熟治疗。拉贝洛尔和尼莫地平用于保守治疗。这些药物可以延长孕周，改善新生儿围产期结局，但是并不能减少突发事件如胎盘早剥的发生率。分娩过程中静脉输入硫酸镁可以稳定血压，减少抽搐的发生，但在孕 32 周后与降低胎儿疾病发病率或死亡率无关。分娩过程中静脉应用肼曲嗪可以迅速降低血压。最近的数据表明抗血小板/非甾体抗炎药可以降低子癫前期复发或发生并发症的风险，但缺乏确切的数据。

　　禁忌证：孕期禁忌使用 ACEI 类药物。

　　慎用：镁离子浓度 >10 mEg/L 可导致呼吸麻痹以及心搏骤停。

　　相互作用：详见各药物说明。

其他药物

　　异维拉帕米、尼莫地平、二氮嗪和硝酸甘油都被提倡或应用过。预防性应用阿司匹林并未被证实对预防子痫前期有效。

随访

　　监测：增加母亲和胎儿存活率（应该进行更频繁的产前检查、实验室检查、超声学检查）。

　　预防：早期发现、早期治疗。对子痫前期加强治疗可以减少子痫发生（预防性应用阿司匹林存在争议）。子痫前期在随后的妊娠中复发的风险与此次发病的胎龄成反比。

　　并发症：母体可能发生的危险包括心脏失代偿、脑卒中、肺水肿和呼吸衰竭、肾衰竭、抽搐以及与抽搐相关的损伤、颅内出血、昏迷及死亡（0.5%~5%的死亡率）。胎儿可能发生的危险（生长受限和死亡）与舒张压水平直接相关。子痫时母亲和胎儿的危险都将急剧增加。

　　预后：一般情况下，妊娠期高血压、子痫前期及子痫在分娩后都将得到改善。子痫抽搐在产后 10天仍有可能发生，常见于产后 48 小时之内。

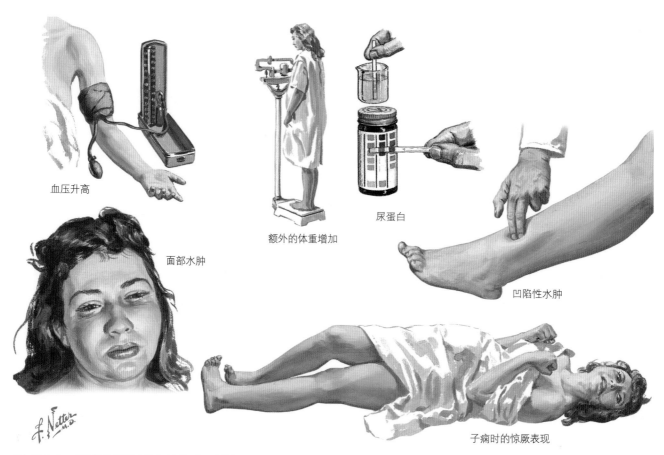

血压升高

面部水肿

额外的体重增加

尿蛋白

凹陷性水肿

子痫时的惊厥表现

图 239.1　子痫前期和子痫的临床三联征

其他

ICD-10-CM 编码：O14.00（轻度至中度子痫前期）、O14.10（重度子痫前期）、O15.9（子痫）和 O11.9（先兆高血压伴先兆子痫）。

参考文献

扫描书末二维码获取。

妊娠瘙痒性荨麻疹样丘疹及红斑　240

概述

定义：妊娠瘙痒性荨麻疹样丘疹及红斑（pruritic urticarial papules and plaques of pregnancy，PUPPP）是妊娠期最常见的皮肤病。它也被称为多态性妊娠疹（polymorphic eruption of pregnancy，PEP）、伯恩（Bourn）妊娠中毒性皮疹或妊娠毒性红斑。它通常表现为腹壁纹内的瘙痒、红斑丘疹，然后扩散到四肢，合并成荨麻疹斑块。

患病率：妊娠妇女中患病率为 1/（160~300）。

易感年龄：生育年龄；妊娠晚期（平均35周），也可能发生在产后。

遗传学：无遗传学倾向。

病因与发病机制

原因：未知。

危险因素：初产妇（75% 的病例）、多胎妊娠（风险增加 8~12 倍）、皮肤过度拉伸（羊水过多）。

症状与体征

- 腹壁纹内有红斑丘疹，仅限于脐部
- 红色丘疹周围有白色光环；呈靶状，有 3 个明显的环或颜色变化
- 发展为荨麻疹斑块并波及四肢
- 面部、手掌和脚底通常不受影响
- 剧烈瘙痒

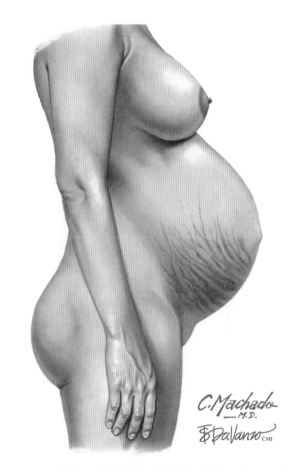

图 240.1　腹纹内的妊娠瘙痒性荨麻疹样丘疹及红斑

诊断方法

鉴别诊断

- 妊娠期天疱疮
- 多形红斑

- 感染（疖疮）
- 药物反应
- 病毒综合征

相关疾病：初产、多胎妊娠、男婴、抓伤引起的继发性皮肤感染。

辅助检查

实验室检查：无特异性实验室检查。

影像学：无特异性影像学表现。

特殊检查：无。皮肤活检可确诊，但不是必要。

诊断依据：病史和体格检查。

病理学

无特异性发现。表皮角化不全，海绵水肿，真皮血管周围淋巴细胞浸润，有时可见嗜酸性粒细胞或中性粒细胞。可能出现皮肤水肿。约 1/3 的病例在真皮和表皮交界处或血管周围发现 C3 和 IgM 或 IgA 沉积。

处理与治疗

非药物治疗

一般处理：皮肤卫生、局部保湿霜或乳液、润肤软膏、冷水浴或冰布、夜间温和镇静和戴棉手套可减少瘙痒和皮肤损伤。

特殊处理：局部使用皮质类固醇来控制瘙痒。

饮食：无限制。

活动：无限制，鼓励活动。

健康教育：消除疑虑。

药物治疗

- 0.05% 二丙酸倍他米松喷雾剂或洗剂、0.025%~0.1% 曲安奈德喷雾剂、乳膏或软膏。
- 也可使用非镇静的口服抗组胺药。
- 偶尔可能需要全身性皮质类固醇（泼尼松每日 0.5 mg/kg）。

禁忌证：见具体药物。

注意事项：总剂量应有所限制，最大推荐剂量见各药剂。

随访

患者监护：正常的健康维护。

预防 / 避免：未知。不会在以后的怀孕中复发。

并发症：皮肤破裂或抓伤引起的继发感染。

预后：瘙痒可能会在分娩后立即加重，但大多数情况下会在 15 天内消除。对母亲或孩子都没有长期风险。

其他

怀孕：对怀孕没有直接影响。

ICD-10-CM 编码：O26.86［妊娠瘙痒性荨麻疹样丘疹及红斑（PUPPP）］。

参考文献

扫描书末二维码获取。

241　产褥感染

概述

定义：尽管"产褥感染"一词可指分娩或产后的任何感染，但是通常是指产后子宫或其周围组织的感染，包括从轻症感染到威胁生命的感染。一些非常严重的感染可以在产后几小时内发生，常常是内源性感染而并无相关的危险因素。需要警惕并及时诊断和治疗。

患病率：阴道分娩时预计产褥感染的发生率为 1%~3%；如果分娩时出现绒毛膜羊膜炎，发生率大约为 15%。剖宫产术后：在某些研究中，如果分娩过程中使用抗生素预防性治疗，产褥感染的发生率为 2%~10%，没有应用抗生素将达 50%~90%。

遗传学：无遗传学模式。

病因与发病机制

病因：病原体在子宫、腹膜或者周围器官上繁殖引起感染；典型的多菌感染（70%），包括 2~3 种需氧菌和厌氧菌的混合物。最常见的病原体是 B 族溶血性链球菌，其他包括特异性链球菌、加特纳杆菌、大肠埃希杆菌、消化链球菌。由梭状杆菌或 A 族链球菌在软组织（子宫蜕膜、肌层）内迅速扩散，引起感染。脓肿内通常有需氧性或者厌氧性细菌，如拟杆菌属。近 50% 的子宫感染与沙眼衣原体有关。

危险因素：剖宫产分娩（增加 10~20 倍），分娩过程中侵入性操作，胎膜早破时间长，产程延长，胎盘滞留，手取胎盘，多次阴道检查，留置导尿管，细菌性阴道病，保留静脉导管，社会经济地位低，贫血及患有慢性疾病（糖尿病）。

症状与体征

- 发热（90%；24 小时内 >38.5℃）和心动过速（通常产后很快出现）
- 子宫压痛（可以没有）
- 败血症或心源性休克症状（低血压，烦躁不安，定向障碍，意识障碍）
- 肾功能受损（尿量 <20 ml/h）；
- 白细胞计数改变（<1000/dl 或者 ≥25 000/dl）
- 溶血或者血液浓缩
- 子宫复旧不良和出血过多
- 美国产妇福利联合委员会将产后发热定义为产后 10 天内的任何 2 天（不包括前 24 小时）的口腔温度 ≥38.0℃

诊断

鉴别诊断

- 泌尿系感染，包括肾盂肾炎（5% 的患者缺乏典型

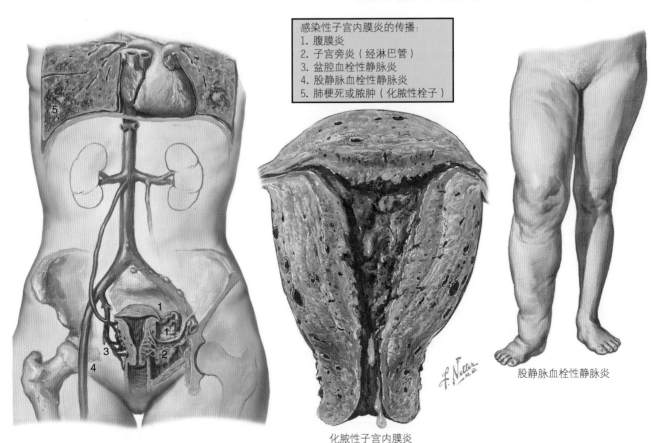

感染性子宫内膜炎的传播：
1. 腹膜炎
2. 子宫旁炎（经淋巴管）
3. 盆腔血栓性静脉炎
4. 股静脉血栓性静脉炎
5. 肺梗死或脓肿（化脓性栓子）

股静脉血栓性静脉炎

化脓性子宫内膜炎

图 241.1　产褥感染

症状，尿液检查有大量白细胞，尿培养为阳性）

- 外伤感染
- 肺膨胀不全或者肺炎
- 静脉输液管或输液部位感染，所输注液体受污染
- 附件炎，阑尾炎
- 脓毒性血栓性静脉炎
- 坏死性筋膜炎
- 输血反应（输血时）
- 羊水栓塞或肺栓塞
- 心源性休克（药物，心脏病，主动脉夹层）
- 中毒休克综合征
- 乳腺炎（2% 的患者）

合并症： 中毒性休克，成人呼吸窘迫综合征，急性肾衰竭，弥散性血管内凝血。

检查与评估

实验室检查： 全血细胞计数，用棉拭子行宫腔分泌物培养（如果在分娩24小时内不能得到羊水或者内膜组织的话），血培养在发热的患者中有15%~25% 的阳性率，但是并不一定反映感染的严重程度，组织培养（直接取或在伤口可疑感染时针吸）以及革兰氏染色。

影像学： 超声在诊断盆腔感染或者有气体形成时有帮助，CT 和 MRI 有助于更多方面异常的诊断。

特殊检查： 如果怀疑有坏死性筋膜炎时可以做快速病理学检查。

诊断步骤： 病史，体格检查，组织培养。通常为临床诊断。

病理学

炎症和（或）坏死（与累及的组织和感染的严重程度相关）。水肿和充血，子宫内膜腺体有明显的炎性浸润，主要是中性粒细胞。这可能会侵犯子宫肌层和子宫旁组织，造成坏死和血栓形成。子宫内膜炎是指在子宫内膜表面在每400高倍视野中有5个或更多的中性粒细胞，在子宫内膜间质中每120高倍视野中有1个或多个浆细胞。

处理与治疗

非药物治疗

一般处理： 评估，补液，复苏，退热止痛（一

旦确诊后），密切监测，当感染严重时需进行特级护理。可由感染疾病专家会诊，最初24小时内出现低热或者间歇热可暂不治疗。

特殊处理： 抗生素治疗。依据患者对治疗的反应，采用清除感染组织、手术探查、脓肿引流（经皮或开放）、清创术或子宫切除术。事实上几乎所有的产后中毒性休克都是由外科操作引起的。因为分娩时、分娩后血液和组织的体积都有所增大，抗生素的剂量较非孕期增加40%。

饮食： 对于重症患者要禁食直到情况稳定，其他患者可正常饮食。

活动： 卧床休息直到患者病情稳定，然后恢复正常活动。

健康教育： 参见美国妇产科医师协会健康教育手册 AP006（剖宫产分娩）。

药物治疗

应选择针对革兰氏阴性菌和厌氧菌的抗生素，中度感染时抗生素需要加倍（克林霉素 / 庆大霉素，90%~97% 有效），重度感染则需使用三倍剂量：氨基糖苷类抗生素或者一代头孢菌素（针对需氧菌）；克林霉素、亚胺培南 - 西司他丁或甲硝唑（厌氧菌）；青霉素、阿莫西林（针对梭菌属，与氨基糖苷合用可以增加对肠道球菌的作用）。β - 内酰胺类抗生素（青霉素或者头孢菌素）的使用剂量应该在 8~12 g/d。

禁忌证： 详见各药物说明。

慎用： 由于妊娠期生理改变，抗生素的剂量必须增加40%。

相互作用： 详见各药物说明。

随访

监测： 当出现严重感染时，需要严密监测（包括进入 ICU）。这可能包括中心静脉通路和监测、脉搏血氧饱和度以及定期（如果不是连续的话，经常进行）血压监测。

预防： 严格消毒，胎膜破裂后应减少阴道检查的次数，在手术过程中要注意组织的处理，当有感染的高危因素时要预防性应用抗生素，每48小时更换静脉输液部位可以减少感染发生率。虽然剖宫产术前使用阴道消毒液（氯己定或类似药物）有一定的益处，但没有证据证明其在分娩过程中的作用。剖宫产时进行肠外预防是适当的。目前还没有足够的资料来评估

手取胎盘或手术分娩后预防性抗生素的作用。

　　并发症：感染加重，脓肿形成，感染性血栓性静脉炎，感染性休克，成人呼吸窘迫综合征，肾衰竭，循环系统衰竭，死亡。如果发生感染中毒性休克，死亡率可达 20%~30%，有可能发展为高凝状态，发生坏死性筋膜炎。

　　预后：如果及时诊断并且给予适当治疗有可能短期内完全恢复。90% 的患者对抗生素治疗有效（包括经皮脓肿切开引流）。

其他

　　ICD-10-CM 码：O86.89（其他特定的产褥期感染）。

参考文献

　　扫描书末二维码获取。

Rh 血型不合　242

概述

　　定义：任何一种血型的胎儿都有可能发生同种免疫反应，最常见的是 Rh（D）因子。Rh 血型不合曾是引起胎死宫内的常见原因之一，自从对高危人群预防性应用免疫球蛋白后，这一危险已经极大地降低。

　　患病率：在发达国家不常见（因为常规使用 D 免疫球蛋白）。

　　好发年龄：生育年龄。

　　遗传学：Rh（D）阴性的母亲。CDE 血型的基因分别从 ABO 血型遗传而来，位于 1 号染色体的短臂上。

病因学

　　病因：D 抗体的形成。

　　危险因素：任何能使 Rh D 阴性妇女接触含有 D 抗原的血液的过程，都有可能导致该疾病的发生，如输血、流产、异位妊娠或正常妊娠、创伤、妊娠期羊水穿刺等。

症状与体征

- 母亲血清 D 体（IgM）升高
- 胎儿水肿，胎儿红细胞增多症，新生儿溶血性疾病
- 胎死宫内

诊断

鉴别诊断

- 其他同种免疫性疾病（最常见的如 Lewis、Kell 或者 Duffy 抗原）
- 缺铁性贫血（母亲）
- 血红蛋白病
　　合并症：羊水过多。

检查与评估

　　实验室检查：血清抗体滴度检查（20 周进行首次检查，以后每 4 周检查一次），检查母体的抗体水平。新的数据表明，胎儿的 Rh 状态可以直接由母体血液中循环的胎儿细胞来确定。

　　影像学：超声检查用于评价胎龄以及监测羊水量和胎儿生长情况。一些研究评估了超声监测胎儿贫血程度的能力，但这项技术尚未得到广泛应用。

　　特殊检查：如果血清抗体滴度升高或者有不良妊娠史者，应做羊水或者脐血检查。

　　诊断步骤：血清学滴度，羊水或者脐血检查。

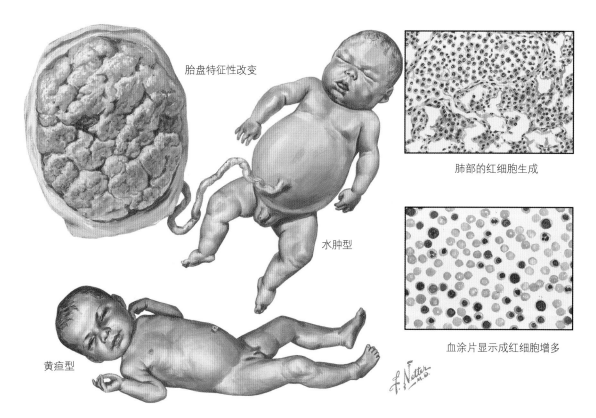

胎盘特征性改变

水肿型

黄疸型

肺部的红细胞生成

血涂片显示成红细胞增多

图 242.1　Rh 血型不合

处理与治疗

非药物治疗

一般处理：评估，加强监测。

特殊处理：如抗体滴度 ≤ 1∶8，不需要任何治疗，当抗体滴度 ≥ 1∶16 或者间接 Coomb 试验抗体滴度 ≥1∶16 或 1∶32 应该考虑作羊水穿刺或者脐血检查，对于病情严重的胎儿还需要宫内输血。

饮食：正常饮食。

活动：无限制。

健康教育：美国妇产科医师协会健康教育手册 AP027（Rh 因子：如何影响你的妊娠）。

药物治疗

如果自身免疫性溶血一旦发生，没有药物可以治疗。当父亲为 Rh 阳性血型时的预防措施：在妊娠 13 周前流产或绒毛穿刺术后流产的患者，可用 50 μg D 免疫球蛋白；羊膜腔穿刺术或异位妊娠时，可用 300 μg D 免疫球蛋白；在妊娠 28~30 周未致敏人群或正常分娩后可应用 D 免疫球蛋白。

禁忌证：对 D 抗原敏感的患者不能接受 D 免疫球蛋白。

随访

监测：加强产前胎儿生长以及健康监测。

预防：在第一次产检时所有孕妇都应该明确自己的 Rh 血型并要做同种免疫试验（间接 Coomb 试验）。对于 Rh 阴性的妇女，在分娩、羊水穿刺、胎死宫内、流产、异位妊娠或其他任何可能接触到 Rh 阳性细胞时，都应注射 D 免疫球蛋白。因此提倡在妊娠 28~30 周进行预防性注射。

并发症：同种免疫对胎儿红细胞造成的免疫损害可以导致溶血、贫血、水肿以及胎儿死亡。

预后：预防用药后同种免疫的危险性约 0.3%。

其他

ICD-10-CM 编码：O36.0190［抗 -D（Rh）抗体的产妇护理］。

参考文献

扫描书末二维码获取。

概述

定义：肩难产是由于胎儿肩部在母体耻骨联合后发生嵌顿而导致的分娩障碍。因胎儿后肩嵌顿在骶岬的肩难产不太常见。肩难产通常是一种不可预测和不可预防的产科急症，定义为分娩时需要额外的产科操作（在胎儿头部缓慢向下牵引失败后）来娩出胎肩的情况。

患病率：体重≥2500 g的胎儿占0.15%，≥4000 g的占1%~5%，≥4500 g的占19%；总体而言，占头位分娩的0.6%~3%。

遗传学：身高或体重过大的父母有更高的风险。

病因学

病因：胎儿和产道的相对比例失调或正常大小但结构（胎儿和骨盆）错位。

危险因素：巨大儿（风险与体重成比例）、骨盆畸形、母体肥胖、糖尿病、足月妊娠、第二产程延长、催产素点滴、产钳助产或胎头吸引助产。大多数病例发生在没有危险因素的情况下。

症状与体征

- 分娩时胎先露下降不良
- 胎儿下颚分娩后胎头回缩至会阴（"海龟征"）

诊断

鉴别诊断

- 巨大儿
- 胎儿畸形
- 软组织肿瘤（母体或胎儿）
- 连体或连锁双胞胎

合并症：糖尿病、肥胖、妊娠期延长（母体）、神经损伤（臂丛神经）、缺氧、巨大儿（胎儿）、产后出血（11%）、四度会阴裂伤（4%）、引产、阴道手术分娩。

辅助检查

实验室检查：无特异性实验室检查。

影像学：超声检查评估胎儿体重（准确率88%）。在急症治疗期间几乎没有帮助。

特殊检查：无。

诊断过程：盆腔检查，超声检查（提示性或危险性），难产时的临床评估。

处理与治疗

非药物治疗

一般处理：风险因素分析、快速识别、求助。

特殊处理：肩关节向斜位移动，耻骨上加压，McRoberts手法、Rubin手法或Woods手法（肩旋转），后臂分娩，锁骨骨折，Zavanelli手法，会阴联合体切开。充分的会阴切开术是可取的。

饮食：患者在分娩过程中一般不应口服任何东西。

活动：不适用。麦克罗伯茨（McRoberts）动作要求产妇臀部屈曲和外展。

药物治疗

无。如果时间允许，可能需要产妇镇痛或麻醉。

随访

患者监护：正常保健。

预防：确定有风险的患者（危险因素和超声检查准确率为58%，但大多不可预测），对于糖尿病孕妇≥4500 g的胎儿或≥5000 g胎儿的其他妇女行剖宫产（所有可疑胎儿均剖宫产是不可取的；≥4000 g的胎儿即手术分娩将导致2345例中只能防止1例永久性伤害，每年花费490万美元）。估计复发率在1%~17%。

并发症：母体子宫收缩乏力、出血（11%）、子宫破裂、尿道或直肠损伤（四度撕裂伤，4%）。胎儿/新生儿窒息、死亡（高达0.35%）、臂丛神经损伤（高达40%，10%持续存在）、骨折［锁骨骨折（1.7%~9.5%）、肱骨骨折（0.1%~4.2%）］。资料显示，

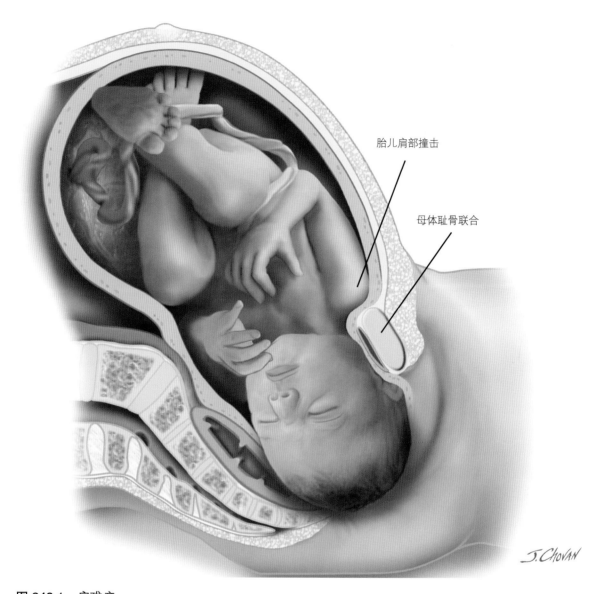

胎儿肩部撞击

母体耻骨联合

图 243.1 肩难产

相当大比例（34%~47%）的臂丛神经损伤与肩难产无关（事实上，4% 发生在剖宫产术后）；锁骨或肱骨骨折、神经损伤。

预后：一般可以完成分娩，但 10%~30% 的胎儿会出现远期后遗症。

其他

ICD-10-CM 代码：O66.0（肩难产）。

参考文献

扫描书末二维码获取。

概述

定义：妊娠晚期（一般 >25~27 周）阴道出血。阴道出血应该被视为一种症状，而不是诊断。大多数情况下，血液来源于母体。

患病率：4%~5%。

好发年龄：生育年龄。

遗传学：无遗传学倾向。

病因学

病因：宫颈扩张，部分或全部胎盘过早分离，胎盘异常（位置或特征）。

危险因素：创伤（包括身体虐待）、分娩、经产妇、高龄产妇、吸烟、可卡因使用、多胎妊娠、前置胎盘和流产史。

症状与体征

- 妊娠 25~27 周后无痛性阴道出血
- 与胎盘异常相关时可能伴随子宫收缩（20%）
- 出血严重时出现低血压、心动过速、体位性低血压、晕厥

诊断

鉴别诊断

- 分娩（见红）
- 前置胎盘
- 胎盘早剥
- 子宫破裂
- 前置血管
- 阴道或宫颈裂伤
- 其他来源出血（痔疮、外阴、阴道）

合并症：分娩、早产、贫血、产后出血、凝血障碍。

辅助检查

实验室检查：全血细胞计数。如果出血量大，可进行配血试验，以备输血。

影像学：超声检查（经腹）以确定胎盘的位置和状况、胎儿状态。

特殊检查：胎儿 - 母体输血的胎儿血红蛋白酸洗脱试验，评估凝血疾病可能性。识别胎儿失血的 Apt 试验（如前置血管）。

诊断过程：病史，超声检查。在确定胎盘位置之前，禁止进行盆腔检查。

病理学

基于病因。

处理与治疗

非药物治疗

一般处理：病史、评估、大出血时血流动力学稳定、胎儿评估。

特殊处理：根据出血的病因和严重程度。

饮食：如果出血严重或被认为是分娩的预兆，应禁食。

活动：卧床休息，等待诊断结果。

健康教育：参见美国妇产科医师协会健康教育手册 AP038（妊娠期出血），AP006（剖宫产），AP025（超声检查）。

药物治疗

出血严重时，根据需要补液和输血。Rh 阴性血的母亲应使用 Rh（D）免疫球蛋白。如果需要宫缩抑制剂，首选硫酸镁。

禁忌证：如果母体失血过多或低血压，不应使用 β 受体激动剂。

慎用：在排除前置胎盘之前，不应行阴道检查。

随访

监测：母体血流动力学监测，直接检查出血情况。从产科角度看胎儿心率和生物指标。

预防：无特殊。

并发症：母亲大出血，胎儿缺氧。大量失血或长期失血可能会导致凝血功能障碍。早产是新生儿并发症的主要原因。

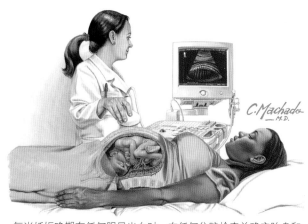

每当妊娠晚期有任何明显出血时，在任何盆腔检查前确定胎盘和胎儿的位置和状况是至关重要的

图 244.1 妊娠晚期出血的超声诊断

预后： 大多数预后好，前提是早期发现并及时处理潜在原因。

其他

妊娠： 除了出血症状的潜在原因外，对妊娠没有影响。

ICD-10-CM 代码： 基于病因。

参考文献

扫描书末二维码获取。

245 妊娠期外伤

概述

定义： 外伤和暴力是除产科因素外导致生育年龄妇女以及母亲死亡的主要原因。在交通事故中导致胎儿死亡的主要原因是母亲的死亡。妊娠期妇女生理状态的改变以及母儿需要同时接受治疗，即便是简单的外伤，相应的处理方式也应有所改变。

患病率： 1/12 的妊娠妇女。

好发年龄： 生育年龄。

遗传学： 无遗传学倾向。

病因学

病因： 交通事故（最常见；在发达国家占到 2/3）、摔伤、直接攻击（最常见的是殴打；60% 的人报告怀孕期间发生两次或更多的身体攻击；怀孕会增加被殴打的风险）、烧伤、谋杀、自杀、穿通伤和中毒。

危险因素： 在驾驶时未使用安全措施，虐待关系，社会经济地位低，吸毒、酗酒和陋习。

症状与体征

- 根据外伤的不同而各有特点：钝器伤，内脏损伤易造成如腹膜后出血或者脾破裂、肠管损伤（少见）、穿通伤，胎儿受伤（约占 2/3）
- 胎盘早剥：（轻度损伤 1%~5%，重度损伤 40%~50%），阴道出血，子宫压痛，手足抽搐，出现宫缩提示发生胎盘早剥
- 子宫破裂：0.6% 由腹部重伤后引起
- 在钝器损伤中胎儿直接受到损伤较少见
- 因为在妊娠期间血容量增加，失血的症状出现较晚

诊断

鉴别诊断

依据损伤的类型以及受损的器官进行鉴别诊断。

合并症： Rh 同种免疫。

检查与评估

实验室检查： 依据一般外伤处理原则进行检查。

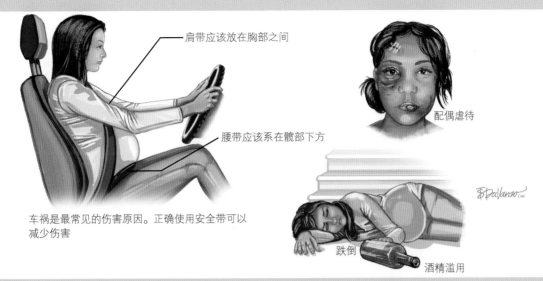

肩带应该放在胸部之间

配偶虐待

腰带应该系在髋部下方

车祸是最常见的伤害原因。正确使用安全带可以减少伤害

跌倒

酒精滥用

创伤的临床考虑

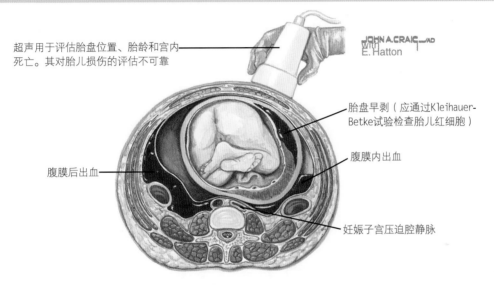

超声用于评估胎盘位置、胎龄和宫内死亡。其对胎儿损伤的评估不可靠

胎盘早剥（应通过Kleihauer-Betke试验检查胎儿红细胞）

腹膜内出血

腹膜后出血

妊娠子宫压迫腔静脉

图 245.1　妊娠期外伤

影像学： 依据对外伤的治疗而定（如果不涉及妊娠相关问题，优先处理外伤）。超声检查评估胎龄，明确胎盘的位置，是否胎死宫内等（但其对胎儿损伤的评估并不可靠）。

特殊检查： 直视下腹腔冲洗可用于观察腹腔内出血。Kleihauer-Betke 试验检查母胎间出血情况。

诊断步骤： 病史，体格检查，影像学检查，必要时进行外科探查。

病理学

与损伤的性质有关。

处理与治疗

非药物治疗

一般处理： 快速评估和控制病情（如补液、吸氧、根据胎龄行胎心监护），评估一般状况（血压、血氧饱和度、尿量）。必须确定胎龄和胎儿状态，以助于做出其他决定。如果需要应该预防性给予破伤风抗毒素。

特殊处理： 将子宫推向患者左侧，远离下腔静脉。所有的腹部锐器伤都应该进行外科探查。应该依据胎龄、胎儿和母体受伤的情况以及胎儿娩出后的存活能力，决定是否行剖宫产将胎儿娩出。临终剖宫产仅适用于产妇即将死亡或心肺复苏无效，且可在 4 分钟内完成分娩的情况。如果存在胎 - 母出血可能（高达 30% 的病例），应该预防性应用 Rh 同种免疫治疗。对于有早产风险的妇女，应考虑使用糖皮质激素。

饮食：在患者完成全面评估之前应禁食。

活动：在患者完成全面评估之前应卧床休息。

健康教育：参见美国妇产科医师协会健康教育手册 AP018（驾车安全：你和你的婴儿），AP055（妊娠期间驾车），AP083（家庭暴力）。

药物治疗

根据损伤类型选择。D 免疫球蛋白 300 μg 肌内注射，用于预防 Rh 血型不合所致溶血。

慎用：在排除胎盘早剥的情况下才可以使用宫缩抑制剂，因为药物的副作用如心动过速可以混淆一些临床征象。适当补足液体后，应停用缩血管药。

随访

监测：持续监测病情和胎心率。

预防：正确使用汽车安全带可降低伤害的发生率和严重程度。最大的伤害发生在孕妇在车祸中未使用安全带时；伤害通常不是由安全带引起的；安全气囊不会增加风险。大约 45% 的孕妇在开车时使用安全带。腰带应系在髋部下方，肩带应舒适地放在胸部之间。从安全角度出发，无论是将新生儿带回家还是以后的旅行，都推崇使用经过认证的婴儿座椅。

并发症：依据损伤的不同类型而定。

预后：依据损伤的不同而不同；母亲一般预后良好，如果锐器伤及子宫，胎儿的死亡率为 50%~75%。

其他

ICD-10-CM 编码：O71.9（产科创伤）、P00.5 [新生儿（疑似）受母体损伤影响]。

参考文献

扫描书末二维码获取。

---

246 子宫收缩乏力（产后）

概述

定义：产后子宫收缩乏力是指分娩后子宫张力的丧失，通常表现为产后出血。产后出血有时分为原发性出血（产后 24 小时内出血）和继发性出血（产后 12 周以内），但继发性出血的原因和处理方法各不相同，不在此赘述。

患病率：出血占分娩总数的 5%，主要是因为宫缩乏力（每 20 例分娩中就有 1 例；产后出血的 80%）；轻度出血较为常见。孕产妇死亡的三大原因之一；在医疗资源差的地区，每 1000 例分娩中 1 例。

好发年龄：生育年龄。

遗传学：无遗传学倾向。

病因学

病因：丧失正常的子宫收缩力。

危险因素：经产（多次分娩），子宫张力过大（多胎妊娠、羊水过多），产程延长，缩宫素刺激延长，应用肌肉松弛剂（如硫酸镁、宫缩抑制剂），急产，绒毛膜羊膜炎，胎盘滞留，肥胖。

症状与体征

• 阴道出血，鲜红色

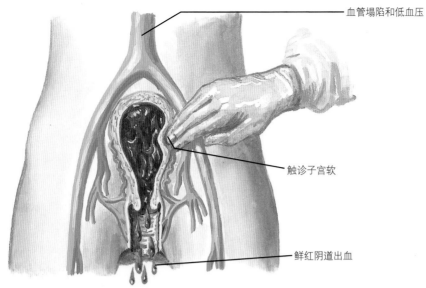

血管塌陷和低血压

触诊子宫软

鲜红阴道出血

宫缩乏力常表现为产后出血

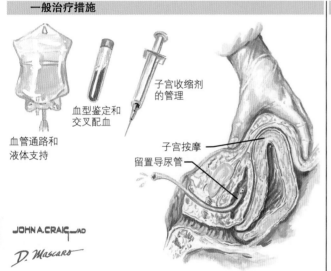

一般治疗措施

血型鉴定和交叉配血

子宫收缩剂的管理

血管通路和液体支持

子宫按摩

留置导尿管

JOHN A. CRAIG_AD

D. Mascaro

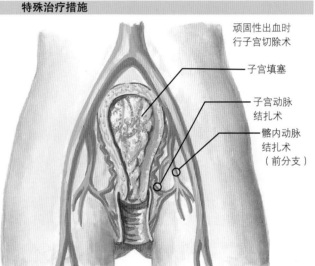

特殊治疗措施

顽固性出血时行子宫切除术

子宫填塞

子宫动脉结扎术

髂内动脉结扎术（前分支）

图 246.1　宫缩乏力与产后出血

- 腹部检查子宫轮廓不清
- 心动过速，低血压，休克

诊断

鉴别诊断

- 胎盘残留
- 生殖道裂伤（宫颈、阴道）
- 子宫破裂
- 子宫内翻
- 凝血障碍

　　合并症：子宫内翻、产后出血；出血性贫血、心功能衰竭、休克、死亡。

检查与评估

　　实验室检查：血红蛋白或红细胞比容可监测失血量和状态。

　　影像学：超声检查有助于诊断胎盘残留，但并不必须。

　　特殊检查：无。

　　诊断步骤：体格检查（腹部和阴道）。

病理学

　　血红蛋白和红细胞比容在 6~24 小时达到平衡后才能反映失血量。

处理与治疗

非药物治疗

一般处理：任何一个患者胎盘娩出后出血过多都应考虑到子宫收缩乏力的可能，如果开始的治疗措施不能有效止血（子宫按摩、缩宫素等药物），则应在继续加强宫缩的同时考虑其他诊断，快速评估，给予补液治疗（通过大号针头），按摩宫底，有可能输血时进行交叉配血。导尿以利于子宫收缩以及尿液排出。

特殊处理：子宫收缩剂（见下文），宫腔探查（徒手），子宫动脉结扎（O'Leary 针法），髂内动脉结扎，子宫填塞，子宫切除。

饮食：在明确诊断以及采取有效措施前禁食。

活动：在明确诊断以及采取有效措施前宜卧床休息。

药物治疗

- 缩宫素 10~20 U/L 溶于 100~300 ml 液体中快速静脉输入直到有效宫缩，然后 100~150 ml/h 维持数小时（缩宫素浓度可以高至 20~40 U/L）。
- 甲基麦角新碱 0.2 mg 肌注，可以 5 分钟重复一次（产生强直性宫缩）。
- 15- 甲基前列腺素 F2α 0.25 mg 肌注或者 0.2~1 mg 溶于 10ml 生理盐水，子宫肌壁内注射。米索前列醇（合成前列腺素 E_1 类似物 Cytotec）100~800 mg 直肠或阴道内给药。
- 补充铁剂。
- 应用广谱抗生素治疗，尤其是行子宫填塞术后。

禁忌证：患有哮喘的患者禁用前列腺素治疗。患有高血压的患者不能应用麦角新碱。麦角新碱不能静脉给药。

慎用：应严密监测补液量以免因疏忽造成液体过多，留置尿管保持膀胱排空状态。当应用前列腺素时应注意药物的副作用如常见的高血压、呕吐、潮红、发热及心动过速。

相互作用：硫酸镁以及其他一些卤化的麻醉剂可以造成宫缩乏力并且拮抗宫缩剂的作用。

其他药物

可采用前列腺素 E_2 阴道给药，但是上述新的药物和技术更有效。

随访

监测：正常的产后护理，必要时监测全血细胞计数。

预防：对可能发生的宫缩乏力及早进行判断，按摩宫底，产后给予缩宫素促宫缩。

并发症：子宫切除，失血性休克，循环衰竭，席汉综合征。

预后：如能够及时发现、及时处理，一些简单的措施即可奏效（如按摩宫底、使用缩宫素及甲基麦角新碱）。

其他

ICD-10-CM 编码：O72.1（其他产后立即出血）。

参考文献

扫描书末二维码获取。

247 子宫内翻

概述

定义：子宫内翻是指分娩后子宫立即内翻出来。罕见且常为医源性，可导致产后大出血和心功能衰竭。这种情况也在有子宫内病变的非妊娠患者中被报道，占 5%。

患病率：25 000 例分娩中有 1 例（根据定义和选

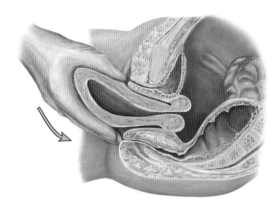

A. 操作者用手抓住子宫底部，轻轻地向头侧推。

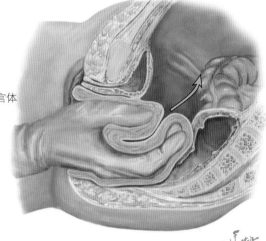

B. 当子宫返回腹腔时，必须使子宫体恢复正常形态。

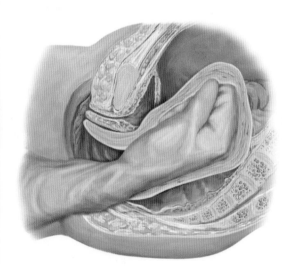

C. 操作手在离开前应确保子宫底部完全扩大到正常位置。

图 247.1　子宫内翻

择标准不同，估计 12 00~57 000 例分娩中有 1 例）。

　　好发年龄：生育年龄。

　　遗传学：无遗传学倾向。

病因学

　　病因：医源性（脐带牵引或子宫底下压，以利于胎盘的娩出；确切作用仍有争议）；胎盘异常（植入、穿透）。

　　危险因素：宫缩乏力：多胎、子宫过度扩张（多胎、羊水过多）、分娩时间延长、催产素点滴时间延长、肌肉松弛剂（$MgSO_4$）、快速分娩。不到 50% 的病例有危险因素。

症状与体征

- 当胎盘娩出时，可以看到一个肿块附着在胎盘上或直接跟随胎盘娩出
- 阴道出血，色鲜红
- 迷走神经刺激引起的心动过缓
- 失血可能导致心动过速、低血压和休克

诊断

鉴别诊断

- 宫缩乏力
- 胎盘残留
- 生殖道裂伤
- 凝血功能异常
- 脱垂性子宫平滑肌瘤

  合并症： 宫缩乏力，产后出血。

检查与评估

实验室检查： 血红蛋白或红细胞比容可监测失血量和状态。在 6~24 小时内达到平衡之前，这些措施可能无法反映急性失血。

影像学： 超声检查可用于验证诊断，但这是不必要的，并可能延误治疗的实施。

特殊检查： 无。

诊断步骤： 盆腔检查。

病理学

子宫内翻。

处理与治疗

非药物治疗

一般处理： 快速评估，液体支持或复苏，呼叫麻醉协助。

特殊处理： 停止使用宫缩剂，直到复位完成。子宫松弛剂（见下文）、人工子宫底复位术［可能需要使用松弛剂（氟烷）全身麻醉］，可能需要手术干预（复位或子宫切除术）。一旦子宫壁松弛，应轻轻地用手按压宫底，使其向内和向上移位，直到子宫恢复正常位置与正常形态，然后使用宫缩剂来促进子宫收缩和止血。

饮食： 在确诊和治疗前应禁食。

运动： 卧床休息直到确诊并进行有效治疗。

药物治疗

- **松弛剂：** 特布他林 0.25 mg 静脉注射（可重复一次）或硝酸甘油 100~250 μg 静脉注射（可重复至 1000 μg）。
- 应实施广谱抗生素预防（第一代头孢菌素或克林霉素 / 庆大霉素）。

  禁忌证： 见具体药物。

  预防： 如果使用硝酸甘油，必须密切监测血压（低血压）。

其他药物

可能需要氟烷进行全身麻醉。

随访

监测： 正常产后护理，根据需要监测全血细胞计数。

预防： 在胎盘娩出过程中，减少或不给脐带或宫底施加压力。

并发症： 子宫切除、失血性休克和心血管衰竭。

预后： 如果及时诊断并采取恰当的治疗措施，总体预后良好。

其他

注意： 子宫复位术后，必须考虑子宫肌无力的可能性。如果胎盘仍附着在子宫壁上，应将其留在原位，直到子宫底缩小并恢复正常位置。

ICD-10-CM 编码： O71.2（产后子宫内翻）。

参考文献

扫描书末二维码获取。

概述

定义：子宫破裂的特征是子宫壁破裂（新鲜的或者子宫手术如剖宫产后），可明显增加孕妇及胎儿的发病率和死亡率。这种情况应该与子宫瘢痕裂伤相鉴别，后者只是子宫旧的瘢痕裂开但是并未穿透浆膜层或者发生并发症。完整子宫（无瘢痕的）破裂非常少见（1/5700~1/20 000分娩，约占破裂的10%），通常是由于子宫张力过大引起的（羊水过多、多胎妊娠）。

患病率：0.3%~3.7%的既往剖宫产患者和5%的剖宫产术后阴道分娩的患者。有经典切口和T形切口的妇女子宫破裂率在4%~12%。大约7%的急诊剖宫产合并子宫切除术是由于子宫破裂所致。

好发年龄：生育年龄。

遗传学：无遗传学倾向。

病因学

病因：子宫陈旧瘢痕愈合不良，前次手术后子宫壁薄弱处破裂，子宫先天性畸形（结构畸形，Ehlers-Danlos Ⅳ型），或者胎盘附着异常。子宫壁也可由于不恰当的手取胎盘或者胎盘娩出后宫腔探查而破裂。腹部受到钝性外伤后也可引起子宫的外伤性破裂，如交通事故（正确使用安全带可以显著地减少母亲和胎儿的外伤）。安全气囊不会增加受伤的风险。

危险因素：既往曾做过子宫手术（如剖宫产，特别是垂直切口；肌瘤剥除术；纵隔切除术），多胎妊娠，内外翻，产程过长（增加20倍），妊娠间隔短，胎儿畸形，羊水过多，催产素刺激（未经证实），Bishop评分低，先天性异常，以及车辆安全带的废弃或滥用。有相当多的证据表明，使用前列腺素制剂的宫颈成熟增加子宫破裂的危险（增加15倍）。使用机

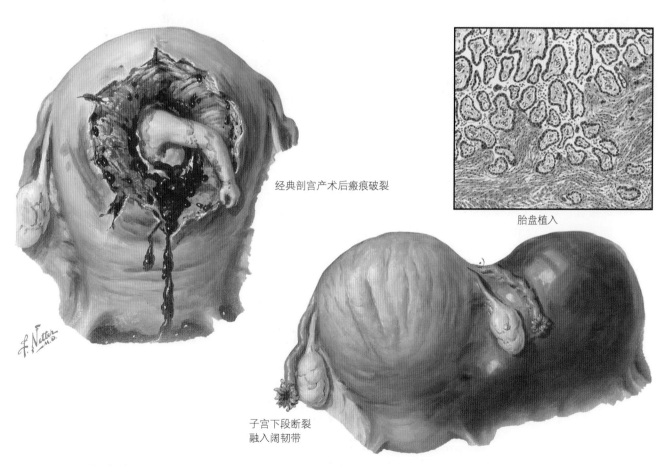

经典剖宫产术后瘢痕破裂

胎盘植入

子宫下段断裂
融入阔韧带

图 248.1 子宫破裂

械手段引产或助产似乎不会增加破裂的风险。

症状与体征

- 急性胎儿窘迫（约 80% 的病例）
- 突然胎位不清（阴道内胎先露消失）
- 阴道出血（不一定出现）
- 腹痛（不一定出现；疼痛可向胸部或者膈肌放射）
- 母亲循环衰竭
- 尽管胎儿已排出宫腔，宫缩仍然存在
- 血尿（如果破裂延伸到膀胱）

诊断

鉴别诊断

- 子宫裂伤
- 胎盘早剥
- 脐带脱垂（可以引起急性胎儿窘迫）
- 附件扭转
- 肺栓塞或羊水栓塞
- 腹腔妊娠

　　合并症：胎儿死亡，母体失血。

检查与评估

　　实验室检查：术中、术后全血细胞计数，当发生大出血时测定凝血功能。

　　影像学：超声对于子宫破裂有诊断价值。但是临床检查通常可以明确诊断，不需要再行超声检查。

　　特殊检查：对胎儿和母亲进行严密监测。

　　诊断步骤：病史和体格检查（经阴道和腹部查体）。

病理学

　　陈旧子宫瘢痕裂开或子宫壁肌层的新鲜裂伤。

处理与治疗

非药物治疗

　　一般处理：快速评估，需要给予支持治疗（补液，输血制品）。

　　特殊处理：立即手术分娩（绝大多数为剖宫产），手术探查进行修补或者子宫切除。一侧或双侧髂内动脉结扎术。

　　饮食：一旦确诊后禁食水（为手术准备）。

　　运动：绝对卧床休息（为手术准备）。

　　健康教育：参见美国妇产科医师协会健康教育手册 AP070（剖宫产后的阴道分娩）。

药物治疗

　　无。支持治疗包括补液、血制品、麻醉药（为立即手术准备），可以预防性应用抗生素。

随访

　　监测：必须持续监测处于危险中的母亲和胎儿，当考虑有此诊断时应加强监测。

　　预防：对于子宫的医源性人为操作应该特别注意（手取胎盘，转胎位，分娩中外力）。先前阴道分娩成功的患者在剖宫产术后阴道分娩成功的可能性更大，子宫破裂的风险也更低。一项研究表明，剖宫产时采用双层子宫缝合术，子宫破裂率较低。

　　并发症：母亲致病或者致死可能（加强母亲或者胎儿监护后可显著降低），子宫破裂时可以出现宫颈、阴道、膀胱损伤。胎儿死亡率在子宫底破裂时高达 50%~75%，在子宫下段破裂时达 10%~15%。存活的胎儿常常并发远期神经系统后遗症。当子宫破裂时，子宫体部纵形瘢痕与最高的发病率和死亡率有关。

　　预后：如果及时诊断并采取恰当的治疗措施，预后良好（子宫修补后再次妊娠子宫破裂的危险约为 20%）。

其他

　　ICD-10-CM 编码：O71.1（分娩时子宫破裂）、O71.00（分娩前子宫破裂）、S37.60XA（子宫损伤）。

参考文献

　　扫描书末二维码获取。

（王楠　徐晓楠　李璐瑶 译　王妍 审校）

操作技术

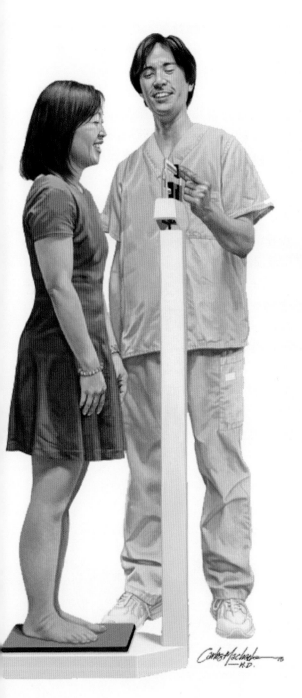

注：本篇章节顺序按操作技术英文名称首字母排序。

概述

羊膜腔穿刺术是抽取生长中胎儿周围的羊水进行产前生化或遗传学检测的方法，少许情况下也可用于治疗羊水过多。

适应证

这一操作常用于评估胎儿遗传或代谢疾病、肺成熟度、胎儿感染或同种免疫状态。治疗性的羊膜腔穿刺术可用于羊水减量，或宫内治疗时输注药物，抑或胎儿成像、胎膜早破的诊断等其他目的。羊膜腔穿刺术也是其他诊治流程的必要步骤，如脐带穿刺或胎儿宫内输血。

禁忌证

穿刺点附近存在皮肤活动性感染。相对禁忌：孕妇不明原因的发热，已知或疑似对将用耗材过敏（如乳胶、皮肤消毒剂、局部麻醉剂），以及未纠正的凝血功能障碍。虽然技术上本操作最早可于妊娠11周进行，但由于较高的妊娠丢失率，建议应推迟到妊娠15~17周或之后再进行羊膜腔穿刺术。多胎妊娠时会增加羊膜腔穿刺术在操作技术上的困难程度。

所需设备

- 无菌手套
- 皮肤消毒剂（如聚维酮碘和70%乙醇）
- 无菌纱布垫
- 自粘绷带
- 超声设备
- 胎儿监护仪或多普勒胎儿镜
- 商用羊膜穿刺术套装
  或
- 20号和22号（或更细的）腰椎穿刺针、20 ml注射器、三个10 ml带盖的无菌样本管（普通，无添加剂）、无菌巾（一块洞巾或多块治疗巾）
- 如果需要：不含肾上腺素的1%利多卡因，5 ml注射器，22号针头（如果羊膜穿刺盒中不具备时）

操作技巧

有关羊膜腔穿刺术的适应证、禁忌证、风险、获益以及并发症都应详细与患者进行告知和讨论，并获得知情同意。操作时患者应取仰卧位，头部抬高20°~30°。如果为妊娠晚期，患者应排空膀胱，采取左侧卧位。同时应用超声评估胎儿状况、胎儿位置和胎盘位置。

应用超声定位适合穿刺取样的羊水区域。较为理想的位置是远离胎儿面部及胎盘，但又是标准穿刺针可以到达的区域。胎儿四肢周围的区域通常是最佳选择。标记该区域所对应的体表皮肤以便指示穿刺。

所选穿刺区域的腹壁皮肤应使用合适的消毒剂进行消毒。如果要使用局部麻醉剂，则应在穿刺点注射一皮丘，并使用少于4~5 ml的麻醉剂对拟穿刺路径进行逐层浸润麻醉。

安装好穿刺针芯后，使用20号或22号的腰椎穿刺针垂直穿刺，它将穿过皮肤、腹壁和子宫壁后进入羊膜囊。当针穿过筋膜时，可能会感觉到轻微的落空感或阻力降低。进入羊膜囊后，将针芯取出，会见到羊水流出。如果未见羊水，应旋转或倾斜穿刺针，并在继续进针之前重新检查（置入针芯）。利用超声引导穿刺针的前进方向，有助于将针顺利置

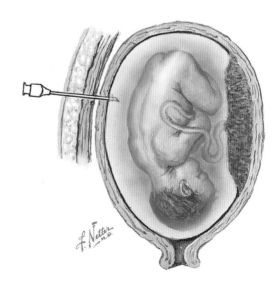

图 249.1 羊膜腔穿刺术

入羊水充盈的区域。这对妊娠早期进行的羊膜腔穿刺术尤为有效。

一旦见到羊水流出，应在针头上连接一个小的注射器，并抽出 2~3 ml 羊水丢弃。然后抽取适量的样本并置于无菌样本管中保存。对于所需羊水量以及样本处理过程中的特殊步骤由所要进行的检测来决定。如果有任何疑问，应在开始操作前与实验室人员进行讨论，这有助于确定必须进行的特殊操作步骤。

获得样本后，拔出穿刺针，在穿刺部位贴上自粘绷带。胎儿在术后应进行短期监护。如果取到了血性液体，监测时间应延长 1~2 小时或更长时间，这取决于其他综合因素。应在患者的病历中详细记录操作过程。

并发症

妊娠早期羊膜腔穿刺术的胎儿丢失率约为 2.5%（相比中晚期妊娠时为 0.7%），此外还有羊水渗漏、胎膜破裂、羊膜炎（感染）、出血和 Rh 阴性血母亲的同种免疫激活。如果仔细操作，直接损伤胎儿的风险很小。未足月胎膜早破时羊膜腔穿刺术的失败

率更高。任何侵入性手术都可能导致出血和感染。有数据表明，预防性使用抗生素可以降低感染的风险，但作用有限。

随访

对胎儿存活（妊娠 24 周以后）的产妇进行羊膜腔穿刺术时，推荐术后进行胎心监护（30 分钟）。如果取到的是血性液体，提示可能穿刺到胎儿或脐带，通常会增加监测时间（1~2 小时或更长时间，根据临床情况决定）。患者应警惕持续性子宫收缩、阴道出血或流液，以及发热。对于 Rh 阴性血的母亲应注射 Rh（D）免疫球蛋白。

CPT 编码

59000 羊膜腔穿刺术，任何技术
76946 超声引导羊膜腔穿刺、医师监护及解释

参考文献

扫描书末二维码获取。

乳腺囊肿穿刺抽吸 250

概述

将乳腺囊肿内的液体穿刺抽吸出来，可以同时用作诊断和治疗。

适应证

可触及的已经确诊的乳腺囊肿。

禁忌证

局部皮肤感染，对所用物品过敏（如乳胶、碘等），未纠正的凝血障碍。

所需设备

- 皮肤消毒材料（乙醇、碘或六氯酚为基础的抗菌溶液如聚维酮碘、氯己定）
- 自粘绷带
- 10 ml 一次性注射器
- 22-25 G 穿刺针

操作技巧

对于 35 岁以上的女性，由于乳腺囊性肿块中恶性肿瘤的发生率增加，应考虑在抽吸之前进行乳腺 X 线摄影检查。一旦抽吸，乳腺 X 线摄影应延迟几周

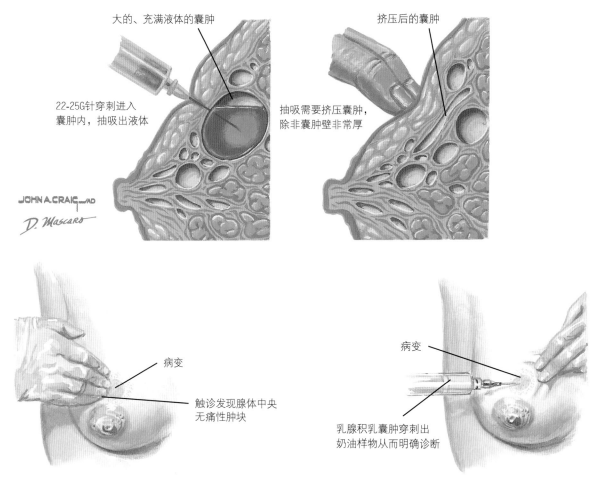

大的、充满液体的囊肿

22-25G针穿刺进入
囊肿内，抽吸出液体

挤压后的囊肿

抽吸需要挤压囊肿，
除非囊肿壁非常厚

JOHN A. CRAIG_MD
D. Mascaro

病变

触诊发现腺体中央
无痛性肿块

病变

乳腺积乳囊肿穿刺出
奶油样物从而明确诊断

图 250.1 乳腺囊肿穿刺抽吸

进行，因为抽吸操作会导致乳腺组织人为变化，造成 X 线检查难以明确诊断。

在充分的皮肤消毒准备后，非优势手固定囊肿，用拇指和手指轻轻捏住肿块下方的乳腺组织，将一根 22-25 G 的针头（接 10 ml 注射器上）穿刺入囊肿腔内，当穿透囊肿壁时，通常会感觉到轻微的"突破感"或阻力消失。用注射器轻轻抽吸囊肿内容物。用力按压 5~10 分钟可降低血肿形成的风险。不需要包扎或特殊的乳腺护理，亦可以使用自粘绷带。

从纤维囊性病变患者抽吸的囊肿内液体通常为淡黄色。深棕色或绿色的液体提示这些囊肿已经存在很长时间，但同样无害。由于高假阳性率（高达 6%）和更高的假阴性率（2%~22%），因此对抽吸出的液体进行细胞学评估几乎没有意义。

并发症

血肿，感染（少见）。

随访

如果囊肿完全消失，并且在 1 个月的随访检查中没有复发，则不需要进一步治疗。如果未抽吸出液体，或者囊肿在 2 周内复发或需要反复抽吸者，或者抽吸后仍有肿块，则应进行手术活检。

CPT 编码

19000 乳腺囊肿穿刺抽吸
19001 每增加一个囊肿

参考文献

扫描书末二维码获取。

概述

前庭大腺囊肿 / 脓肿引流是指对有症状的前庭大腺囊性扩张进行紧急引流的操作。

适应证

有症状的前庭大腺囊性囊肿或脓肿。40 岁以下女性、无症状的前庭大腺囊肿不需要治疗。40 岁以上的患者需要进行病理活检。病情较轻的前庭大腺感染也可采取广谱抗生素和每日温水盆浴来治疗。

禁忌证

外阴病变评估不全、出血倾向、已知或疑似对所需用的器材过敏（如乳胶、碘剂）、尚未纠正的凝血功能障碍。

所需设备

- 皮肤消毒剂（乙醇、碘剂或六氯酚抗菌溶液如聚维酮碘、氯己定）
- 无菌手套
- 不含肾上腺素的 1% 利多卡因、5 ml 注射器、22 号针头、外用止痛冷却喷雾或其他局部镇痛剂
- 10 ml 注射器
- 生理盐水（用于冲洗）
- 手术刀（11# 或 15# 刀片）
- 无菌纱布垫
- 引流管或碘仿纱条

操作技巧

在取得患者的知情同意后，对外阴皮肤进行消毒。当引流急性脓肿时，患者经常因疼痛而敏感，操作应尽量轻柔；可应用麻醉剂或皮肤冷冻喷雾缓解疼痛。本操作也适用于非急性前庭大腺囊肿；局部麻醉可采用局部或区域浸润。脓肿应在囊肿最薄处切开（即"脓点"的地方），做一个垂直或"刺入式"切口，可瞬间释放脓液（尽管为脓性液体，但细菌培养在后续治疗中的意义不大）；切口的大小只需要 1~2 cm，一般不需要进行缝合。脓肿腔可用 10 ml

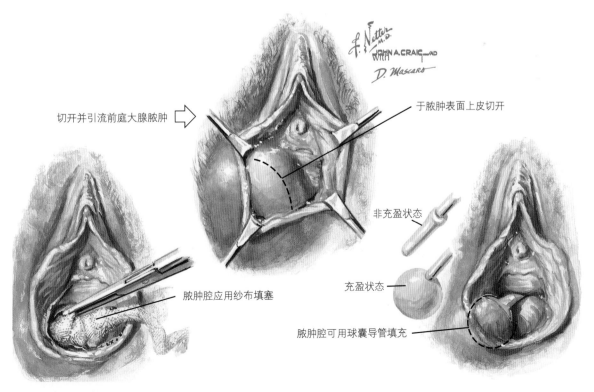

切开并引流前庭大腺脓肿

于脓肿表面上皮切开

脓肿腔应用纱布填塞

非充盈状态

充盈状态

脓肿腔可用球囊导管填充

图 251.1　前庭大腺囊肿引流

注射器抽吸生理盐水轻轻进行冲洗，将"Word"导管球囊端经过切口插入囊腔进行引流，并用生理盐水充盈导管球囊；亦可于脓腔内留置碘仿纱条引流，在切口外留有 2~3 cm 的断端，以便于后续取出。除非有蜂窝织炎的表现，否则不需要抗生素治疗。

当前庭大腺囊肿没有急性发炎时，应该在囊肿下方用手指轻轻按压受累的阴唇两侧，使其固定和保持张力。此时应尽可能在处女膜环内切开。切口长度应与急性病例相似，并以类似的方式留置引流管或碘仿纱条。

并发症

出血，血肿，复发。

随访

引流管应保留 4~6 周。碘仿纱条则应在数天内逐渐撤除。此病复发率较高，除严重的急性病例外，医师们通常更喜欢采取前庭大腺造口术而不是单纯引流术进行治疗。

CPT 编码

56420　前庭大腺脓肿切开引流

参考文献

扫描书末二维码获取。

---

252 前庭大腺囊肿造口术

概述

前庭大腺囊肿造口术是对有症状的已囊性扩张的前庭大腺进行引流和永久性造瘘的手术。其为前庭大腺解剖学梗阻、引流困难时提供了一种替代方法。

适应证

有症状的前庭大腺囊性扩张。40 岁以下无症状的前庭大腺囊肿无需治疗；40 岁以上的患者需要进行病理活检。对于反复形成脓肿的病例，前庭大腺造口应推迟至炎症消退后进行。

禁忌证

外阴病变评估不充分时、易出血体质、炎症活动期或感染、年龄超过 40 岁、已知或疑似对所用药物过敏（如乳胶、碘剂）、未纠正的凝血功能障碍。

所需设备

- 皮肤消毒材料（乙醇、碘剂或六氯酚抗菌溶液如聚维酮碘、氯己定）
- 无菌手套
- 不含肾上腺素的 1% 利多卡因、5 ml 注射器、22 号针头
- 手术刀（#11 或 #15 刀片）
- 3-0 或 4-0 可吸收带缝针线、持针器、止血钳、线剪
- 电刀、手柄和回流电极
- 无菌纱布垫
- 引流管或碘仿纱条

操作技巧

在取得患者的知情同意后，消毒外阴皮肤，如果不采取区域阻滞麻醉或全身麻醉，则可采用局部浸润麻醉。在囊肿下缘用手指轻轻按压受累的阴唇两侧，固定囊肿，使之有一定张力。在囊肿表面的

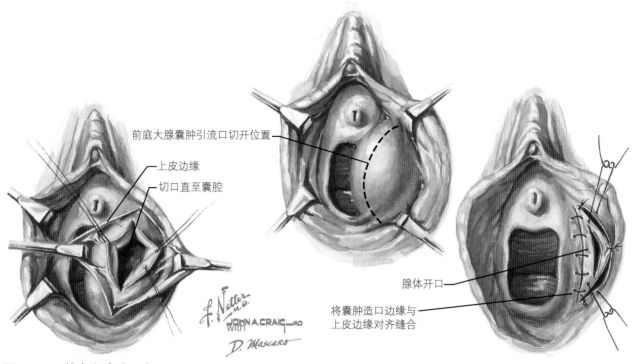

前庭大腺囊肿引流口切开位置

上皮边缘

切口直至囊腔

腺体开口

将囊肿造口边缘与
上皮边缘对齐缝合

图 252.1 前庭大腺造口术

处女膜环内侧切开囊肿（一般在囊肿的 4~5 点钟或
7~8 点钟方向）。切口一般取十字形，最长轴可延长
至 2~3 cm（根据囊肿大小而定）。应使用外科电能量
器械止血。许多人倾向把皮瓣自中心外翻缝合，形
成花瓣状。或者也可以利用电能量器械进行切开，
利用皮缘电凝卷曲后产生的张力自然形成瘘道。在
彻底止血后，应留置引流管或碘仿纱条。

并发症

出血，血肿，复发。

随访

引流管应保留 4~6 周。碘仿纱条则应在数天内
逐渐去除。较易复发（5%~10% 的病例）。

CPT 编码

56440 前庭大腺囊肿造口术

参考文献

扫描书末二维码获取。

乳腺活检：空心针穿刺 253

概述

乳腺空心针穿刺活检是一种获取小组织样本的
技术，用于乳腺肿块的组织学诊断。它已成为乳腺
肿块组织学诊断的首选方法。

适应证

乳腺肿块或可疑病变（可触及肿块；不可触及

肿块均可在影像学引导下活检）。

禁忌证

局部皮肤感染，已知或疑似对所用物品（如乳胶、碘）过敏。空心针活检可能不适合非常小或非常硬的乳腺肿块；靠近胸壁、乳头或乳腺表面的肿块；需要放大的钙化；或非常小的乳腺。服用血液稀释剂或阿司匹林的患者应该在手术前停止使用。由于身体疾病或其他问题而不能保持静止或仰卧 20~40 分钟的女性不适合进行 X 线立体定向空心针穿刺活检。

所需设备

- 皮肤消毒材料（乙醇、碘剂或六氯酚为基础的抗菌溶液，如聚维酮碘、氯己定）
- 无菌手套（如果需要）

- 不含肾上腺素的 1% 利多卡因，5 ml 注射器，25 G 穿刺针
- 一次性空心活检针
- 手术刀（11# 刀片），如果需要
- 无菌纱布垫
- 合适的组织保存液 / 转运液体（10% 福尔马林或类似溶液）
- 自粘绷带
- 酌情服用抗焦虑药

操作技巧

在获得患者的知情同意后，对皮肤进行消毒，并在选定的穿刺部位注射局部麻醉剂。根据要进行活检的病变部位、最佳入路、可用的图像引导的需要，患者可以是仰卧位或者俯卧位。医生用另一只手的手指稳定目标区域，通过触诊或在影像学引导下（乳腺 X 线立体定位或超声），将针头进入目标区

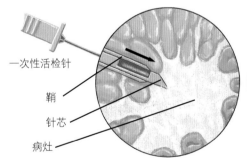
一次性活检针
鞘
针芯
病灶

闭合装置到达病变边缘

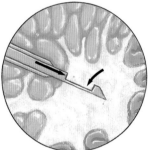
封闭针芯尖端到达病变内，组织进入开放的标本槽内

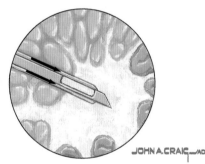
外鞘前进封闭针芯，将组织标本抓取在槽内，退穿刺针

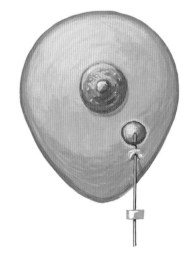

图 253.1 空心针穿刺

域。如果需要，皮肤小切口有助于使针头穿过皮肤。当针头进入某些肿块性病变时，可能会注意到组织阻力的变化或"沙砾"感。

空活检针通常有一个特殊的尖端，该尖端覆盖有一个鞘和切割刃。针头是大口径的（14 G），安装在一个有弹簧的装置上，可在刀槽上切割和收集小圆柱状组织。不同的活检针操作技术稍有不同，但通常都是将针尖放在目标病变的近端，然后，内芯刺入组织、外鞘前进，对陷入刀槽内的组织完成切割。取出针头，提取组织样本，并以同样的方式获得更多的样本（如有需要）。通常，标本长约 2 cm，直径约 0.16 cm。

为了获得足够多的乳腺组织标本，通常需要不同部位行 3~6 次空心针穿刺。患者在穿刺活检时可能会有轻微的压迫感，但不会有明显的疼痛感。在穿刺结束时，标本被送到病理学实验室进行诊断。然后给患者穿刺处敷上一层薄薄的敷料（一条自粘绷带就足够了）。冰敷并轻柔按压 15~30 分钟，以尽量减少瘀斑。

与空心针穿刺活检相比，真空辅助乳腺活检能够取出的组织约为前者的 2 倍，同时仍然具有微创的优点，该操作技术与空心针穿刺活检相同，只是取样装置不同。

并发症

出血，血肿，感染。

随访

空心针穿刺活检恶性病变的假阴性率为 4.4%（2%~6.7%）。大约 10% 的空心针穿刺活检不能明确诊断。一些特定的组织学结果需要引起警惕：超过 1/2 的空心针穿刺活检诊断的非典型增生在手术时证实为恶性；高达 1/3 的空心针穿刺活检诊断的导管内原位癌存在浸润性癌。

CPT 编码

19100　乳腺活检，经皮，空心针，非影像引导（独立程序）

19101　乳腺活检，经皮，空心针，影像引导

19102　乳腺活检，经皮，自动真空辅助或旋转切割活检装置，影像引导

参考文献

扫描书末二维码获取。

乳腺活检：开放手术　254

概述

开放手术活检是一种获取组织样本的技术，用于乳腺肿块的组织学诊断。

适应证

乳腺肿块或可疑病变（可触及肿块；不可触及肿块可在影像学引导下活检）。

禁忌证

局部皮肤感染，已知或疑似对所用物品（如乳胶、碘）过敏。服用血液稀释剂或阿司匹林的患者应该在手术前停止使用。

所需设备

- 皮肤消毒材料（乙醇、碘或六氯酚为基础的抗菌溶液如聚维酮碘、氯己定）
- 无菌手套

- 不含肾上腺素的 1% 利多卡因，10 ml 注射器，22 G 针头
- 手术刀（#15 刀片）和精细组织剪（如梅森鲍姆剪刀）
- 2-0 或 3-0 可吸收白色缝线，采用中小型圆针，或 3-0 或 4-0 可吸收白色缝线（角针）、持针器、镊子、线剪
- 有助手的情况下，小型拉钩非常有帮助（如双头钩、皮钩或类似产品）
- 电工作站、电刀和回流电极
- 无菌纱布垫
- 自粘胶带（如果需要）
- 自粘绷带
- 合适的组织保存液 / 转运液体（10% 福尔马林溶液或类似溶液）（如果要评估雌激素和孕酮受体，则必须在 30 分钟内冷冻处理组织标本）
- 酌情服用抗焦虑药

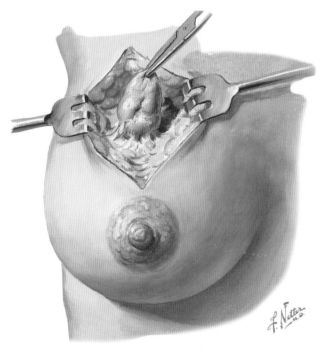

图 254.1　开放乳腺活检：肿块通常不易定位，需要大切口或者影像引导的导丝定位技术

操作技术

　　在获得患者知情同意后，对皮肤进行消毒，并在选定的切口部位注射局部麻醉剂。大多数活检可以沿着乳腺轮廓（通常在乳晕区）进行弧形切口。

　　开放式活检应使用手术刀而不是电刀，因为电刀的热效应可能烧灼肿瘤周围正常组织的边缘，导致受体水平降低。热损伤也可能延缓皮肤愈合。

　　通过锐性、钝性结合的技术解剖，达到目标病变区域。当解剖到某些肿块病灶边缘时，可能会注意到组织特征的改变或"粗糙"的外观，切除肿块或目标区域，通过电刀或缝合死腔而止血。皮肤切口可使用连续皮内缝合线或自粘皮肤胶带封闭。

　　在手术结束后，标本被送到病理学实验室进行诊断，然后切口处敷上一层薄薄的敷料（一条自粘绷带就足够了）。冰敷并轻柔按压 15~30 分钟，以尽量减少瘀斑。

　　给病理实验室送一个小样本（1 g 可疑病变组织），确定雌激素和孕激素受体的存在与否非常重要。这些受体不耐热，因此组织必须在 30 分钟内冷冻处理。

　　不可触及的肿块可在 X 线透视或超声下定位，通过放置小针头或 J 形定位导丝，标记需要开放切除的区域。标本与金属丝或定位针同时整块切除，并对其进行 X 线照相，以确认可疑病变区域的切除。这些技术在很大程度上已被计算机引导的空心针活检技术所取代。

并发症

　　出血，血肿，感染。

随访

　　如果使用不可吸收的缝合材料缝合皮肤切口，则需要在随访期间拆除缝线。活检中癌症的发生率与患者的年龄直接相关，50 岁的妇女大约 20% 的乳腺活检为癌，而在 70 岁及以上的妇女中，癌症比例增加到 33%。

CPT 编码

　　19001　乳腺活检，开放，切口

参考文献

　　扫描书末二维码获取。

概述

宫颈环扎术指对于宫颈功能不全的患者，通过缝线或编织环扎带加固并部分封闭宫颈，以降低早产的风险。目前已有很多关于手术方法的报道，最常见和最简单的是 McDonald 环扎术，也是我们将要介绍的。宫颈环扎术还可通过经腹或腹腔镜手术来完成，但创伤较大，缝合线通常永久保留于缝合部位，后续无法经阴道分娩。

适应证

宫颈功能不全，有早产妊娠丢失史伴有无痛性宫颈扩张，或不伴宫缩的胎膜膨出或脱出至阴道。可根据病史或超声检查记录的宫颈缩短情况进行评估。预防性宫颈环扎术一般在妊娠 14 周以后完成，这样可排除其他因素造成的早期妊娠丢失。

禁忌证

出血、子宫收缩、感染、多胎妊娠或胎膜早破。当妊娠超过 24~26 周，由于手术相关流产的风险增加，对于此类病例，卧床休息、子宫托治疗或其他治疗通常是首选。

所需设备

- 皮肤（阴道）消毒材料（碘基抗菌溶液如聚维酮碘或其他合适的消毒剂）
- 无菌手套
- 1 号或 2 号永久性合成缝合线（Prolene 或类似物）或 5 mm 编织带（Mersilene 或类似物）穿于中型钝针上（单根缝合线更容易穿过组织，但较宽的编织带可提供更多的支撑，缝线切割宫颈或穿透宫颈的可能性更小）
- 持针器、长止血钳、线剪
- 阴道拉钩（两个 Deaver 或直角拉钩和/或加宽窥器）
- 海绵棒（可能有助于非创伤性地抓持和操纵宫颈）
- Foley 或直导管（可选）
- 胎心监护仪或多普勒胎心听筒

操作技巧

在取得患者知情同意后，应进行超声检查以确认胎儿是否存活，排除胎儿重要器官的畸形，并评估宫颈长度。阴道或宫颈显著感染时，应积极治疗，并在治疗前进行淋球菌、衣原体和 B 族链球菌培养。手术前后 1 周内禁止同房。

麻醉后，患者取膀胱截石位，对阴道和宫颈进行消毒，拉钩暴露宫颈。有些学者建议充盈母体膀胱可提升胎儿的先露部位，减轻其对胎膜的压力，并确定宫颈阴道反折位置。对于右利手术者，首先于靠近宫颈内口处的 11~12 点钟方向进针，小心操作避免损伤膀胱。缝针穿至宫颈表面以下，带一些宫颈实质组织，在大约 10 点钟方向出针。然后，缝针再次穿入宫颈组织，大约在 8 点钟方向进针，在 6~7 点钟方向出针。以类似的方式从另一侧向上环形缝合，在大约 1 点钟的位置终止，并与起始的缝线打结固定。结扎缝线缩窄颈管，使其不能通过一个手指，但宫颈组织不能变白。缝线的打结方式和线结的长度应便于后续的定位和拆除。

为了使宫颈达到足够的支持作用，根据宫颈的大小和采用的缝针，可能需要增加额外的缝合。应注意 3 点钟和 9 点钟方向的缝合应较浅或位于宫颈上皮外，以降低误扎子宫动脉下行支的风险。

手术结束后，行胎心监测胎心，确定胎儿的状态。预防性使用抗生素或类似药物在降低并发症或早产率方面并没有任何益处。有学者主张在环扎术后的最初 12~24 小时内应用非甾体抗炎药，如吲哚美辛，但有关数据相互矛盾，效果甚微。

环扎拆线（一般在妊娠 38 周时，或有临产迹象时）可在诊室或产房进行，拉紧线结或可见的缝合线末端，牵引以识别线结下缝合线的一端，剪断，牵拉线结，将缝线穿过组织取出。根据暴露程度、患者舒适度、术者或患者选择，可适当应用麻醉剂。

并发症

未足月胎膜早破（1%~18%，占急诊病例的 65%）、绒毛膜羊膜炎（1%~7%，高达急诊病例的 35%）、出血和邻近器官（膀胱或直肠）损伤。手术留下的瘢

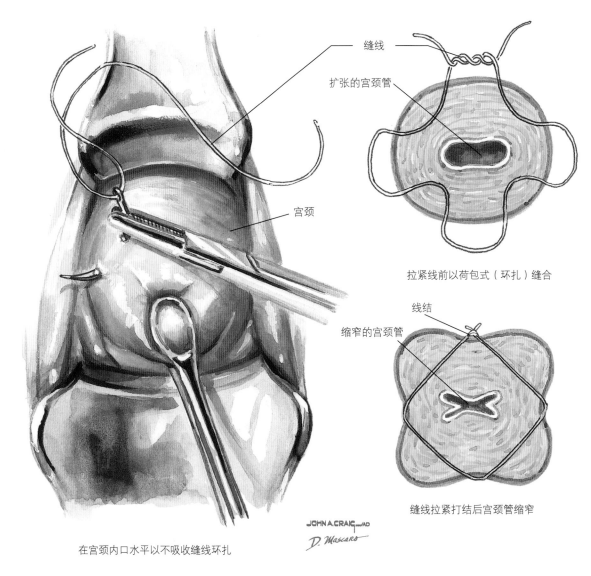

缝线

扩张的宫颈管

宫颈

拉紧线前以荷包式（环扎）缝合

线结

缩窄的宫颈管

缝线拉紧打结后宫颈管缩窄

JOHN A. CRAIG_MD
D. Mascaro

在宫颈内口水平以不吸收缝线环扎

图 255.1 宫颈功能不全的手术处理（宫颈环扎术）

痕可能导致分娩时宫颈裂伤（1%~13%）或宫颈扩张失败（2%~5%）。

随访

根据临床情况，胎儿和母亲的监护通常需要进行 12~24 小时或更长时间。

当缝合线放置在阴道内时，一般在妊娠 38 周时拆除。如果在此之前动产，必须立即拆除环扎线。由于环扎术后宫颈留下瘢痕，大约 15% 的患者需要

剖宫产终止妊娠。

CPT 编码

59320 宫颈环扎；妊娠期；经阴道
59325 宫颈环扎；妊娠期；经腹

参考文献

扫描书末二维码获取。

概述

宫颈锥切术是通过对子宫颈进行锥形切除以达到诊断或治疗目的的手术。既往冷刀锥切术是去除宫颈异常细胞的首选治疗方法，但现在大多数锥切术都是通过导电线环和电能量器械［环形电外科切除术（loop electrosurgical excision procedure，LEEP)/转化区大环状切除术（large loop excision of the transformation zone，LLETZ)］完成。而冷刀锥切常用于特殊情况，如当需切除样本的尺寸或形状较大，超过了环形电刀所能达到的范围时。

适应证

组织学证实为高级别上皮内病变（宫颈锥切用

于诊断或治疗）或阴道镜检查不满意时。

禁忌证

凝血功能障碍，妊娠晚期，已知或疑似对操作药物过敏。

所需设备

- 皮肤（阴道）消毒制剂（碘基抗菌溶液如倍他碘或其他合适的消毒剂）
- 无菌手套
- 0 号或 2-0 号合成可吸收带针缝线
- 持针器、长止血钳、线剪
- 阴道拉钩（两个 Deaver 或直角拉钩 / 或加宽窥器）

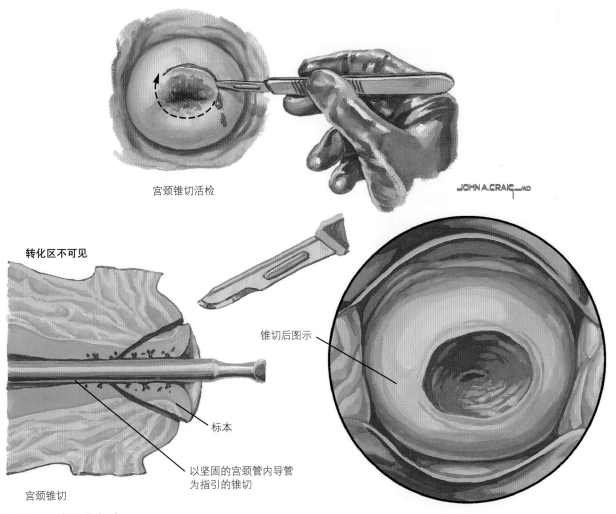

宫颈锥切活检

转化区不可见

宫颈锥切

标本

以坚固的宫颈管内导管为指引的锥切

锥切后图示

JOHN A.CRAIG—AD

图 256.1 宫颈锥切术

- 手术刀（#11 刀片）
- 扩宫棒（钝头）或小宫颈扩张器
- 卵圆钳（可能有助于非创伤性地抓持和操纵宫颈）
- 电刀、手柄和回流电极
- Monsel 溶液或胶（硫酸亚铁）
- 组织固定剂（10% 福尔马林）
- 如果要进行阴道镜检查，5% 醋酸或 Lugol 溶液（过饱和碘化钾）
- 阴式手术操作包（可选）

操作技巧

　　冷刀锥切术通常在区域阻滞麻醉或全身麻醉下进行。在签署手术相关知情同意书后，麻醉后的患者取膀胱截石位。对阴道和宫颈进行消毒，阴道拉钩暴露宫颈。如有必要，可先进行阴道镜检查，通过醋酸或 Lugol 溶液进行染色，进一步辨别宫颈病变范围。

　　手术开始时，将止血缝合线（简单的环形或 8 字形）在靠近宫颈阴道反折两侧 3 点钟和 9 点钟的位置固定，直到手术结束，但其减少失血的作用一直存在争议，某些情况下，亦可省略此步。将稀释后的垂体后叶素（1 U/20 ml 生理盐水）或 1∶200 000 肾上腺素溶液注入宫颈间质部位，以进一步减少出血。必要时可在宫颈管内留置扩宫棒引导操作。

　　将手术刀自宫颈外口向内倾斜、环形切割至宫颈管，形成一个锥形的宫颈活检标本。锥切标本的宽度和深度取决于宫颈的解剖结构、转化区的位置和病变范围；其必须包括转化区和全部病灶。

　　可通过电能量器械或止血药（如 Monsel 溶液）止血。有些学者主张对宫颈创面进行全面烧灼，但创面结痂脱落可能会延迟愈合。如果必要，可以对锥切创缘进行连续缝合，以便止血及向内包裹创缘。或者可选择 Sturmdorf 式缝合重建宫颈外口，但有学者认为它会增加宫颈狭窄的风险。在手术结束时，可以剪断止血缝合线的尾端（使缝合线保持在原位）或在宫颈表面打结止血，或放置止血纱布［氧化再生纤维材料（Surgicel 或类似材料）］。术后尽量不做盆腔操作 2~3 周（禁卫生棉条、阴道冲洗或同房），如果阴道出血多或持续出血超过 2 周，患者需返诊。

并发症

　　出血（急性和延迟性出血，5%~10%，输血率 <1%），感染，子宫穿孔，膀胱或肠管损伤，宫颈狭窄，宫颈功能不全。锥切后患者发生早产、低出生体重儿或胎膜早破的风险增加 2 倍。

随访

　　宫颈检查一般在术后 6 周左右进行。宫颈上皮内瘤变的治愈率一般为 95%。

CPT 编码

　　57520　宫颈锥切术，包括 / 不包括电灼，包括 / 不包括扩张和刮宫，包括 / 不包括修补术；冷刀或激光

参考文献

　　扫描书末二维码获取。

257　宫颈息肉切除术

概述

　　宫颈息肉切除术是切除宫颈或可见的宫颈管内息肉；通常是简单且无痛的门诊小手术。

适应证

　　宫颈或可见的宫颈管息肉。部分学者对无症状息肉治疗的必要性有异议。

禁忌证

已知或疑似对所用药物过敏，凝血障碍。相对禁忌：妊娠。

所需设备

- 皮肤（阴道）消毒制剂（碘基抗菌溶液如聚维酮碘或其他合适的消毒剂）
- 无菌或检查手套
- 阴道窥器
- 海绵棒或宫颈钳（较少情况可能需要组织剪）
- Kevorkian 刮匙或类似的宫颈管刮匙
- Monsel 溶液或胶（硫酸亚铁）或硝酸银棉棒
- 组织固定剂（10% 福尔马林）

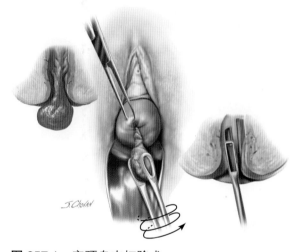

图 257.1 宫颈息肉切除术

操作技巧

首先窥器暴露并观察息肉。合适的消毒液消毒阴道，但多数人认为消毒不必要。钳夹息肉可见部分，轻轻地牵拉、扭转，或者直接切除息肉组织。如果息肉蒂部位于宫颈管内较高位置，可用刮匙轻刮宫颈管内息肉基底部。宫颈管诊刮也可用于排除同时存在的组织增生或癌变。虽然息肉的恶变率较低，但所有息肉都应进行病理检查。息肉蒂部可用化学溶液烧灼（Monsel 溶液或硝酸银）、电灼或冷冻烧灼。

并发症

出血。

随访

大多数宫颈息肉的病理组织学为良性，宫颈管内息肉的恶变较为罕见，其发病率不到 1/200。

CPT 编码

58999 未分类操作；女性生殖系统（非产科）

参考文献

扫描书末二维码获取。

剖宫产 258

概述

剖宫产是通过切开母亲腹部和子宫分娩胎儿的手术方式。受文化因素和手术技术的影响，世界各地的剖宫产率从 10% 到 35% 不等。20 世纪 70~90 年代，美国的剖宫产率增加了 5 倍。确切的原因不得而知，也可能是由于对不利因素的顾虑，也可能是胎心电子监护仪的广泛使用、出生体重的增加，以及重复剖宫产的数量增加。尽管剖宫产率有所增加，但新生儿结局改善甚微。

适应证

当阴道分娩不可能、不切实际或不安全时，可以选择剖宫产。紧急剖宫产的指征包括胎儿窘迫、前置胎盘出血、胎盘早剥、脐带脱垂和子宫破裂，因为这些情况需要立即分娩。胎儿不能耐受阴道分娩或产程不进展时也可能需要剖宫产。少许情况是由于母亲或胎儿的解剖学或先天发育异常而不得不接受剖宫产。在美国所有出生的婴儿中，据估计有2.5%是应产妇要求而进行的剖宫产。

禁忌证

与大多数外科手术一样，剖宫产手术的相对禁忌证是母亲伴有严重的合并症（如低血容量、低血压、败血症）以及胎儿状态不明确的时候。在母亲濒临死亡的情况下，必须进行剖宫产以挽救胎儿的情况较为罕见。

所需设备

最低需求（适用于手术室外的急诊手术）：

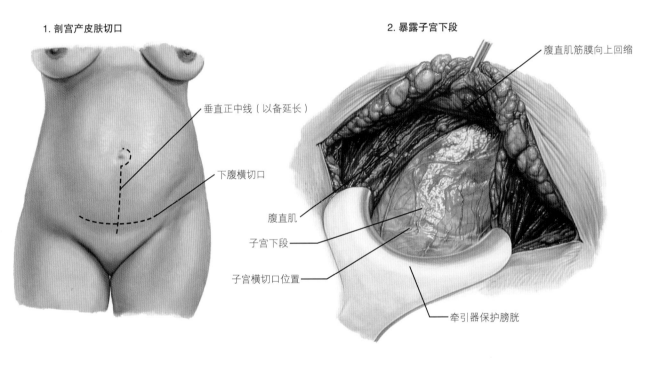

1. 剖宫产皮肤切口

垂直正中线（以备延长）
下腹横切口

2. 暴露子宫下段

腹直肌筋膜向上回缩
腹直肌
子宫下段
子宫横切口位置
牵引器保护膀胱

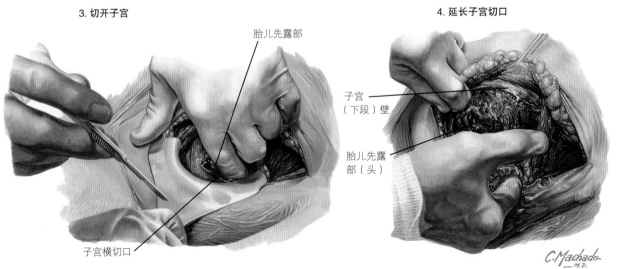

3. 切开子宫

胎儿先露部
子宫横切口

4. 延长子宫切口

子宫（下段）壁
胎儿先露部（头）

C. Machado M.D.

图 258.1　剖宫产分娩

5. 娩出头部

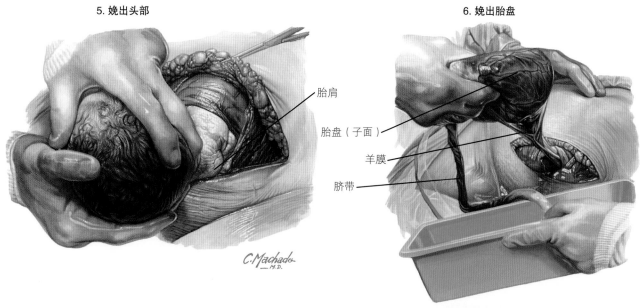

胎肩

6. 娩出胎盘

胎盘（子面）

羊膜

脐带

C. Machado M.D.

7. 探查宫腔（将子宫暴露于皮肤切口外）

右侧输卵管

宫底

宫体

扩张的子宫血管丛
（在阔韧带内）

左侧输卵管

8. 缝合子宫切口（将子宫暴露于切口外）

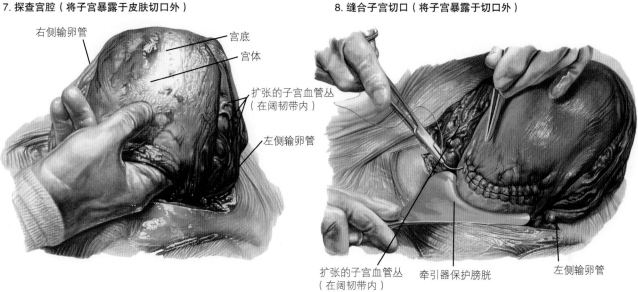

扩张的子宫血管丛
（在阔韧带内）

牵引器保护膀胱

左侧输卵管

图 258.1　续

- 无菌手套、消毒液或备皮棉纱
- #10 手术刀
- 紧急分娩包（洗耳球、脐带圈、剪刀、布巾和盆）
- 紧急剖宫产包（通常：2 个 Kocher 钳、4 个 Kelly 钳、1~2 个 Allis 钳、1 把梅奥剪刀、1 把绷带剪刀、2 把组织钳、1 个或 2 个牵开器）
- 最好配备一名助手

推荐准备（手术室设置）：
- 无菌手套、消毒液或备皮棉纱
- 外科团队的手术服和手套
- 腹部手术用的无菌洞巾包
- "腹部大手术"器械托盘

- 子宫和筋膜缝线（例如：0 或 00 可吸收线）和皮肤缝线（例如：未染色的 3-0 或 4-0 可吸收线，或 4-0 不可吸收缝线，需在术后几天取出）
- 脐带圈（2）
- 洗耳球（清理新生儿气道）
- 电外科能量源与手持设备（备用）
- 外科吸引器
- 无菌伤口敷料和胶带

操作技巧

选择合适的麻醉（通常是区域麻醉），在备皮及消毒阴道后，按照下腹部手术常规铺巾。剖宫产手术可取下腹部正中纵切口或横切口（Pfannenstiel切口）[剖宫产手术方式不是根据腹部切口的种类划分的，而是当子宫切口位于子宫下段时被归类为子宫下段剖宫产术（横切口或纵切口），当切口位于子宫可收缩的上部分时被归类为经典剖宫产。此处描述的是子宫下段横切口手术方式]。进腹后充分显露子宫下段及膀胱腹膜反折部分。上提反折部位腹膜，切开，将向腹膜反折向上、下缘分离出1~2 cm范围。在子宫下段做一横切口，直至羊膜囊膨出。然后钝锐结合向侧方及头侧扩大切口。这个切口必须能适于胎儿的分娩。切开进入羊膜囊，确定胎位。尽可能使胎头以枕前位通过子宫切口娩出，并温和地向上牵引胎儿直至全部娩出。分娩完成后，立即擦干新生儿、清理呼吸道，必要时刺激新生儿。两把器械钳夹脐带并于中间切断，将新生儿从无菌区域转移到儿科医生或其他医护人员处，然后进行初步评估和处理。如果子宫切口有大量出血，可使用无齿钳暂时钳夹止血。胎盘可自然娩出，或通过按压子宫前后壁的方式娩出，或手取胎盘方式取出。子宫切口采用可吸收缝线缝合1层或2层。关腹前需保证腹腔内无活动性出血。使用可吸收缝线连续缝合筋膜。皮肤的缝合可以用皮钉缝合，或使用可吸收缝线或不可吸收缝线进行皮内缝合。伤口并发症和美观程度与缝合技巧有关。清点纱布器械无误后覆盖无菌敷料。

并发症

剖宫产的直接并发症包括出血、感染、邻近器官或胎儿损伤，根据情况可能进行其他手术（包括子宫切除术）。手术麻醉的并发症，如缺氧、缺血事件（如卒中、心肌梗死）、反流误吸和栓塞也可能发生。

由于剖宫产是一项重要的外科手术，产妇死亡率大约是阴道分娩的3~4倍。剖宫产的潜在风险包括产妇住院时间更长，婴儿呼吸问题的风险增加，以及后续妊娠的更大并发症，包括子宫破裂和胎盘植入的风险增加。前置胎盘、胎盘植入和需要切除子宫的风险随剖宫产次数的增加而增加。

随访

一般在患者出院1周内进行随访检查腹部切口。如果使用不可吸收缝线缝皮，通常在此次随访时或之前拆线。根据伤口的愈合情况或是否存在其他复杂因素决定是否需要再次随访。无论分娩途径如何，常规要在产后6周再次随访。

CPT 编码

59510 常规产科护理，包括产前护理、剖宫产和产后护理
59514 单独剖宫产
59515 单独剖宫产；包括产后护理

参考文献

扫描书末二维码获取。

---

259 绒毛活检术

概述

绒毛活检术（chorionic villus sampling，CVS）是一种通过获取胎儿绒毛细胞进行细胞遗传学或其他检测的技术，通常在妊娠10~13周之间进行，包括经腹壁或经宫颈两种途径吸取胎盘组织来获得绒毛细胞。经腹壁CVS可以在妊娠超过13周时进行。另一种经阴道入路可用于后位子宫，其操作类似于经腹壁的方式。CVS诊断结果的不确定性较羊膜腔穿刺术更高（比如限制性胎盘嵌合），而且该手术的并发症比中期羊膜腔穿刺术稍多。

适应证

存在胎儿染色体异常高危因素或孕早期产检筛查异常需要进一步基因检测时。CVS 不能检测出胎儿的神经管缺陷。

禁忌证

相对禁忌证包括血小板减少或存在抗血小板抗体、阴道活动性出血或感染。经阴道 CVS：宫颈狭窄、宫颈或子宫下段存在肌瘤。经腹 CVS：胎儿体位阻挡胎盘、已知或疑似存在腹腔粘连可能会阻碍穿刺达子宫体时。在多胎妊娠的患者中，CVS 在技术上可能难以实现。HIV 垂直传播的风险在早期侵入性诊断技术中发生率低于预期（3%），并且与没有接受该操作的妇女相似。

所需设备

- 备皮材料（通常是含碘消毒液或其他消毒液）

- 无菌手套
- 组织运输所需的试剂（由实验室指定的试剂）
- 超声诊断仪

用于经阴道入路

- 窥器
- 宫颈钳（可用于无创抓持和固定宫颈）
- 小抽吸套管（1.5 mm）（带密封器）和 20~30 ml 注射器；亦可用小型活检钳代替

用于经腹入路

- 20 号和 22 号腰穿针（或更小的），20 ml 注射器，3 个带帽的无菌 10 ml 样本管（普通，不含添加剂），无菌洞巾（一个洞巾或多个无菌巾）
- 如果需要：1% 不含肾上腺素的利多卡因，5 ml 注射器，22 号针头（如果不包括在羊膜穿刺包中）

操作技巧

普遍认为无论是经腹还是经阴道 CVS，都必须在超声引导下进行。在 CVS 前进行超声检查以确

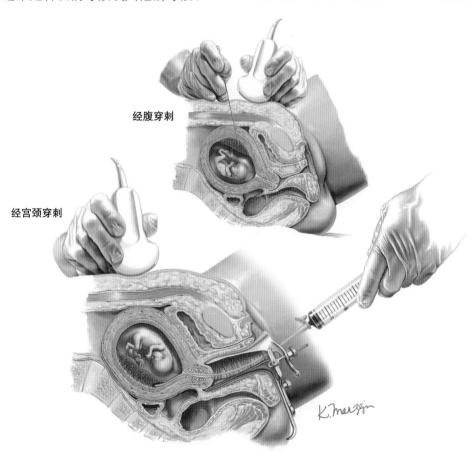

经腹穿刺

经宫颈穿刺

图 259.1 绒毛活检术

认胎儿的孕周。超声检查还可以发现多胎妊娠，以及多胎妊娠是否共用一个胎盘，或者每个胎儿都有自己的胎盘。确定胎盘的数量很重要，因为每个胎盘都必须单独取样，才能获得每个胎儿的准确遗传图谱。

经阴道操作时，打开窥器暴露宫颈，消毒阴道宫颈。如果需要的话，宫颈钳固定宫颈。在超声引导下，套管或活检吸管轻轻地穿过宫颈，直到尖端抵达胎盘的基底部。将负压器从套管中取出，并应用真空负压将细胞样本吸入套管的管腔，然后退出套管。分析所需的组织量极少（10~25 mg），仅占胎盘组织总量的 0.1% 左右。检查获取的组织样本是否充分，然后放置在适当的保存试剂中，并贴上标签，送至实验室进行分析。一些临床医生倾向于将 10 ml 保存试剂直接放入用于抽吸的注射器中，以便吸入的组织可以直接进入试剂中。

可以用小活检钳代替套管，其使用方式与套管技术相同。虽然有一些证据支持使用小活检钳替代抽吸套管，但证据尚不足，术者应根据自身经验和设备选择合适的方式。

经腹操作方式与羊膜腔穿刺术非常相似：绒毛样本是在超声引导下使用细针穿透腹壁进入胎盘而获得的。现有的经腹 CVS 技术在所用针头的大小（18 号、20 号等）和抽吸方法（注射器负压、真空吸引器负压）方面有很大的不同。目前还没有比较不同技术临床结局的研究公开发表。

对于 Rh 阴性的患者，应预防性使用 Rh（D）Rh-Ig 球蛋白。

并发症

据报道，CVS 后的胎儿丢失率高达 6%。几个随机研究显示，经腹与经阴道 CVS 的流产率几乎相同。CVS 样本 >0.6 ml 的母胎界面出血的风险为 14%。肢体短缺与早期（<9 周）CVS 有关。有一些证据表明，13~14 周胎盘的局灶性破坏可能会增加妊娠期高血压 / 先兆子痫的风险。CVS 出现"胎盘嵌合"伪像的概率比羊膜腔穿刺术高。据报道，多达 1/3 的女性在 CVS 后出现阴道点滴出血；只有不到 6% 的女性会出现更严重的出血。与经腹 CVS 相比，经阴道 CVS 出血更常见。尽管经阴道途径的感染风险较高，但 CVS 后的感染是非常罕见的。胎膜可能发生隐匿性或显性破裂。

随访

通常在 2~3 周内可获得绒毛活检结果。

CPT 编码

59015　任何形式的绒毛活检术

参考文献

扫描书末二维码获取。

260 包皮环切（男性；新生儿和婴儿）

概述

男性包皮环切术是指切除部分或整个阴茎包皮。

适应证

父母或宗教偏好（不是医学上的指征）。新生儿包皮环切术只能对健康稳定的婴儿进行。

禁忌证

年龄大于 6~8 周（相对）、年龄小于 12 小时、生殖器发育不良、尿道下裂、疾病、禁食不足 1 小时、有可能出现失血过多、早产、隐睾（相对）。有对局部麻醉剂不耐受或过敏家族史者应改用其他方案。

所需设备

- 婴儿约束板（"papoose"板）
- 无菌手套
- 无菌铺巾（一个带小开窗或多个开窗的铺巾）
- 消毒剂（如聚维酮碘和70%异丙醇）
- 无菌纱布垫
- 3把止血钳（尖头，2把弯钳，1把直钳）
- 小剪刀或手术刀（#10或#11刀片）
- 柔软可弯曲的钝性探子
- Gomco夹钳（1.1~1.45 cm）或Plastibell（1.3~1.6 cm）或Mogen夹钳（根据钳夹方法）
- 无菌安全别针、夹子或皮钉（可选）
- 利多卡因（2%~5%）或不含肾上腺素的1%利多卡因，1 ml注射器，用于阴茎背神经阻滞或环形阻滞的27号针。也可使用EMLA乳膏
- 凡士林纱布
- 孟塞尔（Monsel）溶液（亚硫酸铁）
- 缝线（3-0或4-0可吸收缝线）和持针器

在任何钳夹的过程中，不应该使用电动外科设备。

包皮环切术时应将吸引球放在附近，以防新生儿反流时误吸。

操作技巧

在得到父母的知情同意后，所有的包皮环切术开始前都要把婴儿束缚在约束板上。应检查阴茎来确定包皮口以及包皮口与龟头的位置关系。一旦确定了解剖位置正常，可以局部注射利多卡因或背部阻滞进行麻醉。

口服蔗糖和对乙酰氨基酚可减少应激反应，但不足以对抗手术疼痛，不能作为唯一的镇痛方法。虽然皮下环形阻滞可能提供最有效的镇痛效果，但是EMLA乳膏、阴茎背神经阻滞和皮下环形阻滞都是合理的选择。

用示指确定阴茎根部的深度开始阴茎背侧阻滞。根部通常位于表皮下0.75~1.0 cm处，大小和坚硬度都像一个大蓝莓。可以使用任何合适的方法对阴茎的皮肤和周围区域进行消毒，并且应该放置无菌的操作单来提供一个操作空间。使用无菌技术，医生将阴茎轻轻向下牵引，并将针头插入靠近底部的两

点位置。针沿后内侧方向穿过皮肤下3~5 mm的深度，在靠近背神经分支那个点的阴茎根部远端大约5~7 mm处。如果针头位于海绵体外侧，针尖应能自由移动。应注射0.2~0.4 ml麻醉剂，并且注射器应回抽以防止注射到静脉中。在10点钟位置重复这个过程，如果需要的话，也可以在背部中线增加一针。总麻醉剂量应保持在0.8 ml以下。在2~4分钟后会完全麻醉。

所使用的具体技术因所选器械的类型而略有不同，最终的选择通常取决于医师的个人喜好和经验。

Plastibell和Gomco技术都是以相同的方式开始的：用止血钳在3点钟和9点钟的位置（背部为12点钟）抓住包皮的边缘。一个止血钳或柔软的弯头探子插入包皮的正下方，横向移动，钝性分离粘连部分。必须注意避免破坏系带或冠状沟，或无意中插入尿道。包皮与龟头分开，用一个直的止血钳沿背侧中线夹住包皮，夹在距离冠状沟1/3~1/2的深度。钳夹大约1分钟移开，然后用剪刀切开被钳夹的组织。钳夹和切开过程中必须避开龟头。然后翻开包皮，完全松解粘连部分；如果需要，背部切口通过重复钳夹和切开过程来延长。然后根据所选的器械来完成手术。

Plastibell 法

先把包皮从龟头上完全游离开，在靠近龟头底部的地方把Plastibell环放置好。环安放在包皮和龟头之间。可以使用止血钳抓住包皮的边缘向上拉，同时向下按压Plasticbell环，这样容易放置环。当处于正确位置时，Plasticbell环应该是靠在冠状沟上的。向上拉包皮，调整位置和方向，让Plasticbell环的槽在包皮背侧切开点的下方。Plasticbell环应该可以在龟头上自由移动。在确保这些位置关系的情况下，把结扎线放入Plasticbell环的槽中。拉紧打结线，然后在系到最紧前再次检查各个方面。结扎线维持张力至少30秒钟，然后打一个方结。

在打结线上方剪掉包皮，不要太靠近结扎线，或者剪到结扎线。剪线，在Plasticbell柄和环连接处把干去掉。确保止血效果，如果有需要，可以使用敷料包扎。环约5~8天脱落，或者在至少36小时后剪掉结扎线，取下环。

Gomco 钳法

Gomco钳是由底板、臂、钟形头和指旋螺钉组

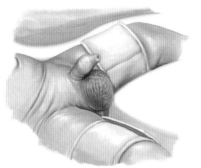

1. 所有的包皮环切术首先都是要把新生儿裸体地限制在婴儿板上

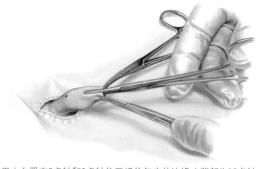

2. 使用止血器在3点钟和9点钟位置抓住包皮的边缘（背部为12点钟）

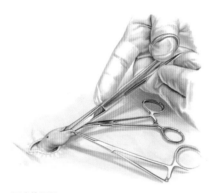

3. 用剪刀切开压碎的组织

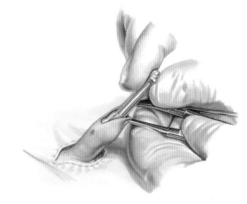

4. Gomco钳的钟形头放置在包皮和龟头之间

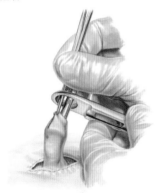

5. 使用止血器可以方便地将钟形头穿过底板上的开口

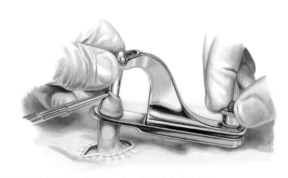

6. 将钟形头的杆放入钳子的顶部，轻轻拧紧指旋螺钉

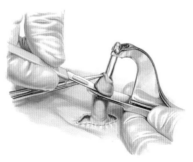

7. 用手术刀切除夹钳底板上方的所有组织

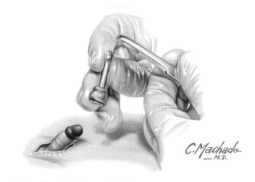

8. 松开Gomco夹钳，松开钟形头，手术结束

图 260.1

成。把 Gomco 钳的钟形头放置在包皮和龟头之间，同 Plasticbell 环位置一样。然后将钟形头和包皮一起穿过底板上的开口。通过止血钳的帮助可以更方便地把包皮从开口处穿过。当钟形头穿过底板的时候，包皮必须完全穿过开口，并均匀地向周围铺开。包皮背侧的切口必须完全在底板开口的上方。将钟形头的杆放入钳子的顶端，轻柔地拧紧指旋螺钉。在拧到最紧前再检查一遍包皮、钟形头以及阴茎。

用手术刀切除钳子底板上方的所有组织。必须小心地去除所有钳子导致的失活组织。松开 Gomco 钳，钟形头就没有固定了。可以使用纱布轻柔地把包皮从钟形头上拉下来。确保止血，可以通过加压包扎、Monsel 溶液或者良好的缝合来辅助。应放置凡士林纱布敷料，新生儿应使用尿布。

Mogen 钳法

当使用 Mogen 钳的时候，先检查和固定婴儿，和另外两种方法一样来准备和处理皮肤。用止血钳将包皮向上拉，通过透照的方法来辨认龟头。Mogen 钳使用的时候弯侧朝向龟头。将钳子从背侧包皮外水平滑到腹侧，术者调整位置，把需要切除的包皮量放在钳子末梢。倾斜钳子，这样背侧的包皮会切除的多一些。再次检查和触诊龟头，确保龟头离开钳子，然后捏紧钳子。用手术刀在钳子表面切除包皮。1 分钟后再取下钳子。如果 Mogen 钳原位保留 1 分钟以上，两侧的包皮会融合在一起，难以分离。向下拉来分离包皮的两侧，检查并且包扎。必要的时候可以使用纱布来辅助分离包皮，当然，用力过大可能造成严重的出血（取下钳子的时候腹侧通常会有一个小的"狗耳朵"。有一部分会坏死愈合，不影响美观）。

硝酸银可能会导致皮肤组织等永久染色，因此不能用来止血。

并发症

包皮环切术后确切的并发症还不清楚，但是数据表明，发生率很低（0.2%~0.6%），并且大多数并发症是局部的感染和出血。罕见的并发症包括尿道瘘、阴茎下弯畸形、囊肿、淋巴水肿、龟头溃烂及坏死、尿道下裂、尿道外翻、阳痿和切除组织过多（有时候导致继发性包茎）。

随访

包皮环切术后，婴儿应至少观察 4 小时，并且在离开之前排尿。凡士林纱布应在 24 小时后或者污染时摘除。每次更换尿不湿都应该涂凡士林，直到愈合（7~10 天）。每次更换尿不湿的时候都要把阴茎包皮上翻，以免发生粘连。

CPT 编码

54150　包皮环切术，使用钳子或者其他带区域性阴茎背侧切开或环切的装置

54160　包皮环切术，除钳子、器械或背部切口的外科切除术；新生儿（28 天或以下）

00920　男性外生殖器手术麻醉；无另行说明

参考文献

扫描书末二维码获取。

阴道镜　261

概述

阴道镜是一个非常有用的诊断技术，主要用来确定（宫颈）正常的区域、可疑异常的区域，并指导选择活检的部位。

阴道镜的基本结构是一个可用于实时观察的显微镜，放大倍数在 4~40 倍。一般用于观察宫颈，但也可以用于观察外阴、阴道及其他部位。

适应证

阴道镜常用于有异常细胞学（非典增生、癌症、异型性、挖空细胞）、宫颈病变（明确怀疑的或者肉眼可见的）、湿疣（现存的或者既往的；可疑的）、HIV 感染、宫内己烯雌酚暴露史的患者的监测或者随访，或者用于指导宫颈或其他部位的消融治疗、病灶切除治疗。

禁忌证

阴道镜不应推荐给异常细胞学报告为低级别鳞状上皮内病变（LSIL）的青春期以及妊娠期妇女。（译者注：此建议与现指南不完全一致。）宫颈管搔刮是严禁用于妊娠期。宫颈和阴道的炎症不是此项检查的禁忌，但是炎症可能影响组织学与细胞学的判断。

所需设备

- 带光源的阴道镜
- 宫颈管镜
- 活检器械（如：Tischler，Kevorkian）
- 宫颈管刮勺
- 大棉签，棉球，小纱布卷
- 检查手套
- 阴道窥器
- 拉钩（手术用）
- 醋酸（3%~5%）
- 蒙氏液（硫酸亚铁溶液）
- 卢戈氏液（5%）（过饱和碘）（可选用）
- 尿杯（盛碘液）
- 无菌手套（可选用；任何器械如果会进入宫颈管或者用于取活检都应该在使用前做消毒处理。和这部分要接触人体的器械不一样，在无菌手套的使用中不要求一直保持无菌状态。）
- 如有需要，阴道镜上应附加相应的录像、照相或者图像采集设备（可选用）

操作技巧

患者处于膀胱截石位。如果要做双合诊，润滑剂的量一定要限制，因为润滑剂和手套上的滑石粉会严重影响细胞学检查。大号但是温暖的无润滑剂的阴道窥器对患者来说可以很好容受，有了它宫颈才能得以充分被观察到。当怀疑严重病变时，看见过多的分泌物需要小心去除，做分泌物培养或者重复宫颈抹片。

阴道镜应该置于不阻挡对宫颈观察的位置，并维持在一个患者与检查者都舒适的高度。通常的观察焦距（镜头与被观察物之间的工作距离）是 30 cm。用大棉棒或者棉球、小纱布团蘸取的醋酸（3%~5%）轻柔湿敷宫颈。醋酸可以使柱状上皮肿胀，使化生上

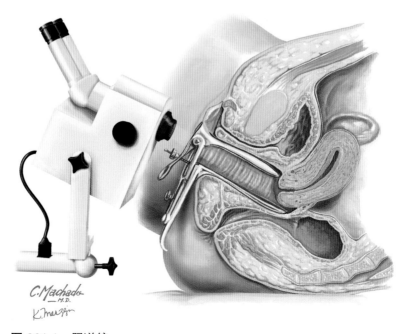

图 261.1　阴道镜

皮和非典型增生的上皮浑浊不透明。醋酸带来的这种改变是短暂易消退的，必要时 5 分钟后再次湿敷。

观察宫颈，一开始先从低倍镜开始，如果需要就进一步放大观察。转化区需要被确认并完整观察。如有必要，可以用醋酸敷药棉棒、宫颈拉钩、宫颈管扩张器作用宫颈。

如果要认定阴道镜检查"充分"，宫颈转化区需完全可见。任何病变区域的全部边界也需要完全可见。如果说阴道镜检查"不充分"，有些情况可能就需要"诊断性锥切"。任何发生醋白反应的、有异常血管的或者有镶嵌图像的区域都需进一步放大观察。在阴道镜的光路上加上绿色滤光镜可以使得血管图像突出，此时在上皮的灰色背景下血管呈现黑色。

任何被确定为异常的区域都应该取活检。虽然不是十分必要，为了加强对异常的判断，可以对异常区域涂卢戈氏染液做碘试验。当多个异常区域存在的时候，应该从最严重的的部位取活检。如果可能，活检应该包括病变的边界。活检获得的组织需要泡在福尔马林溶液中并转运到病理实验室。

阴道镜检查时，一般要做宫颈管诊刮（endocervical canal，ECC），可以排除视线难以达到的宫颈管内潜在病变。ECC 通常作为评价非典型腺细胞的第一步，具有非常重要的作用。

如果活检部位持续或者严重出血，局部可以涂蒙氏液。只有在所有活检都已经完成才能涂抹蒙氏液。

在因外阴疾病行阴道镜检查中，外阴组织吸收醋酸较少，产生的烧灼感、不适感较低。由于外阴上皮组织相对较厚，醋酸需要对组织进行更长时间的湿敷作用（甚至醋酸的浓度也应该相应改变）。用浸湿的纱布卷并使之持续接触皮肤数分钟能实现这个目的。

并发症

活检部位会短时间出血。活检部位以及宫腔感染罕见。据（不完全数据）研究，在绝经前女性中，阴道镜检查不能完整观察鳞柱交界或者看不到存在的病灶的风险为 15%~20%。

随访

随访计划取决于阴道镜的指征以及被证实的病变。回顾既往任何方法获得的组织病理报告也会影响后面的随访计划。非特异性建议是必要的，如果取了大块组织活检更当如此，盆腔刺激（放阴道栓、阴道灌洗或者性交）在一段时间内都需谨慎。如果做了活检、使用了蒙氏液，应建议患者观察阴道排液是否增加。如果阴道排液异常或者阴道流血需要重新评估。

CPT 编码

57452 阴道镜；独立操作程序

57454 阴道镜下宫颈活检和 / 或宫颈管诊刮

57460 阴道镜指导下宫颈电圈环切术

57500 宫颈活检，单点或多点

57505 宫颈管诊刮术（不作为诊刮术的一部分）

参考文献

扫描书末二维码获取。

宫颈冷冻术　262

概述

宫颈冷冻术就是用冷冻的方法让宫颈产生"冻伤"来治疗宫颈病变的一种消融治疗手段。

适应证

组织病理证实的宫颈高级别鳞状上皮病变。因为是消融治疗，在选择这一策略前，必须要组织病理证实。

禁忌证

未明确的宫颈病变，妊娠。

所需设备

- 皮肤（或阴道）消毒液（含碘抗菌溶液如聚维酮碘或者其他合适的清洁剂）
- 冷冻装置（如一氧化氮制冷的，或者二氧化碳或者类似物制冷的）
- 冷冻探头：扁平的，锥形的，不同尺寸的
- 水溶的润滑剂（如 K-Y 凝胶）
- 计时器（可选用）
- 阴道窥器
- 阴道镜（如果之前未曾做阴道镜检查或者病变的边界未曾全部看到）（译者注：相关指南将阴道镜下病变完全可见等条件列为宫颈冷冻术的适应证。）
- 3%~5% 冰醋酸或者卢戈氏染液（如有必要）
- 纱布卷或者棉球
- 阴道壁拉钩（可调节的）
- 治疗前 1 小时服用布洛芬（800 mg）或其他类似非甾体抗炎药（如必要）

操作流程

在签署知情同意书后，患者采取膀胱截石位，准备窥器检查。暴露宫颈，如有需要，分泌物标本、细胞学标本应此时进行采样。如果病变边界没有被记录或者不能立刻看见，可用醋酸溶液或者卢戈氏染液作用于宫颈，显示病变部位。

一个低温探头被选择的依据是能实现以下目的：操作时达到冷冻范围超出病变范围 5 mm。探头一般应是平的或者轻度锥形，以避免对宫颈管的过度破坏以及带来鳞柱交界的内移。在探头固定在仪器上以后（遵照仪器说明操作），打开开关，检查气罐压力是否足够机器运行。一种水溶的润滑剂涂在冷冻探头上；如果需要的话，利多卡因凝胶可以用在此时。探头放置在宫颈上避免接触到阴道壁。系统启动，约 5 秒后，探头会被黏在宫颈上。一旦探头黏在宫颈上后，可将装置往外轻移远离阴道壁，远离其他组织。外移仅仅牵动了宫颈，减少了对周边的冷冻。

冷冻作用应持续 3 分钟，产生一个冰球并且超过病变边界 5 mm。完成后，解除冷冻并花 5 分钟解冻。冷冻探头不应刻意从宫颈松解，应等待解冻后其自行脱离宫颈。待 5 分钟解冻后，对病变区域应该再

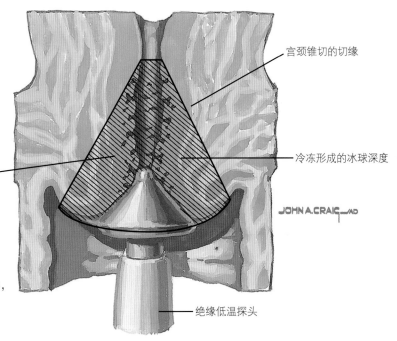

治疗需要消除转化区并且至少达到5 mm的深度，目的是消除延伸到宫颈腺凹处的化生或者非典型增生的上皮

宫颈锥切的切缘

冷冻形成的冰球深度

绝缘低温探头

治疗的手段包括冷冻治疗、CO_2激光以及电灼等，也包括宫颈锥切以及子宫切除

图 262.1　宫颈冷冻术

进行一次 3 分钟的冷冻。单次持续 5 分钟的冷冻也是可以的，不管哪种方法，冷冻的冰球都要超出病变边界 5 mm 以达到治疗目的。

并发症

宫颈管狭窄（一般不会发生，除非反复重复冷冻或者探头过度深入宫颈管内）。

随访

需要和患者商讨术后细胞学随访。第一次细胞学复查至少要等到术后 3 个月伤口完全愈合后。

CPT 编码

57511　宫颈电灼；冷冻，首次或者再次（仅限外科手术）

56501　病灶破坏术，外阴；简单，任何方法

56515　外阴病变广泛破坏术，任何方法

57061　病灶破坏术，阴道；简单，任何方法

57065　阴道病变广泛破坏术，任何方法

参考文献

扫描书末二维码获取。

膀胱镜　263

概述

膀胱尿道镜（通常称为膀胱镜）是一种观察尿道或膀胱内部的可视化技术。该技术同时也可以作为一种诊断或治疗手段。

适应证

诊断泌尿系统疾病，如出血、疼痛或功能障碍（如间质性膀胱炎）。当出现异常症状、体征或实验室结果时，膀胱镜可协助评估；在妇科或泌尿外科手术中，膀胱镜可协助排除膀胱、尿道或输尿管损伤；妇科恶性肿瘤分期或手术中也会用到膀胱镜。

禁忌证

活动性尿路感染。已知或可疑对术中涉及的清洗液或局部麻醉剂过敏。怀孕不是禁忌证。

所需设备

- 备皮或阴道消毒材料（含碘抗菌溶液如聚维酮碘或其他合适的清洁剂）
- 无菌手套、消毒液和无菌棉球，或备皮物品
- 无菌尿杯（有刻度单位）
- 1 L 无菌生理盐水（静脉输液通常使用不含葡萄糖的液体），室温下使用（低压二氧化碳也可配合适当的设备一起使用）。如果要进行电灼术，应使用不导电的溶液，如甘氨酸
- 吸收性衬垫
- 用蘑菇头注射器（可选）或带锥形输液帽的管子装 2% 的利多卡因凝胶
- 膀胱镜（硬镜或软镜，0° 或具有 30° 及更大角度的下角视野；后者更适合显示膀胱三角和输尿管开口）
- 光纤光源（与使用的膀胱镜类型兼容）
- 光纤光缆
- 最好有专门的助手

操作技巧

对于有心内膜炎的高危患者、中性粒细胞减少的患者以及术前有菌尿或留置尿管的患者，建议术

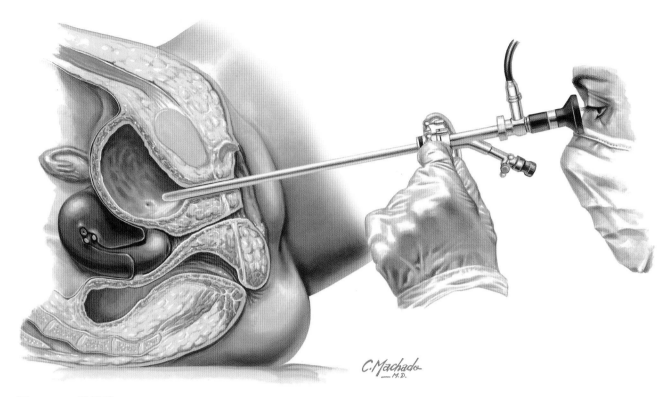

图 263.1　膀胱镜

前单次使用预防性抗生素以预防尿路感染或败血症的发生。

手术开始前排空膀胱（注意患者隐私和排尿习惯）。取截石位，用消毒液消毒外尿道及外阴前庭。使用 1~3 ml 的表面麻醉剂，如 2% 的利多卡因涂于尿道内。应等待 5~15 分钟再开始手术以使麻醉效果完全发挥。

消毒后使用直导尿管导尿，留取残余尿并测量尿量，并送培养（根据需求）。通过导尿管后向膀胱内缓慢注入 100~200 ml 无菌生理盐水（避免引起膀胱痉挛），然后拔除导尿管。如果使用的膀胱镜能够逆行充盈膀胱，则可以省略该步骤。

在将导光束连接到膀胱镜和光源后，将膀胱镜的尖端放置在尿道外口，直视或视频引导下轻轻插入。膀胱镜最初应以轻微向下的角度插入，然后在耻骨联合下方水平轻轻旋转进入。前视膀胱镜可以用来帮助检查内括约肌（尿道 - 膀胱交界处）和尿道。应系统地检查尿道、膀胱壁、三角区和输尿管开口。如果在观察膀胱三角时遇到问题，则可以考虑使用具有向下视角的膀胱镜。

如果需要检查输尿管是否通畅，可以在膀胱镜

检查前 10~15 分钟静脉注射 5 ml 靛蓝，然后观察输尿管开口是否有蓝染的尿液流出。

在手术操作结束后，患者可选择自行排空膀胱，或者通过导尿管导尿。

并发症

可能出现感染、出血、排尿困难和尿潴留，但可能性小。可能出现膀胱穿孔或膀胱破裂（常发生在活检手术时）。

随访

根据具体指征决定。

CPT 编码

52000　膀胱镜

参考文献

扫描书末二维码获取。

概述

避孕隔膜（橡胶或带弹性环的乳胶套）的设计目的是在精子和卵子之间提供物理屏障，与避孕胶或乳膏一起提供屏障和杀精作用来达到避孕目的。

适应证

避孕的可选方法（在采取避孕措施的妇女中，大约 2% 或更少的人选择这种方法）。

禁忌证

已知或可疑对避孕器具中使用的乳胶或其他材料过敏。对于那些盆底功能障碍、不愿意或无法及时放置或取出隔膜的人来说，避孕隔膜不是最佳选择。

所需设备

- 检查手套
- 不同尺寸的避孕隔膜
- 水溶性润滑剂

操作技巧

必须为每个患者选择可舒适容纳的最大尺寸的避孕隔膜。避孕隔膜的尺寸从 50 mm 到 105 mm 不等，以 5 mm 为单位增加。最常用的尺寸是 75 mm。适合不同患者的最佳避孕隔膜尺寸可能会随着体重的显著变化（10~15 磅或以上）、阴道分娩史或盆腔手术史而改变。阴道分娩后，可在产后 6~8 周的随访中放置避孕隔膜。避孕隔膜采用螺旋弹簧制成，或者用平坦或弧形的圆圈制成，这在一定程度上易于塑型。扁平型更适合那些耻骨弓不太清晰的人；弧形弹簧最适合那些肌肉张力较小的妇女。

放置避孕隔膜前佩戴检查手套并润滑，通过双合诊测量耻骨联合后方到阴道后穹窿的距离。选择一个直径合适的避孕隔膜，润滑后置入阴道内。将隔膜环置于阴道后穹窿内，外侧置于耻骨后切迹内。检查者手指应能够轻易插入避孕隔膜环与阴道壁之

间。移开检查手指后，检查避孕隔膜的舒适性。避孕隔膜置入适当时，患者应感觉舒适，并且不易察觉到隔膜环。让患者尝试用力，确保避孕环不因活动而移位。为了找到最合适的避孕环，可能需要尝试 1~2 个不同尺寸的隔膜。

确认适合后，应取出避孕隔膜（通过轻轻牵引耻骨后切迹处的避孕环）。任何情况下，再次放置避孕隔膜时，仍应以上述方式放置并检查。透过避孕隔膜应能清楚地摸到宫颈。在实际使用避孕隔膜避孕前，患者应在诊室尝试置入和取出避孕隔膜，以确保其处在正确而舒适的位置。

必须在性生活前放置避孕隔膜，直至性生活结束后 6~8 小时。之后将其取出、清洗和储存。如果在首次同房后的 6~8 小时之内再次同房，需要在避孕隔膜的阴道侧涂抹杀精剂，并重新开始计算取出时间。不推荐性生活后冲洗避孕隔膜。如果避孕隔膜放置正确，性生活过程中双方均不会感受到避孕隔膜的存在。

由于扁平弹簧避孕隔膜相对柔软，所以通常需要使用导入器辅助放置。调整避孕隔膜并不一定要使用导入器，一般情况不用导入器，除非患者要求使用。

并发症

可能发生阴道炎、尿潴留、中毒性休克（放置避孕隔膜时间 >24 小时，其发生率为 2.4/10 万）和阴道壁损伤或糜烂，但是在正确放置避孕隔膜并适时取出的患者中很少发生。

随访

根据需要决定。在使用避孕隔膜避孕前应在诊室练习放置、调整和取出避孕隔膜。

CPT 编码

57170　避孕隔膜或宫颈帽说明

参考文献

扫描书末二维码获取。

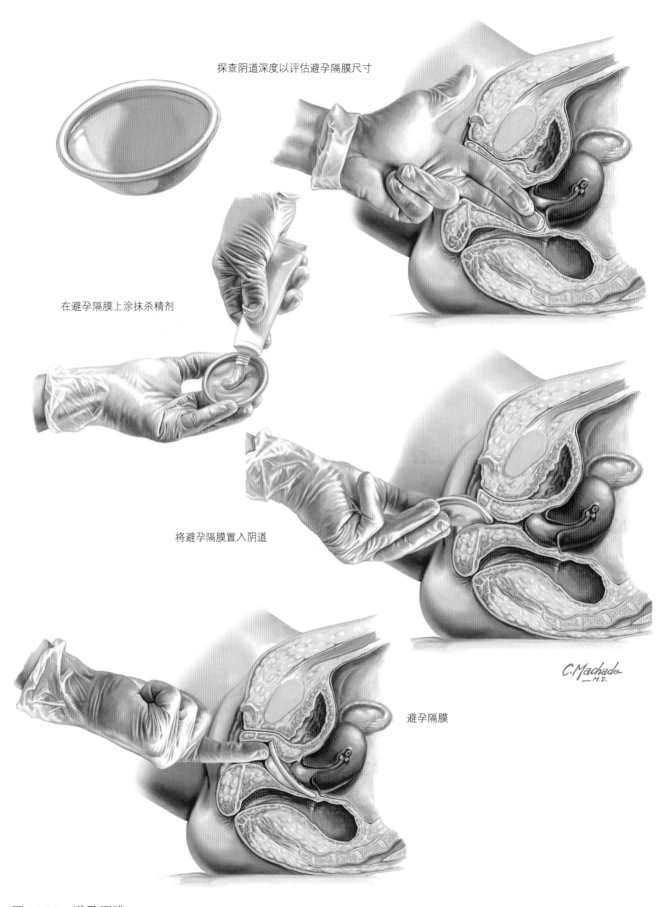

探查阴道深度以评估避孕隔膜尺寸

在避孕隔膜上涂抹杀精剂

将避孕隔膜置入阴道

避孕隔膜

图 264.1 避孕隔膜

概述

诊刮术（dilation and curettage，D&C）是指扩张子宫颈并去除（或刮除）一部分子宫内膜或宫腔内容物的手术方式（该术语可同样用于通过扩张后进入刮除内容物的手术方式，比如宫颈残端部位的宫颈管内诊刮）。该手术方式可以和其他诊断方法联合使用，比如宫腔镜检查。

适应证

诊刮术可用于诊断或治疗疾病。比如治疗急性出血、不全流产以及功能性出血的暂时治疗。多数情况下，子宫内膜活检、宫腔镜检查和超声宫腔造影已逐步取代了诊刮术。

禁忌证

患者病情不稳定、可疑妊娠、急性盆腔炎、血液病患者。

所需设备

- 无菌手套
- 皮肤消毒材料（通常是含碘消毒液，如聚维酮碘）
- 阴道窥器
- 单齿宫颈钳
- 一套扩宫棒（Hegar、Pratt、Rocket、Heaney、Hank或类似产品；Goodel 扩宫棒因其会增加宫颈撕裂的风险而多不被使用）
- 钝性宫腔探针（备用）
- 不同型号的刮匙（锐性首选）
- 小型取物钳（Randall 型或类似器械）
- 聚对苯二甲酸乙二醇酯覆盖的敷料（Telfa 敷料或类似物；可选）
- 合适的组织保存/转运试剂（10% 福尔马林溶液或类似物）

妊娠相关手术所需器械

- 不同型号负压吸引管
- 负压吸引泵、管路及吸出物收集瓶
- 海绵棒（用于无创固定和扩张宫颈）

操作技巧

通常在宫颈局部麻醉或全身麻醉下行诊刮术。充分知情同意、麻醉满意后，患者取截石位，消毒阴道及宫颈，置入窥器暴露阴道和宫颈。

钳夹宫颈前唇，轻轻牵引。必要时使用探针测量宫腔深度。扩宫棒逐步扩张宫颈内口。通常扩至 8 mm 扩宫棒即可（25-27F），也可根据不同情况选择。如果要进行宫腔镜检查，需要根据手术指征和宫腔镜大小不同程度地扩张宫颈。

选择可以安全通过宫颈的最大直径的刮匙，可以减少小号刮匙引起子宫穿孔的风险。刮宫时注意使用轻柔、向外的力量刮子宫壁（类似于铅笔在纸上的力量）。需要自宫底水平反复地搔刮子宫壁，保证全面搔刮宫腔。应间断自宫颈口轻柔地取出刮匙，保证收集所有刮除的组织；将一小块敷料放置于宫颈下方、窥器上方及阴道后穹窿内更有助于刮除标本的收集。

如果使用负压吸引式刮宫，应在管壁负压的状态下将负压吸管置入到宫底水平，然后开启负压开始刮宫，在此过程中搔刮子宫壁。通常以螺旋方式旋转吸管以保证全面刮宫。

为了确保可以刮除所有组织（比如内膜息肉），可使用取物钳，置入宫腔后打开，旋转 90°，夹闭、取出。必要时可多次重复。

手术结束时，取下用于扩张阴道或宫颈用的窥器或海绵棒。使用适当的固定液或转运试剂处理标本。通常无需常规预防性使用抗生素。

并发症

子宫穿孔、宫颈撕裂、感染（子宫内膜、子宫肌层、盆腔）、出血（术中或术后）、宫腔粘连（Asherman 综合征）。

随访

根据病情决定。一般建议患者在 10~14 天内避免性生活、阴道冲洗或使用卫生棉条。

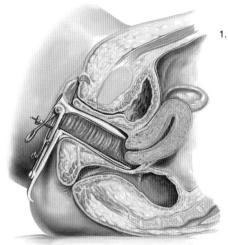

1. 暴露宫颈

2. 宫颈钳钳夹宫颈，置入刮匙

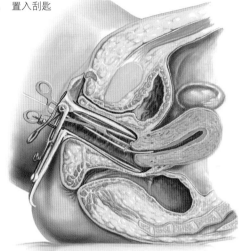

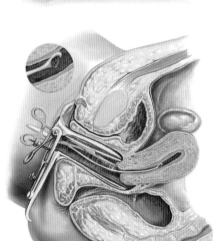

3. 刮匙向外时，向子宫壁方向轻柔用力

图 265.1 诊刮术

CPT 编码

58120 分段诊刮，诊断或治疗（非产科）
59160 刮宫术，产后

57558 宫颈残端诊刮术

参考文献

扫描书末二维码获取。

---

266 子宫内膜活检

概述

子宫内膜活检是指获取子宫内膜组织样本的技术。

适应证

功能失调性子宫出血、绝经后出血、月经过多、不孕（部分病例）、子宫内膜或盆腔感染（如结核）

或其他需要病理诊断的情况。因为子宫内膜活检可能造成一些不适，以及有一定的子宫穿孔或感染的风险，该风险不可忽略，而且该操作不仅需要患者承担手术费用，还需要承担病理诊断费用，因此该操作最适合于用于诊断而不是筛查。

禁忌证

妊娠、活动性盆腔炎、阴道感染、大量出血、血液病。子宫内膜活检一般应在月经周期的前 14~16 天进行，以避免影响可能未被发现的妊娠；在月经周期的 10~14 天，体温升高或促黄体激素高峰之前进行子宫内膜活检，通常不会干扰该周期的胚胎着床。

所需设备

- 一次性子宫内膜活检器械（如 Accurette、Explora、Gynocheck、Pipelle 和 Z-Sampler）或可重复使用的刮匙（Novak 或其他刮匙）
- 单齿宫颈钳（备用）
- 无菌的宫腔探针（备用）

- 无菌的泪道探针（备用）
- 皮肤消毒材料（通常是含碘消毒液，如聚维酮碘）
- 合适的组织保存 / 转运试剂（10% 福尔马林溶液或类似物）
- 妇科检查设备（检查手套、润滑剂、窥器、光源）

操作技巧

可以通过预防性口服单剂量非甾体抗炎药减轻子宫内膜活检带来的不适感，这种非甾体抗炎药通常用于治疗痛经。如果使用，应在手术开始前 1 个小时服用。

子宫内膜活检术前有必要获得患者的知情同意。术前患者需摆好体位行妇科检查。暴露宫颈后局部消毒（如用聚维酮碘）。

如果患者为经产妇，可以在不固定或者不扩张宫颈的情况下完成子宫内膜活检。这两种操作都会给患者带来轻中度不适，应尽可能避免。将取样装置轻轻地放入宫腔，并记录深度。对于负压吸引器械，如 Pipelle 或 Z-Sampler 吸管，抽出活塞（产生真空），通过螺旋式或者旋转方式逐步取出吸管。获得

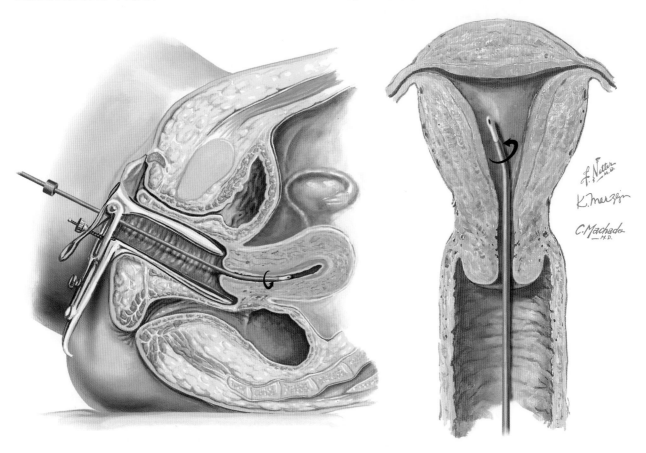

图 266.1 子宫内膜活检

足够样本后，应将样本置入固定液中，即完成操作过程。如果还需要更多的组织，可以推进活塞将样本排出后，将该装置再次置入宫腔，然后重复上述过程。如果已经获得的组织样本被提前排出，则必须注意避免接触固定液或被细菌污染。

应轻柔地将有开口的刮匙如 Novak 或质硬吸管置入宫底，用轻微的压力贴近子宫壁并应直向退出。使用无菌的木质棉签头取出刮匙开口处的样本组织。

如果遇到严重的宫颈狭窄（或患者严重不适），可能需使用几毫升 1% 利多卡因（或类似药物）进行宫颈旁阻滞。使用泪道探针可能有助于探明宫颈管走向，但太细也会增加"假通道"的风险。

并发症

子宫穿孔（1~2/1000），感染（子宫内膜、子宫肌层、盆腔）。手术过程中可能会发生血管迷走性晕厥，但通常是一过性的。

随访

根据病情决定。一般建议患者在 10~14 天内避免性生活、阴道冲洗或使用卫生棉条。

CPT 编码

58100 子宫内膜取样（活检），包括 / 不包括宫颈取样（活检），不含宫颈扩张（单独操作）

参考文献

扫描书末二维码获取。

---

267 产钳助产

概述

产钳助产是通过产钳辅助或加速阴道分娩的助产方法。本章仅讨论胎方位为 45° 以内枕前位的低位或出口产钳助产。

适应证

胎儿：胎儿状态不稳定，胎儿宫内窘迫。

产妇：疲劳，第二产程延长（初产妇：分娩镇痛 3 小时或无分娩镇痛 2 小时无持续进展；经产妇：分娩镇痛 2 小时或无分娩镇痛 1 小时无持续进展），某些类型的呼吸系统、心脏或神经系统疾病。

禁忌证

宫颈扩张不全，严重胎位不正，胎先露未固定，胎膜未破，胎先露无法触及，产妇不合作，产妇骨盆发育异常或者狭窄，孕周不足 34 周，胎儿软骨症或者凝血障碍。

所需设备

- 经阴道自然分娩的标准器械，包括无菌手术衣及手套
- 胎心监护仪
- 牵引器械（Simpson、Tucker-McLane 或者同类器械）

操作技巧

除最极端的情况外，在所有情况下都应确保适当的产妇麻醉或镇痛。尽可能保证产妇排空膀胱（用导尿管导尿）。必须通过触诊矢状缝和囟门来明确胎方位。在使用产钳之前，所有经阴道分娩的准备工作都应该准备就绪。

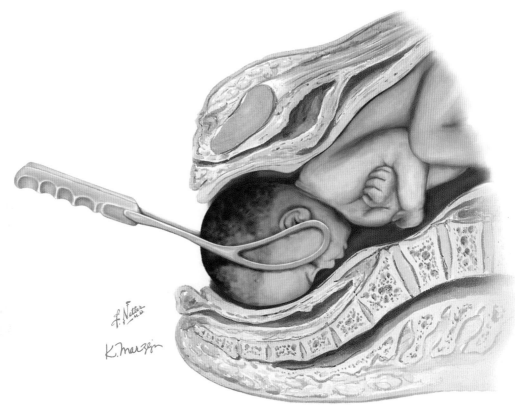

图 267.1 产钳助产

正确放置产钳，必须使产钳叶片的长轴与枕颏径一致，且叶片大部分覆盖面部，叶片的凹面朝向矢状缝（胎儿位于枕前位时）。为了做到这一点，放置产钳左叶片（对于术者和患者均为左侧）时，需术者的右手或者手指插入阴道进行引导，将产钳左叶片放置于阴道贴近胎儿头部。置于阴道内的手作为完成叶片放置的主要向导，而外部的手仅提供最小的支持。开始放置时将产钳的手柄垂直于地板，并将叶片的头侧曲线放置在胎儿头侧。阴道内的手引导着叶片向内向上，并旋转，带着手柄以一个宽的向外的弧度最终与地面平行。这个弧度很关键，使得产钳在胎头和骨盆间找到合适的位置放置。放置右侧叶片前，应初步评估左侧叶片放置是否合适。同样的方法放置右侧叶片，术者的左手置于阴道内，以类似的弧度引导叶片放置，右手提供简单的支撑。

在产钳两叶片铰合前，必须确保其在胎头的位置放置正确。可根据两叶片相较于矢状缝和后囟的对称性来判断其位置的正确性。如果需要，可以用阴道内的手指轻轻调整移动一个或者两个叶片，使其达到最佳位置。必要时可拆除并重新放置产钳。

牵引时将四指放在手柄或把手的上面、拇指放在下面，刚开始时以水平或者略微向下（沿产妇骨盆轴）的方向牵引。牵引应该是间歇性的，在可能的情况下，与产妇向下的用力一致。为了模仿正常的分娩过程，在水平面上持续牵引，直到下降的胎头扩张外阴；如果需要，可以在这时进行会阴切开术。

随着胎头进一步扩张外阴，牵引轴逐渐向上旋转，模仿头部在联合下旋转时的正常仰伸的过程。一旦可以通过会阴见到胎儿眉毛，就可以移除产钳，然后通过压迫会阴娩出胎头（改良 Ritgen 手法）。更常见的情况是，产钳可能会保持到胎儿下巴娩出会阴。接下来的分娩过程同自然分娩。

并发症

很难（即使并非不可能）区分产钳阴道助产和自然阴道分娩的并发症差异。随机试验和 meta 分析研究都未能证明确凿的差异。产钳和胎吸助产都可能与产妇血肿的发生有关，并可能与盆底损伤有关。然而，与盆底损伤相关的其他因素包括正常自然阴道分娩、会阴切开、第二产程延长和巨大儿。同样，研究也未能确定与产钳助产直接相关的新生儿或胎儿损伤或发育异常。以前被认为是手术阴道助产的并发症实际上可能是由于异常分娩过程导致的，而这类异常分娩是需要进行干预的。

CPT 编码

59400　常规产科护理，包括产前护理、阴道分娩（有或无会阴切开术和 / 或产钳）和产后护理

59610　常规产科护理，包括产前护理、阴道分娩（有或无会阴切开术和 / 或产钳）和产后护理

59409　仅经阴道分娩（有或无会阴切开术和 / 或产钳）

59410　仅经阴道分娩（有或无会阴切开术和 / 或产钳）；包括产后护理

59612　仅限阴道分娩，有剖宫产史（有或无会阴切开术和 / 或产钳）

59614　仅限阴道分娩，有剖宫产史（有或无会阴切开术和 / 或产钳）；包括产后护理

参考文献

扫描书末二维码获取。

268　诊断性宫腔镜

概述

诊断性宫腔镜是一类可直观地观察宫腔、宫颈管及输卵管开口的检查技术。

适应证

功能性子宫出血、绝经后出血、月经过多、超声检查发现的异常子宫内膜增厚、宫内节育器残留或其他宫腔异物、不孕症（如可疑的苗勒管发育异常导致的子宫畸形）、子宫内膜或盆腔的感染（如结核感染）、诊治子宫内膜癌或其他需要直视或组织病理明确诊断的病变。由于诊断性宫腔镜为有创性操作，且成本较高，穿孔或感染的风险虽小却并非微不足道，因此它的适应证最宜为明确诊断而不是筛查。

禁忌证

身体状况不稳定、妊娠状态或可能妊娠、已确诊的宫颈癌或子宫体的癌症、活动性盆腔炎症、血液病、活动性疱疹病毒感染。对于有宫颈狭窄、高度焦虑、有合并症、活动受限、宫颈暴露困难的患者，以及有需要手术治疗的宫腔疾病患者，不适合行诊断性宫腔镜检查。

所需设备

- 无菌手套和手术洞巾
- 皮肤消毒用品（通常用含碘消毒溶液如聚维酮碘）
- 阴道窥器或带 Deaver 或类似牵开器的阴道窥器
- 单齿宫颈钳或卵圆钳
- 钝性子宫探针（可选择性的）
- 带光源的宫腔镜（硬镜或软镜）。宫腔镜硬镜的镜体外通常有外鞘，作为膨宫液体及手术器械进出的通道。硬镜可以提供更好的光学质量，而且相对便宜。不需要外部光源（改为使用环境光源）的接触式宫腔镜也是可选择的，但由于它们的视野有限，且不能进行治疗性手术操作，并不经常被使用。这里不再进一步讨论接触式宫腔镜。
- 室温下生理盐水（不含葡萄糖的静脉注射液）。二

氧化碳也可以用作膨宫介质。

- 膨宫系统，用于输入膨宫液体并监测宫腔压力。
- 外径超过 5 mm 的宫腔镜需要进行宫颈扩张：渐进式宫颈扩张器（Hegar、Pratt、Rocket、Heaney、Hank 或类似产品；Goode Ⅱ 扩张器一般不受欢迎，因为会增加宫颈裂伤的风险）。首选术前进行宫颈扩张准备，可以借助促宫颈成熟剂（如米索前列醇，200~400 mcg 口服或阴道内用药）或渗透性扩张棒（如海藻棒）完成。
- 根据需要，可以将视频、摄影或数字捕获设备连接到宫腔镜（可选择性的）
- 助手的帮助是有益的
- 如果使用局部麻醉，注射麻醉剂时需用带有 25 号或 27 号 1.5 英寸长（或更长）针头的注射器，1% 或 2% 利多卡因加或不加 1∶100 000 的肾上腺素
- 术前使用非甾体抗炎药可以减轻术中和术后疼痛。

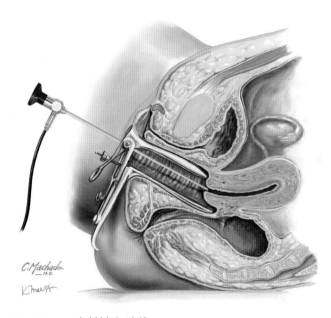

图 268.1　诊断性宫腔镜

操作技巧

宫腔镜手术应尽可能安排在月经周期的增殖期，此时子宫内膜薄且不易出血。若发生内膜出血，模糊手术视野，可能需择期再次手术。大多数诊断性宫腔镜可以在门诊或有局麻条件的手术室完成。对某些特定患者，可以采取轻度镇静。

术者在术前应检查宫腔镜及相关的镜体外鞘、闭孔器、光纤和液体灌流管道。宫腔镜的视角从 0° 到 70° 不等，可根据预期的病变及手术视野需求选择最佳的宫腔镜视角。0° 镜可提供全景视野，并能清晰观察宫颈管黏膜。当怀疑宫腔发育异常或者病变接近宫颈内口时，使用角度镜体更有助于诊断和治疗。

在获得患者知情同意后进行宫腔镜检查，使其取膀胱截石位，常规消毒铺巾。充分暴露宫颈，消毒宫颈阴道，宫颈钳或卵圆钳钳夹宫颈前唇。如有需要，在这时可以使用利多卡因进行宫旁阻滞麻醉，麻醉效果将在几分钟后起效。有的医生会使用探针探查宫腔，但这样可能会破坏宫腔病变的原始状态，且可能导致出血，导致检查结果不理想。因此，不建议使用探针探查宫腔。

宫颈管的扩张程度需要根据镜体外鞘决定，一般扩张到镜体外鞘恰好可顺利通过。膨宫介质在宫腔镜进入宫腔前开始使用，并持续于检查期间，以扩张宫腔，通常选择生理盐水。宫腔镜可以直视下（0° 镜）插入宫腔；也可以利用闭孔器插入宫腔，直到镜体外鞘的尖端进入宫腔内。接下来便可对宫腔和输卵管开口进行仔细、系统的检查。为了确保小病变或赘生物不被压迫和遗漏，在手术完成前，应逐渐降低膨宫压力再次观察。手术结束，取出所有器械，并检查出血情况。

并发症

血管迷走性晕厥、子宫穿孔、宫颈裂伤、感染（子宫内膜、子宫肌层、盆腔）、出血（术中或术后）、水中毒或气体栓塞（基于不同的膨宫介质）、低钠血症（少电解质的膨宫液体）。

随访

根据手术目的和手术发现进行随访。

CPT 编码

58555　诊断性宫腔镜检查（单独操作）

参考文献

扫描书末二维码获取。

概述

宫腔镜检查可直观地观察宫腔病变，并可以利用机械性器械或电手术器械，对宫腔内和黏膜下子宫肌瘤等病变进行治疗。

适应证

已知或怀疑子宫内膜息肉，有症状的宫腔内、黏膜下或肌壁间子宫肌瘤（其中大部分已突向宫腔）。

禁忌证

身体状况不稳定、妊娠状态或可能妊娠、确诊的子宫颈癌或子宫体癌、急性盆腔炎、恶病质、活跃性疱疹病毒感染的患者。

所需设备

- 无菌手套和手术洞巾
- 皮肤消毒用品（通常用含碘消毒溶液如聚维酮碘）
- 阴道窥器或带 Deaver 或类似牵开器的阴道窥器
- 单齿宫颈钳或卵圆钳
- 钝性子宫探针（可选择性的）
- 带光源的宫腔镜硬镜。宫腔镜操作镜的镜体外有外鞘，作为膨宫液体及手术器械进出的通道
- 膨宫介质：使用单极器械手术时，使用非导电的膨宫液体（例如甘氨酸）；使用双极器械手术时，使用等张液体（例如生理盐水）。机械性操作（例如活检或者粉碎性切割）时通常使用生理盐水做膨宫液体
- 膨宫系统，用于输入膨宫液体并监测宫腔压力
- 外径超过 5 mm 的宫腔镜需要进行宫颈扩张：渐进式宫颈扩张器（Hegar、Pratt、Rocket、Heaney、Hank 或类似产品；Goodell 扩张器一般不受欢迎，因为会增加宫颈裂伤的风险）。首选术前进行宫颈扩张准备，可以借助促宫颈成熟剂（如米索前列醇，200~400 mcg 口服或阴道内用药）或渗透性扩张棒（如海藻棒）完成
- 根据需要，可以将视频、摄影或数字捕获设备连接到宫腔镜（可选择性的）
- 如果计划行电外科技术，应准备合适的电极、能源系统和电路。
- 装有组织学固定剂（10% 福尔马林）的容器
- 有助手的帮助是有益的
- 术前使用非甾体抗炎药可以减轻术后疼痛

手术技巧

治疗性宫腔镜主要有三种类型：传统型号有一个可伸缩的手柄，可以进行双极或单极电刀手术；第二种类型具有刨削系统，用粉碎器切除组织并将其吸入集水装置；第三种类型带有集成的双极电刀，可通过手术鞘切除和移除组织。这些宫腔镜的选择取决于手术的目的及术者的经验和偏好。

在手术开始之前，应检查宫腔镜及其相关的外鞘、闭孔器、光纤和膨宫系统的合适性及完整性。宫腔镜的镜体视角从 0° 到 70° 不等，可根据预期宫腔病变及预期手术需求选择最佳视角的镜体。0° 镜可提供全景视野，并能清晰观察宫颈管黏膜。当怀疑宫腔发育异常或者病变接近宫颈内口时，使用角度镜体更有助于诊断和治疗。

在获得患者知情同意后，患者取膀胱截石位，麻醉满意后，常规消毒铺巾。充分暴露宫颈，消毒宫颈阴道，宫颈钳或卵圆钳钳夹宫颈前唇。根据宫腔镜镜体外鞘决定宫颈扩张的程度，以确保宫腔镜外鞘与宫颈管适度贴合并顺利进出。

膨宫介质用于在插入手术器械之前及手术操作期间扩张宫腔。宫腔镜可以在直视（0° 镜）下插入宫腔，也可以在使用闭孔器的情况下插入宫腔，直到鞘的尖端进入宫腔。接下来便可对宫腔和输卵管开口进行仔细、系统的检查。

电切除术

单极电切术通常使用带 U 形电极的电切镜进行，U 形电极携带电能量；双极电刀尖端有不同形状可供

子宫

子宫内膜息肉

电切环

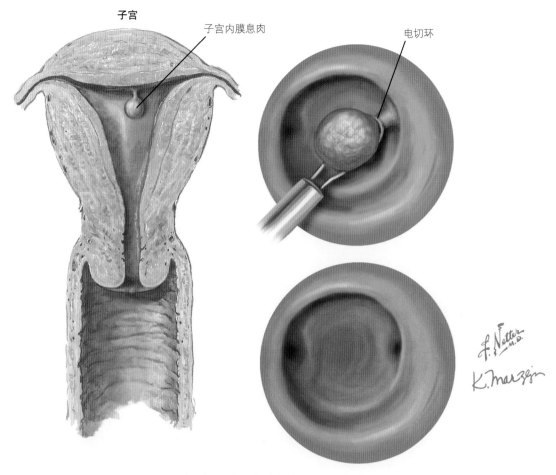

图 269.1　子宫内膜息肉和子宫肌瘤切除（宫腔镜）

选择。检查要切除的子宫内膜息肉或子宫肌瘤，制定切除路径，并进行操作。开启电切能源并将电切环自病灶拉向镜体，从而切除一条浅层组织。根据需要重复此操作，直到完全切除病灶。对于较大的病灶切除，可能需要定期取出切除的组织并灌洗宫腔，以保证视野清晰。

刨削系统

刨削系统应按照制造商的说明进行组装。检验组装正确后，将刨削设备插入到宫腔镜的操作通道中。必须确保切割窗口对准液体/切除组织的吸除窗口。为了切除病灶，将切割窗口紧靠病变的侧面和底部放置，开启刨削功能，将切割刀头横向移入并穿透息肉或肌瘤切除病灶。刨削系统可同时切除并抽吸切除组织至收集点。刨削系统可切除病变的大小受切割刀头窗口大小的限制。切除结束时，应将刨削器械缩回以使切割窗口位于宫腔镜鞘内，或者直接完全移出，然后再退出宫腔镜。

液体管理

液体过载是宫腔镜手术最常见且潜在的严重并发症之一。严格注意灌注和排出液体的平衡，尽量降低膨宫压力，减少手术创面，都将减少这种并发症的风险。选择一种风险最小化的膨宫介质，并做好迅速识别和治疗液体过载的准备，是确保手术安全的必要条件。如果在手术过程中的任何时候有循环吸收的迹象，例如排出量较灌流量减少 750 ml 弱电解质膨宫液、1000~1500 ml 的非电解质液体或 2500 ml 的电解质液体，则应停止宫腔灌流并终止手术。在门诊或急救能力有限的医疗机构中，应考虑以更低的阈值停止手术。

在手术完成前，逐渐降低膨宫压力再次观察，确保微小病变或赘生物不被压迫和遗漏，并确保创面止血彻底。手术结束，取出所有器械，并检查宫颈，确保无出血情况。任何取出的标本均应放在适当的标本固定液中，送组织病理学检查。

并发症

液体过载，低钠血症（弱电解质液体作为膨宫液），子宫穿孔，宫颈裂伤，感染（子宫内膜、子宫肌层、盆腔），出血（术中或术后）。

随访

根据手术目的和手术发现进行随访。

CPT 编码

58558　宫腔镜检查，外科；子宫内膜取样（活检）和 / 或子宫息肉切除术，有或无诊刮

58561　宫腔镜检查，外科；子宫肌瘤切除术

参考文献

扫描书末二维码获取。

270　宫腔镜绝育术

概述

宫腔镜绝育术是一种特殊形式的宫腔镜手术，将节育器或其他装置在直视下置入输卵管开口内，导致输卵管瘢痕形成和闭塞。

适应证

选择性绝育。

禁忌证

未确定永久绝育、身体状况不稳定、妊娠状态或可能妊娠、确诊的宫颈癌或子宫体癌、急性盆腔炎、恶病质、活动性疱疹感染、镍过敏。末次妊娠后至少有 6 周的时间。

所需设备

- 无菌手套和手术洞巾
- 皮肤消毒用品（通常用含碘消毒溶液如聚维酮碘）
- 阴道窥器或带 Deaver 或类似牵开器的阴道窥器
- 单齿宫颈钳或卵圆钳

- 钝性子宫探针（可选择性的）
- 带光源的宫腔镜硬镜。宫腔镜操作镜的镜体外有外鞘，作为膨宫液体及手术器械进出的通道。
- 膨宫介质通常使用生理盐水。
- 膨宫系统，用于输入膨宫液体并监测宫腔压力。
- 外径超过 5 mm 的宫腔镜需要进行宫颈扩张：渐进式宫颈扩张器（Hegar、Pratt、Rocket、Heaney、Hank 或类似产品；Goodell 扩张器一般不受欢迎，因为会增加宫颈裂伤的风险）。首选术前进行宫颈扩张准备，可以借助促宫颈成熟剂（如米索前列醇，200~400 mcg 口服或阴道内用药）或渗透性扩张棒（如海藻棒）完成。
- 根据需要，可以将视频、摄影或数字捕获设备连接到宫腔镜（可选择性）。
- 输卵管微插入系统（Essure），每根输卵管一个
- 宫腔镜抓钳（如果需要取回已放置的装置）
- 有助手的帮助是有益的。
- 术前使用非甾体抗炎药可以减少输卵管痉挛和术后疼痛。

操作技巧

目前唯一可用于宫腔镜绝育的微小插入物为金属和聚合物材质，展开时长 4 cm、宽 1~2 mm。它

有一个由不锈钢和聚对苯二甲酸乙二醇酯纤维制成的内线圈，以及一个由镍钛制成的外线圈。它是一次性递送系统，线圈在被运送时缠绕得很紧，而一旦放置，线圈就会膨胀展开，锚定在输卵管开口内。几周后，这些纤维会刺激线圈周围的瘢痕组织生长，并包围渗透到线圈中，导致输卵管闭塞。

尽可能选择月经周期的增生期进行手术，这时内膜薄，是显示宫腔的最佳时机。有些人更喜欢用孕激素（仅含孕激素的避孕药，长效醋酸甲羟孕酮）或复方口服避孕药进行预处理来人为减薄子宫内膜。并且可以在手术后继续进行这些治疗，直到确认输卵管闭塞为止。

在手术开始之前，应检查宫腔镜及其相关的操作鞘、闭孔器、光纤和膨宫系统的正确安装和完好性。应使用12°或30°视角的宫腔镜。再次确认线圈输送系统准备就绪及回顾安置步骤。

在获得患者知情同意后，患者取膀胱截石位，麻醉满意后，常规消毒铺巾。充分暴露宫颈，消毒宫颈阴道，宫颈钳或卵圆钳钳夹宫颈前唇。根据宫腔镜镜体外鞘决定宫颈扩张的程度，以确保宫腔镜外鞘与宫颈管适度贴合并顺利进出。

膨宫介质，最常用生理盐水，用于在插入手术器械之前及手术操作期间扩张宫腔。宫腔镜可以在直视（0°镜）下插入宫腔，也可以在使用闭孔器的

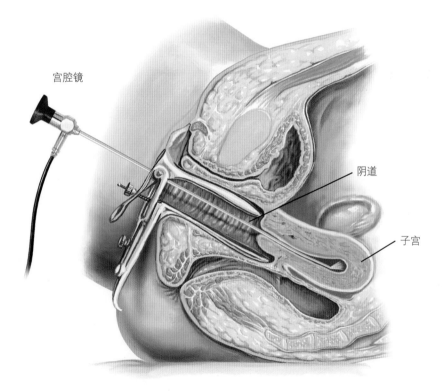

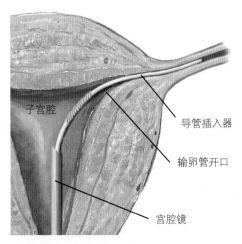
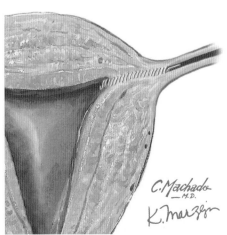

图270.1 宫腔镜节育术

情况下插入宫腔，直到鞘的尖端进入宫腔。接下来便可对宫腔和输卵管开口进行仔细、系统的检查。

一旦两个输卵管开口都暴露清晰，便可在无菌手术台上打开 Essure 节育器。输送系统具有一个必须插入宫腔镜操作通道中的引导器外鞘。通过这个外鞘，Essure 节育器经过宫腔镜进入医生的视野。然后医生推进这个装置，直到黑色定位标记位于输卵管开口处。将插入器上的拇指旋轮向后旋转，直到它不能再旋转，收回输送导管，暴露出线圈。当金色的标记带停留在输卵管开口的外面时按下展开按钮，再次旋转拇指旋轮，直到锁定，然后松开并卸下线圈。然后移除输送系统，检查线圈。应统计并记录从输卵管开口延伸出的扩张线圈的数量。在输卵管开口外应该仅有 3~8 圈展开的线圈可见，尽管制造商认为 0~17 圈也是可以接受的。如果可见 18 圈甚至更多，则必须移除 Essure 节育器，并使用新装置重新尝试放置。放置第二个线圈时，采用新的引导外鞘用同样的方法放置。手术结束时要收回所有器械，并确认无出血。

术后 3 个月，应进行子宫输卵管造影以确认输卵管闭塞。在确认 Essure 节育器位置放置满意和输卵管闭塞之前，必须使用替代避孕措施。如果输卵管未完全闭塞，需再 3 个月后随访 Essure 节育器是否导致足够的瘢痕堵塞输卵管。经阴道超声检查替代子宫输卵管造影术已经获得批准，但需要制造商的认证。

并发症

液体过载，低钠血症（弱电解质液体作为膨宫液），子宫穿孔，宫颈裂伤，感染（子宫内膜、子宫肌层、盆腔），出血（术中或术后）。

随访

根据手术目的和手术发现进行随访。

CPT 编码

58565　宫腔镜检查，外科用；双侧输卵管插管，通过放置永久性植入物诱导闭塞

参考文献

扫描书末二维码获取。

271　宫内避孕装置放置

概述

放置宫内避孕装置（intrauterine contraceptive device，IUCD）。

适应证

选择及希望避孕。IUCD 的有效性可与绝育和口服避孕药相媲美，对于糖尿病、血栓栓塞、月经过多或痛经的女性来说，它可能是一个特别好的选择。含铜 IUCD 可能更适合母乳喂养或患有乳腺癌或肝病的人。铜 IUCD 可作为紧急避孕措施在无保护性交后 5 天内放置。孕激素释放宫内节育装置可用于治疗月经过多的患者。

禁忌证

宫颈炎活动期、急性性传播疾病、对该装置的任何成分过敏、功能失调性子宫出血（未经诊断）、生殖器放线菌病、异位妊娠史（相对禁忌）、免疫功能不全（相对禁忌）、原有 IUCD（未取出）、恶性肿瘤（子宫或宫颈，已知或怀疑）、多性伴侣（相对禁忌）、盆腔炎（PID；急性期或过去的 3 个月内）、妊娠（已知或怀疑）、宫腔畸形、阴道炎、肝豆状核变

性（怀疑，仅限铜 IUCD）。

所需设备

- 无菌包装的宫内节育器
- 皮肤（阴道）消毒准备材料（含碘消毒溶液如聚维酮碘或其他合适的清洗剂）
- 阴道窥器
- 宫颈钳
- 宫腔探针（可选择）
- 未经消毒的检查手套
- 剪刀（长）
- 无菌手套（可选择"无触摸"技术）

操作技巧

可单次口服非甾体抗炎药，剂量同治疗痛经，或 2% 的利多卡因凝胶宫颈内使用，或两者同时使用，可减轻放置 IUCD 的不适。在开始手术前，必须确定子宫的大小、形状和位置。用阴道窥器观察宫颈，然后消毒。在没有明显子宫屈曲的经产妇中，通常不需要宫颈钳。

将避孕装置放置在宫腔适当位置的技术会因装置的不同而略有不同。但每次使用步骤大致相同：将 IUCD 装入支架或放置器，将 IUCD 放置于宫腔内，取出放置器，将 IUCD 留在宫腔内，检查位置是否正确，修剪尾丝。

帕拉科德（Paraguard）T380A 和丽莱塔（Liletta）

IUCD 必须装入其放置装置，可以使用无菌手套或无接触技术完成。用无菌手套抓住、折叠并将节育器放入放置装置的末端。在使用无接触技术时最终的结果必须是一样的，但是这种情况下，放置 IUCD 是通过外层包装操作的。

一旦 IUCD 进入放置装置，把有弹性的凸块在放置管上向后移动，直到它与预期或测量的子宫深度相一致。将 IUCD 及放置器放置在消毒过的宫颈口内，轻轻推进，直到感觉有阻力，表明已经到达宫底。填塞器固定 IUCD 的位置后，插入管被收回，

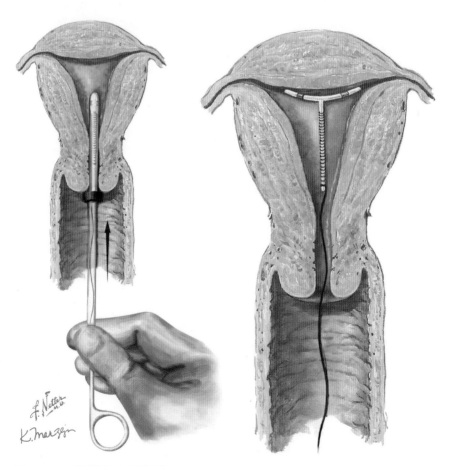

图 271.1　放置宫内节育器

IUCD 处于正确的位置。拔出放置器时，填塞器不能再向前推进了，放置器可以稍微调整以确保 IUCD 位于对宫底的位置，然后完全撤回。尾丝应该在距离外部操作系统约 1~2 cm 处修剪。

曼月乐（Mirena）和斯凯拉（Skyla）

包含左炔诺孕酮的 IUCD 有一个自动放置器，放置时，打开包装，注意保持里面的无菌性。IUCD 的尾丝必须从放置器基底部中拿出来，滑块（位于放置器的手柄中）被推进到最靠近 IUCD 的位置，这样使 IUCD 的臂向内折叠，其远端的球形凸起咬合插入管中。一旦 IUCD 被撤回到放置器中，滑块在插入管上向后移动到预期或测量的子宫深度。

将 IUCD 放置于宫腔内，将 IUCD 的顶端和放置器对准已消毒的宫颈口，必要时牵拉宫颈口，轻轻地进入宫腔，直到滑块的凸缘离子宫颈约 1.5~2 cm。使 IUCD 的双臂有充分空间伸展开，保持这个位置不动拉回滑块，释放出 IUCD 的双臂，30 秒后，双臂完全伸展开，此时放置器应轻轻向前推进，直到滑块凸缘与子宫颈接触，以确认 IUCD 放置于宫底，小心不要把尾丝缠绕，撤出放置器，修剪尾丝至子宫颈外口约 2~3 cm。

虽然可以在月经周期的任何时间放置 IUCD（排除怀孕后），但最好在月经开始后的 7~10 天放置 IUCD。在周期的这一时间段放置 IUCD 可以降低脱落率。必须建议患者在这个周期内使用备用避孕方法。如果要在产后立即放置 IUCD，不同的地方在于不使用宫颈钳并且不剪断尾丝，直到产后 6 周。如果需要，IUCD 也可以插到海绵棒的末端，而省去放置器。

当轻轻增加压力没有使 IUCD 放置装置通过子宫颈时，可以使用宫颈钳来稳定子宫颈。通过牵拉宫颈可以拉直这条通道，进一步帮助放置。在某些情况下，可能需要使用消毒子宫超声监测来确定子宫管道的轴线，或提供适度的宫颈扩张，或确认宫腔的深度。

IUCD 折叠放置在放置装置内的时间不应超过 1~2 分钟。长时间折叠会导致器械在宫腔内无法正常展开，增加了脱落或避孕失败的风险。

并发症

血管迷走反应、疼痛、子宫穿孔（大约每 1000 次放置中就有 1 次）、感染（子宫或盆腔，最常见于放置后的前 20 天）、出血、IUCD 脱落。

随访

一般来说，妇女在放置 IUCD 后 1~4 周应重新评估。建议患者定期检查 IUCD 尾丝的存在和长度。在月经期间和使用的前 6 个月被排出是最常见的。使用含铜 IUCD 的妇女闭经应提示进行妊娠测试。任何停经或腹部疼痛的女性都应该排除宫外孕。应指导妇女注意盆腔感染的危险信号，特别是在放置后的第一个月，此时盆腔感染的发生风险增加。

CPT 编码

58300　插入宫内节育器（IUD），不包括装置

X4633　铜 IUD 的费用

X4634　孕酮节育器的费用

参考文献

扫描书末二维码获取。

272　宫内避孕装置取出

概述

取出宫内避孕装置（IUCD）。

适应证

选择性取出、计划妊娠或者到了节育器被批准

的使用年限后需更换的。对于活动性的盆腔炎、不耐受的副反应，或者带器妊娠（可能的情况下）也需取出 IUCD。在宫颈细胞学检查中发现放线菌的无症状患者，则无需取出。

禁忌证

病情不稳定、不合作的患者或不能证实存在 IUCD 的患者。

所需设备

- 皮肤（阴道）准备，通常用含碘消毒溶液，如聚维酮碘
- 阴道窥器
- 宫颈钳
- 检查手套
- 子宫填塞钳或长镊
- IUD 或取环钩
- 宫颈细胞刷（细胞刷或类似物，可选）

操作技巧

通过使用治疗痛经的单次口服非甾体抗炎药或

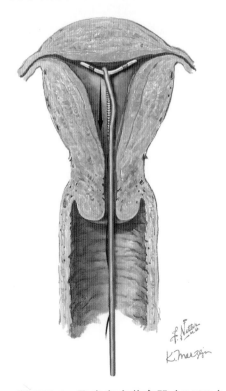

图 272.1　取出宫内节育器（IUCD）

者宫颈局部使用 2% 的利多卡因凝胶，或两者同时使用，可减轻取出 IUCD 的不适感。在开始手术前，需确定子宫的大小、形状和位置。打开窥器查看宫颈。如果计划重新放置 IUCD，应对宫颈进行消毒。

当宫颈口处可见 IUCD 尾丝时，用子宫钳或其他合适的抓持器械轻柔牵引即可牵拉出 IUCD。当未查见明确尾丝时，用镊子或无菌取环钩轻轻试探宫颈口即可找到尾丝。也可将宫颈细胞刷放置于宫颈管内，轻向下扫以确定尾丝的位置。通常可以通过这些方式找到尾丝，并通过之前的方式取出 IUCD。如果这些操作都不能成功取出 IUCD，在进一步操作之前，应先对宫颈进行消毒，通过超声检查确定 IUCD 的位置。同时也应该考虑到妊娠的可能性（如果之前尚未评估）。

可在门诊无菌条件下使用取环钩（"钩针"）取出 IUCD，也可在手术室或门诊手术室中经宫腔镜引导下摘除 IUCD。大多数情况下，如果可使用取环钩，宫颈钳夹持宫颈以固定子宫，取环钩通过子宫颈管到达子宫底部。提起钩时，需严密监测是否有震动、声音或顶端遇到 IUCD 的感觉。一旦取环钩到达宫底部（或触碰到 IUCD，如果感觉到的话），缓慢旋转取环钩 180°~360°，然后收回。适度的抵抗感与钩取到 IUCD 有关，持续牵引 IUCD。即使感觉不到阻力，移动的取环钩也会牵出尾丝，通过常规牵引即可取出 IUCD。如果多次尝试后仍未找到 IUCD 或其尾丝，则应放弃操作，直到确认体内存在 IUCD 并可考虑通过宫腔镜或腹腔镜摘除。

并发症

血管迷走反射、疼痛、子宫穿孔（使用取环钩时）、感染（子宫或盆腔）、出血。

随访

根据避孕计划和取出的指征。

CPT 编码

58301　取出宫内节育器（IUD）

参考文献

扫描书末二维码获取。

概述

宫颈锥切是一种治疗或者诊断手段，方法是锥形切除子宫颈的一部分。环形电刀切除术（loop electrocautery excisional procedure，LEEP），也称大环转化区切除（large loop excision of the transformation zone，LLETZ），是用电刀取代冷刀来切除病变宫颈组织。

适应证

用于组织病理证实的宫颈上皮的高级别非典型增生或者经阴道镜检查不足以正确评价宫颈疾病时。

禁忌证

凝血功能障碍，妊娠晚期，已知或者可能对使用的药剂过敏。

所需设备

- 皮肤（或阴道）消毒液（含碘杀菌溶液如聚维酮碘或者其他合适的制剂）
- 无菌手套
- 绝缘阴道窥器
- 电手术仪器，电凝及电切的输出功率都至少为 50 W，可调输出电波（单纯电切、混合模式、电凝模式），负极板以及独立的电线路。
- 可变电极圈（大小及形状取决于相应的手术，即：依据宫颈以及病变的形状）
- 吸烟器，能对气体及病毒进行滤除
- 蒙氏膏剂（蒙氏液经蒸发浓缩呈糊状）
- 3%~5% 冰醋酸或者卢戈氏液（超饱和碘化钾及碘液）
- Kevorkian 刮匙或类似宫颈管刮勺
- 附有容器的组织固定液（10% 福尔马林）
- 25-27 号注射器，带 1.5 英寸针头用于麻醉注射 1% 或 2% 利多卡因伴或不伴 1：10 万肾上腺素
- 12 英寸持针器，2-0 可吸收缝线（或类似线）

手术经过

在获取知情同意后，患者取膀胱截石位，负极板贴在患者大腿上，长轴指向臀部。需要利用连接吸烟器的绝缘窥器全面观察宫颈，可以涂醋酸或者卢戈氏液标注病变区域。可以在宫颈上皮下注射局麻药物，位置为 3、6、9、12 点钟方向。注射深度 3~5 mm。垂体后叶素（1 单位 /20 ml 生理盐水）或者 1：20 万肾上腺素溶液可加入麻药混合注射或者单独注射。依据病变范围选择合适的电切环。病变局限于宫颈表面，通常会选择圆环，2 cm 宽，深度 0.5 cm。对于未生育的女性，宫颈相对小，常用宽 1.5 cm、深 0.7 cm 的电切环。对于病变延伸到宫颈管内者，可以选择方形的电切环，长、宽各 1 cm。电切设备的输出功率设定取决于不同制造商的发电机设计以及电切环的直径：一般 2 cm 直径需要 35~45 W 的功率，1 cm×1 cm 的环需要 20~30 W 功率。选用混合切割模式，电切环应该置于病变外缘数毫米处，按照病变形状移动切割，确保没有遗漏。电切手术仪器此时激活在电切模式。电切环在垂直方向加压进刀，切割组织深度 5~8 mm，拖动电切环经过宫颈口，然后电刀在病变外缘数毫米出刀或者越过转化区边缘数毫米出刀，一般选择二者之中的远点。切下来的标本应该是圆屋顶型，宫颈管可见并居中。手术中要小心，在宫颈两个侧边切割深度不要超过 4~5 mm，因为供养宫颈的动脉就位于 3 点钟及 9 点钟位置。如果病灶太大，一刀切除困难，那可以用直径 2 cm 的电圈先切除病变中央部分并且病理送检时先行标记。再用同一把电刀切除剩余病变或者转化区。或者用稍小号的电刀切除更多宫颈管组织。如果使用的是混合切割模式，切除部位的出血往往非常少。如有必要，可以用球形电极电灼止血，或者创面涂抹蒙氏液。在手术后，建议减少盆腔操作刺激（不放卫生棉塞、阴道冲洗或者性交）2~3 周，如果患者出血严重或者出血时间超过 2 周应召回患者。

并发症

出血（急或者时间长），感染。宫颈锥切被认为

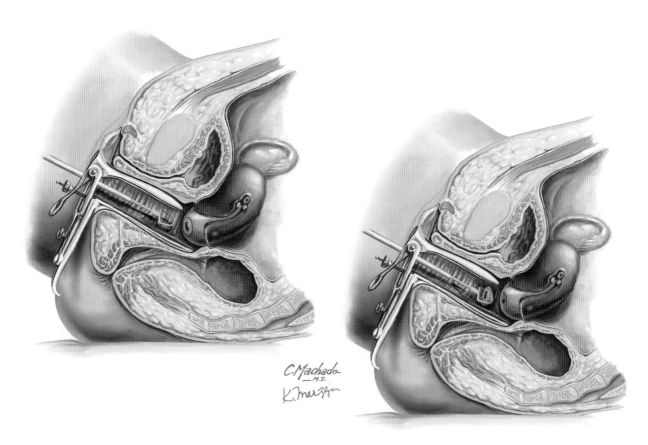

图 273.1 LEEP 及 LLETZ 锥切

可能增加未来女性早产、低体重儿或者胎膜早破等风险。

随访

一般在术后 6 周对宫颈进行检查，手术对宫颈上皮内瘤变的治疗成功率约为 95%。

CPT 编码

57522 宫颈锥切，伴或不伴电灼，伴或不伴宫颈扩张与诊刮，伴或不伴修补；电圈环切术

参考文献

扫描书末二维码获取。

子宫托装置 274

概述

子宫托是安置在阴道内的医疗器具，用于支持盆腔器官。子宫托有各种型号和形状，并可分为支撑型（如环形、杠杆式、Gellhorn 型、Gehrung 型、Shaatz 型）或占位型（如甜甜圈形、立方体形、可膨胀型）。

适应证

盆腔器官脱垂，尿失禁，宫颈功能不全（杠杆式或环形），经阴道给药。子宫托经常被用作手术的替代治疗或术前试验性治疗（专栏 274.1）。

专栏 274.1　常用子宫托的适应证

位置不正： 杠杆式（Hodge）
脱垂
子宫： Gellhorn 型，环形，甜甜圈形，立方体形
阴道： 甜甜圈形，立方体形，球形（Gehrung）
膀胱/直肠膨出： Gehrung 型，Shaatz 型
宫颈功能不全： 杠杆式，环形
尿失禁： 甜甜圈形，杠杆式，环形
术前： 基于解剖异常情况选择
阴道给药： 专用环（17β-雌二醇，甲羟孕酮，前列腺素 E_2）

禁忌证

未明确诊断的阴道出血，明显的阴道萎缩，乳胶过敏。不能或不愿意管理定期放入和取出子宫托的患者不是理想的适应人群。

所需设备

- 阴道窥器
- 水溶性润滑剂
- 非无菌检查手套
- 各种型号的子宫托（通常为"平均尺寸"，并至少包括一个大于平均尺寸的型号和一个小于平均尺寸的型号）

操作技巧

雌激素缺乏的患者，不能很好地耐受子宫托或为其提供最佳的支持。因此，这些患者在放置子宫托治疗前，应进行至少 30 天的局部雌激素治疗。

根据患者的解剖异常和症状选择子宫托的类型。盆腔脏器脱垂的患者最常用的子宫托类型有环形（或

甜甜圈形），球形和立方体形。子宫常用各类型的适应证见专栏 274.1。子宫托类型的选择与脱垂的严重程度有关。环形子宫托常是首选，若环形子宫托不能很好地保持治疗位置，可尝试 Gellhorn 型或其他类型。

子宫托的放置方式与放置避孕隔膜非常相似。通过盆腔检查测量阴道的深度和阴道支撑结构的完整性。根据盆腔检查结果选择子宫托的型号。将子宫托用水溶性润滑剂润滑，折叠或压缩，插入阴道。有些子宫托在放置时需要特殊的操作，请参阅相应的说明书。

接下来根据子宫托的类型进行调整，使其处于正确的位置：环状和杠杆式子宫托应置于宫颈后方（如果有宫颈的话）、耻骨后切迹处；Gellhorn 型子宫托应完全置于阴道内肛提肌平面以上的水平；Gehrung 型子宫托利用其分支将宫颈支撑于两侧的肛提肌上；球形或立方体形子宫托应填充于阴道上份。所有子宫托放置后，必须保证检查手指在子宫托和阴道壁之间的所有区域能顺利通过。唯一例外的情况是，为控制尿失禁而放置的子宫托被允许对尿道施加比较明显的压力。

在完成子宫托放置并检查其是否合适后，让患者适当用力。此时，子宫托可能轻微下降，但仍应保持其完整性，并在患者放松时可恢复到正常位置。当子宫托被放置在适当位置后，让患者尝试站立和行走，以确保其舒适性和稳定性。如果该子宫托不如之前尝试的型号舒适，则取出；若这是最后一个更合适的子宫托，则保留放置。必要时可以反复尝试不同的型号，直到找到一个合适、舒适的子宫托。在放置子宫托的 5~7 天应随访确认其是否合适。对大多数患者（50%~73%）来说，经过 1~2 次的门诊随访便可确定合适的子宫托型号。

传授患者子宫托放置和取出的方法技巧。取出环子宫托时，应将手指勾入子宫托的开口，轻轻挤压子宫托，然后轻柔地牵拉取出子宫托。立方体形子宫托也必须被压缩，轻轻地将子宫托从阴道侧壁分离，以打破立方体面和阴道壁之间产生的吸力；通常附着在子宫托上的定位器不应用于牵引。充气型子宫托在取出前应先放气。Gellhorn 型和 Gehrung 型子宫托是通过逆向操作它们的放置过程而取出的。

并发症

阴道壁损伤、出血、感染、阴道分泌物增多、

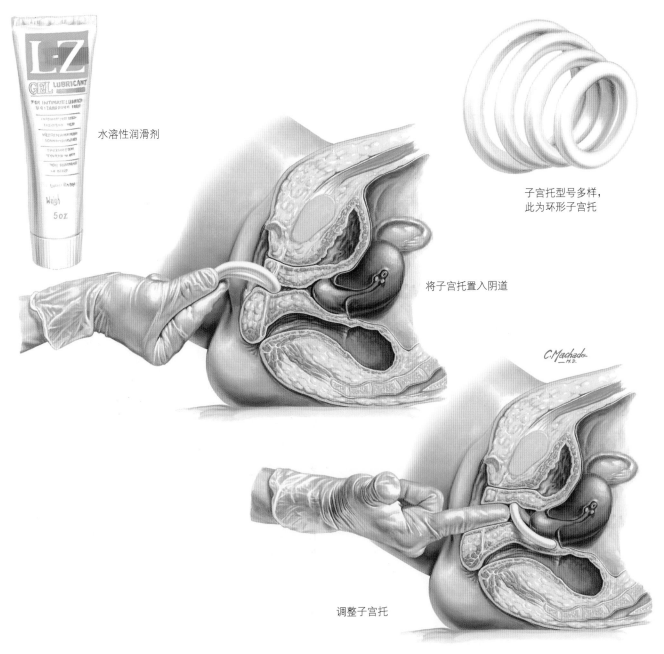

水溶性润滑剂

子宫托型号多样，
此为环形子宫托

将子宫托置入阴道

调整子宫托

图 274.1　子宫托

疼痛、脱落、尿潴留、瘘管形成（在合适放置、护理和雌激素治疗的情况下罕有发生）。

随访

　　在初次安置子宫托后的 5~7 天进行随访检查，以确定子宫托的正确放置、卫生和有无局部压迫产生的相关问题（阴道壁损伤或坏死）。对于虚弱或需要额外帮助的患者，建议进行早期评估（在 24~48 小时内）。接下来应在大约 1 个月后进行随访，然后在使用期间每季度进行一次随访。一些学者建议无限期地每月随访一次，特别是对于那些自身维护子宫托能力有限的患者。

CPT 编码

57160　子宫托或其他阴道内支撑装置的安装和插入（步骤）

参考文献

扫描书末二维码获取。

概述

子宫超声造影是一种利用生理盐水作为造影剂和膨宫介质对宫腔进行超声显像的技术。这项技术也被称为生理盐水灌注子宫超声造影术。

适应证

与宫腔镜检查或子宫内膜活检相似：功能失调性子宫出血，绝经后阴道出血，月经过多，不孕症（某些情况下），或复发性流产，子宫内膜或盆腔感染（如结核感染），宫内节育器脱落，或其他通过宫腔检查可确诊的情况。该技术尤适用于检查诊断子宫内膜息肉、黏膜下平滑肌瘤和宫腔粘连。

禁忌证

急性出血；急性宫颈、子宫或盆腔感染；已知子宫内膜癌或宫颈癌；怀孕（已知或怀疑）；有近期子宫穿孔史；阴道炎（相对禁忌）。

必需设备

- 无菌手套
- 阴道窥镜（侧开式）
- 皮肤消毒用品（一般为含碘消毒溶液如聚维酮碘）
- 30~50 ml 加热过的无菌生理盐水
- 30 ml 注射器
- 宫内人工授精导管（如 Soules），超声子宫造影导管（如 Goldstein），细球囊导管，或小规格（5F）婴儿喂食管（或类似）
- 无菌卵圆钳或子宫填塞钳（可选）
- 不含肾上腺素的利多卡因（1%），注射器和 22-25 号脊椎穿刺针（4 英寸）或利多卡因喷雾（可选）
- 合适的超声检查设备和探头（腹部和 / 或阴道探头）

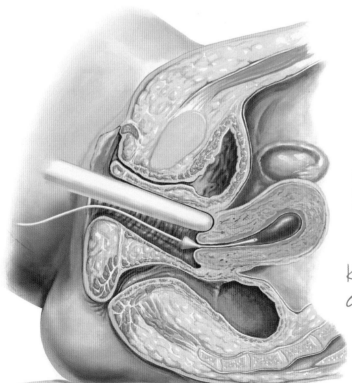

将一小导管或者婴儿喂食管插入宫腔，由此注入生理盐水，从而使宫腔及子宫内膜能清晰成像

图 275.1 子宫超声造影

技巧

尽可能在增生期、子宫内膜最薄时，进行超声宫腔造影。可通过单次口服常用于治疗痛经的非甾体抗炎药来减轻子宫超声造影带来的不适。

患者取膀胱截石位，行盆腔检查确定当前子宫的大小、形状和位置。阴道窥器充分暴露宫颈，消毒宫颈阴道。子宫超声造影一般只产生轻微的痉挛性疼痛，不需要麻醉，但如果需要，此时应给予宫旁阻滞或使用局部麻醉药物。

将注射器和导管注满温暖的生理盐水，并排出所有空气。将导管经宫颈外口插入，轻轻向前推进，直到进入宫颈管或宫腔内。可使用无菌卵圆钳或子宫填塞钳帮助置管。使用带球囊的导管时，若将球囊置于宫颈内口以下会导致患者的不适。有时因宫颈狭窄、子宫位置或形态异常等原因导致软性导管难以置入；可使用宫颈钳牵拉宫颈减小宫颈管的曲度，或使用带套管的导管，或使用柔性较弱的材质制成的导管等来解决这个问题。

置管完成后，取出阴道窥器，注意避免导管移位。超声显像可经腹或经阴道途径获得，但由于经阴道可获得更高分辨率的图像，因此最常选择经阴道超声显像。在选定的超声探头放置到位并显像后，将5~30 ml温生理盐水注入宫腔。注入的液体量根据手术的适应证、患者的舒适度和超声所探测的图像而调整。移动超声探头，全面检查整个宫腔。

并发症

出血、感染（子宫内膜、子宫肌层、盆腔）。经子宫超声造影后的感染是罕见的，所以，除非有瓣膜性心脏病等高危因素，否则不建议使用预防性抗生素。手术过程中可能发生血管迷走性晕厥，但一般是一过性的。

随访

根据适应证。

CPT 编码（S）

58340　生理盐水或对比剂灌注子宫超声造影或子宫输卵管造影

76831　用或不用彩色多普勒的生理盐水灌注子宫超声造影（SIS）

参考文献

扫描书末二维码获取。

皮下避孕胶囊植入 276

概述

依托孕烯植入剂（Nexplanon）是一种放置在上臂内侧皮肤下的单棒孕酮避孕药，可提供长达3年的可逆避孕。

适应证

可逆避孕。美国FDA和该设备的制造商已经达成一致意见，该设备将只提供给已经接受3小时的选择、植入和取出相关咨询及培训的患者。

禁忌证

不确定有避孕计划、已知或疑似怀孕、未明确诊断的异常子宫出血、目前或过去有血栓形成或血栓栓塞症病史、肝脏肿瘤（良性或恶性）或活动性肝病、已知或疑似乳腺癌、其他激素避孕禁忌证（如脑卒中、缺血性心脏病）的人群。

所需设备

- 消毒液和无菌棉球，或皮肤准备棉签
- 无菌手套（可与非消毒手套一起放置，并小心操作）
- 局部麻醉剂（如1%不含肾上腺素的利多卡因，2~5 ml），3~5 ml注射器，25号穿刺针
- 无菌纱布
- 无菌手术洞巾（有帮助，但不必须）
- 避孕药胶囊和植入装置（装填和无菌）
- 无菌皮肤敷贴（1/4英寸，可选）
- 胶布、压力绷带（可选）
- 皮肤标记笔（可选）
- 轻度镇痛药（非甾体抗炎药或类似药物，如果需要）

操作技巧

请注意，以下技术与制造商推荐的技术不完全

匹配（例如，可选择使用压力绷带）。如果出现问题，应参考制造商操作手册。

在患者签署知情同意和确认患者未怀孕后，患者应平躺，不进行操作的手臂抬高，肘部弯曲，外旋，并与身体呈约90°角。手应舒适地放在头部水平。一些学者主张将手臂尽量伸直，但在手术过程中手臂的机械支撑可能很困难。应定位并触诊植入点，以识别任何潜在问题，并向患者指示计划的植入位置。该部位应在肱骨内侧上髁上方8~10 cm处（4指宽）。植入点应避开肱二头肌和肱三头肌之间的肌间沟，以减少对皮下组织深处的神经血管束中的大血管和神经的损伤。如果需要，可以用皮肤记号笔或可伸缩笔轻轻按压来标记植入剂的远端位置。如果使用皮肤标记或其他色素标记，应避开直接植入被标记的皮肤，因为这可能会导致"文身"。靠近第一个点几厘米处标记第二个点（近腋窝方向），以指导麻醉和帮助定位，尽管许多学者认为这并非必要操作。

对植入部位和周围区域的皮肤进行消毒。通过沿着拟定的植入部位在皮肤下方注射2~3 ml的局部麻醉

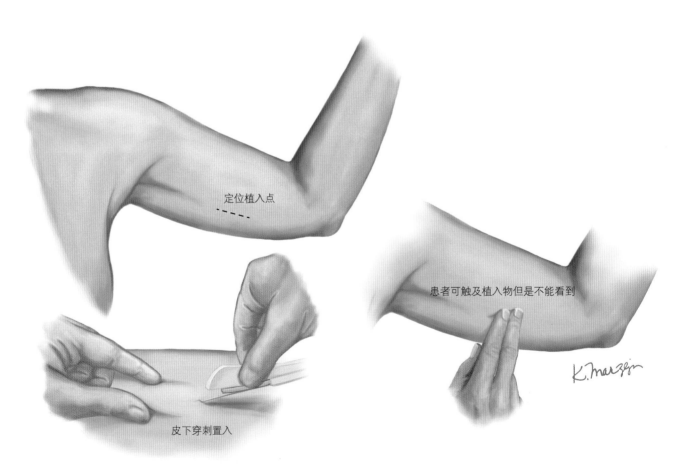

定位植入点

患者可触及植入物但是不能看到

皮下穿刺置入

图 276.1　皮下避孕药胶囊植入

剂进行局部麻醉，确保在远端（起始）点之外 3~4 mm 开始注射。当麻醉剂生效期间，应验证植入装置的完整性，并确认植入套管针内是否存在避孕植入剂。

从针帽上方抓住植入装置，取下透明的塑料盖。套管针（含针）的针尖在植入点与皮肤呈大约 30° 角进针。当对远端皮肤施加反牵引时，刺穿皮肤后降低套管针，使其与皮肤平行进针。针头在真皮下结缔组织中推进，同时用针尖挑起皮肤。套管针必须完全伸直。植入装置尖端的滑块通过向下的手指压力解锁，然后完全向后移动（朝向肘部），放置植入剂并收回套管针。

植入完成后，立即触诊该部位，以确认植入物正确放置，两端都应触诊。患者也应同时感受埋植剂。如有需要，可用无菌胶带覆盖植入穿刺点，并用无菌敷料或黏性绷带包扎固定。根据情况，也可以在头 24 小时内使用加压绷带。如果感觉不到植入物，检查套管针，确保植入物不再位于植入装置中（套管装置为紫色，而植入物为白色）。如果植入物的位置存在不确定性，可以使用超声或 X 射线来确定其存在。应该在图表中记录操作步骤以帮助后期埋植剂的取出。尽管操作后的疼痛非常轻微，仍可以使用轻度镇痛剂进行镇痛。

并发症

局部的挫伤、淤血、感染、局部刺激、皮疹、渗出，神经和血管的损伤（深部的植入），过敏反应。

随访

如果末次月经后超过 5 天进行皮下埋植剂的手术，建议术后 7 天禁止性生活或采用其他避孕方式。无需进行其他随访，除非重新有妊娠需求或已超过 3 年使用期。

CPT 编码

11981 植入，不可降解的药物递送植入物

参考文献

扫描书末二维码获取。

皮下避孕胶囊移除　277

概述

依托孕烯皮下植入剂提供了可靠的可逆避孕方法，但必须在使用 3 年后或需要恢复生育能力时及时将其取出。

适应证

计划妊娠或避孕植入剂已达使用年限。

禁忌证

局部皮肤感染，已知或疑似对植入物移除过程中使用的药剂过敏。

所需设备

- 消毒液和无菌棉球，或皮肤准备棉签
- 无菌手套
- 局部麻醉剂（如 1% 不含肾上腺素的利多卡因，2~5 ml），3~5 ml 注射器，25 号穿刺针
- 无菌纱布
- 无菌手术洞巾（有帮助，但不必须）
- 手术刀（首选 11 个刀片）
- 无菌镊子（直形和弯形蚊式血管钳）
- 无菌皮肤敷贴（1/4 英寸）
- 胶布、压力绷带（可选）

• 轻度镇痛药（非甾体抗炎药或类似药物，如果需要）

操作技术

请注意，以下技术与制造商推荐的技术不完全匹配（例如，可选择使用压力绷带）。如果出现问题，应参考制造商的使用手册。

在签署知情同意书后，患者仰卧位，抬高有植入剂的手臂，弯曲肘部，外部旋转并延伸至与身体约 90° 角。手应舒适地放在头部水平。一些学者主张将手臂伸直，但在手术过程中手臂的机械支撑可能很困难。术前触诊避孕植入剂，以识别任何潜在的问题。如果无法触及植入杆，手术必须推迟，直到通过影像学检查确定其位置。

对植入剂处及周围皮肤进行消毒。将植入杆的近端（近腋窝端）向下压或向远端推，使远端明显。在植入杆远端正下方注射 0.5~1 ml 的局部麻醉剂，使其稍微抬高。在植入杆上方注射过多体积的麻醉剂会使其取出变得困难。

在植入杆的末端做 2~3 mm 的纵向皮肤切口。切口加深，直到感觉到刀口处有一种橡胶状的感觉（植入杆被包在纤维鞘中）。注意不要割断植入杆，应割开或切开纤维鞘，露出植入杆。然后，可以通过对近端施加进一步的压力将植入杆排出，或者使用血管钳在其末端抓住它。如果使用血管钳，不可直接从植入杆尖端的正后方夹取，因为这可能导致植入杆的断裂、内容物溢出、碎片产生或不完全取出。如果植入杆远端不容易通过切口直接取出，可以将弯血管钳于植入杆的尖端下方深挖，帮助排出植入杆和去除瘢痕组织。必要时进行额外的局部麻醉或扩大切口。术后应确认取出的植入杆有 40 mm。如果患者想继续使用避孕植入剂，可以通过取出旧植入剂的同时，在相同的切口植入新的植入杆（可适当添加麻醉剂），或者将新的植入杆植入到另一只手臂上。

切口应用无菌胶布封闭，并用无菌敷料或胶布包扎。如果需要，可以在术后头 24 小时内使用加压绷带。操作程序应记录在图表中。虽然手术后的不适相对较小，但也可以使用轻度止痛药。

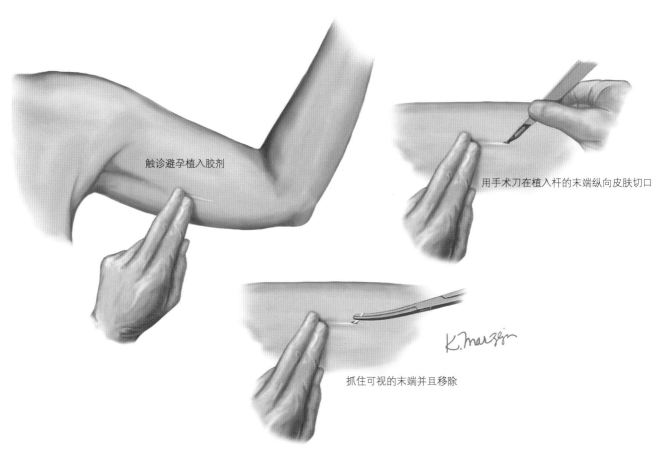

触诊避孕植入胶剂

用手术刀在植入杆的末端纵向皮肤切口

抓住可视的末端并且移除

图 277.1 皮下避孕胶囊移除术

并发症

局部淤伤、血肿、感染、局部刺激或皮疹、神经或血管损伤（移除深部插入物）、过敏反应。

随访

根据其他避孕计划，如果有避孕需求。

CPT 编码

11976　取出，植入避孕胶囊
11983　取出后再植入，不可降解的药物递送植入物

参考文献

扫描书末二维码获取。

阴道超声检查　278

概述

阴道（也称为阴道内）超声检查是一种使用放置在阴道中的超声探头对子宫和附件进行超声检查的技术。

适应证

适合于任何盆腔器官的检查，因其分辨率高于经腹超声检查。经阴道超声的分辨率来自超声换能器的接近度和这些设备使用的较高频率的声波。在某些情况下，该分辨率可小到 0.2 mm，这种较高的分辨率伴随较小的视野。典型的妇科适应证包括子宫大小、形状和位置评估；子宫内膜、子宫肌层和子宫颈的评估；卵巢识别和形态评估，子宫和附件的肿物、囊肿、输卵管积水和积液的评估，并评估囊肿中的液体量。常见的产科适应证包括评估宫颈长度，胎盘位置或骨盆较低位置的胎儿部位。肥胖会增加腹部超声检查难度，但通常不会影响阴道检查。

禁忌证

已知或怀疑乳胶过敏者，不愿或无法耐受阴道探头者。

所需设备

- 超声探头的保护套（避孕套、手套或类似物品）
- 超声耦合介质（凝胶）
- 适当的超声检查设备和探头

操作技巧

患者应排空膀胱，取背侧截石位。阴道探头使用超声耦合介质（凝胶）润滑，并将探头插入合适的保护套，例如避孕套中。该保护套可以进一步用水溶性润滑剂润滑，以促进其插入阴道。如果患者自己插入探头，可能会更舒适。将有保护套的探头轻轻推入阴道，直至达宫颈。或者，探头可以停在阴道前穹窿、后穹窿或阴道侧穹窿之一处，这取决于要检查的解剖区域。

应当通过上、下、左、右移动探头来系统地检查盆腔内结构，以便充分检查到所有结构。向右或向左旋转探头 90° 将改变观察平面，从而进一步进行全面评估。一些超声设备能够对所见的解剖结构进行三维成像，但其优越性仍有待于证明。

并发症

在检查程中，可能会出现少许盆腔或者阴道不

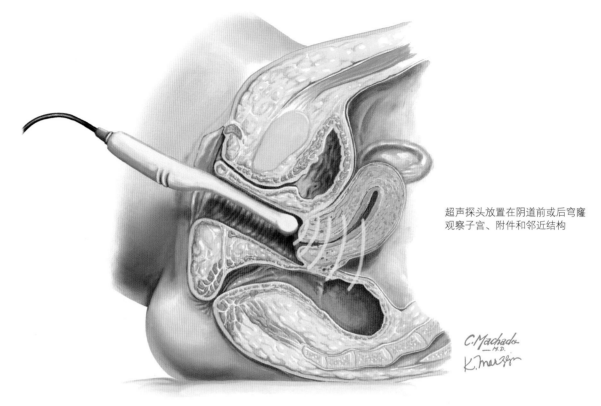

超声探头放置在阴道前或后穹窿
观察子宫、附件和邻近结构

图 278.1 阴道超声

适，但这通常认为是正常的。

随访

根据适应证。

CPT 编码：

76830 超声，经阴道

76817 超声，妊娠子宫，实时图像记录，经阴道

参考文献

扫描书末二维码获取。

---

279 触发点注射

概述

将类固醇或局麻药注射入选定的筋膜和皮下位置可能会引起疼痛和其他症状。通常，对触发点注射反应的持续时间长于所用药物作用的持续时间。注射一两次麻醉药后，这种情况通常会持续存在，从而达到永久缓解。对触发点注射的快速反应可用于诊断。

适应证

诱发或重现患者疼痛症状的"触发点"。肌肉骨骼疼痛经常辐射或涉及远离伤害感受信号来源的区域。触发点是覆盖肌肉的超敏区域，可引起肌肉痉挛和疼痛。它们可能遍布全身，但是当主诉骨盆疼痛时，它们最常见于腹壁、背部和盆底。肌筋膜疼痛综合征和纤维肌痛症常显示触发点受累。

禁忌证

对使用的任何试剂（乳胶、皮肤准备材料等）过敏，皮肤感染，未纠正的血液疾病。

所需设备

- 消毒液和无菌棉球，或皮肤准备棉签
- 局部麻醉剂（如1%不含肾上腺素的利多卡因2~5 ml，也可使用0.25%布比卡因），3~5 ml注射器，25号针头
- 22号针头（1″~1.5″），如果使用多剂量小瓶，则为18号针头
- 2.5~10 ml麻药注射器
- 皮肤清洁液
- 乙醇湿巾
- 无菌手套（可选）
- 冰或氯乙烷喷雾
- 皮肤标记笔（可选）

盆底触发点可以用阴部麻醉药盒。

操作技巧

在考虑任何注射治疗之前，必须确定触发点和最大压痛点。大多数触发点位于或靠近运动或滑动肌肉表面的区域，但它们并不局限于这些区域。使用手掌或指尖轻柔地在身体各个肌肉群上进行触诊。除肌肉本身外，触发点还可能在皮肤、韧带或骨膜中。触发点所在的区域通常会感觉到过度绷紧的肌肉带。压迫该部位会引起局部压痛，并经常出现所提及的疼痛。正常肌肉不会被压实，并且无绷紧带。应注意最大的压痛部位，如果需要，可以用皮肤标

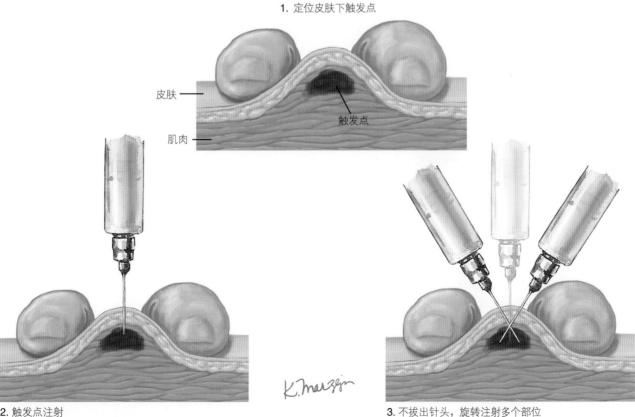

1. 定位皮肤下触发点

皮肤

肌肉

触发点

K. marzgn

2. 触发点注射

3. 不拔出针头，旋转注射多个部位

图279.1　触发点注射

记笔标记。在评估下腹壁的可能触发点时，必须注意引起压痛的起源。在双手进行骨盆检查时尤其如此。很明显，压痛是来自腹壁，而不是子宫、附件、膀胱或肠道。为了有助于进行区分，请患者将头和肩部抬离桌面，或抬起腿部伸直。这种操作会使腹壁疼痛加剧，而内脏痛可能会改善。触发点的诊断仅基于临床依据。没有实验室或影像学研究帮助诊断。

选择 22 号针头进行触发点注射是因为通常需要探测和阻断绷紧的肌肉束的组织内运动量。在这种情况下，较细的针可能会弯曲或折断。针头的长度应足以到达整个触发点，而不使皮肤凹陷或使针座位于皮肤表面。前者会过分扭曲标记和发现物，而后者则避免了在注射操作过程中出现针头断裂或与针座分离而丢失针头的可能性。

患者应感到舒适，并告知注射过程可能会导致短暂的疼痛恶化。最大压痛点处皮肤应使用皮肤消毒剂或乙醇擦拭进行消毒。如果需要，可以在插入针头前使用冰或喷雾型局部麻醉剂（如氯乙烷）进行皮肤麻醉。应绷紧皮肤，针应以锐角快速插入，以尽量减少不适。应保持皮肤张力以减少出血。

一旦针头插入皮肤下方，针尖应作为探针，以识别导致患者症状的肌肉绷紧带。如果未识别此肌肉带并注入，注入将不太成功。将针头注入绷紧的肌肉带处或绷紧的肌肉带中，应轻轻抽吸以防止血管内注射，注射少量麻醉剂（1~3 ml）。然后，将针

头从原来的位置左右移动，重复注射程序。在同一个部位使用的麻醉剂不得超过 10 ml，任何一个疗程中使用的麻醉剂不得超过 30~40 ml。触发点通常对治疗反应迅速，提供即时反馈以确认诊断。

并发症

触发点注射最常见的并发症是局部瘀斑和麻醉剂毒性。后者最好通过严格限制给药总剂量来避免。如果先对注射部位皮肤进行消毒，注射部位感染很少见。

随访

根据适应证和结果。

CPT 编码

11900　注射，病灶内，最多 7 个病变
11901　注射，病灶内；7 个以上病变
20550　注射液；单一腱鞘，或韧带、腱膜（如足底筋膜）

参考文献

扫描书末二维码获取。

280　复杂尿动力学检查

描述

复杂尿动力学检查是指使用专用设备或技术进行的膀胱功能检测。

适应证

尿失禁（压力型、急迫型、混合型、充盈型）可作为评估间质性膀胱炎或其他泌尿系统疾病的

手段。

禁忌证

活动性膀胱感染，已知或疑似消毒剂或局部麻醉剂过敏。

所需设备

• 无菌手套、消毒液和无菌棉球或皮肤准备棉签

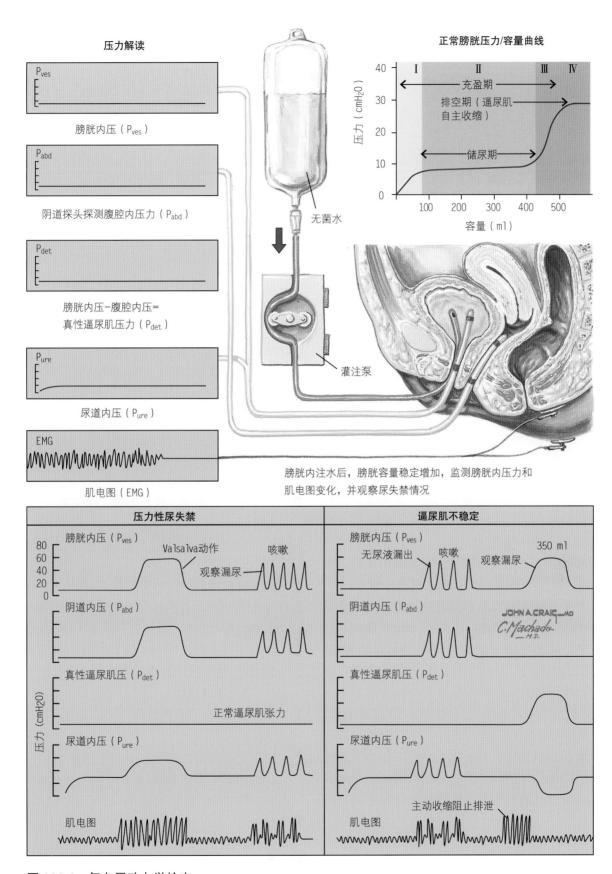

图 280.1　复杂尿动力学检查

- 无菌尿杯（带刻度）
- 12- 或 14-French 导尿管
- 1 L 室温无菌盐水（通常使用不含葡萄糖的静脉注射液）
- 2% 利多卡因凝胶装在蘑菇头注射器中（可选）
- 静脉注射管或泵管（根据所用设备的具体情况而定）
- 吸水棉垫
- 尿流动力学测试装置（包括记录装置、流体泵、导管拔除器、尿流测定仪马桶）
- 能够打印尿动力学报告的打印机
- 一位娴熟的助手

如果膀胱镜检查是手术的一部分

- 膀胱镜（硬镜或软镜，可直接观察，或 30° 镜有更大的视野，后者更适合观察膀胱三角区和输尿管开口）
- 光源（与使用的膀胱镜兼容）
- 光纤线

操作技术

在开始手术前，患者排空膀胱（保护隐私并以平常方式进行）。患者取背侧截石位，消毒液清洁外尿道和外阴前庭。然后，将 1~3 ml 局部麻醉药（如 2% 利多卡因）置入尿道。

在无菌条件下，插入导尿管收集残留尿液，测量其体积，并送培养（如果需要）。拔出导尿管。

将导管尖端的微型传感器或其他压力记录导管（特定于所使用的设备）插入膀胱，以记录膀胱和尿道内压力。将相应的导管放置在阴道或直肠管内，以推断腹腔内压力。这些导管用胶带固定在患者的大腿上，并连接到尿动力学装置上。使用尿动力学设备提供的膀胱灌注速度（约 50 ml/min）充盈膀胱。记录患者最初膀胱充盈感、紧迫感和最大膀胱容量，并要求患者咳嗽几次。记录所产生的膀胱和尿道压力峰值，以及尿漏情况。咳嗽后立即漏尿、持续漏尿，与膀胱压力增加有关，而大量漏尿提示逼尿肌不稳定。

如果要测量漏尿点压力，则必须将膀胱的容积调整至 200 ml，并且压力导管的尺寸不得超过 10 mm。真性逼尿肌压力是通过从尿道和膀胱测量的压力减去腹腔内压力（此压力经阴道或直肠测量）计算的。尿动力学检查设备本身通常会自动执行此减法。要求患者增加腹压，记录发生漏尿的压力（如果有的话）。

压力测量结束时，取下压力导管并进行尿道测量。通过导管拔出器以已知速率移出膀胱导管，同时连续记录压力变化。因此，压力曲线由尿动力学检查设备编制；当患者咳嗽时，可重复此操作，以获得动态曲线。

膀胱镜可检查膀胱有无病变，通常作为复杂尿动力学检查的一部分。

尿流测定法是使用有尿动力学设备的坐便器进行的，该坐便器可测量流速、体积和时间。这些数据会被自动记录并以设备的特定格式显示。

在急迫性尿失禁的情况下，膀胱测压仪的假阴性率约为 50%，假阳性率约为 15%。

并发症

尿路感染，血尿，排尿困难，尿潴留。

随访

根据适应证和检查结果随访。

CPT 编码

51726　复杂尿动力学
51772　尿道镜检
51741　复杂尿流测定法

参考文献

扫描书末二维码获取。

描述

简单尿动力学检查涉及使用诊室中常见的简单设备进行膀胱功能的测量。

适应证

尿失禁（压力型、急迫型、混合型、充盈型）可作为评估间质性膀胱炎或其他泌尿系统疾病的手段。

禁忌证

活动性膀胱感染，已知或疑似消毒剂或局部麻醉剂过敏。

所需设备

- 无菌手套，消毒液和无菌棉球或皮肤准备棉签
- 无菌尿杯（带刻度）
- 12- 或 14-French 导尿管
- 大型尖端导管注射器（无活塞）或"Asepto"外科冲洗注射器
- 1 L 室温无菌生理盐水（通常使用不含葡萄糖的静脉注射液）
- 静脉输液管和卷尺或直尺，或脊椎测压仪
- 马桶或厕所
- 秒表或可以计时的手表
- 吸水棉垫
- 2%利多卡因凝胶，置于蘑菇头注射器中（可选）
- 一位娴熟的助手

操作技术

在手术开始前，要求患者排空膀胱（保护隐私并以平常的方式进行）。患者取背侧截石位，消毒液清洁外尿道和外阴前庭，然后，将 1~3ml 局部麻醉药（如 2%利多卡因）置入尿道。

在无菌条件下，插入导尿管收集残留尿液，测量体积，并送培养（如果需要）。导管末端或冲洗器连接导尿管，充当漏斗，用无菌生理盐水充盈膀胱。将冲洗器保持在距耻骨联合处不超过 15 cm 的位置并

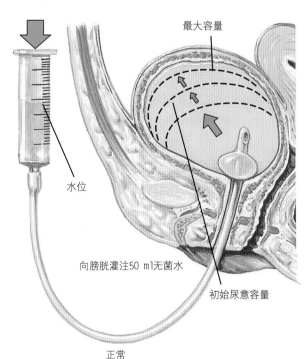

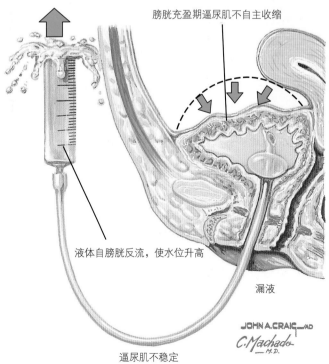

图 281.1 简单尿动力学检查

且将导尿管夹闭，然后将液体倒入冲洗器中。液体在重力作用下以不超过 1~3 ml/s 的速度流入膀胱。最好以 50 ml 的等分液完成。要求患者报告第一次膀胱充盈的感觉，并记录此时的输注量。继续以 25 ml 等分液充盈，直到患者无法忍受更多，并将此容量记录为最大膀胱容量。膀胱内的液体回流使水位升高、强烈的紧迫感或导尿管周围的渗漏都是不正常的，提示逼尿肌不稳定，应予以注意。

为了更精确地测量膀胱功能，可以连接静脉输液管、脊椎侧压仪和三通接头以形成水柱压力计。在这种配置中，除了可以直接监测液柱内的压力，而且可以更容易地检测到膀胱收缩，充盈的过程按照指示进行。当需要更高的精确度时，许多人更愿意进行正式的尿动力学测试，而不是投入额外的准备工作和时间来组装这种装置。

一旦膀胱充盈，应注意膀胱顺应性，拔出导尿管，要求患者咳嗽几次。咳嗽时应注意漏尿情况。咳嗽后立即漏尿、持续漏尿或大量漏尿，提示逼尿肌不稳定。

用 200 ml 的液体充盈膀胱，从浴室门外或者屏风后听患者的排尿情况，可以对排尿进行简单评估。排尿持续时间可以用秒表计时。

并发症

尿路感染，排尿困难，尿潴留。

随访

根据适应证和检查结果随访。

CPT 编码

51725 简易膀胱测压图
51736 简易尿流测定法

参考文献

扫描书末二维码获取。

---

282 胎头吸引助产

概述

胎头吸引助产是通过使用负压吸引装置协助胎头娩出的一种方法。本节讨论范围仅限于胎头吸引助产，胎儿位于正枕前方 45° 范围内。

适应证

胎儿因素：胎儿状况不稳定，急性胎儿窘迫。孕产妇因素：疲劳，第二产程延长（初产妇女：局部麻醉持续 3 小时或无局部麻醉持续 2 小时；经产妇女：局部麻醉持续 2 小时或无局部麻醉持续 1 小时），合并某些肺、心脏、或神经系统疾病。

禁忌证

宫口未开全，胎儿畸形，胎头未衔接，胎膜未破，无法评估胎位或获得产妇配合，骨盆畸形或狭窄，胎龄小于 34 周，胎儿脱钙或凝血功能障碍，先前头皮取样，或多次尝试放置胎儿头皮电极（相对）。

所需设备

- 自然阴道分娩的标准设备，包括无菌服和手套
- 胎心率监护仪
- 胎头吸引器（头杯和真空手泵）；真空杯可以是柔软的（柔韧的）或坚硬的，其形状可以是圆顶形的（钟形的）或 M 形（柔软的杯子可降低胎儿创伤发

生率，但"弹出"的发生率较高）

操作技巧

　　除紧急情况外，应确保产妇充分的麻醉或镇痛。尽可能排空膀胱（通过导尿管）。必须通过触诊矢状缝线和囟门确定胎头的确切位置。在使用胎头吸引器之前，阴道分娩的所有其他准备工作都应准备就绪。

　　胎头吸引器的最佳放置位置是在胎头的俯屈点。通常，俯屈点在矢状缝线上方的中线处，距前囟门约 6 cm，后囟门约 3 cm。将真空吸盘的中心放置在此点上时，胎头吸引器的边缘应距前囟门约 3 cm，并位于后囟门的边缘上。

　　为了放置胎头吸引器，将阴唇分开，然后将吸引器胎头端压缩并插入阴道后壁前方。如果使用 M 形或钢性杯，该装置在轴的底部弯曲，并侧向插入阴道，同时向后倾斜。

　　放置胎头吸引杯与胎儿头部接触，将杯子的中心置于俯屈点处。然后必须检查杯子的整个圆周（目视或触摸），以确保在杯子和胎儿头部之间没有

任何母体组织嵌入。杯子里没有两个囟门。

　　确定正确放置杯子后，应将真空压力增加到 100~150 mmHg，以保持杯子的位置。应再次触摸杯子的边缘以确保放置位置正确，并且确保没有母体组织嵌入。牵引前，真空压力应增加到 450~600 mmHg。最大吸力不应超过 600 mmHg。

　　牵引力必须配合产妇宫缩。胎头吸引器的牵引以水平或稍微向下（产妇骨盆轴线）的方向开始。勿摇摆或扭动吸引器，应沿产道进行持续牵引。随着宫缩变化，逐渐增加牵引力，并在宫缩期间与母体用力相协调。在牵引过程中，必须将胎头吸引器的杆保持垂直于杯状平面，保持与胎头的密封性，减少从头皮脱落。宫缩结束或产妇停止用力时，应逐渐停止牵引。宫缩间歇可以完全保持吸入压力或将吸入压力降低到 200 mmHg 以下；两种方法胎儿出现并发症的发生率相似。为了模仿正常的分娩过程，在水平面内的牵引力一直持续到胎头下降使外阴膨胀。如果需要，可以在此时进行会阴切开术。

　　随着胎头进一步扩张外阴，牵引轴逐渐向上旋转，遵循胎头在耻骨联合下方的正常旋转及延伸过程。一旦额头触及会阴，就可以释放吸力并取下真

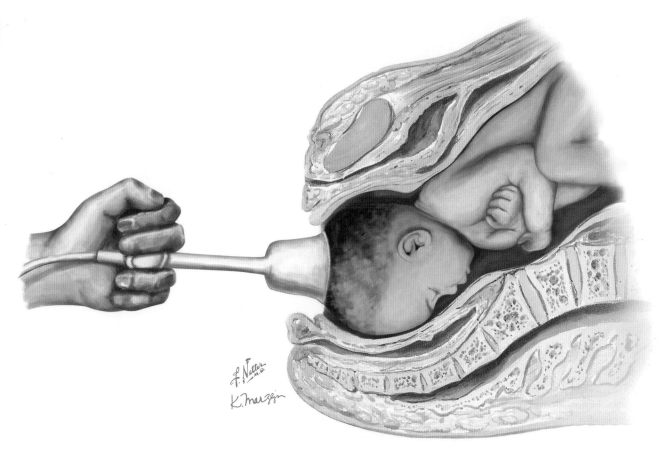

图 282.1　胎头吸引助产

空杯，通过对会阴施加压力来娩出胎头（改良的Ritgen 技术）。通常，杯子可以留在原处，直到胎儿下颏娩出会阴部为止。其余的分娩过程与自发分娩相同。

并发症

很难（虽然并非不可能）区分胎头吸引助产与自然阴道分娩的效果。随机试验和荟萃分析未能得出结论性差异。产钳助产和胎头吸引助产都与母体血肿的发生有关，并且可能与盆底损伤有关。然而，正常自然阴道分娩、会阴切开术、第二产程延长和胎儿大小也与盆底损伤有关。同样，研究也未发现新生儿或胎儿损伤或发育异常与胎头吸引助产直接相关。胎儿头皮撕裂伤、胎头血肿（14%~16%）、帽状腱膜下血肿（26~45/1000）、颅内出血、高胆红素血症和视网膜出血都有可能发生。胎头吸引新生儿黄疸发生率较高可能与头颅血肿发生率较高有关。总的来说，胎头吸引助产严重并发症的发生率约为5%。

CPT 编码

59400　常规产科护理，包括产前护理，阴道分娩[有或无会阴切开术，和（或）产钳助产）] 和产后护理

59610　前次剖宫产后的常规产科护理，包括产前护理，阴道分娩（有或无会阴切开术，和 / 或产钳助产）和产后护理

59409　仅阴道分娩（有或无会阴切开术和 / 或产钳助产）

59410　仅阴道分娩（有或无会阴切开术和 / 或产钳助产），包括产后护理

59612　前次剖宫产后仅经阴道分娩（有或无会阴切开术和 / 或产钳助产）

59614　前次剖宫产后阴道分娩（有或无会阴切开术和 / 或产钳助产），包括产后护理

参考文献

扫描书末二维码获取。

（牛子儒　张文　张红霞　何艺磊　邓凤　彭颖　杜欣欣 译
张佳佳　雷玉涛　赵连明　游珂　宋雪凌　杨艳 审校）

扫描二维码获取参考文献